AF396847

43
174

NOSOGRAPHIE

DES

MALADIES VÉNÉRIENNES.

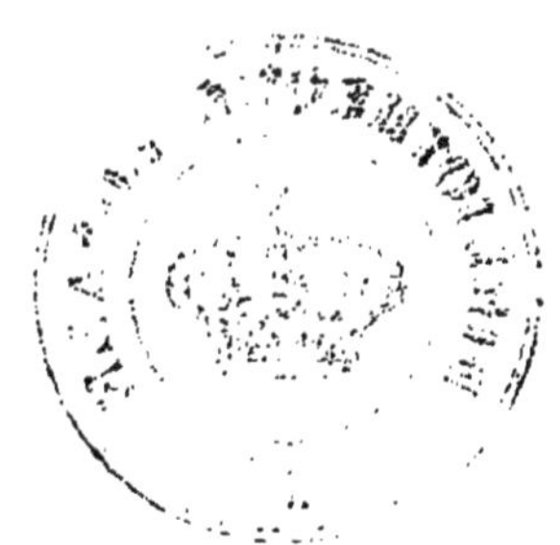

Imprimerie d'Adolphe ÉVERAT et compagnie, rue du Cadran , 14 et 16.

NOSOGRAPHIE

DES

MALADIES VÉNÉRIENNES

OU

ÉTUDE COMPARÉE

DES DIVERS AGENTS THÉRAPEUTIQUES QUI ONT ÉTÉ MIS EN USAGE POUR
COMBATTRE CE GENRE D'AFFECTIONS ;

Par J.-G. Human,

Docteur en Médecine de la faculté de Strasbourg.

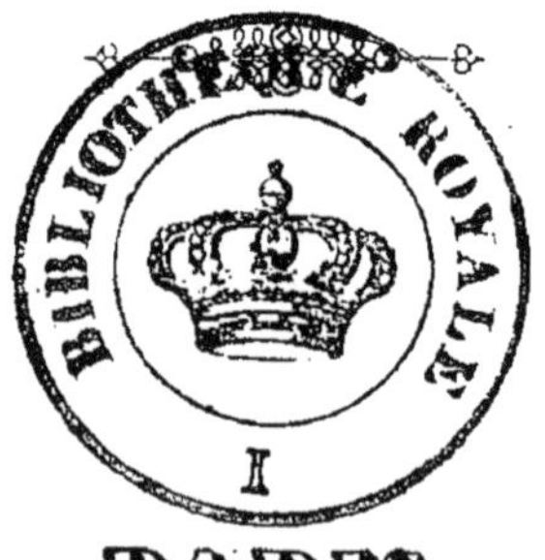

PARIS.

CHEZ BÉCHET JEUNE, LIBRAIRE

DE LA FACULTÉ DE MÉDECINE,

Place de l'École-de-Médecine, 4.

CONSIDÉRATIONS GÉNÉRALES.

Guérir d'abord, discuter ensuite.

Après avoir fait une étude spéciale et approfondie de la maladie vénérienne, je me suis trouvé dans les circonstances les plus favorables pour traiter et guérir un grand nombre de malades atteints de cette affection. Ce sont les résultats de mes observations qui servent de base à l'ouvrage que je publie aujourd'hui.

Soumis au précepte de mon épigraphe, ce n'est qu'après avoir bien étudié la marche de la syphilis, et en avoir observé les phénomènes sous toutes les formes, que je me suis proposé de discuter les principaux systèmes admis par les médecins qui se sont fait une réputation justement acquise par les écrits qu'ils ont publiés sur ce genre d'affections; de sorte que, pour appuyer les opinions que j'ai émises ou adoptées, j'aurai tout à la fois en ma faveur l'autorité des praticiens les plus célèbres et la leçon des faits empruntés à mon expérience.

Mon désir étant de rendre ce traité utile à la science et

à l'humanité, j'ai pensé qu'en le mettant à la portée du public, j'obtiendrais mieux et plus promptement ce but.

Tout médecin qui se propose de répandre ses écrits parmi le peuple, et qui ne serait pas guidé par l'amour du bien public et par le sentiment bien compris de ses devoirs, ne saurait espérer ni succès ni considération. C'est dans cette opinion que je me suis déterminé à écrire cet ouvrage, auquel se rattache pour moi l'espoir et la satisfaction d'en faire un livre utile. Puisse le lecteur judicieux reconnaître que j'ai marché vers ce but.

L'emploi du mercure dans les maladies vénériennes a eu, dans tous les temps, les plus graves inconvénients; et malgré les progrès de la médecine qui ont permis d'en modifier les propriétés et l'usage d'une infinité de manières, on n'est jamais certain de l'administrer sans accident.

Cette réflexion, qui a dû attrister bien des médecins, m'a conduit à faire du traitement de la syphilis l'objet le plus sérieux et le plus assidu de mes recherches, dans la persuasion où j'étais qu'on devait trouver des moyens de guérir cette maladie sans faire usage d'aucune préparation mercurielle.

J'ai obtenu à cet égard les résultats les plus satisfaisants; et depuis quinze ans, que je dois à mes succès la clientèle nombreuse que je me suis faite, je n'ai pas employé un atome de mercure; ce qui m'autorise à me regarder comme un des médecins français qui les premiers ont contribué a en faire rejeter l'usage.

Beaucoup de praticiens distingués ne le conseillent plus aujourd'hui dans le traitement des maladies vénériennes.

On a publié, dans ces derniers temps, plusieurs ouvrages dogmatiques sur la syphilis, où l'on condamne avec beaucoup de raison l'usage du mercure, mais où on fait dépendre d'une cause toujours locale ou d'une simple irritation tous les phénomènes qui peuvent résulter de cette maladie.

J'examinerai ailleurs cette opinion qui est beaucoup trop absolue, et je discuterai ce que l'expérience doit lui accorder ou lui contester.

J'ai dit plus haut que je n'admettrais comme positifs que les principes qui auraient pour eux l'appui des faits et du raisonnement; mais je sais qu'il n'y a pas d'auteur en médecine, quelque divergentes que soient ses opinions, qui n'ait aussi pour les appuyer des observations qu'il tient pour confirmation de ses théories.

Ceci prouve que les questions médicales qui sont susceptibles d'être controversées peuvent devenir une source d'erreurs, et que tout médecin d'une conscience honnête qui publie ses opinions, au lieu d'avoir la prétention de les imposer sans examen, ne doit désirer pour elles qu'un jugement fondé sur la comparaison qu'on peut en faire avec les opinions dissidentes, afin que l'enseignement ne consacre comme principe que ce qui est positif et d'une utilité bien démontrée. Je n'ai pas d'autre ambition à l'égard de l'ouvrage que je publie aujourd'hui.

Pour me conformer à l'usage des auteurs qui ont écrit sur la maladie vénérienne, je dirai quelques mots sur l'origine de cette maladie , c'est-à-dire sur le lieu et l'époque où elle aurait pris naissance ; mais je ne m'étendrai que fort peu sur ce point, qui a été, pour beaucoup de médecins, une occasion trop fréquente de montrer de l'érudition sans utilité pour la science.

J'examinerai les divers raisonnements de la doctrine qui admet, et de celle qui nie l'existence du virus vénérien. Partisan de la première , je présenterai avec quelques détails mon opinion sur la nature et le mode de développement du virus syphilitique.

J'établirai, par des observations multipliées, que la syphilis est une maladie essentiellement contagieuse, soit immédiatement par le contact d'un organe malade avec un organe sain, soit par transmission héréditaire, soit même par l'intermédiaire d'un corps étranger imprégné du virus et mis en contact avec une surface muqueuse, ou avec une partie de la peau dépouillée de son épiderme.

Ce point admis , j'en tirerai les inductions qui me serviront à expliquer l'infection générale des humeurs; et le développement de cette thèse me conduira à distinguer les phénomènes consécutifs du virus vénérien, des maladies avec lesquelles il est susceptible de se compliquer.

Dans l'examen des accidents auxquels la maladie vénérienne peut donner lieu, j'exposerai d'abord les symptômes primitifs qui lui sont propres, quelle que soit leur nature et la partie du corps où ils aient leur siége.

Je parlerai ensuite des phénomènes consécutifs qui lui appartiennent essentiellement, c'est-à-dire de ceux qui conservent leur caractère spécial, et je ferai ressortir, autant que cela me sera possible, les signes qui indiquent dans les autres maladies la complication de la syphilis.

En admettant la nécessité d'avoir souvent recours à la diète délayante et aux émissions sanguines, auxquelles se réduit le traitement des médecins qui nient l'existence du virus vénérien, je m'attacherai à démontrer qu'il est encore plus souvent utile d'avoir recours à une médication dépurative.

Je sais qu'il y a aujourd'hui des médecins qui ne croient pas aux maladies humorales. Respect à leur opinion! mais je suis de l'avis contraire, et si la conviction a sa logique, j'espère prouver que mes opinions sur ce point ont pris leur source dans le sentiment raisonné qui a toujours servi à me guider dans la pratique.

Quelques auteurs modernes, qui présentent comme démontrées les théories qu'ils ont adoptées, ne doivent pas imposer une confiance sans réserve, car ce qui serait jugé vrai par suite d'un raisonnement partant d'un principe faux ne serait que la démonstration d'une erreur.

Chacun peut avoir sa conviction, la mienne est fortement établie; cependant je n'engage personne à me croire sur parole. Ce n'est que d'après les résultats de l'expérience que je désire être jugé.

Lorsqu'un médecin publie une observation, au lieu de l'offrir toute nue à la critique, il devrait toujours la faire suivre d'une scolie qui ne permît à personne de lui faire dire autre chose que ce qu'il a voulu dire.

C'est en faisant soi-même le commentaire des faits qu'on a observés, qu'on peut donner la raison du traitement qui a été mis en usage et attendre alors avec confiance le jugement d'une critique éclairée et judicieuse.

J'ai publié un grand nombre d'observations qui appartiennent à l'histoire de cas graves et rares de la syphilis. Je les ai fait suivre de réflexions qui permettent d'apprécier le degré d'exactitude et de vérité que j'ai mis dans l'exposition de chaque fait, et de juger les principes qui m'ont servi à les expliquer.

Il n'appartient à personne de limiter à la portée de son jugement l'étendue de la science; après avoir publié le résultat de ses études et de son expérience, chacun doit dire, dans le sentiment qu'il a d'avoir cherché à faire le bien : « Comparez et jugez. »

S'il y a une science qui puisse donner une idée de la confusion des langues, c'est bien la médecine. Depuis quelques années, il semble qu'elle n'aurait pu faire aucun progrès sans le néologisme dont on croit l'enrichir chaque jour.

Il y a des maladies dont on a changé le nom cinq à six fois, et on a été si loin dans la réforme du langage, que, pour beaucoup de médecins, la plupart des ouvrages modernes sont inintelligibles. Mais ce qui doit sembler fort étrange, et ce qui peut souvent arriver à un malade qui va consulter alternativement plusieurs médecins, c'est d'entendre sa maladie recevoir trois ou quatre noms divers ; ce qui assurément ne doit affermir sa confiance, ni envers le médecin, ni envers la médecine.

C'est plus particulièrement encore à l'égard des produits chimiques, dont il serait si essentiel de fixer la nomenclature, qu'on devrait mettre un terme à cet abus, à cause des dangers que peut occasionner une méprise causée par la transformation des noms.

Pour éviter les inconvénients qui peuvent résulter d'un tel état de choses, j'ai conservé les anciennes et adopté les nouvelles dénominations sous lesquelles ont été désignés jusqu'à ce jour la syphilis et ses divers symptômes, et les médicaments destinés à la combattre.

J'ai terminé ce traité par une notice historique sur la prostitution. On y trouvera des avertissements sur les lieux et les écueils où on est exposé à perdre sa santé, son repos et sa fortune, de manière à en éloigner celui qui serait tenté de les fréquenter ou qu'on voudrait y entraîner à son insu.

L'ouvrage, en deux volumes, de Parrent-Duchâtelet atteste qu'un tel sujet peut intéresser l'ordre social. Il m'a offert quelques aperçus qui n'ont pas été saisis par l'auteur que je viens de citer, et qu'il m'a semblé utile de faire connaître.

La table analytique suivante donnera une idée plus générale de l'ensemble de l'ouvrage.

TABLE ANALYTIQUE.

DE L'ORIGINE DE LA SYPHILIS.

Elle n'a pas été importée de l'Amérique en Europe par Christophe-Colomb, selon l'opinion longtemps adoptée, p. 1.—*John Hunter* a observé qu'il existe des maladies semblables à celles que produit le virus vénérien, et qui ne semblent pas dépendre de cette cause. Beaucoup d'auteurs pensent qu'il a dû en être ainsi dans tous les temps, p. 2.— *Moïse*, *Hippocrate*, *Galien*, *Dioscoride*, parlent de maladies survenues aux organes génitaux, analogues à celles qui caractérisent la syphilis, p. 3.— *Juvénal* et *Martial* ont décrit certains accidents qui sont la suite d'un coït impur. — Dès le onzième siècle, cette maladie fut connue en Angleterre, p. 4. — Une ordonnance rendue en 1347 par la reine Jeanne 1re, concernant les lieux de débauche, atteste que la syphilis existait alors en France ; de sorte qu'il est reconnu presque généralement aujourd'hui que cette affection, due au rapprochement des sexes, est aussi vieille que le monde, p. 5.

DU PRINCIPE ET DE LA NATURE DE LA SYPHILIS.

Existe-t-il un virus vénérien? L'auteur s'est prononcé pour l'affirmative —On doit distinguer les virus des miasmes, p. 7.—Les miasmes dépendent de la combinaison diversement modifiée de tous les corps qui existent dans la nature. — Réfutation de l'opinion de MM. *Martin Solon* et *Rochoux* sur les miasmes et la contagion, p. 8.—Le nom de *maladies contagieuses* ne doit être donné qu'à celles qui se transmettent par le contact, p. 9.

Les miasmes naissent de tous les éléments dont se compose la nature.— Les virus sont dus, au contraire, à un principe essentiellement animalisé. Les premiers ne donnent lieu qu'à des maladies aiguës, à moins que leur action permanente et limitée à certaines localités ne déterminent des maladies endémiques. Les seconds produisent plus fréquemment des affections chroniques, p. 10.

D'où vient le virus vénérien, et quelle est sa nature ?— Il peut se développer sans germe préexistant, il est le produit d'une altération morbide qui se rattache à l'état et à l'exercice des organes sexuels, p. 11. — Toutes

tis. — Opinion de Portal à ce sujet. — Nécessité de ranimer l'action du système lymphatique chez les individus qui éprouvent ces accidents à la suite de la maladie vénérienne, p. 25. — Le traitement simplement local des symptômes vénériens primitifs peut dans quelques cas les faire disparaître; mais il en résulte souvent des accidents consécutifs, p. 26.

D'après la théorie qui nie l'existence d'un principe ou d'un virus vénérien, et qui explique tous les phénomènes de la syphilis, par les diverses nuances que peut affecter l'irritation, le corps humain pourrait être regardé comme un champ où on sèmerait le germe de toutes les maladies possibles, et où on ne recueillerait qu'un seul mode d'affection, qui serait l'irritation, p. 27. — Cette thèse, bien que peu fondée, a été appliquée à la théorie de la syphilis, par MM. Richond, Devergie, et principalement par M. Jourdan, avec une puissance de logique qui leur a permis d'établir un système auquel ils ont au moins donné une apparence de vérité, p. 28.

DE LA GÉNÉRATION.

La description des organes et des fonctions dont l'exercice peut être suivi d'accidents vénériens doit trouver place dans un traité sur la syphilis. — Le rapprochement des sexes avant le développement complet de l'individu ou à un âge trop avancé amène la dégénération de l'espèce, p. 29. — Coup d'œil sur la manière dont s'opère la génération dans les diverses classes d'animaux, p. 30 et 31. — Le germe appartient à la femelle ; c'est dans son sein que s'opère la fécondation, par l'injection séminale de l'homme. — Le besoin de rapprochement des sexes tient à une sorte d'instinct ou d'appétit qui doit être satisfait à propos, p. 52. — Le désir du rapprochement des sexes peut exister avant l'âge de puberté. — Opinion de M. *Alibert* sur ce point, combattue par l'auteur. — Le temps pendant lequel l'homme et la femme ont la faculté de se reproduire n'a pas de terme fixe, mais il est nécessaire que l'évacuation menstruelle n'ait pas cessé, p. 33. — Les physiologistes ne sont pas d'accord sur l'organe d'où part la détermination d'agir pour se reproduire. — Opinion de *Buffon*, de Cabanis et de M. Broussais sur ce point. — Le cervelet est regardé par Gall comme le siége particulier de l'instinct de reproduction, p. 34.

Le sentiment qui sollicite la réunion des sexes offre toutes les nuances intermédiaires entre la plus entière indifférence et l'amour porté jusqu'au délire. — Observation au sujet d'une dame qui aimait son mari, et qui néanmoins avait la plus grande aversion pour le coït, p. 35. — L'homme est généralement plus ardent que la femme, et cela devait être ainsi, parce qu'ayant à provoquer et à vaincre, il lui fallait une puissance d'action plus active et plus constante , p. 36.— Dispositions anatomiques et physiologie des fonctions des organes sexuels , considérés dans l'un et l'autre sexes, p. 37 à 41.

DES DIFFÉRENTES MANIÈRES DONT LA MALADIE VÉNÉRIENNE PEUT SE COMMUNIQUER.

La syphilis peut se transmettre d'après *Boerhaawe, Bertin, Gardanne, Bell, Cullerier*, par la génération et par l'allaitement, p. 42.— Des observations prouvent qu'elle peut se communiquer par le lait et par la salive, p. 43.

Elle peut être héréditaire, selon l'opinion de *Swédiaur*, de MM. *Boyer* et *Ri chond*, p. 44. — M. Jourdan n'est pas de cet avis, p. 45. — Les effets de la syphilis peuvent être immédiatement ou tardivement consécutifs.— Opinion de *Bell* à ce sujet, p. 46.— La syphilis est éminemment contagieuse, et l'observation a démontré que les symptômes de la maladie vénérienne ne se reproduisent pas toujours sous la même forme.— Opinion de M. Lucas Championnière à cet égard, p. 47.— Les ulcères syphilitiques , qu'on observe moins généralement chez la femme que chez l'homme, sont tout aussi fréquents chez la première; mais ayant souvent leur siége au fond de la matrice ou au col de l'utérus, on n'en soupçonnait pas l'existence, p. 48.

En passant à l'état chronique , les symptômes vénériens sont moins susceptibles de transmettre la contagion par voie de contact direct , mais cela n'est pas impossible, p. 49. — Observations en faveur de cette opinion, citées par M. *Lucas Championnière* , p. 50.— La vérole d'emblée ou par absorption, et sans accident local, niée par M. *Cullerier* et autres, est jugée possible par *Petit , Fabre, Gardanne* , etc. — Observations à l'appui de la dernière opinion, p. 52 et 54.—La maladie vénérienne peut se communiquer par le contact des vêtements.— Observations de l'auteur à l'appui de cette assertion, p. 55.

Les écoulements d'abord contagieux peuvent cesser de l'être, par suite des ressources de l'art ou de la nature, et leur continuation peut être due à une disposition locale, indépendante de toute cause contagieuse, p. 57. — La blennorrhagie peut se développer entre deux personnes saines , et devenir contagieuse; elle se termine quelquefois sans le secours d'aucune médication.— Les chancres disparaissent aussi parfois au moyen d'un traitement local; mais on doit craindre alors le développement consécutif d'autres accidents, p. 58 et 59.

DU COIT.

Le coït est l'acte préliminaire de la fécondation, et le moyen par lequel

se communique le plus communément la maladie vénérienne. —Considérations physiologiques et morales selon les âges où on se livre à cette
fonction, et selon les causes qui en provoquent l'exercice, p. 60 à 70.

L'abus du coït peut avoir les suites les plus fâcheuses ; ce que dit M.
Rostan à ce sujet, p. 71 et 72.—Les individus qui vivent dans une continence absolue sont également sujets à de nombreuses affections; leur dénomination et leur caractère. — Observation d'un cas de chasteté cité par
Buffon, p. 73 à 75.

DE L'ONANISME ET DE LA MASTURBATION.

L'onanisme est le vice le plus funeste de l'enfance; on l'observe chez des
enfants de deux ou trois ans, où ce défaut ne tient à aucune préoccupation
de la pensée; cause qui le détermine.—Dès l'âge de six à sept ans, ceux qui
en ont l'habitude savent déjà qu'ils font une chose répréhensible ; l'époque
de la puberté amène souvent l'usage de la masturbation; motif de cette détermination , p. 76 et 78.— Considérations morales sur l'onanisme; conseils et précautions à prendre pour en atténuer les effets, p. 79 à 81.—

DES SYMPTOMES VÉNÉRIENS.

Les symptômes vénériens primitifs se transmettent par le contact immédiat des organes sexuels, par la recherche des plaisirs illicites , par
l'allaitement, par l'intermédiaire des corps inertes, etc.; l'ulcération et la
phlogose de la membrane muqueuse sont les deux états morbides sous lesquels se manifestent tous les symptômes primitifs, p. 82. — Les accidents
qui viennent à la suite de la gonorrhée se manifestent plus généralement
dans les parties sous-pubiennes qui avoisinent les organes génitaux; ceux
qui succèdent au chancre se développent de préférence à la région sus-
pubienne, et prennent le caractère de la syphilis invétérée, p. 83.

Opinion de M. Desruelles offrant quelques points d'analogie avec celle
qui précède, p. 84.

Est-il nécessaire pour gagner la vérole de se trouver dans une disposition organique particulière? — Réponse négative, p. 85.

Le *consensus d'Hippocrate* invoqué par M. *Desruelles* pour expliquer
l'aptitude à l'irritation vénérienne et ses divers modes de développement.
— Meilleure application faite de la pensée *d'Hippocrate*, pages 86 et 87;
théories servant à confirmer l'existence de la syphilis constitutionnelle,
page 88 à 90. — Tableau synoptique des maladies vénériennes divisées en
trois ordres, sous les dénominations : 1° de maladies primitives ; 2° de maladies secondaires ; 3° des maladies constitutionnelles, page 91 à 95.

du coït peut occassionner des écoulements chez des personnes saines. — Observation confirmative de *Doussin-Dubreuil*, page 145. — Les scrofules peuvent aussi occasionner des fleurs blanches. — Observation citée à l'appui, pages 146 et 147.

Le traitement de la leucorrhée et celui des écoulements vénériens doivent être les mêmes dans leur état aigu. — Dans leur état chronique, les indications diffèrent. — Les ressources de l'hygiène doivent être dirigées plus particulièrement contre les fleurs blanches, pages 148 et suivantes.

DES SUITES DE LA GONORRHÉE.

Les effets secondaires de la gonorrhée sont nombreux et plus ou moins graves ; ils sont immediats ou consécutifs, pages 151 et suivantes. — Observations d'une urétrite accompagnée d'accidents généraux très-variés, pages 154 et 155. — La phlegmasie vénérienne des organes sexuels peut se terminer : 1° par résolution ; 2° par métastase et par delitescence ; 5° par suppuration ; 4° par dégénération chronique ; 5° par transformation organique ; 6° par le rétrécissement du canal de l'urètre. — Discussion sur ces divers modes de terminaison, pages 156 et suivantes.

DES PARTIES DU SYSTÈME MUQUEUX QUI SONT LE PLUS SUJETTES A ÊTRE AFFECTÉES A LA SUITE DE LA GONORRHÉE.

La membrane muqueuse de l'œil, celle de l'oreille, de la bouche, de la gorge, des bronches sont les plus susceptibles de ressentir les effets secondaires de la gonorrhée, page 167. — Exposition des phénomènes qui caractérisent chacune de ses affections et règles à suivre pour les combattre, pages 168 et suivantes. — La membrane muqueuse pulmonaire peut-être affectée à la suite des accidents vénériens de la gorge et déterminer la phthisie, pages 172 et 175.

La membrane muqueuse du rectum peut être le siége d'un écoulement vénérien dû à la péderastie et se manifester chez l'un et l'autre sexe. — Observation de l'auteur sur ce genre d'affection, page 174. — Description fidèle des accidents qui peuvent résulter de cette maladie, présentée par M. Jourdan, pages 175 et suivantes.

DU CHANCRE, OU DE LA MALADIE VÉNÉRIENNE CARACTÉRISÉE PAR L'ULCÉRATION PRIMITIVE DES MEMBRANES MUQUEUSES.

La maladie vénérienne se manifeste souvent par un chancre qui en est alors le symptôme primitif. — Manière dont ce symptôme se développe. — L'ulcération qui constitue le chancre diffère de l'excoriation. — **Signes qui les distinguent**, p. 178 et 179.

Les chancres vénériens présentent plus ou moins de gravité: il en existe qui sont peu douloureux et qui peuvent, sans danger, rester longtemps stationnaires; il en est d'autres, qui font des progrès rapides, auxquels on a donné les noms de rongeurs et de serpigineux.—Signes qui les distinguent, p. 180. — Le gland, le prépuce, en sont le siége le plus ordinaire ; résultats qu'ils présentent en raison de l'organe affecté. —Traitement qui leur convient, p. 181 et suiv.— Il y a des chancres qui ne sont pas vénériens, ceux-ci tendent à se guérir d'eux-mêmes, selon *Bell* et *Hunter*, ce qui n'arrive pas pour ceux qui ont une origine vénérienne. — Observation qui tend à prouver que dans certains cas les ulcères vénériens peuvent disparaître sans traitement, p. 186 et 187.— Des ulcères vénériens se manifestent quelquefois dans le canal de l'urètre; mais ils sont rarement primitifs. — Mode de développement de ceux qui sont secondaires, p. 188. — Signes auxquels on peut les reconnaître. — Accidents qui peuvent accompagner leur guérison, p. 189.

DES ULCÈRES DE LA MEMBRANE MUQUEUSE
DES ORGANES SEXUELS CHEZ LA FEMME.

Ils peuvent se manifester sur tous les points de la surface vaginale; mais leur siége le plus ordinaire est à l'entrée du vagin ou vers l'orifice de l'utérus; ils sont en général moins douloureux et moins graves chez la femme que chez l'homme, à moins qu'ils ne deviennent fistuleux, p. 190.—Les femmes sont moins sujettes que les hommes aux excroissances et aux pustules : causes de cette prédisposition. — Les ulcères du vagin ne sont pas toujours vénériens, observation confirmative, p. 191 et suiv.

Le mamelon et l'auréole mammaire peuvent être le siége d'ulcérations vénériennes. — Causes qui les produisent, opinion de M. Jourdan, observation à ce sujet, p.194.—Des chancres viennent aussi sur la membrane pituitaire ; ils ont un caractère particulier et peuvent produire de graves accidents, p. 196. — Observation à ce sujet, p. 197. — Les ulcères de la bouche et de la gorge sont fréquents, ils ne sont pas toujours vénériens; leurs causes diverses, p. 199.— La membrane muqueuse de l'œil est très-sujette à l'ophthalmie vénérienne, et par suite à des ulcérations plus ou moins graves.— L'adhérence du globe de l'œil à la paupière et son immobilité peuvent en résulter, p. 200.— On voit des ulcérations vénériennes se fixer dans le conduit auditif externe, causer la surdité ou détruire le pavillon de l'oreille, p. 201.— La marge de l'anus et la surface muqueuse du rectum sont également sujets aux ulcères syphilitiques , caractères qui les distinguent, p. 202 et 205.

DES MALADIES VÉNÉRIENNES , CARACTÉRISÉES PAR L'ULCÉRATION DE LA PEAU.

Les ulcères primitifs de la peau sont beaucoup plus rares que ceux de la membrane muqueuse , condition nécessaire à leur développement, p. 204.—Régions qui en sont plus ordinairement le siége ; caractères particuliers des ulcères du prépuce, p. 205.

DES VÉGÉTATIONS ET DES EXCROISSANCES.

Les symptômes vénériens qui se manifestent sous cette forme peuvent être primitifs.—Caractères qui distinguent les végétations des excroissances; dénominations particulières qu'elles ont reçues en raison de leurs forme, p. 206.— Elles sont plus généralement un symptôme secondaire d'une gonorrhée ou d'un chancre , alors elles se développent ordinairement au déclin de ces deux modes d'affections , p. 207. — Des excroissances peuvent exister sans être vénériennes , certaine disposition du tempérament y prédispose; observation à ce sujet, p. 208.

Les caroncules myrtiformes et les tubercules hémorrhoïdaux peuvent , faute d'expérience , être regardés comme des excroissances vénériennes, p. 209.

DES BUBONS.

Le bubon appartient plus spécialement aux affections secondaires de la syphilis; opinion de M. Jourdan sur leur formation, p. 210.— Théorie de l'auteur sur le même sujet, p. 211 et 212. — Mode de développement et tendance du bubon à se terminer de différentes manières, p. 213.

La résolution est le mode de terminaison le plus favorable, la suppuration en est le terme le plus ordinaire; c'est par l'induration que se terminent fréquemment les bubons indolents , p. 214.—Bubon survenu après la cautérisation d'un chancre, observation curieuse, p. 216 et 217.

DES MALADIES VÉNÉRIENNES CONSTITUTIONNELLES OU INVÉTÉRÉES.

Les maladies vénériennes primitives se développent et s'épuisent ordinairement dans la région qui en est le siége; celles qu'on appelle secondaires réagissent toujours sur l'organisme et disposent à la syphilis constitutionnelle dont le caractère est de se développer plus tardivement, p. 219.— Tableau présenté d'après M. Capuron sur l'ensemble des affections que peut produire la syphilis, p. 220 et 221. — Les maladies vénériennes secondaires ne sont en quelque sorte que la continuation des symptômes primitifs, tandis que la syphilis constitutionnelle ne se manifeste qu'après une espèce d'incubation dont les résultats se font attendre plus ou moins longtemps, p. 222.

DES MALADIES DU SYSTÈME LYMPHATIQUE.

Le système lymphatique est le siége le plus ordinaire de la syphilis constitutionnelle.— L'action morbide qui produit un bubon n'est pas toujours locale, le système lymphatique tout entier peut en être modifié, p. 223.—L'infection des glandes et les ulcères vénériens peuvent réagir sur ce même système , et déterminer toutes les maladies consécutives dont il est susceptible, et parmi lesquelles on doit comprendre les nombreuses altérations de la peau que peut occasionner la syphilis, p. 224.

DES MALADIES INVÉTÉRÉES DU SYSTÈME MUQUEUX.

Les affections muqueuses secondaires ou immédiatement consécutives se concentrent plus généralement dans la région des organes sexuels, elles ont un caractère plus contagieux et se guérissent plus facilement.— Celles qui sont constitutionnelles ont moins de rapport avec les organes génitaux; elles réagissent plus lentement mais d'une manière plus générale sur l'organisme; elles sont moins contagieuses ; leur guérison est plus longue et plus difficile, p. 224 et 225. — La disposition des membranes mucoso-tactiles à ressentir l'influence des corps extérieurs les rendent susceptibles de se communiquer respectivement leurs affections. — La phlogose vénérienne de la gorge peut occasionner la phthisie laryngée et celle du poumon, p. 226.

DES MALADIES VÉNÉRIENNES QUI AFFECTENT LE SYSTÈME CUTANÉ.

Le nom générique de syphilides sert à désigner toutes les affections vénériennes non fébriles de la peau , telles que les excroissances , les végétations, les pustules et leurs nombreuses variétés. — Le caractère de ces maladies invétérées est de se manifester tardivement et après une sorte d'incubation plus ou moins prolongée; des espèces reconnues et des signes qui les distinguent , p. 227 et suiv. — La disparition des syphilides par les remèdes locaux peut faire craindre leur récidive , ou d'autres accidents offrant tous les caractères d'une infection générale, p. 239.— Opinion de M. Jourdan sur ce genre d'affections dont il conteste la nature vénérienne, p. 240 et 241; le même auteur admet cependant *qu'elles se rattachent quelquefois* d'une manière, sinon évidente, du moins probable aux irritations des organes génitaux, p. 242. — L'habitude constitutionnelle que peut déterminer l'infection vénérienne est susceptible de modifier certaines maladies , et de les compliquer d'une manière spéciale , telles sont principalement la goutte, le rhumatisme , la phthisie , les scrophules , les maladies chroniques de la peau, etc.— Opinion contradictoire de M. Vaydy, p. 243.— Controverses de l'auteur, p. 244 et 245.— Selon M. Jourdan, les maladies cutanées produites par la syphilis ne seraient qu'une exception; suivant l'un on ne doit les admettre que sous la réserve du doute et seulement lorsque aucune autre cause ne peut servir à les expliquer. L'influence des parties génitales sur l'organisation est incontestable ; observation remarquable de l'action des glandes mammaires sur l'utérus, p. 246.—Les affections cutanées ne sont pas, aussi souvent que le pensent les partisans de la doctrine Broussaisienne , le résultat d'une irritation primitive de la membrane muqueuse gastro-intestinale, p. 247.

La tumeur désignée sous le nom de gomme est une espèce de furoncle chronique qu'on a rangé parmi les maladies vénériennes de la peau. — Description qui en a été donnée par *Delpech* , page 248. — Observations de l'auteur sur cette maladie , pages 249 et 250. — L'onyxis et l'onglade regardées comme accidents syphilitiques , pages 251 et suivantes.

TRAITEMENT DES EXANTHÊMES VÉNÉRIENS.

Toutes les maladies syphilitiques de la peau exigent un traitement intérieur et des remèdes locaux. — La salsepareille et le gayac sont les remèdes qui ont été le plus accrédités contre ce genre d'affection, mais leurs bons effets sont nécessairement subordonnés à la manière d'en faire usage, aux circonstances dans lesquelles on les administre, à la coopération des autres moyens et à la direction du régime qui peut en assurer l'efficacité , page 254. — Observation d'une répercussion d'éphélides suivie d'un catarrhe pulmonaire très-intense, page 256. — Le traitement des maladies de la peau doit varier selon la nature et l'état actuel de l'éruption. — Médication proposée par M. Lagneau , page 257 et suivantes. — Le traitement de cet auteur satisfait aux principales indications rationnelles reconnues et adoptées par les médecins partisans du mercure , mais on peut y voir que les succès à espérer peuvent être dus plutôt aux moyens accessoires qu'à l'usage du mercure , page 262. — Les bains de vapeurs et les préparations sulfureuses administrés à contre-temps peuvent produire de mauvais effets, page 265. — Observations à ce sujet, page 264.

La même cause détermine souvent des maladies de la peau non fébriles d'un caractère différent et très-varié , et les circonstances qui peuvent en modifier le caractère sont si nombreuses que les classifications adoptées par les meilleurs auteurs, parmi lesquels vient de prendre place M. *Rayer,* ne sauraient être regardées comme absolues, page 265.— Indications que présente le traitement soit local, soit intérieur des maladies cutanées non fébriles, pages 266 et suivantes.

DE QUELQUES MALADIES PARTICULIÈRES DONT LES SYMPTÔMES PRIMITIFS ONT BEAUCOUP D'ANALOGIE AVEC CEUX QUI CARACTÉRISENT LA VÉROLE CONFIRMÉE.

Elles se distinguent de la syphilis par leur mode de transmission, par leur nature endémique ou épidémique, par leur marche et leurs combinaisons. — On leur a donné à la plupart le nom des lieux où elles ont été observées, page 270. — Ces diverses maladies ont beaucoup d'analogie avec les syphilides. Ce qui m'a déterminé à en parler à la suite des affections vénériennes de la peau.

Le mal de la baie de Saint-Paul, dans le Canada, n'épargne personne, pas même les enfants. — Manière dont elle se transmet, son mode de traitement, page 272.

La maladie de fiume ou de scherlievo, observée en 1808 et 1809, prit un caractère épidémique; la malpropreté paraît propre à en favoriser l'invasion et à l'entretenir, page 273.— Le scherlievo peut se transmettre par un simple contact, soit des individus affectés, soit des choses qui servent à leur usage, page 274. — Cette maladie se distingue de la syphilis par sa décroissance et sa guérison spontanée une fois qu'elle est arrivée au terme de son développement, page 274. — Néanmoins elle a été soumise à un traitement qui est présenté comme favorable, page 275.

Le falcadine a reçu son nom de Falcado, village de l'Illyrie.— Elle attaque sans distinction d'âge et de sexe; on l'a regardée comme une variété du scherlievo, mais elle présente en plus grand nombre des accidents analogues aux symptômes les plus graves de la syphilis, page 276.

La maladie de Brunn, en Moravie, fut épidémique et présenta des symptômes dont la plupart étaient analogues à ceux qui distinguèrent l'épidémie du quinzième siècle; ce qui la fit regarder comme étant d'une nature vénérienne, page 277.

Les boutons d'Amboyne sont une maladies des îles Moluques. Elle débute par des tumeurs dures et comme squirrheuses qui se terminent souvent par l'ulcération. Elle paraît due, selon Bontius, au climat et aux aliments dont les habitants font usage, pages 278 et 279.

Les affections dues à la contagion vénérienne ne sont jamais parfaitement identiques avec celles qui sont le résultat immédiat d'une irritation intestinale, page 280.

Le sibbens ou *siwin*, le frambœsia, l'yaws et le pian, sont des maladies qui doivent être comprises dans la même catégorie; leurs symptômes, leur mode de traitement, pages 281 et suivantes.

Le radesyge, maladie des Scandinaves qui est principalement due à la température froide et brumeuse du climat. Description qu'en ont donnée MM. Holst et Demangeon, pages 286 et 287. — Le radesyge a beaucoup d'analogie avec la maladie de Brünn, et l'une et l'autre paraissent dépendre des dispositions du climat et de la température, page 288.

La maladie de la commune de Chavanne. — Observée en 1816 dans le département de la Haute-Saône, par M. Flamand; description qu'en a donnée ce médecin; elle affecte tous les âges et peut se communiquer par l'usage commun des ustensiles de cuisine, pages 289 et 290. — Elle a été traitée par les préparations mercurielles, quoique, de l'aveu de l'auteur qui l'a décrite, les deux tiers des malades aient guéri par les seuls efforts de la nature, ce qui semble infirmer l'inutilité du mercure, page 291.

DES MALADIES INVÉTÉRÉES DU SYSTÈME FIBREUX.

La goutte, le rhumatisme et la périostose appartiennent à cet ordre de maladies; leur rapprochement est fondé sur la disposition organique des parties qui en sont le siége, page 295. — Opinion de M. *Ferrus* sur la goutte. — Opinion de M. Jourdan sur l'époque à laquelle les maladies vénériennes consécutives peuvent se développer, pages 294 et 295. — Examen de l'auteur sur la même question, principalement en ce qui regarde la goutte et le rhumatisme, et le traitement qui leur convient, pages 296 et suivantes. — La goutte vénérienne exerce-t-elle la même influence que la goutte ordinaire sur le système osseux? Question à examiner, page 506. — Causes de la goutte idiopathique, page 507. — La question de l'hérédité des maladies vénériennes étant résolue par l'affirmative, quel est le terme où elle doit cesser de se transmettre par cette voie? page 508. — De toutes les affections connues, la syphilis est celle qui a le plus de tendance à se transmettre par la génération, et à se manifester chez le fœtus avant ou peu de temps après la naissance, page 509.

DES DOULEURS VÉNÉRIENNES ET DE LA PÉRIOSTOSE.

Les douleurs vénériennes se font ordinairement sentir dans la partie des os où le système fibreux est le plus abondant; elles peuvent accompagner les symptômes primitifs de la maladie, mais elles en sont plus ordinairement un effet consécutif; elles augmentent ordinairement pendant la nuit, où la chaleur du lit paraît contribuer à les exalter, pages 510 et 511. Selon M. Cullerier, un traitement mal dirigé et surtout l'emploi du mercure peuvent en augmenter l'intensité. — Ayant leur siége dans la partie fibreuse des os, elles peuvent, par leurs progrès, déterminer l'inflammation du périoste , état morbide qui constitue la périostose , page 212. — Signes propres à distinguer la périostose de l'exostose, présentés par *Delpech.* — M. Jourdan n'admet pas que la périostose , qui survient plusieurs années après la contagion vénérienne , puisse dépendre de cette cause. — Observation très-curieuse contraire à l'opinion de cet auteur, et dont le malade a été vu par MM. *Thierry, Cullerier, Michu, Marjolin* et *Dubois ,* pages 215 et suivantes.

DES MALADIES VÉNÉRIENNES DU SYSÈMTE OSSEUX.

L'exostose, la carie et la nécrose, le ramollissement des os et leur induration , sont les maladies principales du système osseux. — L'exostose est la suite d'une affection préalable du périoste. — Son mode de développement, d'après la théorie présentée par M. *Jourdan ,* pages 522 et 525. — *Delpech* n'admet pas la carie vénérienne, et il soutient que la syphilis peut produire la nécrose. M. Jourdan pense que ces deux états morbides ne sont, dans aucun cas, la suite de la contagion vénérienne ; examen de l'auteur sur cette question , pages 524 et 525. — La membrane muqueuse digestive , envisagée comme un kaléidoscope d'où toutes les maladies tirent leurs formes, page 526.

DES MALADIES VÉNÉRIENNES DU SYSTÈME SÉREUX.

L'hydrocèle, l'hydropisie des articulations et celle du bas-ventre, sont les maladies du système séreux qui viennent le plus ordinairement à la suite de la syphilis.—L'hydrocèle consécutive de la vérole se guérit quelquefois spontanément, page 328.—Hunter affirme que l'hydropisie ascite peut être due à une cause vénérienne ; il en donne l'étiologie ; la phlegmasie de chaque partie du système séreux peut avoir la même origine , page 529. — Des palpitations; l'anévrisme du cœur, des végétations développées sur les valvules de cet organe peuvent dépendre de la syphilis selon Corvisard, Scarpa et M. Larrey , pages 329 et 330.

DES MALADIES DU SYSTÈME NERVEUX CAUSÉES PAR LA SYPHILIS.

La métastase d'une maladie vénérienne vers le cerveau peut donner lieu à toutes les affections nerveuses qui peuvent naître de l'irritation de cet organe. — Théorie de M. Jourdan sur leur développement. — Opinion de M. Lagneau sur le même sujet, partagée et développée par l'auteur, p. 331. — Nomenclature des maladies nerveuses qui peuvent résul-

ter de la syphilis, p. 552.— L'usage du mercure peut donner lieu aux mêmes affections, p, 335.

DES COMPLICATIONS DE LA SYPHILIS AVEC LES AUTRES MALADIES EN GÉNÉRAL.

Caractères des symptômes de la maladie vénérienne selon que l'affection est primitive, secondaire ou constitutionnelle , p. 334 et suiv. — Les maladies vénériennes constitutionnelles sont celles qui modifient le tempérament ou la constitution générale, d'où résulte une disposition anormale susceptible de compliquer toutes les affections que peut éprouver l'individu qui se trouve dans cette sorte de diathèse, p. 537 et 538.

Les complications auxquelles peuvent donner lieu les symptômes vénériens en général doivent être étudiées selon qu'elles se lient aux accidents primitifs, secondaires ou constitutionnels de la maladie ; considérations à ce sujet présentées par l'auteur, p. 539 et suiv. — Toutes les maladies attendent pour se développer le concours des circonstances qui peuvent les faire naître ; la maladie vénérienne est l'occasion d'un grand nombre de maladies consécutives. — Toutes les affections qui se développent à la suite d'une maladie quelconque dépendent de l'aptitude de l'organisme en général ou de celle de l'organe affecté en particulier bien plus que de la sympathie, p. 541 et 542. — Les symptômes primitifs donnent lieu communément à des épiphénomènes immédiats qui ont une marche aiguë ; les symptômes secondaires restent en général longtemps stationnaires, et ne donnent lieu ordinairement qu'à des accidents éloignés, p. 543. — Les symptômes constitutionnels ou invétérés produisent souvent l'altération des tissus de l'organe malade; le développement d'une maladie aiguë chez une personne affectée d'une maladie vénérienne ancienne peut produire de notables changements dans l'état actuel de la syphilis, p. 544.— La syphilis devient essentiellement constitutionnelle lorsque les accidents qui la caractérisent à l'état chronique ont causé de longues et vives souffrances, et qu'une habitude maladive s'est formée par suite de l'altération de la sensibilité générale, p. 545.

Les maladies qui se manifestent chez les individus atteints d'une maladie vénérienne constitutionnelle ont d'autant plus de tendance à conserver leur caractère, que l'organisme se trouve moins influencé par l'affection vénérienne, c'est-à-dire que plus la constitution est affaiblie et altérée par la diathèse syphilitique, moins il est possible que d'autres maladies prennent un caractère dominateur, p. 546 et suiv. — Corollaire des principes développés dans ce chapitre, p. 349 et suiv.

DU TRAITEMENT GÉNÉRAL DES MALADIES VÉNÉRIENNES.

DU MERCURE EMPLOYÉ EXTÉRIEUREMENT.

Le mercure, employé par les Arabes contre certaines affections de la peau, fut mis en usage contre l'épidémie de Naples au quinzième siècle, à cause de l'analogie de quelques-uns des symptômes de cette maladie avec les affections lépreuses combattues par les Arabes avec des onguents ou entrait ce métal, p. 354. — Par un aveuglement incompréhensible, les ravages que causait ce médicament ont été regardés jusqu'à la fin du dernier siècle comme les effets naturels de la maladie; déplorables résultats du mercure éprouvés et racontés par *Ulrich de Hutten*, p. 356 et suiv. — En vue de régulariser l'usage du mercure, on créa deux méthodes appelées, l'une, *méthode par la salivation*, l'autre, *méthode par extinction* : cette dernière a été désignée aussi sous la nom de *méthode de Montpellier*, parce qu'elle avait été proposée par Chicoincau, médecin de cette ville ; ce qui les constitue et les distingué, p. 359 et suiv. — M. Jourdan fait remarquer avec raison que la méthode par extinction n'a pas été imaginée par Chicoincau, p. 363. — Des effets du mercure indiqués par M. Jourdan, p. 364 et suiv. — Ce médicament agit quelquefois comme poison ; il peut produire l'éréthisme mercuriel et causer la mort, suivant Pearson ; administré à la dose la plus minime, il occasionne souvent et tout-à-coup la salivation et tous les accidents qui peuvent en résulter, p. 366.— Plusieurs observations à ce sujet, p. 568 et 569.—Les effets du mercure à l'état métallique, d'après les observations et les citations de *Sue*, de *Dejussieu* et de M. *Orfila*. C'est par la disposition de ce métal à se vaporiser que les ouvriers qui l'emploient dans leurs travaux sont exposés à en éprouver les mauvais effets, p. 370. — Observation remarquable sur sa volatilité, p. 571. — Mélangé avec les substances qui sont propres à l'éteindre, on l'emploie en frictions ; manière de les administrer d'après MM. *Larrey* et *Desruelles*, p. 572 et 573.— Opinion de *Fabre*, qui fait dépendre la guérison moins du mercure que des remèdes généraux, p. 573. — Mode de frictions proposé par M. *Torreilhe*, préconisé par M. *Delpech*, p. 574. — Méthode curative de M. *Pihorel*, qui tend à prouver qu'en général le succès est en raison de la faible dose de mercure qu'on emploie, p. 575. — Le deuto-chlorure de mercure, mélangé avec de l'axonge, a été employé en friction par *Smith* et *Cirillo*, le proto-chlorure a été recommandé par *Clave*, chirurgien anglais.

Les fumigations mercurielles sont peu employées aujourd'hui ; méthode fumigatoire de *Wernech*, décrite par M. *Desruelles*, p. 578 et 579. —

Les guérisons obtenues par le mercure sont dues à la perturbation produite par ce médicament et aux précautions accessoires bien plus qu'à son action spécifique ; tabac cinabré proposé par les docteurs *Dumas* et *Venot*, p. 580 et 581. — Lotions mercurielles proposées par M. *Malapert*, jugées peu rationnelles et essayées sans succès par MM. *Cullerier* et *Desruelles*, p. 581 et 583.

Les bains mercuriels, recommandés par *Baume* et *Dehorne* comme moyen principal de traitement, n'ont plus de partisans ; M. *Lugol* emploie les bains de sublimé dans quelques affections cutanées soupçonnées d'avoir une origine vénérienne, p. 584. — Réflexions de l'auteur à ce sujet, p. 585.

DU MERCURE EMPLOYÉ INTÉRIEUREMENT.

L'onguent mercuriel a été employé à l'intérieur, et entre dans la composition des pilules de Sédillot de MM. Terras et Fouquier, p. 386.— Il sert à composer beaucoup d'autres préparations par son mélange avec diverses substances qui sont propres à l'étendre ; réflexions sur leurs compositions et leurs propriétés, p. 587 et suiv.

Toutes les modifications que la chimie a fait subir au mercure ont été mises en usage contre la syphilis, ce qui s'explique par l'inefficacité des préparations antérieurement prescrites, p, 592. — J'en ai indiqué les principales et nommé les auteurs qui les ont recommandées, p. 393 et suiv.

Le *proto-chlorure de mercure* est de tous les composés mercuriels celui qu'on a le plus généralement employé, et qui l'est encore par beaucoup de médecins ; circonstances dans lesquelles on en fait usage, p. 395. — M. *Taddei*, médecin italien, fait usage d'un composé mercuriel qu'il croit plus efficace que le calomélas ordinaire, ce qui est douteux ; réflexion judicieuse de M. *Jourdan* à ce sujet, p. 596. — Usage du mercure doux selon la méthode de *Clarc*, remise en crédit par M. *Brachet*, de Lyon ; manière d'employer ce médicament d'après le procédé de *Smith*, conseillé par M. *Cullerier*, p. 397. — Mélangé avec le soufre doré d'antimoine, le mercure doux sert à composer les pilules de *Plummer*.

Le *deuto-chlorure de mercure* a été employé à l'extérieur par les Arabes, selon *Rhazes* et *Geber*, p. 398. — Il n'a été mis en usage par les médecins d'Europe que vers la fin du dix-septième siècle ; *Hermann*, *Boerhave*, *Hoffmann* et *Vanswieten* ont puissamment contribué à l'accréditer 399. — Liqueur de Vanswieten et ses modifications ; son efficacité exagérée par beaucoup de médecins, parmi lesquels doivent être comptés *Stoll, Cullen, Gardanne* et même *Cullerier*, à qui on a dû depuis d'en avoir restreint l'usage, p. 400 et 401.

On n'a jamais mis autant d'importance à préparer les malades qui devaient subir un traitement mercuriel intérieur que ceux qui devaient être traités par les frictions, quoique l'usage de la liqueur de Vanswieten exige beaucoup de ménagements et de précautions, p. 402. — Recommandations et règles prescrites à ce sujet par M. *Jourdan*, p. 403 et suiv. —Le mercure parait n'agir que par ses propriétés irritantes, ce qui doit lui faire préférer les substances qui peuvent exciter au même degré sans avoir les mêmes inconvénients, p. 405. —Les remèdes qui ont la réputation d'être les plus efficaces comme anti-syphilitiques sont tous excitants; réflexions à ce sujet, p. 405. — La manière d'administrer le mercure d'après la méthode de M. *Jourdan* tend à en limiter l'action ou à la neutraliser par le régime; le deuto-chlorure de mercure est, de toutes les préparations mercurielles, celle qui agit le plus violemment sur l'économie animale, p. 406. — On guérit d'autant plus facilement les maladies vénériennes, qu'on irrite moins les organes digestifs, et qu'on dirige l'action des médicaments vers la surface cutanée. On a donné le nom de méthode *mixte* à l'usage du sublimé corrosif employé alternativement avec les frictions, méthode qui a eu pour partisans *Gardanne* et *Dehorne*, p. 407. — Le deuto-chlorure a été employé en dissolution dans l'éther par MM. *Lafontaine* et *Chéron*, procédé qui me semble peu rationnel, p. 408. — Il a été administré en pilules par *Hoffmann, Bosquillon, Pelletan, Cirillo, Franck, Cullerier, Dupuytren, Sainte-Marie*, p. 409. — Faits cités par divers auteurs sur l'inefficacité et les dangers du mercure, p. 410 et suiv. — Le *cinabre (mercure sulfuré)* est une des préparations mercurielles les plus anciennes; son usage en vapeur, après avoir eu de nombreux partisans, a été longtemps délaissé, p. 413. — Ce moyen a été de nouveau mis en réputation par *Pearson*, MM. *Alibert, Biett, Rapou*; l'iode a été proposé comme anti-vénérien, et mis en usage par MM. *Biett* et *Lugol*, p. 414. — Le *cyanure de mercure* a été employé utilement contre les dartres squammeuses humides avec inflammation et prurit, p. 415. — Le *sulfate de mercure* a été regardé par beaucoup de médecins comme étant plus efficace que les autres préparations mercurielles contre les maladies invétérées de la peau, p. 416. — Le *sur-deuto-nitrate de mercure* entre dans plusieurs préparations qui ont joui d'une grande réputation; *Delpech* l'employait comme caustique; M. *Manry* en fait usage contre la gale, p. 417. — Le *proto-nitrate de mercure*, moins actif que le remède précédent, entre dans le sirop de Bellet, les dragées de Keyser et les pilules de Zeller, p. 418 et suiv. — Le *proto-*

tartrate de mercure (*mercure tartareux*), jouit des mêmes propriétés que le sel précédent, et a été conseillé dans des cas analogues par *Diener* et *Vurtz,* p. 421.

DES MOYENS PROPRES A COMBATTRE LES ACCIDENTS IMMÉDIATS CAUSÉS PAR LE MERCURE.

Les effets actuels et graves que peut produire le mercure sont la salivation, les ulcères de la bouche et l'eczéma mercuriel. Les anti-phlogistiques comme moyens préparatoires à l'usage du mercure , et son administration à petites doses, tendent à diminuer la salivation, p. 422.— On doit en suspendre l'usage, aussitôt que les gencives commencent à se phlogoser, et que l'haleine devient fétide; les gargarismes adoucissants, calmants, acidulés et astringents (voir le formulaire), l'eau glacée, sont les principaux moyens indiqués; les ulcères qui persistent après la salivation doivent être touchés avec le nitrate d'argent, l'acide nitrique ou le collyre de Lanfranc, p. 25. — Des sangsues et les moyens révulsifs peuvent devenir nécessaires; moyens proposés par MM. *Pearson* et *Muller*; les blancs d'œuf délayés dans l'eau tiède, proposés comme antidote de l'empoisonnement, par M. *Orfila,* sont inefficaces contre la salivation, p. 424.

L'or et le platine ont été employés comme anti-vénériens ; l'usage de l'or est fort ancien, mais on l'avait abandonné ; M. *Chrétien,* de Montpellier, a essayé de le remettre en crédit ; il a eu de nouveau quelques partisans ; selon M. *Cullerier* , le mercure lui est préférable, p. 426 et 427.— Réflexions de M. *Jourdan* , qui doivent en faire rejeter l'usage, p. 428.— L'efficacité de l'iode contre le goître , les scrophules et la leucorrhée, a déterminé à l'administrer dans la syphilis. M. *Bichat* en a fait usage contre les bubons indolents; il a été employé avec succès par l'auteur; observation à ce sujet, p. 429,—MM. *Richond* et *Eusèbe de Salle,* p. 430 et 451.

Le chlorure (acide muriatique oxygéné) a été administré avec succès par Cruiksank contre les ulcères du gland et du prépuce, p. 432. — Le *chlorate de potasse,* employé par quelques praticiens, est un moyen dont on doit rejeter l'usage. Le *chlorure de sodium* , liqueur de *Labarraque,* a été mis en usage par MM. *Cullerier , Gorse* et *Mérat* dans les bubons dégénérés en pourriture , p. 453. — Le *deuto-chlorure* de mercure possède la propriété désinfectante du chlore. Observation confirmative de l'auteur, p. 434. — *L'acide nitrique* a été mis en usage contre les maladies vénériennes ; sa manière d'agir , expliquée par *Alyon* , d'après une théorie erronée, p. 436.— On guérit quelquefois par ce moyen. M. *Jour-*

DU TRAITEMENT VÉGÉTAL.

ramènerent l'habitude d'employer le gayac sans assujettir les malades à un régime rigoureux; il fut délaissé à mesure que l'usage des frictions mercurielles, et principalement le sublimé corrosif, furent administrés contre la syphilis; p. 454. — Plus tard il fut employé comme un auxiliaire du traitement mercuriel; *Bell, Alibert, M. Cullerier* l'employaient dans ce cas; le gayac produisit les plus heureux effets dans l'épidémie de Naples au xvᵉ siècle, comme l'attestent les guérisons que lui durent *Ulric de Hutten* et *Delgado*, p. 455. — La résine de gayac est plus généralement employée aujourd'hui; son mode d'administration, p. 456. — La gayacine est principalement recommandée contre la goutte et le rhumatisme chronique, néanmoins *Pringle* et *Murray* l'ont employée contre la gonorrhée. Le bois de gayac est plus généralement dirigé contre les affections vénériennes, p. 457.

La *salsepareille* jouit aujourd'hui d'une grande réputation; il en existe plusieurs espèces; manière de l'administrer, p. 458. — M. Desruelles pense que les sudorifiques ne devraient être employés que contre les maladies vénériennes modifiées par le mercure, et que leur usage sera délaissé à mesure que le traitement anti-phlogistique inspirera plus de confiance, p. 459. — Opinion de l'auteur sur leur mode d'action. La salsepareille entre dans presque toutes les préparations désignées sous les noms de rob, sirop et tisanes anti-vénériennes, p. 460. — (Voir le formulaire.) La tisane de feltz, recommandée par beaucoup de praticiens, parmi lesquels se distinguent *Boyer, Cullerier, Leveillé*, a été employé sans succès par l'auteur, p. 461. — La tisane de Vigaroux a été transformée en sirop par M. *Sainte-Marie*, parce que le sucre serait, selon ce médecin, un puissant auxiliaire des bois sudorifiques, p. 462 et 546.

Le *sassafras* est regardé comme très-inférieur au gayac et à la salsepareille. — Manière de l'administrer, page 464. — L'auteur pense qu'on n'a pas assez étudié ses propriétés et qu'il ne devrait pas être entièrement délaissé, page 465.

La *squine* est peu employée aujourd'hui, on l'administre comme le gayac. — M. Desruelles juge, contre l'opinion de l'auteur, que cette plante mérite plus de confiance que le sassafras.

Parmi les autres végétaux qui ont été conseillés contre la syphilis, la laiche des sables (salsepareille des pauvres), l'astragale à gousses velues, le buis, le bois de genévrier, la gratiole, le garou, la douce-amère, la cardinale bleue, la bardane, la digitale, le brou de noix, etc., etc., pages 468 et suivantes. — La bardane, qui est aujourd'hui entièrement délaissée, n'est pas selon l'auteur une plante à rejeter, page 471.

L'*opium* a été employé contre la maladie vénérienne dès l'époque de son invasion en Europe, mais on n'en fit pas la base du traitement de cette maladie. — Deux malades ayant été complétement guéri par ce médicament, *Nooth* en fit la base d'une méthode curative, 475. — Le traitement par l'opium a été essayé dans les principaux états de l'Europe. — Il ne saurait convenir comme base de traitement, mais employé à petites doses il peut agir comme sédatif, calmer et devenir un auxiliaire utile, page 474.

Opinion de Dupuytren à ce sujet, page 475. — Histoire racontée par Perilhe, d'une malade délaissée par tous les médecins, et qui fut guérie par l'usage des pommes de terres, pages 476 et 477.

DES RÈGLES QU'ON DOIT OBSERVER DANS L'ADMINISTRATION DES SUDORIFIQUES.

Les anciens employaient les sudorifiques séparément. — L'union du gayac à la salsepareille forme le mélange qui est le plus usité aujourd'hui, manière d'en préparer la décoction et de l'employer.—Avant son usage le malade doit être préparé comme s'il devait subir un traitement mercuriel, page 478. — Précautions recommandées par M. Cullerier; elles diffèrent peu de celle qui fut suivie par Oviedo et Massa. — Les doses indiquées pour la décoction de salsepareille paraissent trop élevées à l'auteur, page 479. — L'extrait de salsepareille a été proposé par M. Cullerier. — La plupart des sirops et des robs appelés sudorifiques qui sont en usage aujourd'hui diffèrent peu de ceux que les anciens employaient; l'association des purgatifs aux sudorifiques paraît à l'auteur une chose fort utile, mais alors ces mélanges, au lieu d'être appelés *sudorifiques,* seraient mieux nommés *dépuratifs*, page 480. — Méthode de l'auteur. — Les Arabes sont les premiers qui combinèrent l'usage des sudorifiques avec les préparations mercurielles, ce qui constitue la méthode appelée mixte ou arabique. — Le sirop de *Cuisinier* et le sirop dépuratif de M. *Larrey* sont formulés en vue de cette combinaison, page 481. — On ne doit ajouter le deuto chlorure de mercure aux sirops sudorifiques qu'au moment de les employer afin d'éviter la décomposition de ce sel, pages 482. — Recommandation de M. *Jourdan* à ce sujet. Les sudorifiques, qui ne sont communément employés que contre les maladies vénériennes anciennes et principalement contre les affections cutanées, ont été mis en usage avec succès par l'auteur contre les symptômes consécutifs récents en les associant aux purgatifs, page 483.

DU COPAHU ET DU POIVRE CUBÈBE.

Le baume de copahu et le poivre cubèbe sont employés dans les mêmes cas, et peuvent se suppléer l'un l'autre. — C'est en vue d'arrêter les écoulements gonorrhéiques qu'ils sont principalement administrés ; comme moyens de les *couper* subitement, ou de les faire avorter, ils doivent être employés dès l'invasion de la maladie avant que la phlogose de l'urètre soit complétement développée, page 485.—MM. Larrey et Ribes l'ont employé avec succès en vue de cette médication, ce qui constitue le traitement abortif de la gonorrhée. — Distinction entre le traitement revulsif et abortif; modification qu'ils exigent dans l'emploi du copahu et du cubèbe, 486. — La potion de Chopart ne réussit selon quelques médecins que par son action purgative et comme le ferait tout autre drastique. — Le copahu agit, selon M. Desruelles, d'une manière spéciale sur les gros intestins et principalement sur le rectum. — Le copahu ne doit ses propriétés qu'à son huile essentielle selon *Schwilgué et* M. *Dublanc*. — Effet accidentel du copahu sur la peau. — On ne doit employer le cubèbe et le copahu que chez les personnes robustes et dont le tube intestinal est sain , page 488. — Le poivre cubèbe a aujourd'hui autant de partisans que le copahu dont il n'a pas la saveur aussi désagréable. — Lorsqu'on associe ces deux médicaments ils paraissent agir plus proptement. — Beaucoup d'autres moyens ont été proposés, mais leur usage doit être délaissé à cause de leur inefficacité, page 489.

Beaucoup de moyens ont été conseillés *comme préservatifs de la contagion vénérienne*, mais il n'en est aucun qui jouisse de cette propriété.— Les soins et les précautions qu'exigent la prudence et la propreté peuvent en éloigner les chances sans en préserver toujours , pages 490 et 491 . — Causes qui rendent la contagion vénérienne plus rare chez les Orientaux , page 492.

Conclusions thérapeutiques , pages 494 et suivantes. — *Notice historique sur la prostitution et sur son état actuel dans Paris* , pages 501 à 569. — *Formulaire spécial*, page 610. — *Table générale*, page 571.

FIN DE LA TABLE ANALYTIQUE.

DESCRIPTION

TRAITEMENT ET GUÉRISON

DE LA

SYPHILIS

SANS MERCURE.

CHAPITRE I.

De l'origine de la Syphilis.

L'opinion qui a été le plus généralement accréditée sur l'origine de la syphilis est celle
qui en attribuait l'importation en Europe à
Christophe Colomb, à son retour de l'Amé-
rique, où les gens de son équipage l'avaient reçue, dit-on,
des naturels du pays ; ce qui fixerait à la fin du quinzième
siècle l'époque où, pour la première fois, elle se serait
manifestée sur le continent.

Oviedo, médecin espagnol, qui avait habité le Nouveau-
Monde, et qui fut contemporain de l'expédition de Christophe Colomb, soutint cette opinion, ce qui lui donna
beaucoup de poids. Néanmoins la question trouva des
médecins dissidents. Les uns pensèrent que la maladie
avait pris naissance en Sicile, ce qui lui a fait donner pendant fort long-temps le nom de mal de Naples. On l'a également appelée mal de France, mal d'Espagne, etc.,
selon le pays d'où on la croyait originaire.

1

Cette diversité d'opinions prouve l'incertitude qui régna sur le lieu de son origine dès l'époque où elle fut connue en Europe.

Dans le siècle dernier, *Astruc*, médecin français, qui, après s'être livré à des recherches historiques fort étendues, publia sur la maladie vénérienne le meilleur traité qui eût paru jusqu'alors, fit servir toute son érudition à soutenir l'origine américaine de cette affection.

Girtanner et la plupart des auteurs qui écrivirent après Astruc partagèrent son avis ; et parmi les médecins les plus renommés de l'époque, *Sydenham*, *Haller* et *Boerhaave* ayant adopté la même opinion, la question semblait définitivement jugée.

John Hunter, médecin anglais, fut le premier qui, en 1786, publia plusieurs observations qui tendent à prouver qu'il peut exister des maladies semblables à celles que produit le virus syphilitique, et qui, bien que communiquées par le rapprochement des sexes, ne dépendent pas cependant de ce virus.

Je dois dire ici que je ne partage pas l'avis de cet auteur sur le dernier point de la question. Je dirai ailleurs pourquoi.

Après *Hunter*, d'autres médecins, tels que *Hensler*, en Allemagne ; *Gruner*, en Saxe ; *Swediaur*, en France, etc., publièrent que de tous temps il a existé des maladies qui avaient leur siége aux organes génitaux, et qui ressemblent à celles qui proviennent du virus syphilitique.

On doit s'étonner que cette assertion ne soit pas venue *d'Astruc*, qui, par ses recherches et son érudition, aurait dû apprendre que de temps immémorial on avait observé des phénomènes morbides analogues à ceux qui sont réputés vénériens.

On serait tenté de croire que c'est une faiblesse commune à tous les auteurs de taire les vérités qui sont contraires aux opinions qu'ils soutiennent.

Les législateurs, les poëtes, les historiens, les médecins de la plus haute antiquité ont décrit diverses maladies qui sont le résultat des plaisirs impurs de l'amour.

Le Lévitique, qui est la partie de la Bible qu'on attribue à Moïse, parle de la gonorrhée, écoulement qui fut regardé comme une maladie contagieuse, se communiquant par le coït, et dont les suites devaient avoir beaucoup de gravité, si on en juge par les précautions hygiéniques qui furent recommandées à ce sujet par le législateur hébreu, au chapitre XV du Lévitique, ainsi qu'il suit :

> Vir qui patitur fluxum seminis immundus erit...
>
> Qui tetigerit carnem ejus lavabit vestimenta sua : et ipse totus immundus erit usque ad vesperum...
>
> Si salivam hujuscemodi homo jecerit super eum qui mundus est, lavabit vestimenta sua : et lotus aquæ immundus erit usque ad vesperum.....
>
> Omnis quem tetigerit, qui talis est, non lotis ante manibus, lavabit vestimenta sua : et lotus aquæ immundus erit usque ad vesperum...
>
> Docebitis ergo filios Israël ut caveant immunditionem, et non moriantur in sordibus suis.

Les mots gonorrhée ou écoulement de semence, qui désignent la maladie dont il est parlé dans le Lévitique, attestent l'ignorance où l'on était sur le caractère de cette affection; car les écoulements réels de la semence, ordinairement fort rares, ne sont que passagers et jamais contagieux.

Hippocrate, *Gallien*, *Celse*, parlent de maladies survenues aux organes génitaux, analogues à celles qui caractérisent la syphilis.

Dioscoride recommande des remèdes contre les rhagades,

les condylomes, les ulcères et les tubercules des parties de
la génération.

Juvénal et *Martial* ont exposé aux traits de la satire les
symptômes qui sont la suite d'un coït impur : « *morisca ,
ficus, ulcus acre, pustulæ lucentes, sordidi lichenes.* »

Au temps de la plus grande dépravation des Romains,
où l'inceste et la pédérastie se montraient sous la pourpre
impériale, et où il était permis de dire de César qu'il était
le mari de toutes les femmes et la femme de tous les maris,

> . . . . quis enim non vicus abundat
> Tristibus obcœnis?: . . . . .
> . . . . . Hispo subit juvenes et morbo pollet utroque,

écrivait alors Juvénal.

A toutes les époques et en tous lieux, on a observé les
accidents que peut occasionner la syphilis. *Paul d'Ægine
Lanfranc, Guidon de Chauliac, Becket,* ont décrit avant
le quinzième siècle la plupart des symptômes de cette maladie, en les désignant positivement comme étant l'effet des
plaisirs recherchés dans les bras d'une femme impure,
« *propter decubitum muliere fœdâ.* »

Un témoignage non moins irrécusable de l'existence de
la maladie vénérienne à des époques bien antérieures à la
découverte du Nouveau-Monde résulte principalement des
ordonnances concernant les mauvais lieux.

Il existe des statuts en Angleterre qui, dès le onzième
siècle, condamnent à une forte amende « tout concierge
qui tiendrait chez lui des femmes qui aient la maladie de la
brûlure (1). »

(1) Le nom de brûlure, adopté alors en Angleterre, correspond à celui
de chaudepisse, donné en France aux écoulements vénériens, à cause de
la chaleur qu'éprouvent en urinant ceux qui en sont atteints.

Une autre ordonnance (1), rendue en 1347 par la reine Jeanne 1re, concernant le lieu public de débauche de la ville d'Avignon, s'exprime ainsi : « La reine veut que tous les samedis la baillive et un chirurgien préposé par les consuls visitent chaque courtisane ; et s'il s'en trouve quelqu'une qui ait contracté du mal provenant de paillardise, qu'elle soit séparée des autres, afin qu'elle ne puisse pas s'abandonner et qu'on évite le mal que la jeunesse pourrait prendre. »

Le point de savoir où et quand la maladie vénérienne a pris naissance est donc une question à peu près jugée ; c'est-à-dire que les meilleurs esprits en médecine pensent aujourd'hui que cette affection, qui est due aux embrassements de l'amour, a dû exister dans tous les temps.

J'aurais pu citer un plus grand nombre de médecins et d'historiens anciens et modernes en faveur de cette opinion ; mais les citations trop multipliées d'auteurs qui sont d'un même avis sur une question médicale sont au moins inutiles ; car s'il s'agit d'une erreur à soutenir, le nombre de ses défenseurs ne saurait jamais en faire une vérité.

Le luxe de la science n'en est pas le trésor. Lorsqu'on fait un livre élémentaire ou dogmatique, on doit se proposer bien moins la grosseur du volume que son utilité.

Tout ce qui est écrit sans nécessité, surtout dans les livres de médecine, est une sorte de larcin fait au temps si précieux des études, et trop souvent c'est un mandat tiré sur la bourse des lecteurs au profit du libraire.

Lorsque l'ouvrage estimé d'un auteur contemporain se distingue par les recherches historiques les plus complètes,

____

(1) *De disciplinâ lupanaris publici avenionensis*, publiée par As-TRUC, dans son *Traité des maladies vénériennes.*

et que ceux qui, après lui, écrivent sur le même sujet reproduisent les mêmes citations, il est permis d'en dire avec quelque justice que ce sont des auteurs qui se complaisent dans l'érudition du plagiat.

CHAPITRE II.

Du principe et de la nature de la Syphilis.

Existe-t-il un virus vénérien? Je me suis prononcé pour l'affirmative, et l'examen de cette question me paraît d'autant plus important qu'il est essentiel de ne pas laisser ranger parmi les erreurs une vérité qui fut long-temps dogmatique, et que doit perpétuer l'étude et l'expérience des praticiens éclairés et de bonne foi, malgré les doctrines qui lui sont opposées, et qui, à leur tour, on peut le prédire, seront combattues même dans ce qu'elles enseignent d'utile, parce qu'il arrive ordinairement à la plupart des novateurs de délaisser les vérités anciennes pour ne s'occuper que du triomphe de leur doctrine, qu'ils tiennent pour d'autant meilleure qu'elle s'éloigne davantage de tout ce qui a été dit avant eux.

Il existe des virus. Je vais essayer de le prouver :

Comparer deux choses entre elles et saisir leurs différences, c'est démontrer l'existence de l'une et de l'autre.

Quelques explications sur la théorie des miasmes et des virus me conduiront à déterminer d'une manière précise la différence qui les distingue.

On donne le nom de miasme aux émanations délétères, vaporeuses, dont on ignore la nature, et qui peuvent se répandre dans l'atmosphère.

Les miasmes sont un phénomène résultant de la combinaison diversement modifiée de tous les corps qui existent dans la nature. Ils varient selon les causes et les éléments qui se réunissent pour leur donner naissance. Le monde entier est le laboratoire où ils se forment, l'atmosphère, en est le récipient. L'appareil respiratoire principalement, et sans doute aussi le système digestif, sont les organes particuliers où s'opère la copulation d'où naissent les maladies qui en sont le résultat, telles que la peste, la fièvre jaune, le typhus, le choléra, la scarlatine, la rougeole, la variole, etc.

On doit reconnaître deux espèces de miasmes, a dit M. le docteur *Rochoux* (1), médecin fort judicieux : les uns sont, à proprement parler, infects ; les autres, contagieux ou virulents ; et après avoir divisé en deux genres les maladies qu'il appelle contagieuses, « les unes, dit-il, ont un germe susceptible de se reproduire et de se multiplier à la manière des êtres organisés, dont les principales sont la gale, la syphilis, la rage, la variole, le cowpox, la rougeole et la scarlatine ; chez les autres, le germe n'existe pas du tout, ou bien s'il existe, il est faible et il a besoin, pour se perpétuer, d'une foule de conditions accessoires sans lesquelles il ne tarde pas à s'anéantir. Les maladies de ce genre sont les affections appelées autrefois pestilentielles, et désignées de nos jours sous le nom générique de typhus ou maladies typhoïdes. »

M. *Rochoux* a fait une distinction, mais il ne l'a pas complétée, et il ne pouvait pas le faire en donnant la même signification aux mots *miasmes* et *virus*.

M. *Martin Solon*, dans un article sur la contagion, in-

(1) *Dictionnaire de Médecine.*

séré dans l'*Encyclopédie méthodique*, est tombé dans le même inconvénient.

On a dit : « Divisez pour régner. » Je dirai : « Divisez pour comprendre. »

Le mot contagion, dans l'acception qu'il a reçue et qu'on lui donne encore, est un obstacle aux progrès de la médecine. Il sera tel tant qu'on l'appliquera à désigner des maladies essentiellement distinctes.

Le nom de maladies contagieuses ne doit être donné qu'aux affections qui se communiquent par le contact, ainsi que l'exprime la racine du mot, *tangere cum*.

Les maladies qui se communiquent par contagion ont toutes pour principe un virus, corps matériel, apercevable. C'est principalement par la peau et la partie des membranes muqueuses qui lui est contiguë et qui entre, comme le derme, dans le système de nos organes de relation, que s'établit la copulation morbide des virus.

On a vu plus haut que j'ai placé dans l'ordre des maladies miasmitiques la scarlatine, la rougeole et la variole, et que par-là je les distingue des maladies essentiellement virulentes, telles que la rage, la syphilis, le cowpox, que M. Rochoux a réunies dans un genre commun, celui des maladies contagieuses par germe.

Les phlegmasies cutanées ne sont pas miasmitiques au même dégré que les maladies typhoïdes, c'est-à-dire qu'elles tiennent le milieu entre celles qui sont dues entièrement à un principe délétère contenu dans l'atmosphère, et celles qui, provenant d'une matière animalisée, ne peuvent se manifester que par voie de contact ou d'inoculation.

La rougeole et la scarlatine plus que la variole se rapprochent des affections miasmitiques, c'est-à-dire qu'elles puisent plus directement dans l'atmosphère le principe de leur développement. La variole au contraire se rapproche davantage des maladies essentiellement contagieuses.

On ne saurait donc nier qu'il existe une distinction marquée entre les miasmes et les virus.

Les miasmes, je l'ai déjà dit, sont un effet de tous les éléments délétères que la nature peut réunir pour les produire, et dont l'atmosphère est le véhicule.

Les virus au contraire sont dus à un principe animalisé. L'enveloppe des animaux, ou le système dermoïde et les parties de la membrane muqueuse qui l'avoisinent, et que je voudrais appeler *mucoso-tactiles*, à cause de la faculté de contact qui leur est propre, sont le siége naturel et la voie de communication de toutes les maladies virulentes.

Les virus sont rarement diffusibles, et par conséquent peu susceptibles de se répandre dans l'atmosphère, et dans les maladies où, comme dans la variole, l'air peut en être chargé ; il s'y épuise promptement, comme les choses qui ne sont pas dans la condition naturelle de leur existence.

En un mot les miasmes naissent de toutes les combinaisons délétères qui peuvent s'opérer dans la nature, tandis que les virus sont toujours le produit d'émanations animales en état d'altération.

Les miasmes n'engendrent que des maladies aiguës, à moins que leur action ne soit permanente et limitée à l'enceinte des localités endémiques. Ils agissent sur l'organisation en s'y introduisant par la respiration, et avec les boissons et les alimens par le tube digestif. Ils altèrent principalement le sang et les nerfs.

Les virus, excepté celui de la rage, qui réagit aussi sur les systèmes nerveux et sanguin (ce qui tient peut-être à ce qu'il n'est introduit dans l'économie que par une solution de continuité avec effusion de sang), agissent plus généralement sur le système lymphatique ; et les maladies qui en sont la suite, à l'exception du cowpox et de la variole, produisent ordinairement des effets consécutifs plus ou moins éloignés de l'invasion de la maladie, et tendent à la chronicité.

Je borne ici ce que j'ai jugé à propos de dire préalablement sur la nature des virus en général. C'est une thèse qui, à l'égard du virus syphilitique particulièrement, sera développée dans le cours de ce traité, à mesure que je ferai servir les principes que j'ai adoptés à l'explication des faits que je citerai.

L'objet de ce chapitre étant d'examiner en particulier le principe et la nature du virus vénérien, je vais me renfermer plus étroitement dans mon sujet et répondre à la question : *D'où vient le virus vénérien et quelle est sa nature ?*

J'ai déjà dit que c'était un être animalisé, le produit d'une altération morbide, et, afin qu'on ne me reproche pas de confondre la cause et l'effet, j'établis en principe qu'il peut se développer sans germe préexistant par le concours de circonstances qui toutes se rattachent à l'état et à l'exercice des fonctions sexuelles.

Il est reconnu comme une chose avérée que la membrane muqueuse des organes sexuels sécrète une matière onctueuse qui, chez les personnes qui ne sont pas habituées aux soins d'une toilette de propreté convenable, peut s'épaissir, prendre l'aspect d'un corps graisseux et adhérer assez fortement aux parois sur lesquelles elle se fixe.

Cette matière acquiert de l'acrimonie en raison de son séjour plus ou moins prolongé, et, devenue cause d'irritation, elle peut occasionner des suintements et des excoriations, même chez les personnes les plus chastes. Eh bien !

cette humeur peut devenir un des éléments du virus vénérien.

Qu'une personne, dans cet état, cohabite avec une autre
personne propre, la sensibilité des surfaces muqueuses en
sera modifiée en raison de l'action plus ou moins vive
et répétée du coït et de la part séminale que chacun y
apportera.

Si on se représente maintenant deux personnes également malpropres, et que la femme soit en outre sujette à un
écoulement leucorrhoïque , ou bien qu'elle soit à la veille,
au moment ou après l'évacuation mensuelle, ou accouchée
depuis peu de temps, et que l'écoulement des lochies existe
encore, l'action abusive des plaisirs de l'amour dans de telles
circonstances ne sera-t-elle pas suivie, dans une infinité de
cas, d'accidents syphilitiques qui, selon le sens littéral du
mot *syphilis*, seront l'effet inévitable d'un amour impur? Il
me semble qu'il ne faut avoir que du bon sens pour répondre affirmativement à cette question.

Ne serait-ce que pour les corps inertes ou inorganiques
que des substances dissimilaires, obéissant aux lois de l'affinité, se décomposent pour créer de nouvelles substances ?

La même chose ne doit-elle pas avoir lieu pour les parties élémentaires qui entrent dans l'organisation animale ,
lorsqu'elles passent à l'état morbide , et par suite de leur
altération combinée, ne se forme-t-il pas une sorte de réaction propre à créer de nouveaux produits et à faire varier
leurs propriétés suivant les modifications que peut subir
l'altération de ces mêmes parties ?

Le point de vue sous lequel je viens de présenter la formation du virus vénérien tend spécialement à en faire connaître le caractère , la nature intime.

Quant à la spontanéité de son développement , elle a été

soupçonnée depuis long-temps. *Benoît Véroti*, cité par *Astruc*, dit que le mal vénérien peut se produire sans avoir été communiqué. *Huber*, médecin allemand, a adopté cette opinion. M. Cullerier a vu des malades qui se présentaient chaque année à ses observations ayant des symptômes d'une maladie vénérienne bien constatée dont il était impossible d'assigner l'origine, et que même, en tenant compte des erreurs auxquelles il pouvait être entraîné sous ce rapport, il inclinait à penser que, dans certains cas, la maladie peut se développer spontanément. MM. Richond, Devergie et beaucoup d'autres sont du même avis.

La spontanéité du virus vénérien semblerait devoir être jugée aujourd'hui par l'affirmative; mais une autre question se présente à cet égard, celle de savoir si ce virus peut se développer individuellement ou s'il exige le concours des deux sexes. M. Cullerier semblerait être du premier avis, d'après une citation de M. Devergie, à propos d'ulcères survenus à la gorge chez de vieilles femmes et observés par cet honorable praticien, ce qui le portait à se demander si la syphilis ne peut pas se développer spontanément.

Les réflexions que j'ai présentées sur la formation du virus syphilitique laissent apercevoir que je suis d'un avis contraire. Je crois que les affections d'apparence syphilitique qui se manifestent individuellement ne peuvent pas, en se reproduisant, donner lieu à l'ensemble des phénomènes qui appartiennent au virus vénérien.

Enfin, je tire cette conclusion de mes raisonnemens. Le virus syphilitique est une matière délétère, provenant, ainsi que tous les virus, de la combinaison de plusieurs fluides animaux altérés, viciés, lesquels virus diffèrent entre eux en raison de la nature des humeurs qui entrent dans leur composition, et dont le mélange élaboré par une opération de chimie animale produit chaque virus, dont le caractère commun est de se transmettre par le contact et l'inoculation.

L'homme ne naît pas avec le germe de toutes les maladies, mais seulement avec l'aptitude à recevoir les impressions qui peuvent les produire, impressions qui sont aussi variables que peut l'être le monde physique et moral; ce qui explique la disparition de certaines affections morbides qui ont existé autrefois, les modifications que d'autres ont éprouvées par la suite des temps et l'apparition de maladies qui antérieurement n'avaient pas été observées.

La lèpre, maladie si terrible autrefois, n'existe plus parmi nous, et pourtant elle était regardée comme héréditaire. Quelques auteurs, parmi lesquels se range M. *Lagneau*, pensent que la syphilis en est une dégénérescence. Quoi qu'il en soit de cette opinion, il est au moins avéré que le mal vénérien n'est pas aussi dangereux aujourd'hui qu'il l'a été à des époques plus reculées.

Il serait déplacé de reproduire tout ce qui a été avancé sur la nature du virus vénérien. Ce serait donner une triste idée des aberrations de l'esprit humain; cependant je désire que mon opinion à ce sujet puisse être comparée à celles qui, en ce moment, sont les plus accréditées.

Dumas et MM. Marc et Nacquart, ont donné une définition du virus dont la contradiction peut faire croire qu'il ne s'agit que d'une chose toute imaginaire sur laquelle chacun peut asseoir ses rêveries. Les auteurs qui nient l'existence du virus vénérien, en ont fait le principal argument de leur thèse.

Voici le caractère du virus tel qu'il a été reconnu par les médecins que je viens de citer.

Dumas appelle virus tout principe qui produit une irritation peu proportionnée à sa force inhérente dans les parties soumises à son action immédiate, et dont les effets, quoique variables en raison des causes générales qui les modifient à l'infini, suivent néanmoins une marche constante sous ce rapport qu'ils sont toujours relatifs à la nature et aux qualités de la matière agissante.

Cette définition, si compliquée qu'il faut la méditer pour en saisir le sens, contiendrait une idée vraie si l'auteur a voulu dire, comme cela me semble, que les virus agissent par un principe qui leur est propre, et que les effets qu'ils produisent ont une marche constante, mais non régulière, à laquelle sont subordonnés tous les phénomènes accessoires qui accompagnent leur action : ce serait une définition de leur manière d'agir, mais non de leur nature.

Suivant M. Nacquart, un virus est un principe, un germe qui, toujours identique, ne fait que se transporter d'un individu à un autre, presque sans s'altérer, et qui produit des maladies essentiellement les mêmes, quels que soient les temps, les circonstances et les lieux dans lesquels on les observe.

M. Nacquart s'est aussi attaché à déterminer les propriétés d'action du virus; mais il ne dit rien de leur nature particulière : « C'est un principe, c'est un germe, » ceci est bien vague.

Selon M. Marc, c'est un liquide particulier que possède incontestablement la faculté contagieuse, dont la plus petite quantité renferme toutes les conditions nécessaires au développement de la maladie, et suffit pour la reproduire toujours absolument la même.

C'est un liquide particulier. Cela n'apprend rien sur la

nature du virus. Le reste de la définition de M. Marc ne s'applique qu'à leurs propriétés d'action.

M. Jourdan a longuement disserté sur la faculté que MM. Marc et Nacquart accordent aux virus de reproduire constamment une maladie identique, et il s'empare des nombreux phénomènes que produit la syphilis pour contester l'existence de cette faculté. Eh bien! je crois que MM. Marc et Nacquart avaient à la pensée, en rédigeant leurs articles, le fait relevé par M. Jourdan, et qu'ils ont voulu dire *par la propriété de reproduire une maladie constamment la même*, non pas un phénomène isolé, mais un ensemble de phénomènes identiques, ce qui compléterait le sens de leur définition sans la rendre pour cela plus explicite sur la nature propre du virus, mais qui sur ce point ne justifierait pas la critique de M. Jourdan.

A l'appui de leur opinion sur la non-existence du virus vénérien, les médecins qui soutiennent ce système s'élèvent au moins avec une apparence de raison contre la faculté qu'on lui accorde généralement d'être toujours contagieux.

Voici comment s'explique M. Jourdan à ce sujet :

« Les parties atteintes d'une affection dite syphilitique ne fournissent pas toutes une matière capable de produire une irritation morbide sur les surfaces saines qui en sont arrosées, et celles mêmes qui exhalent une pareille matière n'en donnent pas dans toutes les circonstances, ni à toutes les époques de leur durée. Le végétations sèches, par exemple, ne sont pas contagieuses, non plus que les ulcères consécutifs et la plupart des éruptions cutanées sinon même toutes.

La gonorrhée ne possède également cette propriété qu'autant que *l'inflammation qui en constitue l'essence* subsiste à un certain degré d'intensité. Il suit donc de-là que, même dans le cas où on suppose l'économie saturée du virus, elle ne communique pas la propriété contagieuse à toutes les matières purulentes ou puriformes qui sont le produit de son action.

Ainsi, les idées qu'on attache au mot *virus* ne sont point applicables à la matière qui rend certaines affections appelées vénériennes susceptibles de se transmettre à des personnes saines.

Il est incontestable que les exhalaisons puriformes ou purulentes qui s'échappent des surfaces phlogosées ou ulcérées à la suite du coït, possèdent dans certaines circonstances la propriété de faire naître des phénomènes d'irritation sur une surface saine mise en contact avec elles.

Qu'on donne ensuite le nom qu'on voudra au pus doué de cette qualité, pourvu qu'on exclue celui de *virus* dont le rejet n'entraînerait pas celui de la contagion, ni même l'inoculation, comme le pense M. Cullerier neveu. »

On voit que M. Jourdan accepte tous les effets morbides qui peuvent survenir à la suite du coït, mais qu'il les attribue seulement à une irritation, et que le caractère de ces effets dépend toujours du degré de l'irritation et de la nature des surfaces sur lesquelles elle exerce son action. Il n'y a que le mot *virus*, en ce sens qu'il exprimerait une idée constante de contagion, que M. Jourdan n'accepte pas.

Un autre médecin non contagioniste, M. Richond, dit au sujet des chancres ou ulcères vénériens :

« Après avoir fait un grand nombre d'observations, on conçoit que je dois être amené à considérer les formes diverses que présentent les ulcères, comme des produits de l'irritation diversifiés suivant son intensité, sa durée et son siége, et à penser que les prétendus signes de la vérole n'appartiennent pas à l'action d'un virus. Je fus confirmé dans cette manière de voir par une observation que je fis, et qu'ont faite les auteurs, que les ulcères du gland, de la peau, de la verge, des bourses, n'ont pas le même aspect que ceux du prépuce, et que les signes qui, tels que la dureté des bords, leur coupe perpendiculaire, la couenne grisâtre de leur centre, sont donnés comme patognomoniques, ne conviennent que rarement à ceux-ci. » Mais, de ce que les auteurs auraient donné comme constants les signes des ulcères syphilitiques, tandis que ces signes peuvent en effet varier ainsi qu'on l'a observé, faut-il nécessairement en conclure qu'ils ne sont pas dûs à un virus vénérien? Assurément, non.

Le caractère des accidents vénériens ne pouvait pas, et n'aurait pas dû être déterminé par la régularité de leur marche, ni par l'état constant de leur forme.

Lorsqu'on a voulu indiquer les caractères de la variole et du vaccin, on a tenu compte de la progression de leur développement. A-t-on fait cela pour les accidents vénériens? A l'égard des chancres en particulier, après avoir pris en considération, comme l'a fait avec fondement M. Richond, la différence des surfaces sur lesquelles ils se développent, a-t-on signalé l'aspect qu'ils peuvent offrir en raison de la progression de leur marche?

Lorsqu'il s'est agi de déterminer la propriété contagieuse de la syphilis, a-t-on distingué, comme on l'a fait pour le vaccin, le moment précis où, dans l'état aigu surtout, elle peut se transmettre, de l'époque de son développement où le virus n'aurait pas encore acquis ou aurait perdu sa propriété reproductive?

Pour ne pas avoir examiné la question sous ces divers points de vue, faut-il s'arrêter définitivement à l'opinion qu'il n'existe pas de *virus* produisant une irritation spécifi-

quement vénérienne, et admettre que tous les irritants possibles doivent produire des symptômes analogues, primitifs
et consécutifs ?

Je ne sais dans quelle disposition d'esprit pouvaient se
trouver les auteurs qui nient l'existence du virus vénérien,
en discutant la preuve de leur opinion ; mais j'avoue, en
écrivant ceci, que ma conscience s'afflige dans l'intérêt de l'humanité et de la science ; qu'on puisse être de
bonne foi de part et d'autre, en soutenant sur la même
question une opinion si opposée.

On a dit que le virus vénérien appartenait exclusivement
à l'espèce humaine, et comme il arrive que des accidents
analogues à ceux qu'on observe chez l'homme peuvent se
manifester chez les animaux, on a cru pouvoir en déduire
qu'il n'existait pas de virus syphilitique.

Les taureaux, les chiens, les chevaux, après l'usage
fréquent du coït, peuvent être atteints en effet et communiquer à leurs femelles des écoulements, des chancres et
autres symptômes vénériens; phénomènes qui se trouvent
expliqués par la formation spontanée du virus syphilitique ;
ainsi que j'en ai fait envisager la possibilité.

Un point de discussion sur lequel les auteurs sont fort
divisés est de savoir si le pus vénérien peut se transmettre
par inoculation. *Bru*, qui est d'un avis contraire, dit avoir
réitéré pendant cinq ans plus de soixante tentatives pour
inoculer le virus *avec un pus toujours récent*, mais inutilement.

« Tantôt, dit-il, j'ai fait plusieurs piqûres avec une
pointe de lancette imbibée de pus ; tantôt j'ai fait une plaie
avec le vésicatoire entre le prépuce et le gland, sur laquelle
j'ai mis de la charpie imbibée de matière... Enfin j'ai porté
dans le canal de la charpie et des sondes imbibées de pus

provenant de la gonorrhée ou des chancres. Toutes les piqûres de lancette faites sur le gland et sur le prépuce se sont guéries sans produire la moindre inflammation; les plaies des vésicatoires n'ont duré que trois ou quatre jours, quoique abandonnées à elles-mêmes ; enfin , je n'ai pas remarqué le moindre indice d'inflammation. »

Cependant il existe des faits qui établissent qu'on a pu produire l'engorgement des glandes et l'inflammation vénérienne au moyen de l'inoculation. Hunter et M. Cullerier nous en citent des exemples. Au sujet de l'inoculation , dit M. Cullerier oncle, « nous croyons pouvoir assurer, que le fluide qui sert de véhicule au virus doit être doué d'un dégré de chaleur, *d'une espèce de vie* qui conserve au virus la force de s'attacher au nouveau corp, auquel il a été transmis. » A propos de cette citation s M. Jourdan prétend « qu'il eût été plus exact de dire qu'il faut que les parties exposées à la contagion se trouvent dans certaines conditions pour la recevoir. En admettant cette opinion, M. Jourdan n'avait pas à l'esprit les effets du vaccin et du virus rabique, car il n'est pas nécessaire que les parties qui en subissent la contagion y soient prédisposées par aucune condition anormale. L'idée de M. Cullerier me paraît fort exacte. En effet, le vaccin ne doit-il pas être doué d'un principe de vie pour se reproduire, principe qu'il reçoit de l'époque à laquelle on le recueille pour s'en servir, et hors de laquelle il n'a plus sa propriété contagieuse.

On a vu plus haut que *Bru*, dans ses expériences, avait toujours employé du pus récent. N'y a-t-il pas une époque, je le demande encore, où la propriété contagieuse du virus vénérien est positivement déterminée, et qu'on n'a pas encore indiquée? Avouons donc de bonne foi que la question dogmatique au sujet de l'inoculation du virus syphilitique est bien loin d'être jugée, et que ses propriétés contagieuses dans des circonstances relatives ou propres à en favoriser l'effet sont incontestables.

Les médecins qui nient l'existence du virus syphilitique prétendent que toutes les irritations des parties génitales se ressemblent, qu'elles viennent de l'abus du coït, de l'usage des cantharides, de la malpropreté ou du contact avec une personne malade, et que le mode de leur traitement doit être le même dans tous les cas. La transmissibilité des maladies vénériennes peut s'expliquer, selon M. Jourdan, « *par le changement survenu dans la composition des fluides exhalés par les parties où elles siégent et dont l'irritation a modifié la texture.* Les mêmes fluides deviennent propres à produire chez une personne saine une maladie ou une irritation analogue à celle dont ils sont le produit. » Cette opinion, qui appartient à la nouvelle école, ne conteste pas, comme on le voit, l'infection vénérienne par voie de contact; ce n'est que la cause première, le principe de la syphilis, qui est le point capital de la contestation. C'est l'irritation, dit-on, et non le virus, qui donne lieu à tous les phénomènes connus de la maladie vénérienne.

Si on admet pour les parties génitales que l'irritation qui en modifie la texture peut en altérer les fluides de manière à leur donner la propriété de communiquer des maladies semblables à celles dont ils sont le résultat, pourquoi toutes les irritations ne donnent-elles pas lieu à des maladies transmissibles par contagion? S'il en est autrement, il existe donc des irritations spéciales comme l'admet M. *Broussais* pour les maladies vénériennes, et si du résultat de ce mode d'irritation il survient un fluide altéré propre à transmettre une maladie analogue à celle qui en est la source, je demande si ce n'est pas là un virus analogue à celui du vaccin ou de la variole, et si le débat réduit à une simple question de mots ne justifie pas ces paroles dues à M. Michu? En médecine, on peut faire mieux que ses devanciers, mais on ne renouvelle pas la science. On peut ajouter de temps à autre quelques anneaux à la chaîne des vérités connues, le reste appartient à la polémique et ne mérite un instant d'attention que pour se convaincre que la plupart des idées du jour ne présentent de neuf que le langage qui sert à les déguiser. »

Du principe qui établit que tous les accidents locaux que peut occasionner la maladie vénérienne sont le résultat d'une simple irritation, on a dû naturellement adopter un traitement qui fût d'une application toute locale ; c'est en effet de cette manière, c'est-à-dire, par l'usage des saignées, des émollients et de quelque boisson délayante, qu'on entend guérir toutes les maladies syphilitiques, et de ce que la plupart des accidents locaux se dissipent par ce moyen, on en conclut qu'il n'existe pas de virus vénérien ; et ce point de doctrine une fois adopté, on veut établir en principe que les suites de la syphilis ou les affections secondaires qui en dépendent résultent tout simplement de la sympathie qui existe entre toutes les parties de l'organisme ; que ces maladies n'ont pas un caractère particulier dépendant de la cause qui les a produites, et qu'aucune d'elles n'est héréditaire.

Toutefois, M. Jourdan convient que « lorsqu'on embrasse toutes les affections secondaires ou consécutives de la maladie vénérienne sous l'appellation collective *de sympathie, on n'entend pas les expliquer par là, ce qui est impossible*, mais seulement employer un terme qui exprime l'enchaînement et la coordination des faits qui nous les représentent aussitôt à l'esprit tels qu'ils s'offrent dans la nature, sans d'ailleurs rien préjuger de leur cause prochaine, à laquelle il ne nous est pas permis de nous élever. » M. Broussais avait déjà adopté la théorie de la sympathie pour expliquer les phénomènes consécutifs de la syphilis ; mais il admet, et je suis de son avis sur ce point, que les suites ou les effets secondaires des affections vénériennes primitives constituent une maladie distincte, tenant son caractère de la nature de l'irritation spéciale qui en est la cause, et dont il place le siége dans le système lymphatique.

On est dans l'usage de dire de la plupart des phénomènes morbides qu'on ne peut pas expliquer que ce sont des accidents nerveux ; il en est de même des phénomènes consécutifs de la maladie vénérienne, qu'on ne veut pas attribuer à une modification humorale, parce qu'on croit avoir des raisons d'en nier l'existence. On les attribue à la sympathie qui, on en convient, *ne peut pas servir à les expliquer, ce que d'ailleurs on juge impossible.* Ainsi c'est par un raisonnement ou une théorie tout imaginaire qu'on prétend donner l'explication des phénomènes secondaires de la maladie vénérienne, parce qu'on ne voit pas de données assez positives pour en démontrer la connexité humorale avec l'affection primitive d'où ils tirent leur origine, de sorte que la question se réduirait sur ce point à remplacer une hypothèse par une autre.

Girtanner, et après lui MM. Roche et Sanson, prétendent que la syphilis (ce mot signifiant maladie vénérienne constitutionnelle) dépend de l'inflammation chronique du système lymphatique, principalement de celui des organes génitaux, et que les maladies secondaires ou sympathiques, selon l'expression de la nouvelle école, sont également dues à l'inflammation des vaisseaux lymphatiques. Ainsi les uns, principalement MM. Jourdan, Richond,

Devergie, soutiennent que les phénomènes consécutifs de la maladie vénérienne sont des accidents purement sympathiques, qui n'ont aucun rapport avec l'état primitif de la maladie; les autres, et parmi ceux-ci, Girtanner, MM. Broussais, Roche, Sanson, les considèrent comme des irritations qui ont un caractère spécial analogue à l'irritation qui produit la maladie vénérienne primitive. Mais cette différence dans la théorie de cette affection n'en comporte aucune dans son traitement, qui consiste, comme je l'ai déjà dit, dans l'usage des évacuations sanguines et des délayants.

Cette doctrine, que ma propre expérience ne me permet pas d'adopter, a contre elle l'opinion du plus grand nombre des médecins. M. Richerand, qui envisage, ainsi que M. Broussais, l'inflammation vénérienne comme ayant un caractère spécial, dit positivement (1) : « Nul doute que dans les inflammations syphilitiques, il ne se forme un virus qui corrompt et vicie les humeurs sans que le sang, leur source commune, en paraisse affecté. Ce virus, absorbé par les vaisseaux lymphatiques, parcourt les voies ordinaires de la lymphe, *ulcère* les orifices absorbants, détermine l'engorgement et la suppuration des glandes de cette nature, et, dans les ravages qu'il exerce sur toutes les parties de l'économie, affecte principalement les tissus dans la structure desquels entre en grande proportion le système lymphatique, tels que les os, les membranes muqueuses et la peau. »

Je ne suis pas plus disposé à regarder comme positive sur tous les points la théorie présentée par M. Richerand que celles qui la précèdent; mais j'admets comme lui que dans les maladies vénériennes consécutives il y a absorp-

---

(1) *Nosographie chirurgicale*, tom. I, *Ulcères syphilitiques.*

tion, et que, sans m'expliquer la manière d'agir du virus, ou si on aime mieux, du *fluide altéré*, le système lymphatique en subit une modification *générale* susceptible de varier à l'infini selon la disposition des lieux, des temps, des saisons, des individus, etc., et par conséquent de produire des effets divers et nombreux, ayant plus ou moins de connexité avec le principe vénérien ; c'est-à-dire que les dartres, les scrofules, la goutte, etc., peuvent avoir un caractère particulier dépendant des altérations que le virus syphilitique peut imprimer au système lymphatique. M. Portal était si convaincu des effets généraux du vice vénérien sur l'organisation, qu'à ce propos il répétait souvent dans ses cours que la dégénération où l'espèce humaine est susceptible de descendre dans les grandes villes en était principalement le résultat.

La déduction thérapeutique qu'on doit tirer de cette opinion que je partage, c'est de diriger le traitement des personnes qui ont été affectées de la maladie vénérienne et qui en éprouvent les accidens consécutifs, de manière à ranimer chez elles l'action du système lymphatique et à favoriser, suivant les cas, par la transpiration ou par de légers purgatifs, la dépuration des humeurs. Si on m'objectait que le régime doit être le même chez les individus qui n'ont jamais été affectés de la maladie vénérienne, je dirais que cela n'implique pas contradiction, et que des effets analogues tenant à des causes différentes peuvent être combattus par une méthode identique de traitement. C'est en effet ce que prouvent les succès que j'obtiens journellement des moyens que j'emploie contre les maladies de la peau, les scrofules, les douleurs ostéocopes, rhumatismales, goutteuses, etc.

On peut juger, d'après ce que je viens de dire, que je

n'admet l'existence d'aucun spécifique contre la maladie
vénérienne. J'ai déjà dit que le mercure devait être banni
du traitement de la syphilis. J'ai dit aussi que le traitement
simplement local des symptômes vénériens n'était pas sans
danger, tout en avouant le bon effet de l'application des
sangsues dans les cas où l'état inflammatoire l'exige; c'est
un des moyens auxiliaires que je mets en usage, mais il est
démontré pour moi que la disparition des accidents vénériens par des moyens locaux a souvent les suites les plus
fâcheuses. On lira dans ce traité des observations qui confirment cette assertion.

On a long-temps prétendu que la nature seule ne peut
jamais triompher du virus vénérien, et qu'il est impossible
que ses effets locaux disparaissent d'une manière spontanée.
Cette opinion n'est pas fondée, car le contraire arrive quelquefois. Frascator, Astruc, Peyrithe en citent des exemples.
J'en ai aussi observé, ainsi qu'on le verra plus loin. En
Amérique, en Espagne, ces maladies y restent long-temps
stationnaires et finissent souvent par disparaître sans traitement. Les fatigues de la guerre ont quelquefois produit
de semblables résultats. Les galériens ont dû à la fatigue de
leurs travaux la disparition d'accidents vénériens dont
ils étaient atteints.

Dans les cas de la disparition spontanée des symptômes
vénériens, doit-on juger que la guérison est toujours parfaite? Ne peut-il pas en résulter des modifications organiques qui plus tard amèneront divers accidents? Cette opinion me paraît fort probable, et mes observations à cet
égard semblent la justifier ainsi qu'on le verra par la suite.

Vanswiéten cite l'histoire d'un jeune homme que les
occupations du labourage délivrèrent en six mois d'une
éruption, de douleurs et d'exostoses réputées vénériennes,

accidents pour lesquels le malade avait subi quatre traitements par le mercure et trois par le gayac. M. Capuron parle aussi d'un malade ayant à la bouche des ulcères
vénériens, compliqués de scorbut, contre lesquels on employa les anti-syphilitiques sans succès, et qui se trouva
guéri à la suite d'une gastro-céphalite. Dans les deux cas
précédents, principalement dans celui cité par M. Capuron,
il est évident que la maladie a été plutôt aggravée que modifiée par le traitement et que l'affection aiguë qui est survenue a produit sur l'organisme une réaction qui a été
salutaire, ainsi que cela arrive dans une infinité de cas
pour d'autres maladies qui disparaissent à la suite d'une
sur-excitation morbide. Dumas et M. Lagneau en citent des
exemples. Mais en admettant cette force médicatrice de la
la nature qui semble guérir une maladie par une autre maladie, a-t-on suffisamment examiné les modifications que
peut en subir le tempérament et les altérations morbides
qui en seraient la suite? Je suis persuadé qu'il y a beaucoup de choses a étudier sous ce rapport.

La syphilis ne présente pas toujours au même degré, j'en
conviens, les dangers qui communément l'accompagnent ;
mais je ne puis me faire à l'idée de ne voir dans cette maladie qu'une simple irritation comme le prétendent les médecins qui nient l'existence d'un principe, d'un virus, d'une
humeur syphilitique, comme on voudra l'appeler. D'après
une telle doctrine, l'irritation serait un canevas sur lequel
on peut broder toutes les maladies. En d'autres termes le
corps humain serait un champ où on peut semer tous les
germes possibles de maladies, il n'y a qu'un mode d'affection qui puisse en résulter, c'est l'irritation.

Il fallait faire une étude approfondie des auteurs qui ont
écrit sur la maladie vénérienne et avoir une grande puis-

sance de logique pour appliquer cette thèse à la théorie de la syphilis, et c'est à mon avis le point de polémique médicale le plus ardu qu'on puisse se proposer, car il fallait au moins donner une apparence de vérité aux raisonnements sur lesquels on avait à baser un tel système. Eh bien ! je l'avoue, cette tâche a été remplie autant que ce la était possible par M. Jourdan principalement, et son ouvrage, ainsi que ceux de MM. Richond et Devergie, pourront trouver parmi les jeunes médecins des partisans qui ne délaisseront leur doctrine que lorsque, mieux instruits par les leçons de l'expérience et l'étude comparée des meilleurs auteurs syphiligraphes, ils seront dans le cas de réduire à leur juste valeur chaque théorie médicale.

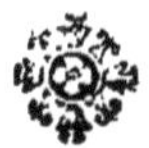

CHAPITRE III.

De la Génération.

L est indispensable, dans un traité de la maladie vénérienne, de donner une description au moins succincte des organes et des fonctions dont l'exercice peut donner lieu à tous les accidents qui en sont l'objet spécial.

La génération est la fonction par laquelle les êtres vivants se reproduisent, et donnent naissance à des individus semblables à eux, par lesquels ils perpétuent leur espèce. C'est par cette faculté des corps organisés que la nature a pris soin de sa conservation.

La génération est de toutes les fonctions celle qui importe le plus à l'ordre conservateur. Il y a des animaux d'une classe inférieure qui ne naissent que pour se reproduire et mourir presque aussitôt.

Chez les classes supérieures, la génération ne doit s'opérer que lorsque la croissance est achevée. Si elle a lieu avant cette époque, l'individu reproduit n'a pas la vigueur nécessaire pour conserver et transmettre le type ou la force première de son espèce. La dégénération commence. La faculté de reproduction chez les êtres dont le développement est tardif et l'existence de longue durée ne peut s'opérer, ni dans le premier âge, ni dans le déclin de la vie.

Les procédés par lesquels la génération s'accomplit ne sont pas les mêmes pour toutes les classes d'animaux. Les auteurs anciens et modernes, et parmi ceux-ci Lamarck et M. Geoffroy Saint-Hilaire admettent pour certains êtres d'un ordre inférieur la possibilité de se créer spontanément ou de toutes pièces, sans le concours d'aucune espèce de division, de contact, ni d'accouplement. C'est ce qu'on appelle génération spontanée. Cette opinion ne saurait être contestée d'après la formation de plusieurs genres de vers qui se développent dans l'intérieur des organes où aucun germe ne peut avoir pénétré.

Au-delà des êtres créés spontanément, la génération ne peut plus s'opérer qu'à l'aide d'une partie organisée préexistante fournie par un corps vivant et qui devient semblable à l'individu dont elle est issue. A mesure que l'organisation des êtres se perfectionne, la génération s'opère au moyen d'organes plus compliqués. Deux sexes, l'un femelle, l'autre mâle, deviennent nécessaires : le premier contient le germe qui est propre à reproduire un même individu, le second est destiné à fournir le fluide qui vivifie, féconde le germe et en détermine le développement.

Il y a des espèces d'animaux qu'on appelle hermaphrodites où un seul être réunit les deux sexes et peut se reproduire seul. Tels sont les coquillages bivalves, comme l'huître, la moule, et d'autres, où chaque individu, quoique réunissant les deux sexes, ne peut engendrer que par le concours respectif de l'un et de l'autre, et remplissant à la fois le double office de mâle et de femelle. C'est ainsi que se reproduisent les colimaçons et les autres coquillages univalves.

Chez les animaux plus élevés dans l'échelle de l'organisation, chaque individu se distingue par un sexe différent.

Dans ce dernier cas la génération présente également des différences selon les espèces. Chez certains animaux, le fluide fécondant du sexe mâle n'est appliqué à l'œuf que lorsque celui-ci a été rejeté par la femelle comme dans les poissons.

D'autrefois l'œuf ne peut plus être fécondé lorsqu'il est sorti de l'organe sexuel de la femelle ; alors le fluide vivifiant du mâle lui arrive lorsqu'il est encore dans l'intérieur de la femelle. Ce qui nécessite ce qu'on appelle la copulation ou l'accouplement.

Dans la génération accomplie par le rapprochement des sexes, il existe aussi des variétés. Lorsque l'œuf est fécondé ou pondu aussitôt, ce n'est que par l'incubation extérieure que peut naître le nouvel individu, ainsi que cela arrive pour les oiseaux ; c'est ce qu'on appelle la génération *ovipare*.

Si l'œuf est fécondé, et que la ponte qui tend à s'opérer immédiatement soit assez lente pour que l'éclosion ait lieu dans le trajet des voies qu'elle a à parcourir, l'individu sort du sein de sa mère complétement formé ; c'est ce qu'on nomme génération *ovovivipare*, comme celle de la plupart des reptiles.

Enfin, lorsque l'œuf fécondé se détache de l'ovaire et qu'il vient se fixer dans un organe intérieur spécial qu'on appelle matrice ou utérus, qu'il s'y attache d'une manière intime pour y puiser les sucs nourriciers nécessaires à son développement, et que, croissant ainsi aux dépens de sa mère, il y acquiert et prend la forme qu'il doit conserver après sa naissance. C'est le mode de génération qu'on nomme *vivipare*, qui est celle de l'espèce humaine, de laquelle seule il convient de donner ici une explication un peu détaillée.

Chaque sexe joue un rôle différent dans l'œuvre de la génération : l'homme doit fournir le fluide destiné à féconder le germe qui fait partie des dépendances sexuelles de la femme. Pour cela, il n'a besoin que des organes qui produisent le sperme et de ceux qui servent à son introduction. Ce sont les testicules qui sécrètent ou composent la semence dont les vésicules séminales sont le réservoir où il demeure contenu en attendant l'acte qui doit en produire l'éjaculation. On appelle éjaculateurs les conduits qui le portent dans le canal de l'urètre d'où il est lancé pour les besoins de la génération.

Le germe appartient à la femelle seule ; c'est dans son sein que s'opère la fécondation. Indépendamment des organes qui servent à l'accouplement, elle fournit en particulier ceux qui sont nécessaires à contenir le fœtus, et à protéger son développement. Ces organes se composent : 1º des ovaires qui ont de l'analogie avec les testicules de l'homme et qui fournissent les ovules ou les germes ; 2º des trompes, conduits qui appartiennent à la matrice, qui saisissent dans l'ovaire le germe fécondé et le transportent dans l'utérus où il doit se développer.

On donne le nom de copulation au phénomène par lequel s'opère l'action de la semence sur le germe qu'elle doit féconder. Examinons les phénomènes qui se passent dans l'exercice de cette fonction, et la part de sensation qu'y apporte chacun des deux sexes.

De même que le besoin de boire et de manger est une sensation qui est propre aux organes digestifs, de même aussi le besoin du rapprochement des deux sexes tient à une sorte d'instinct ou d'appétit qui se fait plus ou moins sentir, et que souvent on ne peut retarder d'apaiser sans que l'harmonie des fonctions vitales s'en trouve dérangée. On a dit que ce besoin était nul dans l'enfance, à l'âge auquel l'homme ne peut encore se reproduire ; cela n'est pas exact. Dès l'âge de six à huit ans, et souvent plutôt, on voit des enfants qui connaissent la différence et la destination des sexes, ce que M. Alibert, dans son Traité de la physiologie des passions, attribue sans plus de fondement à une prédisposition innée ou instinctive. Au lieu d'avancer que le besoin de se reproduire est nul avant la puberté, il eût été plus vrai de dire que c'est la faculté de reproduction, qui seule est impossible avant cette époque. Quant à l'intelligence que les enfants acquièrent de l'usage respectif des organes génitaux avant la puberté, il est assurément plus juste de l'attribuer aux lectures, aux conversations licencieuses, aux tableaux obscènes, et plus encore à l'accouplement des animaux domestiques.

Le temps pendant lequel l'homme et la femme ont la faculté de se reproduire n'a pas un terme fixe. J'ai accouché une femme à cinquante-trois ans ; cependant il est rigoureusement nécessaire pour la reproduction que l'évacuation menstruelle n'ait pas cessé ; l'époque la plus ordinaire où cela arrive, est de quarante à quarante-cinq ans. De même que dans quelques cas exceptionnels la menstruation peut se prolonger au-delà de cinquante ans, de même aussi elle peut cesser longtemps avant l'époque ordinaire. J'ai connu plusieurs dames qui, à l'âge de trente ans ont cessé d'être réglées sans aucun accident. Il en existe et j'en ai connu aussi qui n'ont jamais eu d'évacuation menstruelle.

L'époque jusqu'à laquelle l'homme conserve la faculté de se reproduire est également bien indéterminée. La vieillesse ne se compte pas toujours par le nombre des années. Il y a des hommes qui, en état de santé, sont moins aptes à se reproduire à quarante ans que d'autres à soixante. Indépendamment de l'âge et de l'état général des forces, les organes génitaux peuvent avoir une mesure d'action particulière, résultant de leur repos trop long-temps prolongé ou de l'abus trop souvent réitéré de leur exercice.

Dans les animaux chez lesquels la génération n'est possible qu'à certaines époques de l'année, où le rut les porte à s'accoupler, c'est pour eux un besoin irrésistible et qu'on ne saurait contrarier, surtout chez les mâles, sans en provoquer la fureur et rendre par ce moyen leurs morsures beaucoup plus dangereuses.

Les physiologistes ne sont pas d'accord sur l'organe d'où part la détermination d'agir pour se reproduire. Buffon qui voulait qu'on regardât les parties génitales comme le siége d'un sixième sens, leur attribue la sensation qui en provoque directement l'exercice. M. Broussais, Cabanis et Gall font dépendre au contraire cette faculté des impressions de l'âme. Les deux premiers l'attribuent à une réaction des organes sexuels sur l'imagination, et le dernier la fait dépendre d'une faculté primitive ayant son point de départ à l'encéphale. On sait que Gall indique en effet le cervelet comme le siége particulier de l'instinct de reproduction, et que l'état plus ou moins prononcé de la protubérance mastoïde, qui est située derrière les oreilles, est, selon ce physiologiste, le signe du penchant plus ou moins énergique de l'homme à se livrer aux plaisirs de l'amour.

Ce sentiment n'est pas le même chez tous les individus; il varie selon les dispositions organiques qui sont propres à chacun, et surtout selon les habitudes qui entretiennent l'imagination dans des idées trop fréquentes de volupté, ou qui lui donnent une direction contraire. L'oisiveté, les fêtes et les grandes réunions qui sont si communes dans les cités populeuses, impriment à ce sentiment un caractère d'exaltation habituelle qu'il n'a pas chez les habitants de la campagne, ni à la ville, chez ceux qui s'adonnent avec assiduité à l'étude et au travail; ce qui explique le nombre si multiplié des maladies physiques ou morales que peut enfanter l'amour dans les grandes villes.

Le sentiment qui sollicite la réunion des sexes, offre toutes les nuances intermédiaires entre la plus entière indifférence et l'amour porté jusqu'au délire. Il y a même quelques individus que le dégoût éloigne de tout rapprochement sexuel, disposition particulière qu'on appelle *anaphrodisie*.

J'ai connu une dame jeune et belle pour qui les approches de son époux ramenaient chaque fois l'idée d'un supplice. Le mari ne tarda pas à s'en apercevoir, ce qui l'affligea vivement. Il me consulta pour savoir à quoi cela pouvait tenir, et si cet accident devait se prolonger. Je fus autorisé à confier à l'épouse les regrets du mari. Soupçonnant d'abord que cette répugnance pouvait être l'effet d'une antipathie personnelle, je m'attachai à savoir ce qu'il en était sur ce point, et j'appris, de l'aveu même de cette dame, qu'elle avait un dégoût très-prononcé pour l'acte vénérien et non pour son mari. Lui ayant fait observer qu'il ne fallait de sa part que de la complaisance, elle me répondit qu'il lui était d'autant plus impossible de dissimuler sa répugnance, que lorsqu'elle obéissait aux désirs de son mari, elle éprouvait chaque fois des envies de vomir. Cette dame devint enceinte et eut un enfant. L'espoir que cet événement pourrait amener quelque changement dans l'état particulier où elle se trouvait flatta son époux pendant quelque temps : mais bientôt il lui fallut revenir à l'idée bien triste que ce serait toujours en vain qu'il cherchérait l'amour dans les embrassements de sa femme.

Jouer avec son mari, le caresser sans cesse étaient choses journalières chez cette dame ; et cela sans contrainte, car elle était d'un caractère gai, et elle aimait sincèrement son époux, qui, à son tour, ne tarda pas à éprouver la plus grande indifférence pour son épouse, sans cesser de l'aimer et de se prêter à ses caresses qui lui étaient extrêmement agréables ; mais bientôt, des deux côtés, l'amour cessa de prendre part à leurs jeux ; ils s'aimaient comme le frère et la sœur, rien de plus.. Madame s'aperçut de la froideur de son époux, et son amour-propre en parut blessé : c'est du moins ce que soupçonna le mari, qui me dit un jour : « Mon épouse est encore plus caressante que de coutume, et il me semble qu'elle agit comme si elle voulait m'appeler dans ses bras. J'aurais voulu éprouver ses dispositions, mais cela m'est devenu tout-à-fait impossible. » Cette observation est un témoignage bien remarquable de l'influence directe de l'imagination sur les résultats matériels de l'amour.

Dans l'acte du rapprochement, chaque sexe joue un rôle particulier, et qui dépend de la différence de conformation qui lui est propre. On a dit que les hommes étaient plus ardents que les femmes, ce que certains auteurs ont attribué à son organisation sexuelle. Je n'en sais pas la cause première ; mais cela devait être ainsi, parce que l'homme ayant à provoquer et à vaincre, il lui fallait une puissance d'impulsion plus active et plus constante.

Voyons maintenant quelles sont les modifications que subissent les organes sexuels dans l'acte de la génération, et les phénomènes qui en résultent. Il faut d'abord que la verge, qu'on nomme aussi pénis, change d'état et acquière assez de raideur pour s'introduire dans l'organe sexuel de la femme et y porter le fluide nécessaire à la fécondation. Cet état est l'érection, pendant laquelle le volume du pénis peut être triplé. C'est ordinairement le désir de se rapprocher de la femme qui produit l'érection ; néanmoins elle peut avoir lieu involontairement. Souvent même elle n'obéit pas à la volonté, et ce n'est qu'à la suite d'applications portées directement sur la verge ou d'autres parties dépendantes de l'appareil génital, qu'on parvient à l'obtenir. On l'observe chez les pendus et dans quelques apoplexies ; l'opium peut aussi la provoquer, ce qui justifierait l'opinion de Gall, qui place le siége de l'érection dans le cervelet, et la range parmi les facultés instinctives de l'âme.

L'*érection* n'est complète ou suffisante que lorsque la verge a acquis un dégré de tension et de force assez élevé pour vaincre les obstacles que peuvent présenter les parties extérieures de la femme, et lancer le sperme assez loin pour produire la fécondation.

On estime à deux gros la quantité de sperme projeté ; mais il existe à cet égard une telle différence parmi les hommes, en raison des circonstances qui peuvent en tarir la source ou en favoriser la sécrétion, que le poids de cette évacuation peut être d'un demi-gros à quatre gros.

On a vu plus haut que ce fluide a pour réservoir les vésicules séminales, où il s'accumule pour les besoins de la génération. Chez les animaux, comme les chiens, où la copulation se prolonge, et où il n'existe pas de vésicules séminales, le sperme se forme et mouille la femelle pendant toute la durée de l'accouplement.

La femme a une part moins active que l'homme dans l'acte de la génération : ses parties sexuelles sont disposées à recevoir mécaniquement l'introduction de la verge, ce qui ne néecssite pas chez elle une érection ni une éjection séminale de même nature ; néanmoins la femme participe vivement à la volupté qu'elle procure.

L'espace sexuel qu'on nomme vagin forme un canal de six à huit pouces chez la femme ; il est tapissé par sa membrane muqueuse dont la propriété est de favoriser les mucosités onctueuses qui facilitent l'introduction et les mouvements qui ont lieu dans le rapprochement des sexes ; mucosités dont la quantité nécessaire dans une mesure déterminée devient une évacuation maladive, et qui, résultant d'une sécrétion trop abondante, produit la leucorrhée ou les fleurs blanches.

A la partie interne et inférieure du vagin il existe un tissu spongieux érectile, auquel on a donné le nom de plexus rétiforme. Ce tissu représente une couche d'un pouce d'étendue et d'une épaisseur de deux à trois lignes. Il entoure l'entrée du vagin et jouit d'une faculté d'érection qui, pendant la copulation, se déve'oppe par l'afflux du sang, et devient, ainsi que le clitoris, le siége de la sensibilité la plus voluptueuse, en même temps qu'elle sert à accroître le plaisir de l'homme.

A l'extrémité inférieure du vagin se trouve la vulve ou l'appareil extérieur de l'organe sexuel de la femme. La vulve se compose : 1° *du pénil ou mont de Vénus ;* qui se couvre de poils à l'âge de puberté ; 2° *des grandes lèvres,* formées de deux replis membraneux d'une largeur variable, et qui s'étendent depuis le pénil jusqu'à la partie voisine du périnée qu'on nomme fourchette; elles se couvrent ordinairement de poils en même temps que le pénil ; leur surface externe appartient à la peau et en a la couleur ; leur surface interne, qui fait partie de la membrane muqueuse, est d'un rouge vermeil chez les jeunes filles; chez la plupart des femmes elle a une couleur plus terne, et même quelquefois elle prend une teinte violacée chez celles qui font un abus des plaisirs de l'amour; 3° *de la fente vulvaire* qui s'étend du pénil jusqu'au périnée, et dont l'étendue est double de celle de l'entrée du vagin chez les femmes pubères et après la disparition de la membrane de l'hymen; 4° *du clitoris* qui a son siége à la partie supérieure de la vulve, où il forme une saillie plus ou moins volumineuse, susceptible d'augmenter de volume pendant le coït, et qui, environné d'un replis membraneux qui a de l'analogie avec le prépuce de l'homme, est recouvert par les grandes lèvres; 5° *des petites lèvres ou nymphes, du vestibule, de l'orifice de l'urètre ou méat-urinaire*, parties diverses que je n'ai besoin, pour ce traité, que de désigner nominativement; 6° *de la membrane de l'hymen*, qui a une forme sémi-lunaire, occupe le contour de l'orifice du vagin, et peut, dans certains cas, opposer un grand obstacle à l'introduction du pénis, principalement lorsqu'elle forme un cercle complet ou qu'elle a beaucoup d'épaisseur; 7° *des caroncules myrtiformes*, qui sont de petits tubercules rougeâtres, de forme plate ou arrondie, d'une grosseur inégale et d'un nombre variable; elles sont dues à la saillie d'une portion de la membrane muqueuse vaginale, et particulièrement à la déchirure de la membrane de l'hymen, dont elles représentent les lambeaux; 8° *de la fosse naviculaire*, qui a un pouce d'étendue et qui forme l'espace qui s'étend de la partie inférieure de l'entrée du vagin jusqu'à la fourchette qui, ainsi que je l'ai déjà dit, sépare la vulve du périnée.

La turgescence ou le développement du tissu érectile, qui fait partie des organes sexuels de la femme, s'opère graduellement dans l'acte de la génération, et le spasme convulsif et voluptueux qui l'accompagne est suivi, chez la femme comme chez l'homme, de l'extase et de l'abattement qui se manifestent après la copulation, quoique la première n'éprouve pas d'éjaculation spermatique. La volupté vive que ressent la femme tient au jeu de ses propres organes plutôt qu'à l'impression du sperme que projette l'homme, car il peut arriver que le moment de la jouissance ne coïncide pas chez les deux individus qui se livrent au coït; cependant il est probable que le but de la nature est mieux atteint lorsque le contraire a lieu.

La volupté n'est jamais plus complète que lorsque l'organe génital de la femme est porté à son plus haut degré de spasme, et que l'ouverture de l'utérus se présente au pénis pour en absorber le sperme. La conception ne peut s'effectuer que par le contact des substances, au moyen desquelles chaque sexe participe à la génération. L'œuf, je l'ai dit, est fourni par la femme, et le fluide qui le féconde est la part de l'homme. La fécondation a lieu à l'ovaire, et comme cet organe est situé en dehors de la matrice, et que l'œuf n'est saisi par les trompes qui en dépendent qu'au moment de la conception, on doit admettre, en effet, qu'il y a réellement absorption subite, instantanée, à moins de supposer l'action d'une vapeur séminale, *aura seminalis,* ce qui est moins vraisemblable d'après les expériences qui ont été faites pour expliquer les fonctions des organes génitaux, et qui constatent que parmi les animaux qui ont servi aux expérimentations, la fécondation n'a lieu que par le contact immédiat de l'œuf et du sperme. La preuve que la fécondation se fait à l'ovaire résulte surtout des observations qu'on a faites de fœtus qui se sont développés dans le trajet des trompes, et même quelquefois dans l'intérieur du bas-ventre, ce qui suppose alors que l'œuf y serait tombé faute d'avoir été retenu par le pavillon de la trompe, après l'avoir saisi pour le féconder et le porter dans l'utérus.

CHAPITRE IV.

**Des différentes manières dont la maladie vénérienne doit se
communiquer.**

La question de savoir quels sont les divers
modes d'après lesquels la maladie vénérienne peut se communiquer est un point de
controverse qui est bien loin d'être définitivement jugé. Boërhaave pense que la syphilis se communique par la génération et par l'allaitement. Gardanne et
M. Bertin partagent cet avis, et ils admettent en outre que
la transmission peut s'opérer pendant le travail de l'accouchement, lorsque l'enfant, dont la peau est tendre et délicate, se trouve en contact avec les parties génitales infectées de gonorrhées ou d'ulcères vénériens. M. Bertin dit
positivement que les enfants nouveau-nés peuvent être
affectés de catarrhes vénériens ayant leur siége au vagin,
à l'urètre, à l'anus, aux yeux, au nez et aux oreilles, et
qu'on ne doit regarder comme propres à caractériser la syphilis des nouveau-nés qu'un assez petit nombre de symptômes qui, suivant lui, ont été multipliés à l'infini au
détriment de la science. Bell a observé des cas où des
enfants sont venus infectés de la maladie vénérienne,
quoique chez le père et la mère aucun symptôme fâcheux
ne se soit montré à l'extérieur. Le même auteur pense, ainsi
que Boerhaave, que l'allaitement est aussi un moyen d'infection, ce qui peut arriver, dit-il, sans que la maladie

se manifeste par des accidents locaux, mais en infectant préalablement le système entier. C'est aussi l'opinion de M. Cullerier.

« On a prétendu, dit M. Bertin, qu'une nourrice ne peut infecter l'enfant qu'elle allaite que lorsqu'elle présente sur le sein des symptômes contagieux, lorsque le sein est localement affecté, et réciproquement que l'enfant ne pouvait communiquer l'infection à sa nourrice que lorsque les lèvres ou l'intérieur de la bouche étaient affectés; *tandis que des observations exactes prouvent que la syphilis peut se communiquer par le lait et la salive, quand elle est très-invétérée.* Des enfants infectés et traités avantageusement, d'autres qui n'ont présenté aucun symptôme vénérien, ont été ensuite attaqués de dartres, de scrofules, de rachitis et de plusieurs autres maladies chroniques:» ce qui confirme l'opinion que j'ai admise concernant l'impression générale que reçoit l'organisme des infections vénériennes constitutionnelles. Swédiaur pense aussi que le virus peut être absorbé, porté dans la masse du sang et procurer l'infection générale sans produire ni laisser aucune trace visible sur la surface du corps, d'où il conclut qu'on doit toujours avoir présent à l'esprit, dans la pratique, que l'absorption peut se faire sans que les parties extérieures offrent aucun symptôme; qu'il est possible que la masse du sang soit infectée avant que les effets du virus paraissent sur les parties génitales. Cette opinion que je partage, est appuyée par de nombreuses observations, que j'aurai occasion de citer. Si les enfants nés de parents faibles et délicats apportent en naissant des dispositions à en contracter la constitution débile; si on admet la transmission héréditaire de certaines maladies, pourquoi n'admettrait-on pas l'hérédité de celles qui sont dues à une cause

vénérienne? M. Boyer, parmi les auteurs les plus modernes, est de l'avis des médecins qui adoptent la transmission héréditaire de la syphilis. « Le père seul ou la
mère seule, dit-il, peut être malade au moment de la
conception ; le père et la mère peuvent être malades tous
deux à ce moment ; la mère peut devenir malade pendant
la grossesse. Ils peuvent avoir des symptômes primitifs ou
des symptômes consécutifs. Il n'y a aucun doute sur le
mode de transmission. »

M. Richoud, qui a écrit trois volumes qui méritent
d'être lus sur la non-existence du virus vénérien, se
montre partisan de l'hérédité de la syphilis, sans qu'il soit
besoin d'admettre un virus vénérien. « On conçoit aisément, dit cet auteur, qu'un père ou une mère qui présentent des maux vénériens bien caractérisés au moment de la
fécondation du germe, puissent transmettre leur maladie
au fœtus. Beaucoup d'affections, en effet, autres que celles
qu'on attribue au virus, se transmettent de même. Ainsi
M. Broussais dit qu'il possède une foule de faits qui l'autorisent à croire que les mères attaquées de gastrites chroniques communiquent cette affection à leurs fœtus; qu'il
en est de même des catarrhes, des dartres, des leucorrhées,
des ophthalmies non vénériennes... Dans tous ces cas, les
maladies se transmettent comme les traits du visage, comme
le caractère, les habitudes, comme les vices de conformation, comme les prédispositions à certaines affections....
Tout en admettant, à la rigueur, la possibilité de ces véroles héréditaires, je crois qu'elles sont extrêmement rares,
et que la pluralité des faits qui ont paru démontrer leur
existence ont été mal observés. La prévention est telle à
cet égard, que je ne doute pas qu'une foule de maux
étrangers à cette maladie lui aient été attribués, et que son

domaine se soit enrichi de beaucoup d'erreurs de diagnostic. »

La dissidence d'opinion qui existe parmi les auteurs sur
la manière dont se communique la vérole héréditaire,
fournit à ceux qui nient le mode de transmission une arme
dont ils ne manquent jamais de se servir. Mais de ce qu'on
ne serait pas d'accord pour expliquer un fait, ce fait en
aurait-il moins de réalité? M. Richoud pense que la syphilis héréditaire est extrèmement rare. Je suis persuadé qu'elle
n'est pas aussi rare qu'il semble le croire. La concession de
l'hérédité de la syphilis étant faite de la part d'un médecin
qui nie l'existence du virus vénérien, il doit être permis
de s'opposer à l'opinion de M. Jourdan, qui n'admet ni
l'existence du virus, ni l'hérédité de la maladie vénérienne, ce qui atteste qu'on peut discuter et faire preuve
de beaucoup de talent en soutenant le pour et le contre.

M. Jourdan prétend que Voltaire a imprimé le sceau du
ridicule à la doctrine de l'hérédité de la syphilis, en mettant les paroles suivantes dans la bouche du chirurgien
Sidrac : « Il y a longtemps que j'exerce la chirurgie, et
j'avoue que je dois à la vérole la plus grande partie de ma
fortune ; mais je ne l'en déteste pas moins. Madame Sidrac
me la communiqua dès la première nuit de nos noces ; et,
comme c'est une femme excessivement délicate sur ce qui
peut entamer son honneur, elle publia dans tous les papiers
de Londres qu'elle était à la vérité attaquée du mal im-
monde, mais qu'elle l'avait apporté du ventre de madame
sa mère, et que c'était une ancienne habitude de famille.»
Je m'empare de cette citation qui exprime une vérité médicale, l'hérédité, et une exagération ridicule, la transmission de la syphilis par voie de générations successives.
Toutefois, l'hérédité de la maladie vénérienne étant accor-

dée, il est raisonnable de demander quels peuvent être les effets consécutifs de l'infection, et pendant combien de temps on est exposé à les subir?

On a dit que la syphilis acquise héréditairement peut se développer à toutes les époques de la vie; qu'elle attend pour se manifester les circonstances qui, par une réaction imprimée à l'organisme, sont suscept.bles de la reproduire d'une manière apparente. Des médecins, parmi lesquels se trouve Bell, ont prétendu que la maladie pouvait demeurer latente jusqu'à la puberté, et même jusqu'à l'époque du mariage ou d'un accouchement, qu'ils regardent comme une sorte de crise ou de perturbation, qui peut en provoquer l'apparition.

Je ne me jetterai pas dans une discussion théorique, où, dans une question controversée comme celle-ci, on établit chaque jour des hypothèses qui ne font que l'obscurcir.

J'adopte l'opinion qui admet les effets de la syphilis immédiatement et tardivement consécutifs. Il me paraît probable que l'infection vénérienne affecte de préférence le système lymphatique, et qu'il y reste stationnaire plus ou moins longtemps, sans qu'on puisse déterminer la cause ni l'époque positives de son développement ultérieur. Le principe qui dispose l'homme à contracter la variole est devenu inhérent à son existence par suite de modifications, qui, pour n'avoir été ni connues ni appréciées, n'existent pas moins. Pourquoi les modifications que la syphilis peut imprimer à l'organisme n'établiraient-elles pas une disposition analogue? Si on m'objectait l'apparition toujours identique de la variole, tandis que pour la syphilis on admet généralement sa transformation en accidents très-variés, je dirais qu'il s'agit d'un agent différent, et que ses effets doivent l'être également.

J'admets que les maladies et les phénomènes consécutifs qui sont le résultat de l'infection vénérienne peuvent se manifester à l'état positif de symptômes essentiellement vénériens, et à l'état certain ou dubitatif d'une complication de la syphilis avec une autre maladie. Je développerai cette pensée dans le cours de cet ouvrage.

Dans un ouvrage récemment publié par M. Lucas Championnière, sous les auspices de M. Cullerier, chirurgien en chef de l'hôpital des vénériens, on lit : « C'est par le contact que la syphilis se transmet d'un individu à un autre, et ce contact s'opère par les rapports que les deux sexes ont entre eux, par des unions contre nature, par le contact de la nourrice à son nourrisson, et réciproquement enfin par un rapprochement fortuit ou volontaire des parties saines avec celles qui sont le siège de cette maladie ; la syphilis est donc éminemment contagieuse. » M. Lucas Championnière aurait dû dire que la syphilis se communique aussi par l'intermédiaire de corps inertes ou inanimés sur lesquels se trouve déposé le principe contagieux.

La question de savoir si un symptôme syphilitique communiqué par contagion d'un individu malade à un individu sain, peut donner lieu à un symptôme toujours semblable, ou si la syphilis peut se manifester sous un autre mode de lésion ne devrait plus être mise en doute, l'observation démontrant chaque jour que la plupart des symptômes de la maladie vénérienne pouvaient produire des accidents d'une nature différente. Toutefois on prétend que l'écoulement blennorrhagique produit toujours un symptôme semblable, et ce qui doit faire admettre cette opinion, selon M. Championnière, « c'est que le pus de l'urètre ou du vagin, transporté sous l'épiderme, ne détermine pas la contagion, tandis que, déposé sur les muqueuses urétrale et vaginale, il donne facilement naissance à une blennorrhagie. »

Selon le même auteur, qui appartient à l'école de MM. Cullerier oncle et neveu, et qui en reproduit la doctrine, l'ulcère syphilitique, qui est très-fréquent chez l'homme et rare chez la femme, ne dépend pas chez le premier, ainsi qu'on pourrait le supposer, du caractère particulier qui distinguerait l'écoulement blennorrhagique de la femme, et que, très-probablement, il est le résultat d'une lésion analogue, c'est-à-dire d'une ulcération syphilitique qui n'a été, il est vrai, observée qu'à l'entrée de la vulve, mais qui existerait fréquemment aussi au col de l'utérus, ce qu'on a longtemps ignoré, et que c'est là vraisemblablement que s'établit la contagion ulcéreuse, d'où M. Championnière conclut « qu'il est extrêmement probable que la blennorrhagie ne produit pas par contagion autre chose qu'un écoulement soit de l'urètre, soit du vagin, et que l'ulcère syphilitique donne naissance non pas à une blennorrhagie, mais à un ulcère semblable à lui, et qui n'offre de différence avec l'ulcère du pénis que celle qui résulte de la différence des tissus sur lesquels il se développe. » Cette assertion est importante, elle peut servir à expliquer la fréquence des chancres auxquels l'homme est exposé, mais elle n'établit pas qu'un symptôme syphilitique ne produit jamais qu'un symptôme analogue. L'expérience, d'ailleurs, ayant prouvé le contraire, ainsi qu'on le verra plus loin.

MM. Cullerier pensent que les autres symptômes syphilitiques ne se transmettent que fort rarement par inoculation, et qu'à mesure que l'on s'éloigne de l'époque de l'infection primitive, les symptômes qui surviennent jouissent de moins en moins de la propriété contagieuse ; mais tout en reconnaissant le faible dégré de contagion dont jouit la syphilis consécutive, ils avouent que des faits bien observés prouvent, au contraire, que certains d'entre eux sont susceptibles de se transmettre directement, et qu'on ne saurait absolument affirmer qu'il n'en est pas ainsi des autres.

On lit dans l'ouvrage de M. Championnière : « Une femme mariée et de bonnes mœurs se présenta à l'hôpital des vénériens, avec un enfant âgé de dix mois, et fit le récit suivant :

» Je n'ai jamais eu d'affection vénérienne, et mon mari jouit de la meilleure santé ; je suis accouchée il y a dix mois de cet enfant, qui était fort et bien portant. Je pris chez moi un nourrisson d'une femme que je ne connaissais pas ; ce nourrisson était extrêmement maigre, et avait le corps couvert de boutons semblables à ceux que vous voyez. N'ayant aucun soupçon sur la nature de ce mal, j'allaitai cet enfant ainsi que le mien ; souvent je les couchai ensemble, et je confondis leurs petits vêtements. Bientôt je m'aperçus qu'il se développait sur le corps de mon enfant des boutons semblables à ceux qu'avait mon nourrisson, et bien que ce dernier n'eût point de mal à la bouche, il me survint sur le sein, le dos et la poitrine de larges croûtes, dont quelques-unes existent encore. Le nourrisson mourut bientôt après, et ce n'est que lorsque mon enfant est arrivé à un état de maigreur extrême, qu'un médecin, qui fut appelé, reconnut que nous avions tous deux une affection vénérienne. »

« L'enfant était effectivement dans un état déplorable, tout son corps étant couvert d'une syphilis pustuleuse. La mère offrait aussi dans différentes régions, de semblables boutons, qui ne laissaient aucun doute sur leur nature. Le mamelon n'avait jamais été malade. »

Voici une observation analogue à la précédente, recueillie par M. Michu, et qui constate que la syphilis a été communiquée par un nourrisson infecté à trois individus d'une même famille.

« Une femme des environs de Neufchâtel avait pris un enfant de Paris pour l'allaiter. Peu de temps après sa naissance, cet enfant, déjà chétif, eut, au dire de la nourrice, des boutons en suppuration sur tout le corps, et particulièrement aux fesses, ce qui amena son dépérissement graduel et le fit périr à cinq mois, quoiqu'il eût toujours pris le sein avec facilité. Outre le lait de la nourrice, on donnait à cet enfant de la bouillie, et on l'habitua à boire du cidre, selon la coutume du pays. La nourrice avait deux enfants en bas âge, qui souvent mangeaient les restes de la bouillie destinée au petit nourrisson, en se servant de la même cuiller ; ils buvaient à une tasse commune, et parfois elle les couchait dans le même lit. Ses deux enfants ne tardèrent pas à avoir des pustules aux fesses et à l'anus. Cette maladie, qui, n'étant pas douloureuse, altéra peu leur santé, existait chez eux depuis longtemps lorsque je fus consulté. N'ayant pas été à portée de voir le nourrisson, je ne puis rien dire de la nature des symptômes de sa maladie. Les deux enfants offerts à mon examen avaient aux fesses, et principalement autour de l'anus, des pustules ulcéreuses d'une étendue de quatre à huit lignes, à bords relevés et fongueux, la plupart d'une forme ovoïde et fournissant un suintement séreux plutôt que du pus.

La nourrice était dans un état beaucoup plus fâcheux ; elle avait au sein gauche une ulcération de l'étendue d'une pièce de cinq francs, et à peu près de la même nature que celles de ses enfants. Cette ulcération occupait une partie de l'auréole jusqu'à la base du mamelon. Une exostose très-prononcée s'était manifestée à la partie gauche du coronal ; elle avait perdu tous ses cheveux, et elle était tombée dans une grande maigreur.

Réflexions. L'enfant confié à la nourrice désignée dans cette observation était certainement infecté de la maladie vénérienne. Est-ce pendant la gestation ? est-ce pendant l'accouchement que l'infection s'est communiquée ? Je n'en sais rien ; il était infecté, voilà le fait. Il est probable qu'il n'avait aucun symptôme vénérien à la bouche, la nourrice ne s'en étant pas aperçue, et l'enfant ayant toujours pris le sein avec facilité ; au reste, je n'affirme rien à ce sujet, quoique l'altération du sein ne se soit manifestée que plus de deux mois après avoir commencé l'allaitement. Ce qui me semble le plus important dans cette observation, c'est le mode d'infection de la maladie des enfants de la nourrice, chez lesquels la syphilis n'a dû être communiquée que par le contact de la salive dont devaient être imprégnés la cuiller et le vase à boire dont on se servait en commun, à moins qu'on admette l'infection par le contact des vêtements, ce que je crois possible dans certains cas. Si l'infection s'est faite au moyen de la salive, comme cela est probable, et que les accidents identiques qui se sont développés aux fesses et à l'anus aient eu lieu sans que préalablement aucun symptôme ne se soit manifesté aux lèvres ni dans la bouche, il en résulterait que la maladie se serait communiquée sans avoir été précédée d'aucun symptôme local, ce qui constituerait ce qu'on appelle la vérole acquise d'emblée. Si on admettait que la maladie a pu être transmise par le contact des vêtements, il faudrait supposer que l'humeur contagieuse aurait été mise dans un rapport direct avec une surface muqueuse, ou une partie de la peau dépouillée de son épiderme, ce qui n'est pas vraisemblable dans l'observation précédente.

Quant au mode d'inoculation par absorption et sans accident local antérieur, des médecins, et principalement l'école de MM. Cullerier, le contestent. « Il est infiniment probable, dit M. Championnière, que cette vérole d'emblée n'a été admise par les auteurs que par défaut d'informations suffisantes, les malades ne pouvant ou ne voulant pas fournir tous les renseignements désirables sur leurs antécédents. » Je suis d'un avis contraire; et mon opinion se fonde sur des observations que j'ai été à portée de faire dans ma pratique. Petit, Fabre, Gardanne et beaucoup d'autres médecins sont du même avis. Voici un fait (1) qui vient à l'appui de ce mode de contagion.

« Une femme de la campagne, d'une piété et d'une vie exemplaires, vint me consulter pour un écoulement vaginal accompagné d'un sentiment de tension et de cuisson en urinant. J'avais besoin de la garantie que me donnait sa bonne conduite pour rejéter mes soupçons sur son mari, que je savais être cacochyme et malade depuis plus de deux ans. Elle m'assura que sa maladie ne pouvait venir de lui, n'ayant jamais reçu ses embrassements depuis qu'il était en mauvaise santé. Je me bornai, d'après ces détails, à prescrire un régime délayant et des lotions mucilagineuses; ce qui modéra les accidents. Peu de jours après, je fus appelé pour visiter son mari, qui avait un engorgement des testicules très-douloureux (orchite), sans avoir eu préalablement le moindre écoulement, ce qui me surprit beaucoup. Avant mon départ, le malade me consulta pour un chan-

______

(1) Communiqué par M. Michu.

cre qu'il avait à la partie moyenne et interne de la lèvre inférieure : symptôme qui me parut être la cause de l'orchite et de la maladie de son épouse. L'ayant questionné sur l'époque depuis laquelle il avait cet ulcère, et s'il n'avait jamais eu de maladie vénérienne, sa réponse fut négative sur ce dernier point ; et, sur la première question, il me dit qu'il y avait deux mois qu'il avait mal à la lèvre, et qu'il soupçonnait d'avoir gagné ce mal en buvant après un marchand qui était venu lui acheter de la poterie (le malade était propriétaire d'une poterie en terre) ; que ce même marchand, ancien militaire, passait pour un libertin, et, selon son expression, pour avoir eu la mauvaise maladie. L'ulcère avait acquis l'étendue d'une pièce de cinquante centimes, et avait une teinte terne et grisâtre. Peu douloureux ordinairement, il l'était devenu davantage depuis huit jours. Ces deux malades, soumis à ma méthode de traitement pendant deux mois, furent complètement guéris.

Réflexions. Tout me porte à croire que la maladie a été communiquée au mari par la salive dont avait été imprégné le bord du vase où avait bu le marchand dont il est question dans cette observation. L'infection de l'épouse daterait-elle de la même époque? Je ne le pense pas, et je crois plutôt que l'ulcère du mari, devenu plus douloureux depuis quelque temps, ayant produit une humeur plus active, a pu être la cause de l'infection de son épouse, les malades étant dans l'habitude de boire à la même tasse, qui, selon la coutume du pays, contient du pain grillé, et qu'on a soin de tenir toujours pleine. Ce qui doit paraître le plus important dans cette observation, serait : 1° la transmission de la maladie par la salive déposée d'abord sur un corps inanimé ; 2° l'apparition de l'engorgement des testicules sans écoulement antérieur ; 3° l'état de la femme offrant les symptômes d'une affection primitive, et qui se serait manifestée secondairement ou à la suite de l'absorption de l'humeur syphilitique.

Je ne chercherai pas à expliquer les phénomènes qui se sont manifestés chez les deux individus qui sont l'objet de l'observation précédente. Je demanderai seulement si, dans certains cas, ainsi que Fabre le pense, et comme je suis porté à le croire, le virus syphilitique peut passer d'une partie à une autre sans infecter la masse du sang? Ce phénomène, dont la cause ne m'est pas démontrée, est regardé par les médecins qui ne voient dans la maladie vénérienne qu'une simple irritation, comme l'effet de la synergie ou d'une réaction sympathique entre les organes successivement affectés, supposition tout imaginaire, et qui ne résout pas la question.

Les accidents analogues à ceux d'une affection primitive survenus chez la femme désignée dans cette observation, sont-ils l'effet d'une infection acquise d'emblée, et les organes sexuels, la muqueuse génitale principalement, jouissent-ils d'une aptitude particulière à recevoir l'impression de l'umeur syphilitique? J'incline pour l'affirmative. Il faut nécessairement tenir compte des leçons de l'expérience, inscrire les faits bien observés sur les tables immuables de la médecine pratique, et ne pas s'élever, comme cela arrive à beaucoup de médecins, contre tous les faits qu'ils ne peuvent ni comprendre ni expliquer.

J'ai dit plus haut que je croyais à la possibilité de la contagion par le contact des vêtements. Schellig, médecin allemand, l'un des premiers qui aient écrit sur la syphilis, croyait que la maladie peut se communiquer par les vêtements qui ont été portés par des personnes infectées, et même qu'elle pouvait se transmettre par des bains pris en commun. Je ne sais rien de positif quant à ce dernier mode de contagion ; mais je dois dire que j'ai été consulté par une personne qui, après avoir pris une douzaine de bains d'étuve, dans un établissement public, se vit atteinte d'un chancre sur le gland. Après beaucoup de questions, et lui ayant fait sentir que le moyen de le guérir dépendait de la franchise de ses aveux, il persista à me dire qu'il ne s'était pas exposé depuis fort longtemps à gagner cette maladie, qu'il m'avoua cependant avoir eue dans sa jeunesse, mais dont il avait été parfaitement guéri. Je me borne à citer ce fait, sans en tirer d'induction.

En voici un autre, duquel il semble résulter que la syphilis aurait été communiquée par le contact d'un vêtement, ce que je suis très-porté à croire.

A l'époque où je commençai à me livrer à la pratique de la médecine, je fus consulté par M. Per..., pour deux bubons qui étaient à la veille d'abcéder. Avant de lui donner mes soins, je l'invitai à prendre l'avis de M. Cullerier. J'ignore ce qu'il fit à ce sujet, car je ne le revis plus. Un mois après, je fus consulté par son frère, jeune homme robuste qu'il occupait comme ouvrier, et auquel il avait donné un pantalon extrêmement sali, par suite des bubons qu'il avait eus, et dont il fit usage immédiatement. Peu de temps après avoir porté ce vêtement, il survint au jeune Per... un chancre à la partie antérieure du gland, tout près du méat urinaire. Lui ayant fait part de mes soupçons sur le caractère vénérien de sa maladie, il se trouva fort étonné, en m'affirmant qu'il n'avait pas vu d'autre personne que sa jeune épouse, à laquelle il était uni depuis peu de temps, et qu'il aimait beaucoup. Sur la proposition que je lui en fis, son épouse consentit à être visitée; elle me parut fort saine, et elle m'assura même qu'elle n'était sujette à aucune espèce d'écoulement. J'invitai le malade à ne pas user de ses droits d'époux avant d'être guéri. Par suite du traitement auquel il fut soumis, le chancre disparut en moins de quinze jours; mais bientôt il survint un écoulement abondant que j'avais l'espoir de voir cesser avec la fin du traitement, ce qui n'arriva pas. Je prescrivis alors des injections avec l'eau végéto-minérale, ensuite avec l'eau aluminée, moyens qui furent sans succès. Je crus devoir tranquilliser le malade sur la nature de son écoulement, et lui conseiller de renoncer à toute espèce de médicaments. Son écoulement durait depuis quatre mois, et depuis deux il s'était livré aux plaisirs de l'amour, sans accident pour son épouse. A cette époque, on lui conseilla des injections avec du vin de Roussillon et du sucre, dont il fit usage avec un plein succès.

Réflexions. Les observations ne sont complètement exactes que lorsque le récit des personnes qui en sont l'objet est véridique et fait sans restriction. Le médecin ne peut fonder ses conjectures que sur l'opinion qu'il se forme des individus dont il écrit l'histoire. Sous ce rapport, je dois dire que je crois à la véracité du malade dont il est question dans cette observation. Mais l'origine de sa maladie fût-elle contestée, un autre phénomène resterait encore digne d'attention; je veux parler de l'écoulement urétral survenu après la disparition du chancre, et qui semble établir la connexité d'un accident avec l'autre; qu'on voit dans ce phénomène l'effet d'une réaction sympathique, ou le résultat d'une absorption humorale syphilitique, la continuation du flux urétral après le traitement, et son caractère devenu non-contagieux amènent naturellement cette question : Les écoulements qui sont contagieux sont-ils susceptibles de cesser de l'être par suite des ressources de l'art ou de la nature, et de ne devoir leur continuation, à certaine époque, qu'à une disposition locale indépendante de tout principe contagieux?

L'expérience et le raisonnement font à cette question une réponse affirmative ; néanmoins, c'est un des phénomènes sur lesquels les médecins de l'école de M. Jourdan font reposer un de leurs principaux arguments en faveur de la non-existence du virus syphilitique; d'après ce raisonnement, qu'une maladie qui serait produite par un virus susceptible d'être guéri par une médication spécifique ne devrait pas se prolonger après le traitement qui en aurait détruit la cause. Toutefois, on peut répondre à ce langage par l'argument même des médecins, qui niant l'existence du virus syphilitique, admettent que l'irritation des organes sexuels peut aller jusqu'à produire un fluide susceptible de donner lieu à une maladie analogue à celle d'où il tire son origine; d'où il faut conclure que si ce même fluide ne s'altère au point d'être contagieux, que lorsque l'irritation est arrivée à un certain degré, par la même raison il doit cesser de l'être lorsque l'irritation ne s'élève plus au degré nécessaire à la reproduction de la maladie, bien qu'elle puisse suffire encore pour entretenir un écoulement qui aurait cessé d'avoir la propriété de se communiquer. Le traitement pourrait donc avoir détruit le principe contagieux, sans faire cesser complètement le flux muqueux, qui ne serait alors que le résultat d'une modification locale de l'organe affecté, modification telle qu'elle peut réclamer, comme dans le cas précédent, l'usage local des toniques pour guérir des écoulements qui auraient résisté aux antiphlogistiques aussi bien qu'à un traitement général le mieux combiné. Ces principes trouveront un nouvel appui dans les observations que j'aurai l'occasion de citer dans le cours de ce traité.

Des considérations présentées jusqu'ici, et principalement dans ce chapitre, on peut établir les propositions suivantes :

La blennorrhagie (gonorrhée) se transmet ordinairement par le contact des organes sexuels d'une personne saine à une personne malade ; néanmoins elle peut, dans quelques cas, se développer spontanément entre deux personnes saines, et acquérir un caractère contagieux.

Elle peut n'être qu'une affection locale, et, bornée aux parties génitales, ne réclamer qu'un traitement local et les précautions d'un régime convenable ; elle peut même quelquefois se terminer sans le secours d'aucune médication.

Certains ulcères peuvent aussi disparaître par un traitement local ; mais alors on peut craindre les accidents consécutifs auxquels la maladie vénérienne peut donner lieu ; ce qui doit inspirer de la défiance contre ce mode de traitement.

La syphilis se transmet le plus communément par le contact des organes de la génération d'une personne malade avec une personne saine. Les chancres en sont le symptôme le plus ordinaire.

Elle peut être héréditaire.

Elle peut se communiquer, par l'allaitement, de la nourrice à l'enfant, et réciproquement de l'enfant à la nourrice.

Elle peut se transmettre d'emblée, c'est-à-dire par absorption de l'humeur syphilitique, et se développer ultérieurement, sans qu'il se soit manifesté préalablement aucune trace de la maladie sur la partie où l'absorption s'est faite,

Elle est transmissible par la salive , en faisant usage des objets qui ont servi à boire ou à manger à une personne infectée.

Elle paraît aussi pouvoir être communiquée , dans certains cas , par l'usage des vêtements qui seraient immédiatement imprégnés de l'humeur syphilitique.

Enfin chaque symptôme de la syphilis , au lieu de produire toujours une affection qui lui soit identique, peut donner lieu à tous les accidents qui servent à caractériser cette maladie.

CHAPITRE V.

Du Coït.

e coït est l'acte préliminaire de la fécon-dation, le rapprochement intime des sexes, le contact immédiat des organes génitaux. Ayant décrit dans le chapitre précédent les organes que cette fonction met en exercice, j'examinerai dans celui-ci son utilité, les dangers de ses excès et de son abstinence, les maladies qui peuvent en résulter, les moyens de s'en préserver et de les guérir.

La nature a dû inviter l'homme, par l'attrait du plaisir, à satisfaire à tous les besoins qui ont pour but sa propre conservation ; mais celui qui a pour objet la propaga-tion, la perpétuité de l'espèce, et qui appelle le rapproche-ment des sexes, est beaucoup plus vif encore. Lorsque le besoin de se reproduire se fait sentir dans toute son éner-gie, l'homme se sent animé d'un surcroît d'existence qui a besoin de se répandre et qui cherche une issue. Toutes les femmes lui paraissent belles, son ardeur ne lui donne pas le temps de choisir. Mais qu'il en est autrement chez le vieillard, que la nature invite au repos, ou chez le libertin que les excès ont épuisé ! La beauté ne s'offre plus à leurs yeux telle qu'elle est. Ils ne s'animent plus que devant les fantômes souvent obcènes de leur imagination toujours ca-pricieuse.

L'homme au contraire qui jouit de la plénitude de ses

facultés sent son cœur palpiter aux approches de la femme qu'il aime, son sang circule avec plus de vitesse, sa respiration précipitée est souvent entre-coupée par des soupirs, ce qui semble diminuer l'agitation qui l'oppresse. Une chaleur plus vive se répand dans tout son corps et colore ses traits, sa sensibilité devenue plus exquise le prépare à goûter avec plus de délices toutes les jouissances de l'amour. L'homme qui attend la femme qu'il désire n'a plus qu'une pensée, celle du plaisir : la faim, la soif, tous les besoins de la vie nutritive se taisent devant le désir impétueux de reproduction qui l'anime.

Mais si l'heure du rendez-vous se passe sans voir l'objet aimé, s'il se croit délaissé, ou si la jalousie le trouble, alors à ce surcroît de vie si agréable qui prélude aux plaisirs de l'amour succède un état d'exaltation qui n'est plus compatible avec l'harmonie des fonctions vitales. L'impatience devient plus vive et plus inquiète, l'agitation et les battements du cœur sont plus pénibles, le pouls est plus agité, la langue se sèche, la soif se fait sentir, une chaleur halitueuse et incommode se répand sur tout le corps; le sommeil s'éloigne, l'imagination troublée exagère, accuse le présent et s'effraie de l'avenir; la raison est sans empire pour adoucir les peines qu'on ressent, et celui qui les éprouve tombe bientôt dans l'accablement et les rêveries d'une mélancolie qui n'est souvent qu'un signe avant-coureur d'accidents qui peuvent devenir plus ou moins graves selon la disposition des individus, et l'espérance ou le désespoir que peut entrevoir un esprit malade.

La femme doit éprouver les mêmes impressions, et de même que l'homme goûter les plaisirs et subir les peines qui naissent de l'amour, sauf les modifications qui peuvent résulter de l'éducation, de la pudeur et de la chasteté qui la distinguent.

Le moment de la copulation transporte l'existence dans une sphère particulière. Rien n'existe autour de celui qui se livre aux embrassements de l'amour, ses sens absorbés ne lui permettent de voir que l'objet qui est enlacé dans ses bras, il semble s'oublier pour mieux faire sentir la volupté qu'il éprouve et qui n'est réellement complète que lorsqu'elle est partagée. L'instant si court de l'ébranlement spasmodique qui accompagne la consommation du plaisir, est suivi aussitôt d'un état de lassitude et d'une sorte d'étonnement qui contrastent singulièrement avec l'ardeur et l'ivresse qui, une minute auparavant, existaient encore.

Quoique l'homme seul éjacule le sperme destiné à la fécondation et que la femme ne produise qu'un fluide muqueux plus ou moins abondant et quelquefois nul, l'ébranlement convulsif qui succède au coït n'est pas moins vif pour un sexe que pour l'autre ; et l'abus du coït, toutes conditions étant égales, peut être aussi funeste à la femme qu'à l'homme.

La faiblesse qui suit le coït est d'autant plus grande que la jouissance a été plus vive ; et le spasme voluptueux qui en résulte a lui-même une intensité qui est relative à l'usage plus ou moins réitéré qu'on en fait, c'est-à-dire que la sensibilité s'exalte par l'abus des plaisirs de l'amour, et que, dans ce cas, la secousse qui termine l'acte générateur a quelque chose de plus énervant que lorsque la copulation est exercée avec plus de modération, ce qui établit une progression de danger toujours croissante en raison des excès auxquels on s'abandonne.

L'usage modéré du coït est indispensable au maintien de la santé. La nature n'a créé aucun organe pour le condamner au repos : mais elle a mis un terme à la mesure de ses exercices , user et ne pas abuser, voilà la loi. Le coït produit une réaction générale qui met en jeu tous les actes de la vie et en stimule l'exercice. La faim et la soif se font sentir plus vivement ; la digestion s'opère avec plus d'activité , la nutrition s'accomplit mieux, elle accélère les mouvements de composition et de décomposition , et s'oppose ainsi aux accidents qui peuvent résulter de l'action trop ralentie des fonctions vitales dont le principal effet est de produire l'obésité ; ce qui justifie le proverbe qui ne reconnaît pas l'aptitude aux luttes de l'amour sous une corpulence trop chargée d'embonpoint. A la suite du coït, pris avec modération, la circulation devient plus libre, la respiration plus facile, ce qui permet une consommation d'air plus considérable, enrichit le sang d'oxigène, entretient la fraîcheur de la peau et donne à la physionomie un air satisfait et gracieux. Les sens sont plus impressionables , l'intelligence est plus ouverte, le travail plus facile, l'imagination plus riante, le corps est plus dispos ; le sommeil est calme, réparateur des forces et continuateur des impressions du jour, il n'est agité ordinairement que par des rêves enchanteurs.

Les effets salutaires du coït sont nécessairement subordonnés à la prudence qui doit en régler l'usage ; il convient de ne pas s'y livrer trop souvent et de prendre pour terme à cet égard la mesure de ses forces ; c'est-à-dire que l'usage de cette fonction ne peut point être limité d'une manière absolue et que chaque individu peut s'y livrer sans danger avec plus ou moins de fréquence, selon l'état de son organisation. Si, comme les autres animaux, l'homme ne s'abandonnait au coït que pour la propagation de l'espèce, et que la femme une fois fécondée ne permît plus ses ap-

proches, cet acte serait beaucoup plus rare. Le développement de l'esprit humain et ce qu'on appelle les progrès de
la civilisation ont dû rendre le rapprochement des sexes
plus fréquents et en faire en quelque sorte un besoin fac-
tice. Chez les peuples nomades et chez l'homme qui vit
dans l'état sauvage, le besoin du coït ne se fait ordinairement sentir que lorsqu'il a pourvu aux besoins que réclament sa propre conservation et celle de sa famille. S'il est
vrai que l'amour peut faire taire momentanément la faim,
à son tour la faim ne tarderait pas à faire taire l'amour, et
à le rendre impuissant, car le coït est de toutes les fonctions
celle qui réclame une réparation plus immédiate des pertes
qu'elle occasionne.

Avec les progrès de la civilisation sont venus l'usage
d'une nourriture abondante et recherchée, les livres qui
retracent toutes les impressions de l'amour satisfait ou con-
trarié, les spectacles, la danse, les images et les conversations lubriques, les exemples, les provocations, en un
mot tout ce qui peut faire naître et entretenir des idées voluptueuses. On l'a dit, et cela est vrai : on n'aime pas à la ville
comme on aime au village, où le travail occupe davantage,
où l'imagination est moins active et moins capricieuse, où
les affections sont plus douces et plus paisibles, et les unions
plus constantes, et enfin où le rapprochement des sexes
n'est désiré que comme un acte nécessaire ; tandis que dans
les grandes villes, l'amour sans cesse sollicité y devient
une sorte d'habitude et souvent même une question d'a-
mour-propre ; ce qui fait que, lorsqu'on se sent moins
habile à répondre à ses désirs, on recherche tous les moyens
de s'en rendre capable, soit en fatiguant son imagination
par des idées lascives, soit en provoquant le jeu des organes sexuels par des excitants externes ou pris intérieure-

ment, ce qui amène toujours de graves accidents, comme j'aurai occasion de le dire.

On ne peut prescrire aucune règle sur la distance qu'on doit mettre dans la recherche des plaisirs de l'amour. Chacun ayant sa mesure de santé et son degré d'aptitude à ce genre d'exercice, on peut en régler soi-même l'usage, en suivant ce principe qu'on doit s'arrêter dès que la fatigue invite au repos, et attendre le retour de nouvelles forces. Les personnes délicates et nerveuses doivent suivre le précepte de l'école de Salerne. *Coire in hebdomade*, une fois par semaine, et même plus rarement. Lorsqu'on est dans un état de faiblesse maladive ou de langueur, l'usage du coït serait un grand obstacle au retour des forces et au rétablissement de la santé, l'abstinence absolue devient alors indispensable.

Quel est l'âge où l'homme peut sans inconvénient se livrer aux plaisirs de l'amour? La puberté étant l'époque de la vie où chez les deux sexes les organes de la génération acquièrent le développement nécessaire à l'exercice de leurs fonctions, il semble que, dès ce moment, le rapprochement des sexes pourrait avoir lieu sans danger. Mais l'âge de la puberté n'a pas de limite déterminée; elle varie suivant le climat, les habitudes et l'éducation; elle est généralement plus précoce chez les filles. En France et dans les pays tempérés elle se manifeste chez elles de douze à quatorze ans, et de quatorze à seize ans chez les garçons. Les pays chauds l'accélèrent; sous les tropiques les filles sont nubiles et deviennent quelquefois mères dès l'âge de huit à neuf ans. A douze ans les hommes peuvent se reproduire. Dans les climats froids, sous les zones glaciales, la puberté est beaucoup plus tardive, elle ne s'y manifeste que de seize à vingt ans. Chez l'habitant des montagnes, dont la vie est

simple, tranquille et uniforme, elle ne se développe ordinairement qu'à l'âge de seize à dix-huit ans ; et dans le Va-
lais principalement, selon la remarque de J.-J. Rousseau,
il n'est pas rare de trouver de jeunes garçons, et de jeunes
filles fortement constitués, dont les premiers sont imberbes
et conservent encore à vingt ans la voix grêle de l'enfance,
et dont les filles, vivant dans l'innocence, ne sont pas
encore assujetties à l'évacuation périodique de leur sexe.

Je ne redirai pas ici les causes qui, dans les grandes villes,
peuvent hâter le développement de la puberté, mais je ferai
remarquer que, dans cette circonstance, c'est l'imagination
trop tôt agitée par l'idée des plaisirs de l'amour qui provoque l'éveil des organes qui sont destinés à les satisfaire ;
tandis que, dans les circonstances opposées, c'est le développement naturel des organes de la génération qui réagit
sur la pensée et porte à l'imagination les idées qui appellent
le rapprochement des sexes. Dans le premier cas, la puberté est comme les fruits qui doivent à une culture artifi-
cielle leur maturité précoce. Dans le second cas, c'est la
nature qui fait sentir le besoin de se reproduire.

On cite les Grecs et les Germains comme ayant dû à
leur chasteté, et à l'usage parmi ces derniers de ne se marier
qu'après vingt-cinq ans, la force et la vaillance qui les
distinguaient des autres peuples. Je ne pense pas toutefois
que l'ordre social et le bonheur personnel exigent tant
d'austérité. Le coït pris avec modération lorsqu'on est bien
constitué doit être recherché beaucoup plus tôt comme un
moyen de réagir utilement sur les fonctions organiques et
intellectuelles. Le point essentiel est de ne pas être dans
un état de faiblesse, que les plaisirs de l'amour pourraient
encore augmenter ; mais à toutes les époques de la vie et
dans toutes les circonstances il importe de ne jamais outre-

passer la mesure de ses forces. Les jouissances trop précoces
et celles qu'on recherche à l'âge où la nature demande à se
reposer, affaiblissent le tempérament et abrégent toujours
la durée de la vie.

Quelques auteurs pensent que le moment le plus favorable pour se livrer au coït est le matin à l'heure du ré-
veil. Je ne suis pas de cet avis. Il est bien vrai que fort
souvent on se réveille dans un état d'érection ; mais, comme
l'a remarqué Montaigne, ce n'est qu'un signe équivoque ;
car il suffit d'uriner pour que cet état cesse. C'est en effet
à la compression que l'urine exerce sur la glande prostate
qu'on doit attribuer en ce moment l'extension du péuil. Il
ne convient pas d'ailleurs de se fatiguer dès le matin lorsqu'on peut avoir besoin de toutes ses forces pour exécuter
les travaux de la journée. Il est toujours imprudent de sa-
crifier à l'amour, immédiatement après le repas, la digestion pouvant en être troublée d'une manière souvent fâcheuse; le moment le plus favorable à l'acte de la génération
me paraît être celui où la digestion est terminée et où l'heure
du repos rapproche les époux, et les présente l'un à l'autre
dans l'état où, par un contact plus étendu et plus facile,
on se sent entraîné avec plus de charme aux douces effu-
sions de l'amour. Le sommeil qui succède au coït est plus
calme, plus profond et plus réparateur ; cependant lorsque
les travaux de la journée ont produit une extrême fatigue,
on doit s'abstenir du rapprochement sexuel.

Un soin que je crois utile de recommander, c'est la réserve dans les expressions dont peuvent se servir les époux
lorsqu'ils ne mettent pas le même empressement à se rechercher. Une foule de circonstances peuvent empêcher
l'homme de répondre aux désirs de la femme, et cependant
elle ne doit jamais paraître contrariée, ni surtout se per-

mettre des reproches ou des plaisanteries qui puissent blesser l'amour-propre ; car il pourrait en résulter que la crainte de se voir exposé à les mériter , mît seule l'homme dans l'impuissance plus ou moins réitérée de remplir ses devoirs conjugaux. Il ne faut à la femme que de la complaisance , à l'homme il faut des moyens que l'imagination a principalement le pouvoir de mettre en jeu. La femme doit donc s'attacher à ne rien dire qui puisse éloigner l'homme du but où elle veut l'amener. L'homme de son côté doit aussi éviter les reproches et les paroles qui peuvent blesser la susceptibilité de la femme. *L'amour-propre offensé pardonne rarement*. Ce motif a souvent rompu ou relâché des liens qui s'étaient formés sous les plus heureux auspices.

Disons quelques mots des causes qui , empruntées de l'hygiène, peuvent agir sur les organes de la génération et favoriser le coït ou lui être contraire. On ne doit pas s'y livrer lorsque l'estomac est plein ; mais on y est mieux disposé après la digestion d'un bon repas. L'usage habituel d'une alimentation copieuse et de bonne qualité entretient la disposition au plaisir de l'amour. Les aliments épicés, excitants, aromatisés qui peuvent convenir aux personnes indolentes et d'un tempérament lymphatique pour les disposer au coït, peut produire un effet contraire sur les personnes nerveuses et irritables au point d'être souvent un obstacle à l'érection. Il en est de même du café, des boissons spiritueuses prises en trop grande quantité. Lorsqu'on est jeté dans l'ivresse par le vin on est peu propre à s'enivrer d'amour. Certains aliments tels que le poisson, les truffes, le céleri, etc., sont regardés comme étant spécialement aphrodisiaques. Si la chose était ainsi , ce serait en excitant directement les organes de la génération , de sorte que leur usage aurait d'autant plus d'inconvénients qu'ils ne possèdent pas une propriété nutritive assez abondante pour réparer les pertes qu'ils occasionneraient; les meilleurs aphrodisiaques sont les farineux et les substances animales les plus riches en principes alimentaires et toniques, et qui, par cette raison, sont les plus propres à réparer les forces affaiblies par les fatigues de l'amour. Les bains tièdes, lorsqu'on n'en abuse pas; les frictions, le massage, les onctions disposent d'une manière efficace aux luttes amoureuses.

On sait que les moyens qui appellent le sang dans la région lombaire ont principalement cette propriété. *Meibomius* a fait un traité particulier sur ce sujet *de usu flagrorum in re venerea.*

J'ai parlé précédemment de l'influence des climats sur le développement de la puberté et sur les modifications que peuvent en subir les fonctions génératrices; mais je n'ai rien dit de l'influence des saisons. De tout temps on a reconnu qu'une température modérée de l'atmosphère était la condition la plus favorable aux plaisirs de l'amour. On ne doit s'y livrer en effet qu'avec beaucoup de modération, lorsque la chaleur et le froid sont extrêmes. La chaleur trop élevée prédispose aux congestions vers la tête. Des apoplexies, des paralysies, des convulsions, des fièvres cérébrales peuvent, dans une telle circonstance, être déterminées par l'ébranlement seul que produit le coït.

Il n'est pas moins dangereux d'exercer les organes de la génération lorsque le froid est excessif, c'est-à-dire, dans le moment actuel où on serait saisi par le froid; car on peut, en été, comme en hiver, se créer une température modérée, de manière à pouvoir, en toutes saisons, rechercher les embrassements de l'amour. Toutefois le temps des grandes chaleurs, quelques précautions que l'on prenne est l'époque de l'année où il est le plus dangereux d'abuser du coït, ce qui a fait dire à plusieurs médecins qu'on devait toujours s'en abstenir pendant la canicule.

Les travaux qui exercent habituellement les facultés intellectuelles laissent peu de prise aux penchants de l'amour, ce qui a fait dire que les savants ne furent jamais de vigoureux champions. Les affections morales profondes qui ne se rapportent pas à l'amour sont parmi les choses contraires au coït, celles qui tiennent le premier rang. On recommande de ne pas se rapprocher de la femme pendant l'évacuation menstruelle. La secousse spasmodique qui a lieu dans cette circonstance peut supprimer cette évacuation et occasionner toutes les affections qui en sont ordinairement la suite. Le moment le plus propre à la conception est celui où les règles viennent à cesser. On doit être modéré sur l'usage du coït pendant la gestation, surtout dans les premiers mois. *Ce qu'amour fait amour peut le défaire;* aussi est-il probable que beaucoup de fausses couches ont pour causes les excès du coït. La femme qui allaite ne doit pas se prêter aux caresses de l'amour. L'impression que reçoit l'utérus dans cette occasion réagit sur les glandes mammaires, ce qui peut altérer le lait et produire de fâcheux accidents sur l'enfant.

Quels sont les effets de l'abus du Coït.

On a dit qu'il n'y avait pas d'excès qui ait pour la santé de plus graves inconvénients que celui qui vient du rapprochement des sexes. Les maux qui en résultent sont en effet d'autant plus nombreux, que l'organisme tout entier participe aux émotions et à l'ébranlement qui naissent de l'action des organes générateurs. Les affections qui en sont la suite sont de deux sortes, locales et générales. Les premières sont pour l'homme l'affaiblissement, l'impuissance, l'atrophie des organes sexuels, l'émission involontaire de la semence, le catarrhe, la paralyxie de la vessie, etc. Il n'est pas ici question des accidents qui peuvent dépendre de la maladie vénérienne, lesquels n'ont aucun rapport avec les excès du coït. Les affections locales sont pour la femme les fleurs blanches, l'irrégularité ou la suppression de l'évacuation menstruelle, le relâchement de la matrice et du vagin, tous les genres d'ulcères qui, sans être syphilitiques, peuvent affecter ces organes.

Les affections générales infiniment plus nombreuses ont été observées et bien appréciées par la plupart des auteurs, principalement par Tissot, Zimmerman et Cabanis. En voici le tableau tel qu'il a été retracé avec beaucoup de vérité par M. Rostan (1) : « L'individu qui se livre avec excès au coït ou à l'onanisme, dont les effets sont les mêmes, soit qu'il n'ait pas atteint tout son développement, soit que, l'ayant atteint, il sollicite ses organes par des excitants extraordinaires, soit qu'il ait passé l'âge des plaisirs de l'amour, soit enfin que la faiblesse de sa constitution lui interdise ces jouissances, ne tarde pas à s'apercevoir que sa digestion est laborieuse, que les aliments pèsent sur l'estomac et que, mal élaborés, ils sont réjetés par le vomissement ou par les selles, presque dans leur état naturel; l'appétit est nul, l'absorption intestinale est nécessairement faible, puisque la chymification ne s'effectue qu'imparfaitement. L'absorption interstitielle est ordinairement active,

(1) *Dictionnaire de Médecine*, tom. VI.

et comme la réparation est incomplète, une maigreur profonde ne tarde pas à se manifester. Il excite des palpitations fréquentes, il survient quelquefois des anévrismes, des ruptures du cœur; le sang est séreux et peu abondant, d'où résulte la pâleur générale. La respiration est gênée; l'individu qui commet des excès ressent des suffocations fréquentes, des douleurs sous le sternum et dans le dos entre les deux épaules; la phthisie pulmonaire peut s'emparer de lui. L'exhalation cutanée est ordinairement augmentée, d'où résu'te encore une nouvelle cause d'affaiblissement; la face est pâle, les lèvres sont décolorées; les yeux caves et ternes, ils laissent échapper des larmes involontaires; les pommettes sont saillantes, les tempes et les joues creuses; les ailes du nez, les oreilles sèches et froides; la peau du front tendue et ridée prématurément; la vue est affaiblie, des nuages semblent envelopper les yeux devant lesquels voltigent mille corps imaginaires; ces organes ne peuvent rien fixer et la cécité survient assez souvent. L'ouïe est obtuse et tourmentée par des bourdonnements et des tintements importuns. L'odorat, le goût, le tact perdent leur finesse et se pervertissent.

« Ce n'est pas seulement sur les sensations et leurs instruments qu'exercent leurs ravages les excès dont nous parlons; le centre de perception, le cerveau partage cet état déplorable. La mémoire se perd; l'attention, sans laquelle il ne peut y avoir d'instruction, s'affaiblit et se détruit; le jugement se détériore : de là, l'idiotisme acquis, la manie, la mélancolie, l'hypochondrie, l'hystérie et l'ensemble des affections nerveuses.

» La partie de l'encéphale qui préside aux mouvements n'est pas exempte de trouble; les tremblements des membres, les spasmes, les convulsions, la catalepsie, l'épilepsie se manifestent fréquemment ainsi que la déviation et la carie de la colonne vertébrale et la plupart des affections connues, tels sont, en un mot, les fruits amers des excès vénériens. »

Les individus qui vivent dans une continence absolue sont sujets également à des affections locales et générales. Les organes sexuels acquièrent une sorte de turgescence qui se distingue par le gonflement, la rougeur et une sensibilité incommode. L'érection permanente de la verge, ce qui constitue le priapisme, se manifeste dans cette circonstance ; les vésicules séminales se distendent : les cordons des vaisseaux spermatiques se durcissent et deviennent douloureux. Les femmes éprouvent la sensation d'un gonflement à l'entrée du vagin , qui leur fait croire et dire qu'elles ont quelque chose qui veut sortir. Cet état amène bientôt chez l'un et l'autre sexes une réaction générale qui offre tous les caractères d'une maladie inflammatoire et qui se manifeste par l'exaltation des battements du cœur, par la force et la plénitude du pouls , par la fréquence de la respiration, par la chaleur halytueuse de la peau, la coloration du visage, l'aspect vif et brillant du regard, l'injection et l'humidité de la conjonctive. Une idée exclusive qui semble se rattacher aux impressions ressenties par les organes sexuels occupe sans cesse l'imagination et absorbe toute la pensée. Si cet état se prolonge, d'autres accidents beaucoup plus graves peuvent se développer. Toutefois les effets de la continence varient selon la disposition organique de chaque individu ; ils sont beaucoup moins prononcés et moins graves chez les personnes d'un tempérament lymphatique et délicat, que chez les personnes d'une constitution bilieuse , sanguine et robuste. Chez les femmes faibles , sensibles et nerveuses la continence tient souvent au défaut d'énergie des organes sexuels ; elle produit alors la chlorose, maladie qui se manifeste par l'oppression, la faiblesse du système circulatoire, la décoloration de la peau, et dépend d'un état de débilité générale qui lui donne un caractère tout opposé aux accidents qui proviennent de la continence chez les personnes fortes et robustes.

La mélancolie, l'érotomanie, les délires furieux, en un mot, la plupart des maladies que peut occasionner l'abus du coït peuvent aussi dépendre de la continence ; mais les affections qui tiennent à cette dernière cause sont beaucoup moins dangereuses par la raison que, pour les guérir, il suffit d'y mettre un terme, ce qui est chose facile et agréable. Buffon a rappelé l'histoire d'un Curé de l'ancienne Guyenne qui, par l'effet d'une chasteté rigoureuse qui ne convenait pas à son tempérament, était tombé dans un délire vaporeux, pendant lequel il déploya divers talents dont il n'avait fait aucune étude : il faisait des vers et de la musique, et ce qui est bien plus remarquable encore, il dessinait avec beaucoup d'exactitude et de vérité les objets qu'il avait sous les yeux. La nature le guérit par des moyens très-simples, et par la suite il sut parfaitement se garantir de toute rechute ; mais, quoiqu'il restât toujours homme d'esprit, il vit s'évanouir avec sa maladie une grande partie des facultés merveilleuses qu'elle avait fait éclore.

Lorsque la continence tient à l'absence des désirs de l'amour et qu'elle est un effet de la dégradation des organes sexuels, l'humeur devient sombre et chagrine. Ribeiro Sanches dit, dans son Traité des Maladies vénériennes, que ces mêmes maladies disposent particulièrement aux terreurs superstitieuses. Cabanis a fait plusieurs fois la même observation, et il croit qu'un effet particulier de l'affaiblissement des organes de la génération est de rendre timide et pusillanime, opinion que je partage en ce sens qu'une telle disposition morale tient alors à la déchéance de la puissance génératrice plutôt qu'à l'état de faiblesse ordinaire ou constitutionnelle des organes sexuels.

CHAPITRE VI.

De l'Onanisme et de la Masturbation.

’ai exposé précédemment les dangers qui peuvent résulter de l'abus des plaisirs de l'amour, lorsqu'on s'y abandonne avant l'époque où le tempérament a acquis le développement et la force nécessaires à cet exercice, mais si le rapprochement des sexes peut avoir de graves inconvénients lorsqu'on s'y abandonne de trop bonne heure, l'onanisme est accompagné d'accidents bien plus fâcheux encore. L'occasion des embrassements partagés se présente rarement, chez les adolescents, en raison de la timidité qui leur est naturelle et qui les tient dans une réserve qu'ils cessent d'avoir à un âge plus avancé, tandis que ceux qui ont l'habitude de se masturber, ayant à toute heure le moyen de satisfaire leur penchant, ainsi que le dit assez le mot masturbation, qui dérive du mot latin composé *manustupratio*, corruption avec la main, et qu'il suffit d'en avoir le désir pour s'y abandonner. Le retour de cette fâcheuse habitude est d'autant plus fréquent que l'imagination a été plus souvent souillée, au point que l'idée de la sensation agréable qui en résulte se présente sans cesse à l'esprit, chez quelques onanistes, et produit des récidives qui les conduisent rapidement au tombeau.

La pratique de la masturbation est beaucoup plus répandue chez les enfants et les adolescents qu'on ne le présume ordinairement. On l'observe quelquefois dès l'âge de deux ou trois ans. Ce défaut ne tient pas alors à une préoccupation de la pensée, c'est un acte tout matériel auquel l'instinct même n'a aucune part, c'est-à-dire qu'il est le résultat d'un prurit ou d'un chatouillement qui dispose les enfants à porter la main machinalement sur la partie qui demande à être apaisée par le frottement. La sensation agréable qui en résulte et la tendance naturelle des mains lorsqu'on les laisse libres à se diriger vers les organes de la génération, peuvent expliquer l'habitude de l'onanisme, chez de tout petits enfants. Les mères qui s'imaginent que ce défaut tient à un sentiment toujours raisonné, rejettent souvent fort loin les soupçons que les médecins peuvent élever à cet égard, surtout lorsqu'il s'agit de leurs filles dont il leur est pénible qu'on suspecte l'innocence. Le prurit dont je viens de parler est occasionné ordinairement par l'humeur sébacée qui s'amasse sur le gland chez les petits garcons, et dans l'intervalle des lèvres vulvaires chez les petites filles; ce qui rend nécessaire l'usage fréquent des lotions, afin de tenir les enfants dans un état habituel de propreté. Lorsque l'habitude de l'onanisme ne commence qu'à l'âge de six à sept ans, la plupart des enfants savent déjà qu'ils font une chose répréhensible; ils s'en cachent, et lorsqu'on les en accuse, ils en conviennent très-rarement. Cette habitude, qui est très-fréquente dans les colléges et les pensions, s'y communique par l'exemple et par le désir qui porte naturellement les plus jeunes élèves à imiter les plus âgés. Les enfants qui reçoivent une éducation isolée n'en sont pas exempts. Cette habitude leur vient par une sorte de mouvement instinctif lorsqu'elle n'est pas le résultat de leur communication avec des enfants qui y sont adonnés et qui leur en ont donné l'exemple.

L'onanisme n'est pas seulement un défaut de l'enfance; beaucoup de grandes personnes en ont l'habitude, ce qui influe chez elles sur leur caractère, sur les déterminations desquelles peuvent dépendre leurs succès dans le monde et produit toujours des infirmités plus ou moins graves et une vieillesse toujours précoce.

Les effets les plus ordinaires de la masturbation sont : la maigreur générale malgré la conservation de l'appétit, la pâleur et l'altération des traits du visage, les yeux sont ternes, fixes, entourés d'un cercle livide; la physionomie a l'air hébété et souffrant, l'intelligence en est altérée; on est sans aptitude pour le travail. On devient sujet à des palpitations, à des étouffements, à la migraine, à de mauvaises digestions; les sentiments affectueux s'affaiblissent, on fuit le monde et la vie s'habitue bientôt à ne trouver de charme que dans le retour des plaisirs solitaires.

Les effets locaux de l'onanisme sont de provoquer le développement de la verge, et de produire, chez les petites filles, l'inflammation du clitoris. Cette habitude trop prolongée flétrit et débilite les organes sexuels de l'homme; elle produit chez la femme la lividité de la vulve et le relâchement ou la distension des petites lèvres.

Les divers symptômes que je viens d'énumérer ne se présentent pas tous réunis chez le même individu; on les observe plus ou moins isolés, et souvent même ils ne se manifestent que longtemps après avoir contracté l'habitude qui les occasionne, ce qui peut entretenir les parents dans une sécurité trompeuse sur l'innocence ou sur la santé de leurs enfants. Il est bien important d'exercer une grande surveillance et de réprimer entièrement l'onanisme chez les enfants qui en ont pris l'habitude, car des accidents plus graves que ceux dont j'ai déjà parlé peuvent résulter de ses

excès. Un état habituel de langueur, l'infidélité de la mémoire, des moments d'absence, une sorte d'idiotisme, des
ulcérations et des écoulements chez les petites filles (ce qui
peut en imposer et faire soupçonner un attentat fait à l'innocence); des palpitations pénibles, des défaillances peuvent en être le résultat.

Les suites de l'onanisme ne sont pas moins fâcheuses
chez les enfants qui sont trop jeunes pour éjaculer que chez
ceux où l'évacuation séminale a lieu, et quoique ces derniers seuls puissent avoir des rêves voluptueux suivis d'é-
jections, les uns et les autres sont sujets à des érections et
à des attouchements pendant le sommeil qui les exténue,
qu'il y ait ou qu'il n'y ait pas d'éjaculation. Enfin les excès
de l'onanisme occasionnent des maladies toujours graves et
difficiles à guérir. Ils produisent la démence, l'épilepsie,
la consomption dorsale; en un mot, tous les accidents qui
peuvent avoir lieu à la suite du coït, et dont j'ai parlé dans
le précédent chapitre.

Il est donc bien important de prévenir de tels désordres
ou de les combattre dès le principe; car si l'onaniste ne se
corrige pas, les forces s'épuisent et ne laissent bientôt aucun
espoir de retour à une bonne santé; d'ailleurs il arrive souvent que les malades sont poussés malgré eux aux penchants qui les domine et qu'ils ne s'arrêtent pas même
devant l'image de la mort qu'ils ont en perspective et qui
les menace.

On doit chercher à prévenir cette funeste habitude en
surveillant avec beaucoup de soin et sans qu'ils s'en aperçoivent les enfants qu'on peut soupçonner, et dès que la
certitude succède au soupçon, on doit redoubler de surveillance. Il ne faut jamais laisser les enfants seuls; il est
essentiel de les occuper sans cesse par un travail ou des

études capables de fixer l'attention, ou par des exercices propres à mettre en jeu le système musculaire, pendant le temps des récréations, de manière à produire un degré de fatigue qui puisse amener promptement le sommeil. On devra les faire lever dès qu'ils sont éveillés, et on surveillera particulièrement ceux qui cherchent les lieux solitaires. Lorsqu'on est convaincu qu'un enfant se livre à la masturbation et que déjà il en ressent les effets, il convient d'en informer le médecin qui se prononcera affirmativement sur la cause du mal et lui tiendra le langage le plus propre à frapper son imagination. Il recommandera en même temps la surveillance la plus active et la plus sévère et menacera de faire usage des moyens coërcitifs qu'on peut employer en pareil cas ; les conversations, les lectures, les tableaux, les spectacles qui seraient susceptibles d'éveiller ou d'entretenir des idées voluptueuses doivent être nécessairement interdits. Aux moyens proposés plus haut contre l'onanisme on peut joindre les voyages, la natation en pleine rivière, l'escrime, etc., les bains de siége froids de courte durée et souvent réitérés sont utiles pour faire cesser les érections qui reviennent involontairement et qui fatiguent toujours ceux qui les éprouvent. Gall recommande l'application de sangsues et de la glace à la nuque pour calmer l'irritation du cervelet, qu'on regarde, d'après lui, comme la partie de l'encéphale qui est le siége du penchant de l'amour.

Les boissons et les aliments échauffants doivent être défendus aux onanistes ; les viandes blanches, les œufs, les légumes verts, le laitage, les fruits de bonne qualité, les boissons rafraîchissantes sont les choses principales qui doivent composer leur régime ; cependant lorsque le tempérament et les forces ont été affaiblis par les excès de la masturbation, il peut être utile d'avoir recours à un régime plus substantiel, mais on devra toujours être d'une grande réserve sur l'usage des boissons spiritueuses. Malgré la surveillance, les avertissements et le régime, si on ne peut guérir ceux qui ont l'habitude de se masturber, il n'y a plus autre chose à faire que d'employer à leur égard les moyens mécaniques de répression, soit qu'ils aient pour objet d'empêcher les mains de se porter aux organes sexuels, soit qu'ils tiennent ces mêmes organes séquestrés sous une ceinture, ou tout autre appareil propre à les garantir des approches de la main : ces divers moyens, qui sont toujours d'un usage plus ou moins incommode, atteignent rarement le but qu'on se propose, surtout chez les jeunes filles, car elles n'ont pas besoin du secours des mains pour s'irriter voluptueusement. Le mouvement d'une cuisse sur l'autre, le simple contact des parties externes de la génération sur le coin d'une chaise ou d'une table, suffisent pour se masturber à celles qui en avaient l'habitude.

CHAPITRE VII.

Des Symptômes vénériens primitifs et consécutifs.

On donne le nom de symptômes primitifs à tout phénomène ou accident qui résulte de l'action immédiate ou locale du principe contagieux sur la partie qui en reçoit l'impression. Il y a deux espèces de symptômes primitifs, les uns, qui sont particuliers aux organes de la génération et qui sont le résultat du rapprochement naturel des sexes ; les autres, qui sont l'effet du contact d'une partie saine avec une partie malade, soit qu'il s'agisse de symptômes acquis pendant l'accouchement ou communiqués par l'allaitement, qu'ils soient dus à la recherche des plaisirs illicites, ou au contact du principe contagieux par l'intermédiaire d'un corps inerte.

Les accidents vénériens qui seraient le résultat de l'infection héréditaire, et qui surviennent après l'accouchement, ne doivent pas être regardés comme primitifs, puisqu'il y aurait infection générale préexistante.

Il n'y a, suivant moi, que deux phénomènes primitifs, ou deux modes d'action morbide de la maladie vénérienne dans les circonstances ordinaires, la phlogose de la muqueuse et son ulcération : la première donnant lieu aux écoulemens, la seconde aux divers genres d'ulcères ou de chancres. Les autres phénomènes de la syphilis qui tous en dépendent sont toujours secondaires ou consécutifs. Quelques médecins ont prétendu que le bubon pouvait être primitif, ce qui me paraît invraisemblable et me porte à croire que, dans les circonstances où l'on s'est cru fondé à établir cette opinion, la ganglionite pouvait dépendre d'une affection scrophuleuse ou être la suite d'une ulcération inaperçue. Je crois aussi que les ulcères vénériens qui viennent à la peau, sur la verge ou ailleurs, ne sont que des phénomènes accidentels qui exigent pour se développer l'excoriation préalable de l'épiderme.

L'engorgement des testicules, celui de l'épididyme, les ulcérations du scrotum, les végétations qui surviennent aux parties génitales, à l'anus, en un mot tous les accidents qui se manifestent à la partie sous-pubienne et dans le voisinage des organes de la génération, sont ordinairement la suite des écoulements vénériens. Les bubons, les maladies cutanées, celles qui affectent le système osseux, enfin toutes les affections consécutives, dites constitutionnelles, et qui se développent au-dessus du pubis, sont généralement un effet de l'ulcération ou du chancre. Dans leur transition à l'état chronique, les premières ont une marche généralement plus rapide et leur nature est d'être plus spécialement locales. Les secondes affectent une marche plus lente ; elles sont plus longtemps à se développer, et elles affectent l'organisme d'une manière plus générale.

Il arrive quelquefois cependant que la phlogose muqueuse et l'inflammation glandulaire qui tiennent à une cause vénérienne produisent sur des parties éloignées une réaction qui donne lieu à des phénomènes identiques et concomitants. Enfin, en admettant deux sortes de symptômes vénériens consécutifs, on peut dire que les uns suivent de plus près l'état aigu de la maladie, que leur existence est plus locale, et que les autres qui se manifestent à une époque plus éloignée de l'infection vénérienne affectent l'organisme d'une manière plus générale et qu'ils ont plus de tendance à se constituer à l'état chronique. Les noms de symptômes secondaires dans le premier cas, et celui de symptômes constitutionnels dans le second, me serviront pour les désigner respectivement.

M. Desruelles a admis une distinction qui a de l'analogie avec celle que j'ai adoptée. «Ces modifications morbides sont locales, dit-il, tant que l'affection n'a agi que sur la partie où siége la maladie primitive ; elles deviennént secondaires lorsque les parties voisines sont aussi influencées ; et éloignées, quand l'influence s'est répandue en franchissant les limites du foyer primitif. »

Les symptômes primitifs qui ne sont pas dus au rapprochement naturel des sexes n'affectent pas ordinairement les organes de la génération. S'ils viennent des baisers pris sur la vulve ou sur le pénis, c'est la surface interne des lèvres ou la langue qui en est le siége. Si dans cet état le malade baise lascivement sur la bouche une personne saine, ce sera également la langue ou une partie de l'intérieur de la bouche qui sera affectée. Dans l'un et l'autre cas le symptôme primitif le plus ordinaire sera l'ulcération ou le chancre. *La stomatite* ou phlogose de la bouche peut aussi avoir lieu, mais beaucoup plus rarement. La syphilis, acquise de cette manière, ne se communique pas ordinairement aux organes sexuels, bien que cela puisse arriver, car je n'établis cette opinion que sur la probabilité que celui qui est atteint d'un ulcère à la bouche ne doit pas rechercher le contact des organes sexuels.

Les accidents qui viennent de la pédérastie peuvent être à l'égard de la personne prostituée, soit un écoulement par l'anus, soit une ulcération développée à la surface du rec-

tum, tandis que chez le pédéraste c'est l'urêtre et la partie
extérieure de la verge qui sont affectés dans le cas où la
syphilis est transmise par une voie si honteuse.

Lorsque la maladie se communique par l'allaitement,
c'est le mamelon et le sein chez la femme, et la bouche chez
le nourrisson, qui sont primitivement le siége de l'infection.

M. Desruelles (1) a émis sur les maladies vénériennes
une théorie qui me paraît digne d'un sérieux examen. Il
a avancé que, pour contracter une maladie vénérienne, il
faut que les individus qui s'exposent à la contagion se trouvent dans une certaine disposition organique qui favorise
l'irritation, et il se fonde sur ce que la contagion vénérienne
n'attaque pas tous ceux qui s'y exposent. Cette raison est
peu imposante, à mon avis, car la contagion peut dépendre (et cela me paraît probable) plus particulièrement des
modifications actuelles et locales qui s'opèrent chez chaque
individu pendant le coït, que d'une prédisposition organique générale. On serait tout aussi autorisé à dire, lorsque
la morsure d'une vipère ou l'inoculation vaccinale ne
sont suivies d'aucun effet, que cela tient à *certaines dispositions* des individus qui les rendent inaccessibles à l'irritation.

L'état organique qui prédispose à la contagion serait,
selon le même auteur, physiologique ou pathologique,
c'est-à-dire que dans le premier cas l'individu n'est pas
malade, mais qu'il est sur le point de l'être, et que dans
le second cas il est déjà atteint d'une irritation viscérale ou
externe quelconque qui favorise le développement de l'ac-

_____

(1) Le *Traité des maladies vénériennes* de M. Desruelles, qui a paru
depuis peu de jours, doit prendre place parmi les bons ouvrages de l'école
moderne, sur ce genre d'affection.

cident syphilitique, et quel que soit le mode de prédisposition organique, ce sera nécessairement, dit M. Desruelles,
un état sthénique, c'est-à-dire un état de force ou d'exaltation de l'action organique.

D'après ce raisonnement, la disposition physiologique la
moins favorable à la contagion serait l'état de faiblesse ou
d'asthénie, le plus compatible avec le maintien de la santé,
ce qui est fort loin d'être démontré. On sait que la doctrine
dite physiologique reconnaît peu de maladies qui ne dépendent d'une irritation viscérale aiguë ou chronique ; de sorte
que, d'après cette même doctrine, il existerait peu d'individus qui ne soient prédisposés à la contagion, ce qui devrait rendre bien plus communes qu'elles ne le sont encore les maladies vénériennes.

« Plus les viscères gastriques sont irrités, continue le
même auteur, plus aussi la marche des maladies vénériennes est rapide, véhémente, et plus les complications sont
multipliées... L'irritation locale trouve dans l'état sthénique des viscères un aliment qui la rend plus active et plus
violente ; dans la même circonstance on voit plusieurs autres maladies vénériennes apparaître sur le même individu,
comme si l'irritation se disséminait pour s'adoucir ; mais il
n'en est pas ainsi, car chacune de ces maladies devient un
centre d'irritation, d'où partent des irradiations sympathiques qui, des viscères où elles vont se répandre, reviennent au foyer primitif et en alimentent la phlegmasie.....
Cette action d'organe à organe, ce *consensus*, comme le
disait Hippocrate, est le grand mobile de la vie. »

D'après cette manière de raisonner, en se disséminant
l'irritation morbide se ferait sentir au même degré sur divers organes à la fois, et par une irradiation alternative se
porterait du foyer de la maladie primitive sur les viscères

pour revenir ensuite à l'organe primitivement affecté et en entretenir l'inflammation. Cette opinion tendrait à établir que l'état morbide qui résulterait d'une irritation disséminée sur plusieurs organes, ne pourrait s'affaiblir ni cesser par les seules forces de la nature, ce qui n'est pas conforme à l'observation. Elle serait contraire à la doctrine italienne du *contro-stimulus*, et aux règles générales de la thérapeutique sur l'action des dérivatifs excitants. Ce *consensus* admis par le père de la médecine est mal apprécié par M. Desruelles; il me semble avoir été mieux interprété par M. Michu, lorsqu'il dit, page 91 de sa *Doctrine médicale* : « Le *consensus unus* d'Hippocrate a été pris dans un sens trop absolu. Appliqué à l'état qui constitue l'harmonie physiologique, il exprime une idée vraie. Il est un mensonge relativement à l'état morbide ; c'est-à-dire que, même en admettant que la nature incline toujours à combiner ses effets pour faire cesser la maladie, on doit néanmoins convenir que chaque organe n'y prend pas une part relative à son influence dans l'état de santé. Le caractère de l'état morbide est de rompre l'équilibre des phénomènes vitaux ; mais la même cause agissant sur divers individus, l'équilibre ne se perd jamais peut-être de la même manière; en sorte que le *consensus* pathologique, qui n'est alors que le *vis medicatrix naturæ*, ne doit être regardé que comme une force inégale et différente dans ses moyens. »

M. Desruelles assigne un ordre particulier des phénomènes syphilitiques à chaque partie du tube digestif irrité ; « l'irritation gastrique favorise d'après lui la production des ulcères, des urètrites, des pustules simples : la gastro-duodénite donne souvent lieu aux pustules squammeuses, aux éphélides, aux lichens, à la psore; la colite influe d'une manière plus remarquable sur le développement des adénites, des phlébites, des orchites, des végétations, des fissures à l'anus, des ulcères pustuleux, *ulcera elevata*....; l'irritation du gosier, du pharynx surtout, coïncide si fréquemment avec l'irritation de l'anus, que l'une des deux lésions peut souvent faire soupçonner l'existence de l'autre.»

Il est au moins permis de douter de la réalité absolue des rapports qui existeraient entre les divers états morbides du tube digestif et la nature des symptômes de la syphilis; et peut-être que l'auteur a établi le rapprochement d'après les vues systématiques de la doctrine qu'il a embrassée plutôt que d'après une série de faits bien démontrés. Au surplus, on doit d'autant plus d'égard à sa manière de voir qu'en exposant ses principes sur la maladie vénérienne, il réclame de ses confrères avec une modestie fort louable le soin de les modifier et de les perfectionner dans l'intérêt de la science et de l'humanité autant que peut le permettre la sanction de l'expérience la moins contestable.

M. Desruelles admet l'existence des maladies syphilitiques constitutionnelles; mais au lieu de les attribuer à une altération humorale, c'est de l'organisme modifié par l'influence qu'il appelle vénérienne qu'il peut s'établir des irritations qui ont le caractère de la maladie primitive et qui constituent, suivant lui, la syphilis chronique. « Il serait absurde de croire, dit ce médecin, qu'une maladie vénérienne locale ne produisît pas de changements dans l'organe où elle siége, et ne donnât lieu plus tard à un état de l'économie tout à fait différent de celui où elle était avant que le mal local eût paru.

« Nous appelons *influence vénérienne* la cause qui détermine ces changements, et modifications morbides les effets qui ne résultent. Ces modifications sont différentes de celles que nous avons nommées prédisposantes et qui peuvent servir au développement de toutes les maladies d'irritation quelles qu'elles soient; c'est-à-dire que les états morbides qui résultent de l'influence vénérienne ne sauraient être que des irritations à formes également vénériennes..... Les divers genres de réaction vitale qui amènent les modifications morbides dont nous venons de parler sont sympathiques; les impressions déterminées par les sympathies circulent, pour ainsi dire, dans les différents départements de l'organisme, en modifiant la vitalité des tissus qui les reçoivent. »

Si je demande comment s'exerce cette sympathie, on ne manquera pas de me répondre que c'est par l'intermédiaire du système nerveux; j'accepte ce principe pour un moment; mais si le système sensitif peut d'une partie localement affectée transmettre à tous nos organes une irritation analogue à celle qui a eu lieu primitivement, n'est-ce pas par suite de l'impression faite sur les nerfs par l'humeur vénérienne, c'est-à-dire par un fluide en état d'altération, que se propage la maladie? ce n'est pas assurément par le contact immédiat des nerfs que se transmet la syphilis. Eh bien! si le système nerveux subissant une impression qu'il faudrait appeler vénérienne peut donner lieu à des maladies consécutives et variables selon la texture de la partie où elles se développent, l'altération humorale qui surviendrait ne serait-elle pas alors un effet de l'impression des nerfs produite par le contact d'un fluide altéré? Cette proposition étant adoptée, la maladie vénérienne devrait son origine à un fluide animal vicié, auquel on donnera le nom que l'on voudra, et que je continuerai à appeler *virus* jusqu'à ce qu'il me soit démontré qu'une autre dénomination convient mieux pour désigner l'état humoral vénérien.

Ainsi, tout en admettant la théorie de la nouvelle école

où l'on fait jouer un si grand rôle à la sympathie, il existerait donc une diathèse ou une aptitude au développement
consécutif de tous les ravages que la syphilis peut occasionner. Ce point accordé, il doit y avoir nécessairement un
mode de régime et de traitement propre à combattre cette
disposition, régime et traitement qui peuvent exiger le
concours des moyens convenables, susceptibles d'être dirigés sur la peau et sur le tube digestif, et qui, propres à
modifier les systèmes nerveux, lymphatiques et sanguins,
soient tout à la fois anti-phlogistiques, dépuratifs, excitants
ou sédatifs et dont l'usage devra toujours être subordonné
à la nature et à l'état actuel de la maladie.

J'admets de préférence l'opinion qui attribue la diathèse
vénérienne à une altération humorale; du reste, dans un
cas comme dans l'autre, les principes du traitement doivent
être les mêmes. Mon système de médication peut rationnellement s'appliquer à l'une et à l'autre théories, c'est-à-
dire qu'avec les partisans de la nouvelle école je repousse
l'emploi du mercure, et que je n'admets aucun spécifique,
et qu'avec les médecins qui pensent comme moi que la diathèse vénérienne est entretenue par une modification anormale des humeurs, je regarde l'usage des anti-phlogistiques et des délayants comme étant généralement insuffisant
et ne produisant dans une infinité de cas que des guérisons
momentanées et propres à tenir le malade dans une sécurité
trompeuse.

On pourra saisir par un simple coup d'œil, dans le tableau synoptique suivant, l'ensemble de divers états morbides qui appartiennent à la syphilis, et distinguer dans
leur cadre respectif ceux qui sont primitifs, secondaires et
constitutionnels.

TABLEAU SYNOPTIQUE (1)

Des Maladies vénériennes divisées en trois classes formées,

1° Des maladies primitives ; 2° des maladies secondaires ; 5° des maladies constitutionnelles.

LES MALADIES PRIMITIVES.

Dépendent de l'action immédiate et locale du principe contagieux, et se manifestent par deux ordres de symptômes, qui sont :

1° La phlogose ou la phlegmasie de certaines parties de la membrane muqueuse, telles que :

> 1° Celle qui recouvre les organes de la génération, donnant lieu :
>
> > Chez l'homme : 1° à la balanite ; 2° au phimosis ; 5° à l'écoulement de l'urètre, ou de la gonorrhée.
> > Chez la femme : 1° à la gonorrhée vaginale ; 2° à la gonorrhée vulvo-œstrale ; 5° à la gonorrhée vulvo-labiale ; 4° à la gonorrhée urétrale.
>
> 2° Celles qui tapissent la bouche, le rectum et le mamelon, donnant lieu :
>
> > Chez les deux sexes : à la secrétion morbide de la muqueuse buccale sans écoulement apparent ; 2° à l'écoulement de l'anus ; 5° au suintement du mamelon chez la femme.

2° L'ulcération qui affecte, d'une part, les parties de la membrane muqueuse qui tapissent :

> 1° Les organes génitaux ;
> 2° L'intérieur de la bouche ;
> 3° Le rectum donnant lieu :
>
> > Chez l'homme : aux ulcères qui viennent sur le gland, à la face interne du prépuce et du canal de l'urète.
> > Chez les deux sexes : à l'intérieur de la bouche, à la surface muqueuse du rectum.
> > Chez la femme : à la vulve, sur les petites et les grandes lèvres, dans l'intérieur du vagin, sur le col de la matrice.

D'autre part les diverses parties de la surface cutanée sur les points où elle se trouve dépouillée de son épiderme, et principalement

> Les téguments de la verge, des testicules, du bas-ventre, et du mamelon, ce qui donne lieu :
>
> > Chez l'homme : aux chancres ou ulcères qui se développent sur la verge, sur les bourses.
> > Chez les deux sexes : à la région supérieure pubienne, à la marge de l'anus.
> > Chez la femme : au mamelon.

(1) Je n'ai pas eu l'intention de faire entrer dans ce tableau toutes les variétés que peut présenter chaque espèce d'affection vénérienne. J'ai voulu seulement qu'il offrît l'ensemble des maladies principales, et qu'il pût donner une idée succincte des motifs qui n'ont fait adopter cette classification.

Accompagnent ou suivent de près les accidents primitifs; elles tiennent le milieu par leurs caractères entre les maladies aiguës et les maladies chroniques. Leur action s'exerce plus ordinairement dans une sphère bornée d'irradiation; elles peuvent néanmoins se transmettre par métastase ou donner lieu à des phénomènes sympathiques sur des parties éloignées. Elles sont susceptibles d'exister plus ou moins longtemps à l'état d'affections simplement locales.

Les unes dépendent de la phlegmasie de la membrane muqueuse sexuelle, et sont ordinairement une suite des écoulemens vénériens. Elles se manifestent communément aux organes génitaux et aux parties *sous-pubiennes* qui les avoisinent; elles affectent aussi quelquefois, mais plus rarement, les glandes, le système cutané et la membrane muqueuse *sus-gutturale*. Telles sont:

1° L'engorgement des testicules et celui de l'épididyme.

2° Les excroissances tumeurs formées par le développement du tissu cellulaire sous-cutané, et par le prolongement de la peau. Telles que: Les condylômes, les crêtes de coq, les morisques, les rhagades.

3° Les végétations tumeurs ulcéreuses qui affectent le derme, auquel elles tiennent par une base ou un pédicule plus ou moins étroit, et les ulcérations qui viennent à la suite de la phlegmasie muqueuse telles que: Les choux-fleurs, les merises, les fraises, les framboises, les poireaux, les chancres qui se manifestent sur les parties muqueuses préalablement enflammées et les fistules qui surviennent:

Chez l'homme, sur le gland, sur le prépuce, sur la verge, et sur le scrotum.

Chez la femme à la face interne des grandes et des petites lèvres, sur le clitoris, au méat urinaire, à la fourchette sur les caroncules myrtiformes, à la surface du vagin, sur le museau de tanche et sur le mamelon.

Chez les deux sexes, à la marge de l'anus, à l'entrée du rectum, au raphée, à la partie intérieure et supérieure des cuisses et sur le bas-ventre.

4° L'engorgement momentané et sans suppuration des glandes inguinales ou axillaires. L'inflammation de la gorge et de la conjonctive, certaines affections cutanées, principalement des éruptions dartreuses, des pustules galeuses avec prurit plus ou moins incommode; et des douleurs articulaires. Ces phénomènes, qui sont souvent accompagnés d'un mouvement fébril, ont lieu par métastase ou seulement par sympathie, c'est-à-dire, sans déplacement de la maladie.

Les autres doivent leur origine aux chancres ou à l'ulcération primitive des membranes muqueuses; elles se manifestent plus ordinairement sous la forme ulcéreuse, et affectent de préférence les parties *sus-pubiennes*. Telles sont:

1° Les adénites ou les bubons qui tendent à la suppuration dont les glandes inguinales sont le siége le plus ordinaire, et parfois aussi les glandes sous-maxillaires et celles des aisselles.

2° Les chancres qui se développent ultérieurement sur d'autres parties du système muqueux, telles que l'intérieur de la bouche, la langue, le gosier, l'oreille interne, les fosses nasales et la conjonctive.

Nota. Il peut arriver que le symptôme primitif de la contagion vénérienne soit un chancre survenu à l'intérieur de la bouche, à la langue, à la face muqueuse du rectum, et que par suite, il se manifeste des chancres secondaires aux organes sexuels et sur toutes les parties du système muqueux qui en sont susceptibles.

Lorsqu'il s'agit de déterminer quelle est la nature du chancre qu'on a à traiter, on doit toujours se rappeler que le mercure seul peut en occasionner, qu'ils occupent ordinairement les gencives et la langue, et que dans ce cas, l'haleine est toujours fétide.

Les maladies secondaires se rattachent aux premiers symptômes de la contagion dont elles ne sont qu'une sorte de continuation sous des états morbides différents: elles peuvent exister plus ou moins longtemps à l'état local, mais comme elles amènent nécessairement les maladies constitutionnelles, lorsqu'elles ont été un certain temps sans être traitées, et qu'on a aucun moyen positif de reconnaître le moment où se manifeste l'infection générale, il est toujours indispensable de soumettre les malades à un traitement dépuratif anti-vénérien.

Se développent en général tardivement et longtemps après la disparition des symptômes primitifs, ou à la suite d'une contagion inaperçue, dont les résultats se manifestent à une époque plus ou moins éloignée avec tous les caractères de la syphilis invétérée.

L'infection générale n'exige pas que toutes les parties du corps subissent à la fois l'impression du virus vénérien. L'action morbide d'un seul système, et l'influence que peut en subir l'organisme, suffit pour déterminer la diathèse ou l'habitude vénérienne constitutionnelle. (Voir pag. 211 et 222).

Les systèmes de l'économie les plus susceptibles d'être affectés sont :

1° Le système lymphatique donnant lieu :

1° Aux engorgements indolents susceptibles de se terminer par résolution ou de dégénérer en scrophules.

2° Aux maladies cutanées qui surviennent après les affections vénériennes longtems négligées et dont les principales sont :

Les pustules squammeuses, crouteuses, chancreuses, les ulcères rongeants, et serpigineux, le prurigo de l'anus, du prépuce, de la vulve ; les taches cuivrées, les dartres, en un mot toutes les affections dermoïdes qui peuvent en résulter.

2° Le système muqueux dont les parties principales, sont :

La muqueuse laryngo-pulmonaire et sus-gutturale, et celle qui tapisse les organes génitaux urinaires, donnant lieu :

A la toux, aux maux de gorge, à la phthisie laryngée et pulmonaire, à l'ophthalmie à la surdité; aux fleurs blanches, aux écoulements habituels, au catarrhe de la vessie ; aux ulcères de la bouche, de la langue, du gosier, des fosses nasales et des organes de la génération.

3° Le système fibreux comprenant le périoste, les aponévroses, les interstices musculaires et les capsules ligamenteuses, dont l'irritation vénérienne, produit :

La périostose, les douleurs ostéocopes, la goutte et le rhumatisme.

4° Le système osseux, dont les maladies, sont :

L'exostose, l'éburnation, la nécrose et la carie.

5° Le système séreux et plus spécialement :

La tunique vaginale, la capsule synoviale, le péritoine, quelquefois la plèvre et le péricarde, d'où résultent :

L'hydrocèle, l'hydrarthrose, l'hydropisie du bas-ventre, l'hydro-thorax, l'hydropisie du péricarde et des palpitations du cœur

6° Le système nerveux célébral et spinal dont la lésion peut produire :

L'affaiblissement des fonctions organiques et des facultés intellectuelles, la paralysie, l'épilepsie, l'hypochondrie, la folie, l'apoplexie, l'amaurose et la surdité.

CHAPITRE VIII.

Des maladies vénériennes primitives.

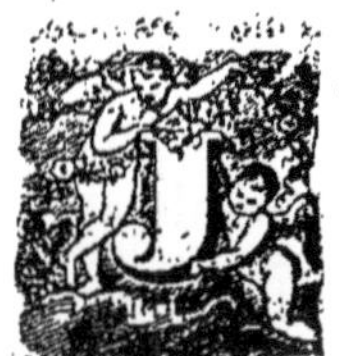

’ai dit qu’il n’existe à l’égard des maladies vénériennes que deux modes d’affections essentiellement primitifs, la phlogose et l’ulcération, l’une donnant lieu aux écoulements, l’autre aux divers genres d’ulcères auxquels est sujette la membrane muqueuse, principalement celle des organes sexuels.

Je vais exposer dans un paragraphe particulier les phénomènes qui dépendent de chacun de ces deux modes d’affection : le premier, sous le nom de phlogose ; le second, sous celui d’ulcération de la membrane muqueuse.

ARTICLE PREMIER.

De la phlogose des membranes muqueuses, de l’appareil sexuel chez l’homme.

§ I.

De la phlogose du gland (*Balanite*).

a phlogose du gland produit la maladie ordinairement accompagnée d’un écoulement qu’on appelle *fausse gonorrhée* ou *fausse blennorrhagie ; gonorrhée, chaudepisse* ou *blennorrhagie bâtarde*. On lui donne aujourd’hui le nom de *balanite* pour désigner l’irritation morbide ou la phlogose du gland. Cette maladie n'est pas toujours vénérienne; elle est souvent le résultat d'une disposition particulière du gland et du prépuce; elle peut être plus ou moins intense et plus ou moins difficile à guérir, selon les rapports qui existent entre le prépuce et le gland.

La balanite présente des phénomènes différents, selon qu'elle a lieu chez un individu dont le gland est habituellement découvert, ou lorsqu'il est entièrement recouvert et renfermé étroitement sous le prépuce. Elle est généralement plus douloureuse dans le premier cas où le prépuce retiré derrière le gland produit une sorte d'étranglement de cette partie de la verge, étranglement qui devient plus intense à mesure que la phlogose augmente le développement du gland, ce qui ne tend qu'à accroître les accidents et rend la partie malade extrêmement sensible.

Les personnes dont le gland est habituellement découvert, ont cette partie plus volumineuse en général que celles qui sont organisées différemment. Dans le premier cas, l'érection suffit ordinairement pour produire le resserrement du gland par le prépuce et selon que le retour de l'érection a lieu plus souvent, la balanite se manifeste plus ou moins fréquemment.

J'ai connu un jeune homme dont le gland très-volumineux et hors de proportion avec le restant de la verge (disposition qui était due probablement au resserrement habituel du gland par le prépuce) ne pouvait se livrer au moindre excès sans éprouver une balanite qui rendait le gland extrêmement sensible et qui l'obligeait, pour se soulager, à suivre rigoureusement un régime convenable. Le même jeune homme était en même temps très-sujet à la contagion vénérienne qui maintes fois s'était manifestée chez lui par un écoulement urétral, accompagné d'érections très-douloureuses (chaudepisse cordée ou phlébite). Je lui proposai de pratiquer une incision à la partie supérieure du prépuce afin d'en produire le débridement et de faciliter, par ce moyen et sans accidents ultérieurs, le développement du gland et du pénis. Il y consentit, et cette opération fut suivie d'un grand succès; l'érection et le coït ne ramenèrent plus les mêmes accidents.

La balanite qui survient chez les individus dont le gland est entièrement recouvert est ordinairement moins douloureuse. Elle est souvent due à la présence de la matière sébacée qui, en raison de la disposition du prépuce, s'amasse et séjourne sur le gland, et surtout vers sa base où il s'altère par sa présence prolongée et devient une cause irritative qui produit la phlogose du gland. Il arrive assez souvent, dans ce cas, que le prépuce participe à l'irritation, de sorte que le gland se trouve alors d'autant plus comprimé que son gonflement et la tension du prépuce phlogosé sont considérables. Dans cet état d'affection concomitante il peut s'établir des adhérences entre le prépuce et le gland, ce qui est assez rare, à la vérité, mais dont la possibilité doit être prise en considération dans les circonstances où il est utile de pratiquer l'opération du phimosis.

Lorsque le gland est découvert et qu'il est phlogosé, il s'établit à la surface un suintement que l'air évapore et que le contact des vêtements essuie, ce qui fait qu'il n'existe pas d'écoulement dans le sens ordinaire de ce mot ; la surface irritée présente des petits espaces rougeâtres qui semblent dépendre de la séparation de l'épiderme muqueux, ce qui a fait dire à Fabre que la gonorrhée bâtarde était due à une phlogose érisypélateuse. Des médecins regardent comme une fausse membrane très-mince, qui est détachée par la supuration, ce que Fabre attribuait à une altération de la pellicule muqueuse. L'un et l'autre phénomènes peuvent se manifester, ce qui ne permet aucune dissidence sur ce point.

Dans la balanite avec recouvrement complet du gland, le pus se dirige vers l'ouverture du prépuce où il se présente sous forme d'écoulement, ce qui a pu le faire regarder quelquefois comme venant de l'urètre, surtout dans les cas où l'étroitesse du prépuce ne permettait pas d'apercevoir le méat urinaire.

J'ai été consulté, il y a peu de temps, par un tout jeune homme, dont l'ouverture du prépuce n'avait pas deux lignes de diamètre. Ce jeune homme avait l'habitude de se masturber, et pourtant, il n'avait jamais souffert de l'organe qu'il fatiguait avant de s'être livré aux embrassements d'une femme ; peu de temps après, le premier sacrifice naturel qu'il fit à l'amour, il éprouva des douleurs pour uriner ; le gland plus développé était sensible, les érections étaient douloureuses, ce qui me fit juger qu'il existait une blennorrhagie urétrale et que la balanite était due, dans ce cas, autant à l'étroitesse du prépuce qu'à la contagion vénérienne. Les boissons adoucissantes, les applications émollientes, les bains le soulageaient et en moins de trois semaines tous les accidents qui accusaient l'irritation de l'urètre se dissipèrent. L'écoulement qui continua pendant plus d'un mois après cette amélioration, n'était dû peut-être qu'à la balanite entretenue par l'altération de l'humeur sébacée, amassée en abondance à la base du gland. Après être guéri, ce jeune homme m'avoua que les plaisirs de l'amour avaient peu d'attraits pour lui, ce qu'il attribuait à sa conformation, dont il s'affligeait beaucoup. M'ayant demandé si l'on ne pouvait pas y remédier, je lui dis que cela était possible, qu'il était affecté d'un phimosis naturel et qu'au moyen d'une opération qui mettrait le gland à découvert, il était très-probable que les approches d'une femme lui seraient plus agréables, cet espoir le rendit heureux. Je pratiquai l'opération en me servant d'un bistouri à lame étroite, que j'entourai d'une bandelette de linge de manière à n'en laisser à découvert qu'un demi-pouce du côté de la pointe à laquelle j'adoptais un morceau de cire de la grosseur d'une graine de chanvre. Le bistouri ainsi disposé, je l'introduisis à plat entre le prépuce et le gland à leur partie supérieure, et, arrivé à la base du gland, j'en relevai la lame de manière à porter son tranchant du côté du prépuce, et je le retirai en élevant la pointe et en le ramenant d'arrière en avant. Cette opération a été suivie du plus heureux succès : le gland a pris plus de développement et les plaisirs du coït sont plus vivement sentis.

D'après ce que je viens de dire de la balanite, on voit qu'elle n'est pas toujours un effet de la contagion vénérienne et qu'elle peut être due à l'amas de l'humeur sébacée et à la malpropreté, chez les personnes dont le prépuce ne joue pas librement sur le gland, soit qu'il y ait phymosis naturel ou rétraction du prépuce derrière le gland. Dans le premier cas les soins ordinaires de la propreté ne suffisent pas toujours pour éloigner l'humeur sébacée, amassée derrière le gland. L'opération du phymosis ne peut avoir alors que de bons résultats.

Dans la balanite, où le gland est recouvert, il est utile d'introduire entre le prépuce et le gland des petits morceaux de linge enduits d'un corps gras tels que le cérat, l'axonge, l'huile rosat, afin d'empêcher le contact de ces parties et de les nettoyer de l'humeur sébacée dont elles peuvent être recouvertes.

La balanite, qui est due à la contagion vénérienne, peut

donner lieu à la plupart des accidents secondaires qui accompagnent la blennorrhagie urétrale ou qui en sont la suite.

La balanite peut passer à l'état chronique et cesser d'être douloureuse, dans ce cas, et quelquefois encore dans l'état aigu il survient des poireaux qui se développent à toute la surface du gland. Ce genre de végétation peut avoir lieu sans affection locale préexistante et dépendre de la constitution générale de l'individu. On en trouvera un exemple au chapitre des végétations.

Indépendamment des moyens locaux qui conviennent contre les diverses espèces de balanites, le traitement de celles qui sont vénériennes doit être subordonné aux règles qui sont applicables à tous les genres d'affections syphilitiques.

§ II.

De la phlogose ou de l'inflammation du prépuce, phimosis inflammatoire.

L'inflammation du prépuce considérée comme maladie primitive est ordinairement rare; les causes qui peuvent la produire sont en partie les mêmes que celles qui occasionnent la balanite. Les symptômes que l'on assigne à cette affection lorsqu'elle est primitive diffèrent peu de ceux qui sont produits et entretenus par un chancre; ces symptômes sont une démangeaison au prépuce, suivie de chaleur, de douleur et de gonflement chez les individus dont le prépuce est prolongé et présente une ouverture étroite; dans ce cas, le gonflement se développe principalement à la partie inférieure, où il forme une tumeur qui semble surajoutée à la verge.

L'inflammation du prépuce, lorsqu'elle est considérable, peut s'étendre aux téguments de la verge et donner lieu à une sorte de phlogose adémateuse. Cette affection peut passer à l'état chronique, et alors des végétations se développent quelquefois à la base du prépuce et le soulèvent de manière à simuler une tumeur sous-cutanée ; il peut aussi se former des adhérences du prépuce avec le gland chez les individus qui ont cette partie entièrement recouverte, ou bien c'est au moyen des fausses membranes que s'établissent les adhérences. L'introduction de petites bandes de linges recouverts d'un corps onctueux, ainsi que je l'ai indiqué pour la balanite prépuciale, est ici particulièrement recommandée.

Dans l'état aigu de l'inflammation, et lorsqu'elle est considérable, on doit avoir recours à la saignée générale.

L'application des sangsues ne convient pas dans l'inflammation du prépuce, où elle peut occasionner un gonflement adémateux et la gangrène de la verge. Des compresses trempées dans l'eau végéto-minérale, dans l'infusion de fleurs de sureau, dans l'eau froide conviennent extérieurement.

Les injections et les irrigations pratiquées entre le prépuce et le gland avec les décoctions de pavots, de guimauve et autres moyens analogues sont indiquées pour modérer l'inflammation. On n'emploiera que légèrement tièdes ou même froides les choses dont on fera usage en vue d'obtenir la résolution de la prépucite. L'opération du phymosis ne doit jamais être pratiquée avant que l'inflammation soit dissipée ou modérée.

Il est fort difficile de distinguer l'inflammation ordinaire du prépuce de celle qui est due à la contagion vénérienne ; et quoique dans l'un et l'autre cas les moyens diététiques et les remèdes locaux puissent faire disparaître la maladie, il est très-probable que la modification que l'organe affecté éprouve de la contagion vénérienne peut, dans cette circonstance comme dans tous les cas d'affection de cette nature, en subir l'influence et la transmettre consécutivement à des organes éloignés, selon la théorie en partie vraie de M. Desruelles, d'où je conclus que, dans les circonstances où le médecin a quelque raison de soupçonner que la maladie est l'effet de la contagion, il doit toujours se conduire comme s'il en avait la certitude.

Je discuterai ailleurs les considérations thérapeutiques qu'on peut déduire de cette proposition et qui servent à me diriger dans le traitement des maladies vénériennes.

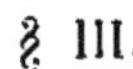

§ III.

De la Phlogose de l'urètre ou de l'écoulement urétral.

Cette espèce d'affection vénérienne est la plus ancienne et la première qui ait été observée ; elle a été désignée sous le nom de *gonorrhée*, qui signifie écoulement de semence, sous ceux de *brûlure* et *chaudepisse*, à cause de la douleur brûlante qui accompagne l'éjection des urines, sous celui de *blennorrhagie*, qui veut dire écoulement de mucosité, et en dernier lieu, par le mot *urétrite*, pour indiquer l'état inflammatoire du canal de l'urètre (1).

On a longtemps regardé la gonorrhée comme une affection de la même nature que les divers états morbides qui constituent la maladie vénérienne ou la syphilis proprement dite, et l'on avait raison. Mais de célèbres médecins ont émis une opinion contraire. Bell et Bosquillon, son traducteur, font partie de ces derniers. Le médecin écossais dit positivement qu'on est fondé à croire qu'elles tirent leur origine de différentes contagions particulières, ce qui est une erreur. Ce qui a fait naître des doutes sur l'identité de la contagion de la maladie, c'est l'observation qui a été faite de la guérison de la gonorrhée, sans avoir recours au traitement mercuriel, qu'on a si longtemps regardé comme le seul moyen de guérir les autres accidents de la maladie vénérienne, et la différence que présentent leurs symptômes respectifs. La gonorrhée est, dit-on, une maladie locale qui infecte rarement l'habitude du corps, ce qui est vrai; mais de ce que cela arrive rarement on ne doit pas en conclure qu'elles ont une source différente. Les caractères qui les distinguent tiennent à la nature de l'altération organique produite par la contagion vénérienne.

« La vérole est, dit Bell, une maladie de la constitution qui ne se manifeste que quand le virus syphilitique a été absorbé par une partie quelconque de la surface du corps, le plus souvent par les organes de la génération, ce virus engendre alors des bubons, des ulcères de diverses parties, surtout dans le nez et la gorge, des douleurs et des gonfle-

<hr>

(1) J'emploierai les mots gonorrhée et blennorrhagie, indifféremment pour désigner les écoulements vénériens parce qu'ils sont encore généralement usités.

ments des os, etc. La vérole s'annonce communément par un chancre ou par un petit ulcère situé sur quelque partie de la verge. L'on convient généralement que la plus légère affection de ce genre suffit pour infecter tout le système ».

Il est très-vrai que les phénomènes de la contagion vénérienne diffèrent essentiellement selon qu'ils dépendent de la phlogose ou de l'inflammation de la surface muqueuse, des organes sexuels ou de son ulcération. J'ai dit dans le chapitre précédent que le premier mode d'affection donnait lieu à des accidents d'une nature plus locale et dont la sphère s'étendait rarement au-delà des organes de la génération ou de leurs parties sous-jacentes. Tandis que l'ulcération est un mode d'affection qui porte le principe contagieux sur une partie plus profonde de la texture organique, ce qui permet son absorption et son irradiation sur des organes plus éloignés et occupant plus spécialement ceux qui sont situés au-dessus des parties sexuelles. Bell prétend que le virus syphilitique peut être absorbé sans ulcération préexistante ; il dit en avoir vu quantité d'exemples ; je suis de son avis. J'ai vu aussi plusieurs malades chez lesquels des bubons et des maladies cutanées se sont manifestés, sans qu'il ait existé extérieurement d'ulcération apparente. En voici un exemple :

Un homme de trente ans, d'une constitution peu robuste, ayant l'habitude de marcher beaucoup, souffrant d'un violent mal de reins, espèce de lumbago, qui durait depuis une quinzaine de jours, lorsqu'il lui survint un écoulement urétral peu douloureux (gonorrhée bénigne), le médecin qu'il consulta lui assura que son écoulement n'était pas vénérien, et il lui conseilla le repos, des bains et un régime adoucissant. Ces moyens produisirent du soulagement ; les maux de reins se dissipèrent et l'écoulement semblait toucher à sa fin, lorsque tout-à-coup les glandes inguinales des deux côtés s'engorgèrent. Il s'adressa, dans cet état, à un de ces médicastres qui se font remarquer par l'exiguité du prix qu'ils mettent à leurs soins et qui en cela les donnent pour ce qu'ils valent. Le malade fut mis à l'usage de la liqueur de Van-Swiéten, ce qui n'empêcha pas la suppuration du bubon du côté droit qui néanmoins finit par se cicatriser, tandis que le bubon du côté gauche restait à l'état d'induration. Le malade, se jugeant guéri, avait cessé tout traitement, depuis un mois, lorsque sa dame vint me consulter pour un écoulement, accompagné d'une dysurie violente que je regardai comme le résultat de la contagion vénérienne. Cette dame m'avoua que cela était d'autant plus probable, qu'elle vivait dans l'intimité la plus étroite avec une personne qui venait d'être malade. Étant incertain si cette même personne était radicalement guérie et craignant que l'affection vénérienne se reproduisît chez cette dame lorsqu'elle serait guérie, si celui dont elle pouvait recevoir les embrassements était encore infecté, je témoignai le désir de le voir. Ayant reçu sa visite, il me consulta lui-même pour un phlegmon volumineux qui avait son siége à la partie latérale droite du nombril et qui lui faisait éprouver en même temps une vive douleur à l'aine droite qui, cinq semaines auparavant, était le siége du bubon en suppuration. Je fis appliquer des sangsues sur le phlegmon et sur l'engorgement indolent de l'aine gauche; je prescrivis les bains, le régime délayant, et lorsque les accidents inflammatoires furent dissipés, je mis le malade à l'usage des sudorifiques et des laxatifs combinés d'après ma méthode curative. Après six semaines de traitement, il fut radicalement guéri.

Cette observation prouve qu'à la suite d'une gonorrhée

même bénigne les glandes inguinales peuvent s'engorger et abscéder. Le phlegmon qui s'est manifesté près du nombril et dont la douleur correspondait à l'aine où survint le bubon qui avait suppuré, semble démontrer la connexité de cette dernière affection avec le glanglionite et qu'elle était une suite de l'inflammation vénérienne. Les médecins qui pensent que la gonorrhée et les phénomènes caractéristiques de la vérole ne sont pas de la même nature et qu'elles ont une origine différente, se fondent principalement sur ce que la gonorrhée ne produit pas la syphilis et que celle-ci ne donne pas naissance aux écoulements vénériens. Il est vrai que les faits de cette nature sont ordinairement rares ; mais on ne saurait en nier l'existence. L'observation précédente établit que des bubons peuvent être la suite de la phlogose muqueuse vénérienne. J'ai cité page 55 une observation qui tend à prouver que la gonorrhée peut se manifester secondairement chez les personnes qui ont des chancres. Je citerai, en traitant des bubons, un fait propre à établir que dans la gonorrhée qui est suivie de l'engorgement des testicules (orchite) il peut survenir immédiatement et tout à la fois une éruption syphiléide et un bubon. Ces diverses observations tendent à prouver l'identité d'action des fluides altérés par la contagion vénérienne, quoiqu'il arrive le plus ordinairement que l'altération de ces mêmes fluides donne lieu à des phénomènes différents, selon qu'elle est le produit de la phlogose ou de l'ulcération de la membrane muqueuse, c'est-à-dire, que tous les accidents ordinaires, quoique provenant d'une même cause, peuvent offrir des caractères différents, suivant que les effets primitifs de cette même cause se sont bornés à la surface de la membrane muqueuse ou qu'ils en ont altéré la texture, et que dans certaines circonstances chacun de ces états morbides peut se transformer l'un en l'autre. En d'autres termes, les symptômes de la maladie vénérienne diffèrent selon que la contagion a produit primitivement la phlogose ou l'ulcération de la membrane muqueuse, et il arrive quelquefois que les fluides, bien que diversement altérés en raison de chaque état morbide, peuvent néanmoins donner lieu à des phénomènes différents de ceux qui les ont produits de telle sorte que la gonorrhée peut être suivie de la vérole et que la vérole peut à son tour occasionner la gonorrhée.

Les écoulements primitifs de l'urètre viennent généralement à la suite du coït; ils dépendent de plusieurs causes. On peut en être atteint sans que la femme avec laquelle on a eu des liaisons, soit infectée. Je l'ai déjà dit; les fleurs blanches, les approches de la menstruation ou de l'accouchement; des ulcères au col de l'utérus peuvent produire des écoulements. Sont-ils de la même nature que ceux qui sont l'effet de l'infection vénérienne? leur traitement doit-il être le même, et leur suite n'offre-t-elle pas plus de danger dans un cas que dans l'autre? je ne cesserai de redire que les remèdes locaux et généraux délayants et anti-phlogistiques sont applicables dans tous les cas et qu'ils peuvent dissiper l'inflammation et l'écoulement qui en résulte; mais que lorsque la maladie a un caractère essentiellement vénérien, sa disposition ne met pas toujours celui qui en a été atteint à l'abri des effets consécutifs de l'infection syphilitique, et que dans ces cas on peut et on doit, à l'aide d'une médication convenable, modifier l'organisme de manière à neutraliser l'influence ultérieure de cette affection.

Il y a des écoulements qui proviennent d'une cause indirecte et qui ne dépendent aucunement de la contagion vénérienne. Une affection habituelle dartreuse, scrophuleuse, rhumatismale, goutteuse, hémorrhoïdale, peut occasionner des écoulements chez l'un et l'autre sexe. L'usage de la bière, la masturbation, un calcul vésical, peuvent les produire. J'ai observé cette affection chez des vieillards et chez des enfants en bas âge pendant une épidémie de fièvre pituiteuse (adeno-meningée de Pinel) gastro-entérite de M. Broussais.

Les écoulements vénériens chez l'homme proviennent d'une irritation de la membrane muqueuse de l'urètre; mais il est rare qu'elle soit affectée au même degré dans toute son étendue. La phlogose urétrale peut se borner à la surface de cette membrane ou envahir toute sa texture. L'intensité de la douleur qui accompagne cette affection est en raison du siége et du degré de l'inflammation. La qualité irritante des urines peut aussi la rendre plus aiguë, ce qui indique, dans toutes les circonstances, l'utilité du régime adoucissant, et la nécessité d'éviter les boissons et les aliments échauffants.

Les parties de l'urètre où la phlogose se manifeste le plus souvent et avec le plus d'intensité sont celles où la membrane muqueuse est le plus adhérente au tissu érectile, ou corps carveneux, ce qui peut s'expliquer par l'exaltation vitale de ces parties pendant l'érection, et qui les rend plus susceptibles de la contagion vénérienne.

La matière de l'écoulement varie en raison de la période et de l'intensité de la maladie. A son début, lorsque la phlogose est très-développée, la matière qui s'écoule est séreuse et roussâtre, quelquefois sanguinolente. Au bout de quelques jours, elle devient plus épaisse et plus abondante, et prend une couleur d'un jaune verdâtre qui fait sur le linge des taches de la même couleur, et qui sont plus foncées au centre qu'à la circonférence. Dans ce cas, les érections sont fréquentes et très-douloureuses. A mesure que l'inflammation se modère, la matière de l'écoulement change de nature; elle prend une couleur blanchâtre et lactescente; elle présente ces derniers caractères dès l'invasion de la maladie, lorsque la phlogose vénérienne est modérée.

L'aspect verdâtre de l'écoulement n'est pas toujours le signe d'une phlegmasie intense. On l'observe quelquefois lorsque la maladie est bénigne et surtout lorsqu'elle est produite par une affection scrophuleuse ou dartreuse, etc. Les symptômes les plus caractéristiques de l'intensité de la phlogose urétrale sont la douleur ou la cuisson qu'on éprouve en urinant et les souffrances qui accompagnent l'érection et qui dépendent presque toujours de l'état morbide qui constitue la chaudepisse cordée ou la phlébite.

L'écoulement conserve quelquefois la consistance puriforme jusqu'au déclin de la maladie et se tarit subitement; d'autres fois il devient plus liquide, comme séreux et persiste plus ou moins longtemps, même après avoir employé des moyens plus ou moins rationnels. J'indiquerai plus loin la méthode de traitement qui me réussit le mieux contre les écoulements rebelles.

J'ai dit, plus haut, que dans la phlogose vénérienne l'urètre n'était pas enflammé au même degré dans toutes ses parties, ce qui ne veut pas dire qu'il y ait certains points de son étendue qui ne soient pas enflammé. Je crois, au contraire, avec Hunter Morgagni et le plus grand nombre des praticiens, que la phlogose s'étend à toute la surface urétrale, tout en admettant qu'elle peut être plus intense dans certaines parties.

M. Desruelles a admis quatre variétés de la phlogose urétrale, auxquelles il me paraît utile d'avoir égard pour les modifications que peut réclamer le traitement des écoulements vénériens chez l'homme.

Voici sa division :

« 1re VARIÉTÉ. — *Urétrite de la portion balanique du canal de l'urètre.* Cette variété est très-fréquente ; en général, elle est légère ; mais sa durée est longue, et elle résiste presque toujours aux traitements révulsifs. L'irritation est fixée dans la fosse naviculaire ; ce n'est que là que la douleur se fait sentir, lorsque le malade urine : le gland est un peu tuméfié, les lèvres de l'ouverture de l'urètre sont gonflées et rouges. Lorsqu'on presse le gland entre le pouce et l'indicateur et que l'on fait mouvoir ces deux doigts en sens inverse, on sent un corps dur, alongé ; il semble qu'une sonde a été introduite dans l'urètre : cette pression est douloureuse. Ce signe qui a échappé aux observateurs est caractéristique. Plus il est évident, plus il dénote que l'irritation est bornée ; aussi les malades ne ressentent jamais de douleur dans aucun autre point : la phlegmasie s'y est concentrée. L'excrétion anormale est plus abondante et elle se présente constamment à l'ouverture du canal, et, lorsqu'une goutte de matière est tombée ou essuiée, on en voit une autre se former.

2e VARIÉTÉ. — *Urétrite de la portion droite du canal de l'urètre.* L'irritation est assez fréquemment fixée depuis la fosse naviculaire jusqu'à la naissance du scrotum. Le malade n'éprouve aucune douleur au périnée ; mais depuis le bulbe jusqu'au gland, il ressent, lors du passage de l'urine, une ardeur très-forte ; il a des érections fréquentes, mais d'une très-courte durée ; pendant ces érections, une douleur vive se manifeste au-dessus du scrotum et se con-

tinue jusqu'au gland. Il est rare, dans ce cas, que l'on
sente la corde *balanique*, dont nous avons parlé. L'écoulement est plus abondant que dans la variété précédente.

3e VARIÉTÉ. — *Urétrite de la portion bulbeuse de l'urètre*. On la remarque assez souvent. Le malade éprouve toujours une douleur vive au périnée, la pression s'augmente.
Les érections sont fréquentes et les envies d'uriner assez
souvent répétées. Elle est presque toujours accompagnée de
l'engorgement de la portion balanique. L'écoulement est
très-abondant et se fait avec de grandes douleurs. Le jet
de l'urine est quelquefois rétréci.

4e VARIÉTÉ. — *Urétrite de la portion membraneuse.* Le
malade éprouve des douleurs vives au périnée et dans la
région de l'anus; les envies d'uriner sont très-fréquentes;
ordinairement la prostate est gonflée, les testicules sont
douloureux; nous avons souvent remarqué l'engorgement
des vaisseaux spermatiques et l'endurcissement du canal
déférent. Cette variété de l'urétrite dispose aux orchites,
aux cystiles, aux maladies de la prostate. Elle est toujours
accompagnée d'érection longue et douloureuse et d'un
spasme très-violent.

En faisant connaître les variétés que nous venons d'indiquer, nous n'avons pas eu l'intention de dire que l'inflammation est seulement fixée dans les portions *balanique,
droite, bulbeuse* et *membraneuse* de l'urètre; mais elle est
là plus intense que partout ailleurs, *et, si elle n'y est pas
complétement détruite, elle passera à l'état chronique et
deviendra plus tard la cause d'une foule de maladies.…
L'urétrite porte des influences plus ou moins considérables
sur différentes parties de l'organisme et peut y déterminer
des accidents.* »

Il est très-vrai que la phlogose vénérienne des organes
sexuels ne doit pas être regardée comme une affection essentiellement locale, et qui ne produit jamais les phénomènes ordinaires de la syphilis. Je crois fermement au
contraire qu'elle peut donner lieu à des accidents secondaires se développant dans le voisinage des parties affectées
et à des effets soit immédiats ou consécutifs réagissant sur
des organes éloignés et produisant ainsi un état particulier
ou une modification de l'organisme, qui constitue ce qu'on
peut appeler l'infection ou la diathèse syphilitique et prédispose selon la nature idyosincratique des individus aux
diverses maladies que les bons observateurs ont regardées
dans tous les temps comme des affections essentiellement vénériennes, ou comme des maladies recevant de la diathèse
syphilitique une manière d'être qui les complique et les
distingue de leur état simple et primitif.

Hunter dit positivement que les gonorrhées et les chancres sont dus à la même cause, et que l'une et l'autre de
ces maladies peuvent se succéder réciproquement. J'en ai
cité plusieurs exemples. Voici une observation rapportée
par M. Devergie, qui tend à établir que la maladie vénérienne peut se développer sans infection préexistante, mais
qui démontre surtout que l'urétrite ou l'écoulement vénérien peut survenir à la suite d'un chancre.

« Un officier de mon régiment, dit ce médecin,
vivait en intimité avec une jeune villageoise chez laquelle
il était logé, sans que le commerce fréquent eût produit
chez lui aucune altération aux organes génitaux. Un jour
qu'il avait quelques amis à dîner, les désirs s'allumèrent
sous l'influence d'un vin et d'un punch copieux : les convives sains d'ailleurs convoitèrent la jeune hôtesse, et trois
d'entre eux, dans leur lubrique ivresse, passèrent la soirée

en partageant successivement entre eux ce qu'ils appelaient Bacchus et l'Amour. Quelques jours après, je reçus les tristes confidences de ces étourdis. L'un d'eux avait une blennorrhée qui céda en peu de temps au repos et au régime. Le second était atteint d'un petit chancre que je cautérisai, mais qui, dix jours plus tard, fut remplacé par une urétrite des plus violentes : le régime le plus sévère, le repos le plus complet et des boissons abondantes le guérirent en cinq semaines. Le troisième n'eut qu'une balanite (gonorrhée bâtarde), avec gonflement du prépuce. La malheureuse villageoise, tourmentée, fatiguée, excédée par les approches importunes et répétées d'hommes peu dispos à l'acte vénérien, fut prise d'une inflammation vive aux parties sexuelles, suivie de fièvre, et qui se termina par un écoulement vaginal abondant dont la guérison ne fut pas difficile. »

L'induction la plus importante à tirer à mon avis de cette observation, c'est le fait du chancre qui, après avoir été cautérisé, a été suivi d'un écoulement intense et rebelle, circonstance qui démontre le danger de la cautérisation en pareil cas, et qui prouve que les écoulements peuvent succéder aux chancres vénériens; ce qu'il me semble plus rationnel d'attribuer à l'absorption de la matière produite et viciée par l'ulcère, que de ne voir, selon la nouvelle école, dans cette transformation morbide, qu'un phénomène tout sympathique.

Gardanne enseigne aussi que les écoulements vénériens peuvent produire tous les accidents de la syphilis. « Quoique la gonorrhée (dit ce médecin) traitée méthodiquement semble garantir les malades de la vérole, je suis bien éloigné de croire, comme certaines personnes le pensent, qu'elle ne peut, étant répercutée, se mêler avec le sang.

D'abord cette maladie est produite par la même cause que les autres symptômes de la vérole; elle doit par conséquent produire les mêmes effets, et j'en suis si persuadé, que j'ai vu nombre de fois des chaudepisses répercutées par l'abus des remèdes astringents, donner lieu à tous les symptômes qui caractérisent la vérole. Cet exemple est si commun dans mon traitement populaire que, s'il fallait donner toutes les observations que j'ai faites en ce genre, un in-folio suffirait à peine. »

Lorsque la gonorrhée cède à l'usage des astringents, ou qu'un chancre est guéri par la cautérisation, n'est-ce pas en effet à la répercussion vénérienne qu'il faut attribuer les phénomènes qui se manifestent ultérieurement? Qu'un mode quelconque d'affection vénérienne exerce une sorte de sympathie sur des organes plus ou moins éloignés pendant la période d'irritation, cela peut se concevoir jusqu'à un certain point; mais lorsqu'un symptôme disparaît à la suite d'un traitement intempestif ou mal dirigé, et qu'il survient de nouveaux accidents syphilitiques, cela ne peut arriver que par la répercussion du fluide altéré par l'affection vénérienne.

Récapitulons maintenant et présentons, dans leur ensemble, la progression et les principaux phénomènes qui caractérisent la phlogose vénérienne des organes sexuels.

L'apparition de l'écoulement ne s'opère pas immédiatement après le coït avec une personne infectée. Il n'a lieu ordinairement qu'au bout de deux ou trois jours, et quelquefois beaucoup plus tard; il peut aussi se manifester vingt-quatre heures après. Avant l'apparition de l'écoulement, les malades ressentent en général une chaleur brûlante, soit à la base du gland, soit à la moitié du canal ou à la racine de la verge; cette chaleur devient plus intense et fait éprouver le sentiment d'une brûlure qui augmente et devient très-douloureux avant et après l'évacuation de l'urine. Bientôt un prurit se fait sentir vers le gland, et l'écoulement se manifeste en même temps. La matière qui s'écoule dès les premiers jours est ordinairement claire et opaque, et elle devient graduellement plus épaisse d'un blanc plus ou moins verdâtre. Elle se dirige vers le méat urinaire, et s'écoule spontanément, ou par la pression qu'on exerce sur le gland. L'écoulement est toujours plus abondant le matin, ce qui s'explique par la position horizontale où on se trouve lorsqu'on est couché, position qui ne permet pas le mouvement de déclivité de la matière, et par l'absence des vêtements qui ne l'essuient pas comme pendant le jour. Par suite de son accumulation dans le canal de l'urètre, l'humeur vénérienne est toujours plus épaisse et plus gluante le matin qu'aux autres époques de la journée. Les variations que peut subir la matière dépendent aussi des erreurs du régime. L'abus des aliments échauffants, des boissons spiritueuses, d'un exercice pénible ; en un mot, tout ce qui est capable d'augmenter l'irritation peut modifier la nature de l'écoulement.

Il n'est pas rare de voir la phlogose vénérienne occasionner des douleurs dans les aines ; l'engorgement des vaisseaux spermatiques, et une sorte de pesanteur et de tension dans les testicules. Cette maladie peut se terminer en peu de jours ; elle peut disparaître pour se porter sur un autre point ; elle peut passer à l'état chronique et donner lieu à des écoulements qui se prolongent sans conserver un caractère contagieux. Elle se termine aussi quelquefois par l'ulcération et la destruction partielle de la membrane muqueuse et par des rétrécissements de l'urètre qui rendent plus ou moins difficile l'éjection de l'urine.

Lorsque la phlogose urétrale et l'écoulement cessent tout à coup, et qu'il s'opère une métastase ou un déplacement de la maladie, c'est vers le testicule que se porte le plus ordinairement l'irritation. La vessie, la conjective, la muqueuse pulmonaire, les articulations peuvent en être le siége. Barthez a remarqué que la goutte et le rhumatisme vénériens affectaient de préférence les articulations des extrémités inférieures.

Lorsque la gonorrhée devient chronique, elle cesse d'être douloureuse, la matière de l'écoulement est moins abondante et plus claire; elle est aussi quelquefois glaireuse et filante. Après le coït et l'usage des aliments et des boissons échauffants, la douleur peut se reproduire et l'écoulement devenir plus abondant.

Les injections irritantes et prématurées favorisent les écoulements chroniques, mais il arrive souvent aussi qu'ils sont entretenus par le contact de la seringue qu'on introduit dans le canal urinaire, et qui l'irrite lorsqu'on ne sait pas en faire usage.

ARTICLE II.

Du Traitement de la Gonorrhée récente (*urétrite aiguë*).

§ I.

La gonorrhée est le résultat le plus commun de la contagion vénérienne; de graves et nombreux accidents pouvant en être la suite, son traitement exige une grande expérience et de sages précautions. Il ne suffit pas de faire cesser l'écoulement qui caractérise cette affection, il faut encore y procéder de manière à ne pas produire d'autres affections plus dangereuses que celles qu'on aurait cherché à guérir. C'est pourtant ce qui arrive journellement, et c'est la cause dont s'occupent le moins la plupart de ceux qui se livrent au traitement des maladies venériennes, dont le but principal est d'arrêter tous les écoulements, sans avoir égard aux suites qui peuvent en résulter ; cela m'est démontré chaque jour par le grand nombre de malades qui viennent réclamer mes soins après s'être fait traiter par quelqu'un de ces empiriques qui, confondant tous les états morbides que peut engendrer la contagion vénérienne, les traitent de la même manière, sans tenir compte des dispositions du malade ni du caractère particulier de la maladie.

Les médecins éclairés et de bonne foi reconnaissent tous aujourd'hui qu'il n'existe aucune substance ayant exclusivement une propriété anti-vénérienne spécifique, c'est-à-dire qui soit capable de guérir dans toutes les circonstances les nombreux accidents de la syphilis. Le mercure qui, pendant si long-temps, a été regardé comme étant doué de cette propriété, et reconnu maintenant comme un remède qui, au lieu de procurer une guérison toujours radicale, ne fait souvent que pallier le mal et produire un grand nombre d'affections plus ou moins dangereuses, ce qui doit en faire rejeter l'usage au moins quant à ses effets généraux, et cela avec d'autant plus de raison qu'on peut guérir tous les accidents de la syphilis sans y avoir recours, par des moyens dont l'administration est toujours sans danger.

Ce ne peut être que par un traitement méthodique, et j'entends par ces mots toute indication, tout régime fondé sur le raisonnement ou sur la pratique, de telle sorte que chaque médecin ayant à soi sa manière de raisonner et les résultats de sa propre expérience, il peut s'en autoriser pour suivre ou modifier les leçons de l'école, et de cette manière favoriser les progrès de la science selon que sa raison et son expérience l'ont heureusement guidé, et que de nombreux succès ont justifié sa méthode curative.

Les moyens de guérir doivent varier selon le but qu'on se propose d'obtenir. Les effets de toute médication sont locaux, dérivatifs, révulsifs, perturbateurs de l'action morbide, sédatifs ou modificateurs de la sensibilité. Le traitement de tous les accidents vénériens consiste dans l'application des moyens propres à produire ces résultats. Je vais indiquer les circonstances et tracer les règles qui doivent en déterminer l'usage dans l'état aigu de la gonorrhée.

§ II.

Considérations générales sur le Traitement local de la Gonorrhée.

Les remèdes locaux doivent agir directement sur la partie affectée ; tels sont les lotions, les cataplasmes, les sangsues, en un mot tous les moyens de guérison qu'on peut appliquer sur l'organe malade. On ne doit jamais chercher à faire cesser trop promptement les écoulements vénériens, afin d'éviter les accidents qui peuvent en résulter et qui sont toujours plus graves que la maladie primitive. C'est aussi l'avis des auteurs les plus modernes. M. Jourdan avoue même que la méthode anti-phlogistique mise en usage sans discernement peut faire disparaître les maux vénériens par une brusque délitescence, et qu'on ne doit en chercher la guérison radicale qu'après qu'ils ont duré quelque temps et se sont améliorés progressivement. Il faut donc agir en vue de modérer la gonorrhée et ne pas se proposer d'en arrêter l'écoulement avec trop de précipitation.

Pour apaiser la phlogose locale de l'urètre, on peut

avoir recours aux émissions sanguines, et souvent même il convient de combiner la saignée générale avec l'application des sangsues. Car l'un et l'autre moyen, employés isolément, demeurent souvent sans résultat. Lorsque, dès son début, la gonorrhée se manifeste avec une grande intensité, que la douleur est vive au point d'occasionner la fièvre, ou seulement des lassitudes, on ne saurait se dispenser de la saignée générale qui, alors, doit toujours être pratiquée avant l'application des sangsues. En même temps on fera usage des bains généraux ou locaux, des cataplasmes, des lotions et des injections de la même nature; les boissons délayantes, mucilagineuses ou acidulées, la diète, le repos, contribueront efficacement à calmer les accidents inflammatoires. Dans l'état aigu de la gonorrhée, il est très-utile, et toujours prudent, de porter un suspensoir; car le poids des testicules et le tiraillement du cordon des vaisseaux spermatiques peuvent déterminer l'engorgement respectif de ces parties, ce qu'on évitera par ce moyen dans le plus grand nombre de cas.

Du traitement dérivatif. — On agit par dérivation en faisant usage des moyens dont l'action s'exerce dans le voisinage de l'organe affecté. Les sangsues appliquées aux aines, à l'anus, au raphé; les synapismes, les vésicatoires mis à la partie supérieure des cuisses, les frictions dirigées sur les extrémités inférieures, les lavements, sont des moyens dérivatifs à l'égard de la phlogose urétrale et des accidents inflammatoires des organes sexuels. On peut y avoir recours et préférer les uns aux autres, selon les résultats qu'on se propose d'obtenir. Leur usage convient ordinairement lorsque l'état des voies digestives ne permet pas d'employer des médicaments dont on craint l'action trop irritante, mais surtout dans les affections syphilitiques-chroniques de l'appareil générateur et des parties qui l'environnent.

Du traitement révulsif. — Les médicaments au moyen desquels on se propose d'obtenir la révulsion de toute maladie doivent exercer leur action sur des organes éloignés de la partie affectée.

Le tube digestif est l'organe sur lequel on dirige le plus communément les remèdes qui sont jugés propres à faire cesser les accidents vénériens ; mais leur usage exige autant de précaution que de sagacité : car ils sont efficaces ou ils peuvent nuire selon leur nature particulière et suivant que l'application en est faite convenablement et à propos.

Quels que soient les remèdes qu'on emploie, on doit toujours craindre de produire une irritation trop intense sur les intestins, car tout ce qui peut réagir sur l'organisme, de manière à produire de la fièvre, serait contraire à la guérison des phénomènes locaux de la syphilis, principalement dans l'état aigu. Après avoir fait un usage bien entendu des antiphlogistiques, et soumis le malade au régime que son état peut exiger, on doit se proposer d'agir sur le tube intestinal par des moyens dont l'action ne soit pas trop irritante. La révulsion sur la peau, sagement dirigée, peut être d'un grand secours dans le traitement de tous les accidents vénériens ; les bains, les frictions sèches sur tout le corps, et l'usage des boissons qui, sans irriter, sont propres à favoriser la transpiration et la diaphorèse, sont des moyens qu'on peut employer alternativement ou conjointement avec les remèdes dont l'action est dirigée sur les intestins. C'est d'après ces principes que j'ai établi la méthode curative que je mets en pratique et dont les bons résultats attestent l'efficacité.

Du traitement perturbateur. — On donne le nom de méthode perturbatrice à l'usage des moyens irritants appliqués immédiatement sur la partie phlogosée; telles sont les lotions et les injections dirigées contre la phlegmasie des membranes muqueuses, et la cautérisation pratiquée sur les ulcères vénériens. Cette méthode de traitement a pour but de changer, par des applications locales irritantes, le mode de vitalité de l'organe affecté; mais il arrive souvent, on ne saurait trop le redire, que ce genre de médication est suivi d'accidents les plus graves, surtout lorsqu'on y a recours dans l'état aigu pendant la période inflammatoire de la maladie. La cautérisation d'une ulcération vénérienne, même légère, peut occasionner le développement plus ou moins tardif des symptômes vénériens de diverses natures, principalement des bubons. J'en citerai un exemple remarquable au chapitre des adénites syphilitiques. Les injections irritantes ne produisent souvent qu'une guérison apparente et qui est le prélude du passage de la maladie à l'état chronique. Cette remarque a été faite par Hunter qui s'exprime ainsi : « Les injections irritantes dans l'urètre enflammé arrêtent souvent l'écoulement, sans néanmoins, dans tous les cas, hâter la guérison. L'inflammation peut encore continuer, même plus longtemps qu'elle n'aurait fait, si l'on n'avait pas cherché à réprimer la disposition à la sécrétion. » La suppression intempestive des écoulements vénériens peut produire la désorganisation de la texture muqueuse, l'engorgement des testicules, une réaction inflammatoire vers une autre partie du système muqueux, et même donner lieu à tous les accidens consécutifs qui peuvent résulter de la contagion vénérienne. Toutefois, cette méthode peut être employée avec succès, sinon comme moyen unique de guérison, au moins comme un auxiliaire utile dans quelques circonstances; j'y reviendrai et j'établirai les indications qui en réclament l'usage dans l'article où je traiterai des injections.

Des sédatifs ou *modificateurs de la sensibilité*.—L'usage des moyens de perturbation dont je viens de parler ne saurait constituer une méthode complète de traitement à l'égard de la gonorrhée, puisque l'application ne peut en être faite que dans des cas exceptionnels, et que toute méthode thérapeutique doit se composer d'une série de moyens qui, rationnellement combinés, permettent, dans tous les cas possibles, d'obtenir la cure radicale des maladies auxquelles on les oppose. Il en est de même des moyens employés en vue de calmer la douleur et de modifier la sensibilité nerveuse. Leur usage étant journellement administré dans tous les cas de maladie, il m'a paru utile de dire quelques mots sur leur manière d'agir, à propos des affections vénériennes où le bon effet de leur administration est essentiellement subordonné aux principes qui doivent en régler l'usage.

Dans le cas où par suite de la phlogose muqueuse ou de tout autre accident vénérien, la douleur est l'effet d'un état morbide inflammatoire et qu'elle est accompagnée de fièvre, on ne doit faire usage d'aucune espèce de narcotique, parce qu'ils interrompent sans utilité la marche régulière de l'inflammation. Les antiphlogistiques, les bains, les applications émollientes, la diète, le repos, les boissons acidulées, mucilagineuses, sont, dans ce cas, les meilleurs moyens d'apaiser les souffrances trop vives. Si la douleur est essentiellement nerveuse, et qu'il n'existe ni inflammation ni mouvement fébrile, on pourra faire usage des topiques narcotiques ou opiacés. Employés intérieurement à petites doses, les calmants peuvent convenir chez les personnes nerveuses et irritables, comme un moyen de régulariser l'action du système sensitif, et de favoriser ainsi le développement des efforts de la nature et l'efficacité des médications générales; mais dans toutes les circonstances, leur usage exige une connaissance exacte de leurs propriétés et de la manière de les administrer.

§ III.

De la Gonorrhée ancienne (urétrite chronique).

On donne le nom de gonorrhée ou d'urétrite chronique aux écoulements dont la durée dépasse le terme ordinaire de la gonorrhée récente ou aiguë qui est de deux mois au plus. Lorsque la maladie passe cette époque, on peut la regarder comme ayant une tendance à se prolonger sans qu'on puisse en limiter le terme. Abandonnée à elle-même, la gonorrhée peut subir cette transformation, et cela arrive principalement lorsque les malades souffrent peu et qu'ils négligent de se faire traiter, ou bien lorsqu'ils délaissent leur traitement après l'avoir commencé, ainsi que cela est fort ordinaire une fois que les douleurs ont cessé d'être vives. Les injections faites à contre-temps, et surtout pendant qu'il existe encore de la douleur, peuvent non-seulement prolonger indéfiniment la gonorrhée, mais encore donner lieu aux accidents consécutifs qui ne se séraient pas développés, si, par l'effet d'un traitement bien dirigé, la guérison avait été radicale.

On attribue la disposition de cette maladie à se prolonger, à un état d'irritation ou de phlogose locale de la partie balanique et bulbeuse du canal de l'urètre, ou à une sécrétion vicieuse ou anormale de la membranne muqueuse urétrale ; l'habitude de la masturbation, la diathèse dartreuse, des vers dans les intestins, une pierre dans la vessie, peuvent l'entretenir. Elle peut dépendre aussi de l'érosion ulcéreuse d'une partie du canal de l'urètre. Quand l'écoulement persiste après un traitement rationnel, il arrive ordinairement que l'érection, et surtout l'éjection du sperme produisent de la douleur vers la partie du canal où réside l'affection morbide qui fournit la matière de l'écoulement. La détermination précise du point affecté est nécessaire pour obtenir la guérison des gonorrhées opiniâtres.

Lorsque la matière est tenace, gluante, et qu'elle se dessèche au méat urinaire, on est autorisé à soupçonner que l'irritation occupe le bulbe, ou un point de la partie supérieure de l'urètre. Dans le cas où c'est la partie inférieure ou balanique qui en est le siége, la matière de l'écoulement est ordinairement plus claire, et lorsque la goutte qui est fixée au méat urinaire est essuyée ou se détache, il s'en forme une autre peu de temps après. Quelquefois il ne reste à la suite des gonorrhées opiniâtres ou mal traitées, qu'un suintement d'une humeur limpide et transparente qui est toujours en petite quantité. Les injections intempestives ou trop fréquentes sont la cause la plus générale de cette dernière espèce d'écoulement. Je crois aussi que la pression, trop souvent réitérée, qu'on est dans l'habitude d'exercer sur le gland pour provoquer l'expulsion de la matière, en est une cause principale.

§ IV.

**Considérations générales sur le Traitement de la Gonorrhée ancienne
(*urétrite chronique*).**

La méthode antiphlogistique et débilitante ne convient pas aussi généralement dans l'état chronique des phlegmasies muqueuses que dans leur état aigu et récent; elle peut même contribuer, dans une infinité de circonstances, à en prolonger la durée. On ne doit pas perdre de vue que, pour la guérison des maladies chroniques en général, il faut qu'il existe localement un dégré déterminé d'énergie vitale, et lorsque la maladie est entretenue par un état de faiblesse ou de subaction organique, on ne parvient à la guérir qu'en ranimant la vitalité de la partie affectée, soit par des moyens propres à agir sur l'état général des forces, soit par des topiques excitants appliqués sur l'organe malade.

La saignée générale ne doit jamais être employée à moins d'accidents particuliers et imprévus. Les sangsues même ne conviennent pas contre les écoulements sexuels chroniques. Leur usage n'est indiqué que dans les cas fort rares d'une récrudescence inflammatoire très-prononcée. La méthode antiphlogistique a été conseillée plus spécialement dans les cas où les tissus seraient menacés d'une dégénérescence fongueuse. Je partage cette opinion ; toutefois je citerai, en traitant de la périostose, un fait très-curieux par la nature des accidents qui le caractérisent, et par le succès d'un traitement où on n'a eu recours à aucune émission sanguine.

Si l'application des sangsues est contre indiquée dans la plupart des phlegmasies chroniques de la membranne muqueuse, il n'en est pas de même lorsqu'il s'agit d'un organe, d'une texture plus compliquée et douée de moins de vitalité, tel, par exemple, que le système glandulaire, Dans les adénites chroniques, les sangsues appliquées en petite quantité et réitérées plus ou moins souvent, conviennent alors parfaitement ; mais c'est moins comme antiphlogistique que leur action doit être expliquée que comme moyen de désengorgement, et de provoquer par-là la résolution en facilitant la réaction de la force organique.

Les indications dérivatives et révulsives sont mises en usage avec plus d'efficacité contre les phlegmasies chroniques que le traitement antiphlogistique ; elles agissent dans le voisinage de l'organe affecté, ou sur des parties éloignées, en y produisant un surcroît de vitalité qui tend à interrompre l'action morbide et à la déplacer. Ces deux méthodes de traitement conviennent l'une et l'autre contre les maladies récentes et chroniques, sauf les modifications que chacune doit comporter. Leur effet est ordinairement plus prompt dans les affections aiguës que dans les chroniques. Ce n'est que par suite de mouvements fluxionnaires réitérés et provoqués sur des parties plus ou moins éloignées de l'organe malade, qu'on parvient à guérir les affections chroniques.

La peau et le tube intestinal sont les organes sur lesquels on dirige particulièrement les médicaments dérivatifs et révulsifs. Le but qu'on doit se proposer dans leur application, est, surtout à l'égard des voies digestives, d'obtenir les résultats qu'on désire, sans produire une trop vive irritation, ce qui engage à bien se fixer sur la manière d'agir des médicaments qu'on emploie, et sur l'état particulier des malades qui, en raison de leur disposition, pourraient en être plus ou moins incommodés. Dans l'examen que je ferai plus loin des principaux médicaments qui ont été employés contre la maladie vénérienne, je dirai mon opinion sur leurs propriétés.

Les écoulements rebelles cèdent souvent aux injections faites en vue de changer le mode de vitalité qui entretient la maladie. C'est par une sorte de perturbation qui change l'état organique de la partie affectée que leur action peut s'expliquer. Les remèdes astringents guérissent en repercutant l'inflammation qui, divisée et répartie sur d'autres organes, s'y épuisent souvent sans produire d'accidents remarquables, comme cela arrive lorsqu'on juge qu'une maladie s'est terminée par résolution. Lorsque la guérison s'opère au moyen d'injections irritantes, l'habitude maladive se trouve interrompue, l'action organique est ramenée à l'état aigu, et alors l'écoulement cesse d'après les mêmes moyens et en suivant la marche naturelle qui sont propres aux gonorrhées récentes.

ARTICLE III.

De la Phlogose de la membrane muqueuse génito-urinaire chez les femmes, ou de la Gonorrhée et des fleurs blanches.

§ 1.

Les parties sexuelles de la femme présentent une disposition anatomique qui donne à leurs maladies un caractère particulier ; aussi diffèrent-elles à beaucoup d'égards de celles qui affectent les organes sexuels de l'homme. Elles sont en général moins douloureuses, et leurs suites ne sont pas aussi redoutables. L'appareil génital de la femme est moins compliqué ; le canal de l'urètre est plus court, et la membrane muqueuse ayant une plus grande surface, la phlogose s'y développe avec d'autant moins d'intensité qu'elle peut s'étendre sur un plus grand espace, ou se fixer sur des parties différentes.

Lorsqu'un écoulement chez la femme dépend de la contagion vénérienne ou de toute autre cause, les accidents qui l'accompagnent varient comme toutes les maladies, en raison de la situation de la sensibilité et des fonctions de la partie qui est affectée, ou bien encore selon qu'un plus grand nombre de ces mêmes parties prend part à la phlogose, ou que toute la surface muqueuse génito-urinaire en est atteinte.

Dans la gonorrhée des femmes, les parties qui, pendant le coït, ressentent le plus de volupté, sont aussi celles qui semblent être le plus sujettes à l'infection vénérienne. C'est ordinairement le tissu érectile qui est à l'entrée du vagin, le clitoris et les parties qui avoisinent l'urètre qui, isolément affectées, donnent lieu aux deux variétés les plus distinctes de la gonorrhée. Dans le premier cas, la maladie se manifeste avec plus d'intensité à l'entrée du vagin, et embrasse ordinairement une plus ou moins grande étendue de ce canal, ce qui lui a fait donner le nom de *vaginite*. Dans le second cas, elle se propage aux parties dont se compose la vulve, ce qui lui a fait donner le nom de *vulvite*. Le canal de l'urètre peut être aussi le siége isolé de la phlogose vénérienne; de là le nom d'urétrite donné à la maladie lorsqu'elle affecte cet organe. On doit distinguer en général la phlogose qui est l'effet d'un coït impur, de celle qui résulte des abus de cet acte ou d'une autre circonstance. Le contact de la matière contagieuse produit un mode d'action morbide particulier, et qui diffère de l'état pathologique auquel aurait donné lieu toute autre cause. Dans le premier cas, il y a inoculation et

réaction simplement locale, ou bornée à une partie plus
ou moins étendue de la membrane muqueuse génito-urinaire, ou bien le système muqueux ou d'autres organes,
en reçoivent une impression générale d'où peuvent résulter des phénomènes concomitants ou secondaires, et tenir
les malades sous l'influence de la contagion vénérienne,
et les prédisposer aux effets consécutifs de cette affection.
Dans le second cas, c'est-à-dire lorsque le phlogose est dû
à une cause locale, non contagieuse, l'action morbide
s'épuise ordinairement sur la partie malade; le retour à
l'état normal se fait alors moins longtemps attendre, surtout dans l'état aigu, et lorsque l'affection prend un caractère chronique, au lieu de réagir sur les divers systèmes
organiques, elle reste localisée sur la partie affectée.

Selon que la phlogose affecte le clitoris, le méat urinaire et les parties environnantes, ou bien suivant qu'elle
occupe plus immédiatement les grandes lèvres et la fosse
naviculaire, M. Jourdan en a formé deux variétés dont il
a déterminé les symptômes sans leur assigner un nom. Il
me semble utile de les distinguer par une dénomination
spéciale. Ainsi on pourrait appeler vulvite œstrale du mot
œstrum qui signifie clitoris, la phlogose qui affecte la
partie supérieure de la vulve, et donner le nom de
vulvite labiale, du mot *labia*, qui signifie lèvre, à celle
qui occupe les autres parties de la vulve.

Pour distinguer la phlogose vénérienne de celle qui peut
provenir d'une autre cause, j'emploierai, pour en désigner les quatre variétés principales, les dénominations suivantes : 1° gonorrhée vaginale; 2° gonorrhée vulvo œstrale ; 5° gonorrhée vulvo-labiale; 4° gonorrhée urétrale.

De la gonorrhée vaginale. — Cette espèce de gonorrhée
est la plus commune, et cela devait être, puisque le vagin

est le canal sur lequel s'exercent les principaux frottements qui accompagnent l'acte générateur. Dans la première période de la maladie, c'est-à-dire quelques jours après la contagion, la femme éprouve un sentiment de chaleur qui l'irrite et lui fait désirer avec plus d'ardeur les plaisirs de l'amour; à cet état succède un sentiment douloureux; le vagin se tuméfie et se resserre, surtout à son entrée, de manière à rendre quelquefois difficile et douloureuse l'entrée du doigt; la douleur et la chaleur sont alors plus vives, la membrane muqueuse est moins humide; ces phénomènes sont le prélude ordinaire de l'écoulement qui bientôt se manifeste avec plus ou moins d'intensité.

Les auteurs diffèrent d'opinion sur l'étendue de la membrane muqueuse génito-urinaire que la contagion vénérienne peut irriter. On a fixé au tiers, à la moitié de la longueur du vagin, la limite de la phlogose vénérienne; mais rien n'est positif à cet égard. L'inflammation peut envahir toute la surface vaginale et se propager jusqu'à l'orifice de l'utérus et le rendre douloureux. M. Cullerier pense que ces cas ne sont pas rares, et que le doute qui peut s'établir à ce sujet vient de la difficulté de s'en convaincre, en raison de la disposition anatomique des parties.

L'écoulement qui a lieu dans la gonorrhée vaginale est plus abondant que celui qu'on observe dans les autres variétés de cette maladie; la matière qui le forme s'amasse ordinairement à la fosse naviculaire, d'où elle s'écoule de manière à tacher la partie postérieure de la chemise, surtout lorsque la femme se tient assise. Dans ce cas les taches sont arrondies et plus larges qu'elles ne le sont dans les autres variétés de la gonorrhée.

De la gonorrhée vulvo-œstrale. — Dans cette variété,

la phlogose occupe le clitoris, le méat urinaire, l'entrée sous-pubienne de la vulve et la partie supérieure du vagin. Le gonflement et la douleur sont parfois très-intenses. La femme croit sentir un corps qui remplit le vagin et tend à sortir par la vulve. L'urine accroît les souffrances, et l'inflammation, portée à son plus haut degré, fait de cette espèce de gonorrhée la plus douloureuse de toutes. Le moindre attouchement, le contact même du linge sont insupportables. Aux phénomènes qui accompagnent l'invasion de la maladie succède un écoulement dont l'abondance est relative à l'intensité de l'inflammation, et dont la matière se trouve essuyée par la chemise, de manière à former à la partie antérieure des taches inégales et sans formes déterminées.

De la gonorrhée vulvo-labiale. — Les nymphes, les grandes lèvres, la fosse naviculaire sont le siége de la maladie; la marche est ordinairement pénible à cause du frottement des parties malades. La compression qui s'exerce sur la partie inférieure de la vulve, lorsqu'on est assis, rend cette position également difficile. La gonorrhée vulvo-labiale est celle qu'on doit observer plus fréquemment à la suite du viol ou des attouchements consentis et bornés au contact extérieur des organes sexuels. Lorsqu'il s'agit de déterminer si la phlogose est le résultat de la contagion vénérienne, on ne doit pas perdre de vue que des accidents qui peuvent en imposer par leur similitude, sont dus quelquefois à l'introduction réitérée des doigts ou de tout autre corps étranger dans le vagin, ou aux approches d'un homme dont le pénis serait disproportionné avec l'entrée vaginale. Dans le cas où l'inflammation n'est pas l'effet de la contagion, elle se dissipe plus facilement, toutes choses étant égales; néanmoins, lorsque le médecin est tenu de

dire son opinion devant les tribunaux, il doit le faire avec
d'autant plus de réserve, qu'il est souvent fort difficile d'a-
voir une conviction bien arrêtée sur ce point, l'écoulement
n'est pas très-abondant; en général, dans cette espèce
de gonorrhée, il s'accumule à la fosse naviculaire, d'où il
s'écoule en grande partie, et forme à la surface postérieure
de la chemise des taches moins grandes que celles qu'on
remarque dans la gonorrhée vaginale.

De la gonorrhée urétrale. — La phlogose vénérienne de
l'urètre constitue cette variété. De même que chez l'homme
l'émission de l'urine est parfois très-douloureuse, mais les
accidents ultérieurs dont l'urètre peut être affecté ne sont
pas aussi graves ni aussi nombreux. L'écoulement est
quelquefois très-abondant, ce qui peut faire soupçonner
que la vessie prend part à l'irritation. On distingue la
gonorrhée urétrale, lorsqu'après avoir essuyé le méat urinaire, on comprime l'urètre de dedans en dehors, et qu'il
en sort de la matière.

J'ai été consulté plusieurs fois par des nouvelles mariées
qui éprouvaient une douleur vive en urinant, et qui,
après être diminuée, se faisait ressentir encore longtemps
après. C'est probablement dans des circonstances analogues
que Bell a cru voir des gonorrhées qui existaient des mois
entiers sans qu'il survînt d'écoulement et auxquelles on a
donné le nom de gonorrhées sèches. Il n'est pas rare non
plus d'observer chez les femmes un écoulement qui peut
simuler la gonorrhée vulvo-œstrale, dans les premiers
jours du mariage, et qui résulte de l'irritation produite par
le coït trop souvent réitéré. Quelques jours de repos, des
bains et des lotions mucilagineuses, suffisent ordinairement pour dissiper ces derniers accidents, tandis que lorsque la maladie est le résultat de la contagion vénérienne,

elle se prolonge plus longtemps et réclame souvent des moyens révulsifs qui, dans le premier cas, sont rarement nécessaires. De même que dans la gonorrhée vulvo-œstrale la matière de l'écoulement se trouve essuyée par le linge et les taches qui en résultent sont inégales et sans formes distinctes.

Le traitement de la gonorrhée offre plus de facilité pour l'usage des remèdes locaux chez la femme que chez l'homme, ce qui la dispose à en ressentir plus promptement les effets; mais il arrive souvent que cette maladie ayant lieu chez des personnes qui sont sujettes aux fleurs blanches (leucorrhée), on est embarrassé pour déterminer lorsque la contagion vénérienne cesse d'être la cause de l'écoulement, car il est bien reconnu aujourd'hui que la nature de la matière qui est le produit des divers états morbides de la membrane génito-urinaire, ne saurait être sur ce point un indice certain. Lorsque les malades ne souffrent plus, que la matière de l'écoulement n'a pas une odeur fortement désagréable, surtout chez les personnes qui ont des habitudes de propreté et qu'un traitement anti-vénérien a été bien dirigé, on peut alors présumer que l'écoulement est simplement leucorrhoïque. Toutefois, il peut arriver que les symptômes qu'on regarde comme étant le plus propres à caractériser les écoulements vénériens se rencontrent chez des femmes qu'il n'est pas permis de soupçonner atteintes de cette maladie. Aujourd'hui, fort heureusement, on ne fait plus comme autrefois usage du mercure dans le traitement de la gonorrhée, de sorte que la méprise sur le caractère positif de la maladie présente beaucoup moins d'inconvénients, et que dans le doute les moyens qu'on aurait dirigés avec précaution contre l'affection vénérienne produiraient de bons effets, même chez les personnes dont l'écoulement ne serait pas d'une nature contagieuse.

La différence qui doit distinguer le traitement des écoulements chez la femme, en raison de leur nature, consiste, pour beaucoup de médecins, dans le seul usage des moyens locaux, lorsque la maladie n'est pas vénérienne, tandis que dans le cas contraire, on doit insister davantage sur les dérivatifs dirigés sur le tube digestif ou vers la peau. Il est bien vrai que dans l'état aigu de la phlogose génito-urinaire, les médicaments révulsifs produisent des effets plus remarquables et plus constants que dans les cas où la maladie a pris un caractère chronique. Mais je regarde comme dangereux l'opinion qui établirait que les écoulements chroniques auxquels la femme est sujette, peuvent, dans beaucoup de cas, et selon leur nature, n'exiger qu'un traitement local. Je pense au contraire qu'on ne doit jamais se dispenser de combiner l'usage des remèdes locaux avec les moyens généraux qui sont propres à modifier l'organisme.

Le mode de vitalité qui est propre aux organes sexuels de la femme, les dispose à la chronicité des maladies auxquelles ils sont sujets. La membrane génito-urinaire est chez la plupart dans un état habituel d'excitation qui en émousse la sensibilité et la rend moins impressionnable, de sorte que ces maladies aiguës ont rarement beaucoup d'intensité et qu'elles ont une grande tendance à passer à l'état chronique. L'exercice des fonctions génératrices, la facilité d'irriter, par des attouchements, une partie plus ou moins étendue de l'appareil sexuel, le retour périodique de l'évacuation menstruelle, l'impression directe des vicissitudes de l'atmosphère, sont les causes principales qui entretiennent chez la femme la disposition aux écoulements chroniques.

Les indications thérapeutiques que présente la gonorrhée chronique étant également applicables à la leucorrhée habituelle, je poserai les bases du traitement qui convient à ces deux maladies à la fin de l'article suivant.

§ IV.

Des Fleurs blanches ou de la Leucorrhée.

Il est d'autant plus nécessaire de traiter des fleurs blanches dans les livres consacrés à l'étude des maladies vénériennes, qu'il est souvent très-difficile de distinguer chez les femmes lorsque l'écoulement est dû à la contagion ou à une cause étrangère. Si, comme je l'ai dit plus haut, la méprise ne peut pas être aujourd'hui très-préjudiciable par suite du traitement presque identique qui convient dans les deux maladies, et dont le mercure doit être à jamais exclus, il est néanmoins de la plus grande importance de pouvoir fixer son opinion sur ce point dans le cas où la moralité et le bonheur des familles peuvent en dépendre.

Il est vrai qu'il est difficile de déterminer lorsqu'un écoulement est la suite d'une maladie communiquée. Il n'en est pas de même lorsqu'il s'agit de juger s'il n'est pas vénérien.

La connaissance des causes qui peuvent produire chez la femme un écoulement non vénérien est donc une chose digne du plus sérieux examen.

Afin de donner une idée plus précise de la maladie désignée communément sous le nom de fleurs blanches, je dois dire que cette dénomination a été adoptée par suite du mot fleurs, donné à l'évacuation périodique des femmes; au mot flueurs on a substitué celui de fleurs. On a aussi adopté le mot leucorrhée du mot *leucorrhea* des anciens, qui veut dire écoulement blanc. On dit d'une femme sujette à cette affection, qu'elle a une perte blanche; celle qui a eu des enfants croit ordinairement y voir du lait qui s'écoule par cette voie. Enfin, dans les derniers temps, les médecins, ne voyant dans toutes les espèces d'écoulements, quelle qu'en soit la cause, qu'un effet de l'irritation dont la surface muqueuse du vagin est le siége, ont adopté, comme terme générique, le mot vaginite, qui signifie inflammation vaginale, de même qu'on emploie le mot uréthrite pour caractériser l'inflammation de l'urèthre, de sorte que la finale *ite* ajoutée au nom de l'organe affecté signifie qu'il est enflammé.

Les causes des fleurs blanches sont si multipliées et les effets qu'elles entraînent sont si variés et si remarquables que l'étude de cette maladie mérite certainement beaucoup plus d'attention que ne semblent disposés à lui en accorder les médecins, qui prétendent ne voir dans cette affection qu'une irritation locale d'un caractère spécial et dont le traitement n'exige, selon eux, que des remèdes locaux. Cette opinion d'ailleurs s'accorde fort peu avec celle qui reconnaît au système sexuel de la femme une influence sympathique qui réagit sur tous les organes et en modifie sans cesse l'existence.

De toutes les maladies dont les femmes peuvent être affectées, il n'en est pas de plus fréquentes que les écoulements auxquels elles sont sujettes, surtout dans les grandes villes. Les alternations du chaud et du froid, la légèreté et la gêne des vêtements, l'abus des plaisirs, les affections tristes de l'âme, la maladie vénérienne dégénérée, les suites des couches laborieuses, la sécheresse habituelle de la peau, la disposition aux scrophules, les chaufferettes, etc., etc., sont les principales causes qui produisent les fleurs blanches. Lorsque cette affection est ancienne et que l'écoulement est abondant, elle donne lieu à des tiraillements de l'estomac, elle trouble les fonctions digestives, elle produit l'amaigrissement, la langueur et beaucoup d'autres accidents, ce qui a fait dire à Hoffmann qu'elle traînait à sa suite beaucoup d'autres maladies, *morbus aut morborum cohors*. Dès l'origine de la médecine, l'influence des fonctions utérines sur toute l'économie a été reconnue. On sait que Pythagore et Empédocle disaient que la matrice était un animal dans un antre, susceptible d'entrer en fureur et de causer des troubles dans toutes les fonctions animales. Il est incontestable en effet que les maladies des organes génitaux de la femme peuvent donner lieu à des phénomènes morbides de diverses natures, qu'on a souvent attribués aux aberrations du système nerveux ou à l'altération des humeurs, tandis qu'ils n'étaient que les effets d'une affection génitale de la femme. Les fleurs blanches sont ordinairement plus abondantes en hiver qu'en été, et dans les pays humides et marécageux, tels que l'Angleterre, la Hollande, la Belgique, etc.; elles augmentent quand l'atmosphère est chaude et humide; en un mot, comme les affections catarrhales, elles subissent l'influence de la température des saisons et des climats. Leur analogie avec ces dernières affections leur avait fait donner par Baillou le nom de rhume *rheumata.*

Des signes précurseurs annoncent ordinairement l'invasion des fleurs blanches, à moins qu'elles ne soient provoquées par une maladie concomitante. Les femmes éprouvent en général du malaise, de l'ennui, du dégoût pour les aliments, de l'insomnie, des rêves pénibles, des soupirs, des palpitations, des maux de tête, des tiraillements dans les aines, de la pesanteur dans les jambes, des bouffées de chaleur précédées de frissons : il leur survient aussi quelquefois, suivant la remarque de Pinel, des éruptions au visage, des dartres farineuses, des érysipèles, des furoncles, etc. Chez quelques femmes lymphatiques, le flux menstruel est remplacé par des fleurs blanches, ce qui les prédispose aux affections ulcéreuses de la matrice. Celles qui ont un écoulement abondant et habituel sont moins fécondes ; elles sont sujettes à faire des fausses couches, et leurs enfants qui viennent à terme sont ordinairement délicats, chétifs et peu viables.

La matière de l'écoulement peut acquérir des qualités différentes, en raison de l'intensité de la lésion organique, et devenir si âcre que, dans quelques cas, elle prend un caractère contagieux, circonstance sur laquelle se sont fondés quelques auteurs modernes pour nier l'existence du virus syphilitique.

Le flux utérin n'est pas toujours le résultat d'une affection locale primitive ; il peut naître du dérangement des fonctions organiques dont il est alors un effet consécutif ; ainsi, lorsque la maladie est primitive, elle peut réagir sur l'organisme et en troubler les fonctions ; et lorsque la constitution est altérée, elle peut donner lieu aux affections secondaires auxquelles chez la femme les organes sexuels sont assujettis. On voit par là combien il importe de se bien fixer sur les causes qui ont produit et qui entretiennent les fleurs blanches pour en diriger le traitement avec succès.

crains des suites funestes. » J'ai été souvent consulté pour de jeunes demoiselles sujettes à l'incontinence d'urine dont la masturbation était la cause.

« J'ai observé, dit Fabre dans son traité des maladies vénériennes, une cause d'écoulement dans les femmes, qui m'en a imposé quelquefois et me l'a fait prendre pour une véritable gonorrhée. On m'envoya chercher un jour pour une dame âgée de dix-huit ans, qui, après six mois de mariage, ressentait des douleurs dans le vagin avec un écoulement d'une matière fort abondante et verdâtre; elle était enceinte d'un mois et demi à deux mois de son premier enfant; je jugeai que l'écoulement était vénérien; le mari me dit cependant qu'à la vérité il avait eu une chaudepisse il y avait environ dix mois, mais qu'elle avait été traitée méthodiquement; que depuis huit mois qu'elle était guérie, il n'y avait rien reparu, et qu'il jouissait de la plus parfaite santé. Malgré cette assertion, sans vouloir approfondir le mystère qu'il pouvait y avoir dans le fait, je restai dans mon opinion, vu la matière de l'écoulement et les douleurs que la femme souffrait; en conséquence, je la fis saigner, et je lui ordonnai les bains. Cependant, loin que ces moyens apaisassent les accidents, ils les augmentèrent au contraire. Comme je n'avais jusqu'alors visité la malade que superficiellement et qu'elle me dit sentir une grosseur à la vulve, qui semblait vouloir sortir, je la fis coucher et *je sentis le col de la matrice descendu jusqu'au bord du vagin.* En questionnant cette dame sur ce qui pouvait avoir donné lieu, à son âge, à un pareil relâchement des ligaments de la matrice, elle me fit, par l'inquiétude que lui causait sa maladie, les confidences les plus secrètes : elle m'avoua que son mari l'excitait souvent au plaisir avec les doigts, et que le frottement qu'il exerçait dans cette opération était

quelquefois si fort que sa chemise en était tachée de sang.
Je vis alors que je m'étais trompé sur le caractère de la maladie, car je jugeai que la descente de la matrice dépendait
de la masturbation qui était capable de causer les douleurs
qu'elle ressentait et de produire l'écoulement. Je lui fis
donc cesser les bains ; je lui fis garder le lit; je lui recommandai surtout la sagesse, et je la rassurai sur la descente
de la matrice, en lui disant que lorsque l'enfant dont elle
était enceinte augmenterait de volume, le vagin remonte-
rait à sa place ; et pour lui inspirer encore plus de confiance
en ce que je lui disais, je fis appeler un accoucheur, qui,
après l'avoir touchée, confirma mon avis et lui donna la
même espérance.

» Dès-lors, je ne vis la malade que de loin en loin ; les
accidents s'apaisèrent par le repos, les douleurs diminuaient,
et l'écoulement devenait moins abondant et d'une meilleure
qualité, à mesure que la matrice remontait par le volume
qu'elle acquérait tous les jours. Je cessai de la voir alors
pendant un mois ou six semaines ; et, comme je la croyais
entièrement guérie, je fus surpris lorsque m'ayant fait
appeler, je vis que la douleur et l'écoulement étaient
revenus comme la première fois; je la touchai étant
couchée, je trouvai le vagin remonté à sa place, et je n'a-
perçus rien d'extraordinaire, sinon que le vagin était un
peu raboteux et très-sensible en certains endroits, comme
s'il y avait eu de petits chancres. La malade m'ayant assuré
qu'elle n'avait pas donné lieu à ce retour par la même cause
qui avait produit les premiers accidents, je revins à mon
premier sentiment; je crus que la maladie avait un caractère vénérien, et pour garantir l'enfant des atteintes du
virus, je proposai les frictions; elle accepta ma proposition ; le mari y consentit avec empressement, dans l'inten-

tion de subir à son tour le même traitement, parce qu'il était persuadé que si sa femme avait du mal, ce ne pouvait être que lui qui le lui avait communiqué. Je fis donc prendre à la malade quelques bains dont on ne retira pas beaucoup de fruits, et je fis commencer les frictions ; après la seconde, en se plaignant toujours des douleurs, elle me dit pour la première fois qu'elles étaient toujours plus vives lorsqu'elle s'accroupissait pour uriner ou pour aller à la selle, et qu'elle sentait alors, comme dans le commencement de sa maladie, une grosseur dans la partie qui semblait vouloir sortir. Je la fis mettre dans la même position pour la toucher, et je trouvai que la membrane interne du vagin était si relâchée qu'elle se présentait à la vulve comme un gros bourrelet plissé et très-sensible, qu'il fallait repousser pour introduire le doigt dans le vagin. Alors je changeai encore une fois d'opinion ; je ne regardai plus la maladie que comme dépendante d'une cause mécanique ; je cessai tous remèdes ; quelques injections astringentes et le repos suffirent pour guérir la malade qui accoucha à terme sans aucune difficulté. »

L'intérêt que présente cette observation résulte non-seulement des souffrances de l'écoulement produites par les attouchements réitérés et violents exercés par le mari de la malade, mais encore plus du relâchement de la matrice et du vagin, qui sont les principaux phénomènes de cette observation, et à l'égard desquels il importait de savoir si la descente de la matrice n'était pas l'effet de l'attraction de cet organe vers la partie inférieure du vagin, par suite de la contraction que devait y provoquer sans cesse les attouchements exercés sur cette partie ; j'incline pour l'affirmative et je me fonde particulièrement sur la disposition qui, chez les femmes les plus voluptueuses, appelle ordinairement l'utérus vers l'extrémité inférieure du vagin.

Les deux observations qui suivent et qui sont aussi de Fabre, confirment que la masturbation n'est pas moins dangereuse pour les femmes que pour les hommes, et que même, dans certains cas, elle peut avoir des suites plus graves chez les premières.

« Une jeune mariée, depuis cinq ans, n'avait point eu d'enfants; elle avait un écoulement fort abondant de matière verdâtre; elle avait beaucoup maigri, elle se plaignait continuellement d'un mal de tête insupportable, avec des maux d'estomac et de poitrine; ses cheveux qui étaient les plus beaux qu'on pût voir par leur longueur et la quantité, étaient presque tous tombés. Le mari m'avoua que dans sa jeunesse il avait eu diverses maladies vénériennes, mais que dès longtemps avant son mariage il jouissait de la meilleure santé. Malgré cette assertion, les symptômes vénériens me parurent si caractérisés chez cette femme, que je n'hésitai point de lui proposer de passer par les remèdes. Les malades qui sont livrés à des tourments continuels ne contestent pas dans ces occasions. Le traitement fut régulier, mais il ne produisit aucun effet salutaire. Enfin la malade, voyant l'inefficacité des remèdes, crut devoir m'avouer que depuis l'âge de quatorze à quinze ans, une femme de chambre l'avait mise dans le goût de se satisfaire elle-même; qu'elle s'y était livrée avec tant d'excès, que depuis son mariage l'approche de son mari lui avait toujours été indifférente, et qu'elle était quelquefois obligée de quitter la compagnie pour aller contenter sa passion. Je reconnus alors la véritable cause de la maladie, et je lui fis si bien sentir les conséquences dangereuses de son malheureux penchant, qu'elle me promit d'y renoncer. Elle me tint sans doute parole, puisque ces maux se dissipèrent insensiblement, et qu'elle recouvra tout l'éclat de sa beauté. »

« Une jeune personne, dit le même auteur (fille du monde, mais d'ailleurs très-réservée vis-à-vis des hommes), me consulta pour un écoulement d'assez mauvaise qualité qu'elle avait depuis quelque temps. Je savais que son amant, qu'elle voyait peu à la vérité, avait eu anciennement des accidents vénériens assez graves, et qu'il était encore d'une santé très-équivoque; comme cet écoulement était un peu ancien, que la malade avait des maux de tête, des douleurs dans les membres, dans le dos, des maux d'estomac fréquents, etc., je lui conseillai les frictions, et elle se détermina à suivre mon conseil. Un jour que nous parlions de sa maladie dans le temps qu'elle prenait les bains, je lui dis, en suivant le fil de la conversation, qu'il y avait des jeunes personnes qui avaient de pareils écoulements, sans avoir connu d'hommes. Je lui contai à ce sujet l'histoire d'une jeune demoiselle, très-sage d'ailleurs, mais qui avait contracté le goût de se satisfaire elle-même, et qui en abusa si fort qu'elle maigrit extrêmement et que son linge était continuellement taché d'une matière fort verte et très-abondante. La malade, là-dessus, m'interrompit et me dit en rougissant sans autre explication, qu'elle n'avait pas besoin de passer par les remèdes et qu'elle guérirait. »

Fabre regarde comme un signe certain de la masturbation le relâchement de la matrice, et surtout celui de la membrane interne du vagin. Il peut arriver néanmoins que l'infection vénérienne se rencontre avec cette disposition organique du vagin; mais comme dans l'un et l'autre cas il serait imprudent d'avoir recours au mercure, et que son usage accuserait aujourd'hui la plus grande ignorance, on n'a pas à craindre de se trouver dans la perplexité où Fabre s'est rencontré dans les observations précédentes.

Les accidents qui annonceraient un état inflammatoire aigu, quelle qu'en soit la cause, réclameraient l'usage des remèdes anti phlogistiques, sauf à ne les employer qu'avec beaucoup de réserve, si antérieurement il existait une affection chronique.

Les excès du coït peuvent aussi occasionner des écoulements chez l'un et l'autre sexe. Parmi les exemples nombreux que je pourrais citer, je me bornerai au suivant, et qui est rapporté par le docteur Doussin-Dubreuil : « Il y a quelques années, deux jeunes époux, dont le mari âgé de 25 ans et la femme de 19, après six semaines de mariage, pendant lesquelles ils s'étaient livrés sans modération à la volupté, se trouvèrent atteints l'un et l'autre d'un écoulement considérable et d'un caractère tout-à-fait inquiétant. Le ressentiment et la jalousie succédèrent à la plus tendre affection; ils accusaient respectivement leur conduite antérieure, d'après l'opinion où ils étaient que leur écoulement ne pouvait être que vénérien. Ils consultèrent un médecin, qui ne trouva rien de mieux que de les confirmer dans leur persuasion et les traita en conséquence. Cependant une voisine d'un certain âge était la confidente des chagrins des deux époux ; voyant que chacun d'eux, en particulier, soutenait avec l'expression de la vérité qu'il était irréprochable, elle crut devoir communiquer ses doutes à un autre praticien. Ce dernier, ou plus désintéressé ou plus sage que l'autre, après avoir vu les deux époux séparément, les rassura bientôt sur leur situation ; il leur fit prendre des bains et des boissons rafraîchissantes, et au bout de huit jours de régime et de repos, leur écoulement cessa et la bonne intelligence se rétablit entre eux comme auparavant. »

Dans des circonstances comme celle qui précède, combien le ministère du médecin ne devient-il pas sacré ? l'ignorance et la cupidité peuvent empoisonner l'existence des meilleurs ménages.

Lorsque l'un des époux fait à l'autre des reproches mérités, le médecin qui a le sentiment de ses devoirs doit au contraire affirmer qu'ils ne sont pas fondés, sauf à dire son avis et à donner ses soins en particulier et mystérieusement à celui qui se serait exposé à en avoir besoin.

Je regarde comme une chose très-prudente à observer par celui des époux à qui il arrive d'être atteint de la contagion vénérienne d'en faire toujours, autant que cela est possible, un mystère à l'autre. L'homme oublie et pardonne difficilement, même les soupçons qui l'offensent ; et la femme, lorsqu'elle sait que son mari a été affecté de cette maladie, s'imagine fort souvent que toutes les souffrances qu'elle éprouve, de même que celles de ses enfants, peuvent venir de lui.

Des femmes et même des jeunes filles sont sujettes à des écoulements qui sont dus à une habitude dartreuse ou scrophuleuse. En voici un exemple remarquable publié par M. Michel : « Mademoiselle R., âgée de onze ans, avait jusqu'alors joui d'une bonne santé ; elle promettait de se développer sous les plus belles formes ; elle avait un beau teint, lorsque tout à coup elle fut prise de lassitude et de malaise, ce qui l'obligea à garder le lit plusieurs jours. Une toux, bientôt suivie d'une expectoration abondante et facile, se manifesta en même temps ; elle se plaignait de mal à la gorge ; une ophthalmie se déclara, et un écoulement abondant survint aux organes sexuels presque simultanément. Nous vîmes alors, dans cette réaction générale du système muqueux, les indices du vice scrophuleux, et nous insistâmes sur la nécessité d'un régime dirigé et exactement suivi, en vue de préparer de longue main l'apparition facile des règles, dont nous fîmes envisager l'époque comme le terme présumable de la guérison de la jeune malade. Les amers, les bains de Barèges, l'usage de la flanelle sur la peau, l'habitation à la campagne, en un mot, l'ensemble des moyens que nous mîmes en usage, purent bien ralentir les progrès de la maladie, mais ils ne produisirent aucune amélioration bien marquée : la toux, l'ophthalmie, les fleurs blanches ne diminuèrent pas ; l'amaigrissement survint, on s'aperçut de l'élévation d'une épaule et de la déviation de la colonne vertébrale. Les douches dirigées sur la surface dorsale produisirent de bons effets. La malade ayant atteint sa treizième année, nous prescrivîmes l'application de quatre sangsues à la vulve, renouvelée chaque mois à la même époque, en vue de provoquer l'apparition du flux menstruel. Au bout de cinq ou six applications, l'écoulement périodique se régularisa naturellement. La malade avait été mise à l'usage de la décoction de saponaire avec le sirop balsamique de Tolu. L'ophthalmie et la toux se calmèrent peu à peu, mais l'écoulement utero-vaginal ne cessa que longtemps après... Nous invitons, dit le même auteur, les mères de famille à faire une attention sérieuse et à prendre toutes les mesures nécessaires à l'égard de leurs enfants, lorsqu'ils se mouchent et crachent beaucoup, qu'ils sont sujets à la diarrhée et aux maux d'yeux : ces dispositions sont les signes du vice scrophuleux, et souvent le prélude de la maladie de la colonne vertébrale, »

La matière de l'écoulement varie beaucoup chez les

femmes atteintes de fleurs blanches, de même que celle qui est le produit de la contagion vénérienne, et on ne saurait en tirer aucune induction positive sur la nature de la maladie, à moins qu'il ne s'agisse d'un écoulement produit par l'ulcération de la matrice qui, alors, est fréquemment sanguinolent et porte une odeur particulière qui ne permet pas au médecin de se méprendre sur son origine. J'ai vu des femmes dont l'écoulement était extrêmement abondant et parfaitement semblable à du blanc d'œuf. J'en ai vu d'autres dont la matière avait la consistance du pus et la blancheur du lait; dans ces derniers cas les malades se trouvent peu incommodées, en général, malgré l'abondance de l'écoulement.

Du Traitement des Fleurs blanches et de la Gonorrhée chronique des femmes.

Le traitement des fleurs blanches, je l'ai déjà dit, doit varier suivant leurs causes, leur nature et leur ancienneté. On doit éviter de les supprimer par des injections astringentes. Je crois même qu'on ne doit jamais se borner à un traitement simplement local, quelque bien dirigé qu'il puisse être. La suppression intempestive de cet écoulement peut occasionner l'asthme, l'enrouement, le catarrhe pulmonaire, la phthisie, le cancer de la matrice, des maladies cutanées, etc.

Lorsqu'un écoulement se manifeste chez les femmes, et que des symptômes inflammatoires l'accompagnent, qu'il soit l'effet de la contagion vénérienne ou de toute autre cause, il convient d'employer en premier lieu les anti-phlogistiques, c'est-à-dire les émissions sanguines, les bains, les injections mucilagineuses, la diète, le repos. Lorsque l'état chronique existe, le soupçon et la certitude d'une complication vénérienne n'imposent aucune indication particulière. Le traitement que je dirige contre les fleurs blanches idiopathiques et la gonorrhée chronique des femmes est tout-à-fait le même. Les moyens locaux doivent varier suivant la modification qu'on veut imprimer à l'état morbide. Les injections mucilagineuses, les sangsues, les bains de siége, sont dirigés avec succès contre la douleur locale et l'acuité de la maladie. Lorsque les souffrances sont assez vives pour produire de la fièvre, la saignée générale peut devenir utile. Les injections amilacées, détersives et légèrement toniques sont indiquées lorsque les accidents inflammatoires ont cessé. Quand la maladie a un caractère essentiellement chronique, on doit insister davantage sur les moyens révulsifs dirigés vers le tube digestif et principalement vers le système cutané ; les bains, les frictions sèches réitérées sur tout le corps, les boissons sudorifiques, les doux laxatifs conviennent dans cette circonstance, les injections faites alternativement avec la décoction des plantes narcotiques et les substances astringentes, telles que la décoction de quinquina, l'eau aluminée et autres analogues. Toutes les fois que l'écoulement est abondant, et que le malade est d'un tempérament délicat ou affaibli, le vin de quinquina, l'élixir de Garus, administrés à propos, conviennent parfaitement comme moyen de relever les forces générales.

Les secours de l'hygiène ne sauraient être négligés, l'exercice, d'agréables distractions, une nourriture saine et suffisante, sans être échauffante, l'habitation d'un appartement sain et bien aéré, les bains, les vêtements chauds et ne faisant éprouver aucune gêne, la flanelle sur la peau, sont des moyens propres à seconder l'efficacité de tous les modes de traitement qu'on peut administrer contre les fleurs blanches. J'insiste ici sur le danger des vêtements trop serrés, car je suis persuadé que beaucoup de maladies cutanées sont dues à l'usage des corsets dont les femmes font usage aujourd'hui, et que les fleurs blanches, dont beaucoup d'autres se plaignent, dépendent de la même cause.

Lorsque la maladie est le résultat de la diathèse dartreuse ou scrophuleuse, ou qu'elle se complique de l'une de ces deux affections, le traitement doit être modifié en conséquence. Dans le premier cas, on insistera davantage sur la révulsion dirigée vers la peau; et dans le second cas, ce sera sur le tube intestinal que devront être dirigés les révulsifs, à moins d'une contre-indication positive.

En résumé, les écoulements chroniques des femmes exigent toujours un traitement particulier, quand on a lieu de soupçonner qu'ils aient pour cause la contagion vénérienne; ils n'ont une grande tendance à se perpétuer qu'en raison de l'étendue de surface que présente la membrane genito-urinaire, ce qui rend indispensable l'usage des moyens locaux propres à modifier l'état organique de cette membrane; mais on ne doit attendre aucune guérison parfaite et exempte de toute suite fâcheuse que lorsqu'on corrige par des remèdes intérieurs sagement administrés l'habitude constitutionnelle qui dispose à cette maladie ou qui en est la cause directe.

Des effets secondaires de la Gonorrhée.

La gonorrhée peut donner lieu à des accidents morbides qui, indépendamment des symptômes locaux qui lui sont propres, se développent pendant la durée ou après, et qui, par conséquent, existent en même temps que cette affection, ou lui succèdent. Ces principaux symptômes ou phénomènes sont :

1o La tension et la rougeur du gland, et quelquefois la tuméfaction portée jusqu'à empêcher la liberté des mouvements du prépuce, et d'occasionner soit un phimosis, soit un paraphimosis. L'inflammation du prépuce et les accidents qu'elle entraîne peuvent aussi être la suite de l'irritation que produit sur cette partie la matière de l'écoulement urétral.

2o Les douleurs qui de la verge se propagent aux aines souvent occasionnent le gonflement des glandes lymphatiques de cette région, et s'exaltent quelquefois jusqu'à produire un état inflammatoire, capable de faire cesser tout à coup l'écoulement et de provoquer le développement et la suppuration rapide d'un bubon, de sorte que l'adénite vénérienne peut, dans certains cas, être produite par la gonorrhée ou la phlogose urétrale, bien que cet accident arrive beaucoup plus fréquemment à la suite de l'ulcération ou d'un chancre de la membrane muqueuse sexuelle. Lorsque l'inflammation glandulaire marche plus lentement, l'écoulement en suit ordinairement les progrès, c'est-à-dire qu'il diminue ou cesse à mesure que l'engorgement s'accroît, et qu'il reparaît lorsque la résolution en est le terme.

3° Il arrive chez quelques individus que les vaisseaux lymphatiques et la veine dorsale de la verge s'enflamment parfois, ce qui occasionne la rougeur et la tuméfaction de cet organe, et produit un état douloureux qui rend l'érection très-pénible.

Dans d'autres cas, l'inflammation s'étend de la membrane muqueuse urétrale aux tissus sous-jacents, dont la tuméfaction empêche le canal de l'urètre de se distendre dans la proportion du développement que prend la verge pendant l'érection, d'où résulte la courbure de cet organe, ce qui constitue la chaudepisse cordée.

4° La phlogose urétrale se propage assez souvent au cordon des vaisseaux spermatiques et à l'épididyme, et en produit le gonflement partiel ou total. Dans ce cas, le malade éprouve ordinairement un sentiment prononcé et fort incommode de lassitude dans la cuisse du côté malade. Un autre accident qui a lieu plus souvent encore est l'engorgement inflammatoire du testicule, phénomène connu sous le nom de chaudepisse tombée dans les bourses, et qui se distingue par la tension douloureuse et une vive sensibilité de l'organe affecté. Les écarts de régime, la marche forcée, l'équitation, l'exercice, les érections fréquentes, les bains froids, l'omission d'un suspensoir, ou la gêne qu'il produit lorsqu'il est trop étroit, sont les principales causes de cette affection. L'inflammation peut se borner à un testicule, passer de l'un à l'autre ou les atteindre tous les deux, ce qui est fort rare à la vérité.

Les souffrances, qui sont ordinairement très-vives, occasionnent une forte fièvre et réclament une médication antiphlogistique très-active. Dans les cas les plus ordinaires, cette maladie se termine par résolution du huitième au quinzième jour. J'indiquerai avec plus de détails le traitement qui lui convient, les symptômes qui la distinguent, et les suites qu'elle peut avoir, dans le paragraphe où je traiterai particulièrement de l'inflammation du testicule ou de l'orchite.

5° De toutes les parties qui constituent l'appareil génito-urinaire ou qui l'avoisinent, celles qui occupent l'intervalle qui sépare le scrotum de l'anus ou le raphé, il en est peu qui soient le siége de symptômes plus douloureux. Il survient quelquefois dans cette région des tumeurs d'un volume plus ou moins considérable et d'une nature phlegmoneuse qui causent de vives souffrances et qui, communément, sont accompagnées d'une dysurie plus ou moins intense. Il peut arriver aussi que l'inflammation s'étende à la prostate, ce qui est la plus grave complication que puisse présenter la plegmasie urétrale, ainsi que je l'établirai en traitant de l'inflammation de la prostate.

6° On a vu quelquefois tout l'appareil urinaire prendre part à l'inflammation vénérienne de l'urètre; mais il arrive souvent que l'irritation ne dépasse pas le col de la vessie. Dans ce dernier cas, le besoin d'uriner se fait sentir subitement, il s'annonce par une douleur vive et par la difficulté de retarder l'émission de l'urine. Lorsque l'inflammation du col de la vessie est plus intense, le besoin d'uriner devient plus fréquent ; l'urine ne coule que goutte à goutte et avec beaucoup de difficulté et de douleur. Enfin, il peut arriver que l'inflammation soit portée au point d'obstruer complétement le col de la vessie et de produire la rétention d'urine et tous les accidents qui peuvent la rendre mortelle.

7° Enfin, la phlogose vénérienne de l'urètre peut réagir aussi sur la plupart des organes et produire des douleurs

articulaires, des rhumatismes, des irritations gastro-intes
tinales, gutturales, pulmonaires, oculaires, etc., etc. Il importe de remarquer qu'il n'est ici question que d'affections
concomitantes, liées à l'état récent de la maladie, et qu'on
doit distinguer des affections qui sont la suite tardive des
symptômes vénériens réputés comme étant essentiellement
syphilitiques.

Je vais citer une observation qui est remarquable par la
complication des symptômes qui la caractérisent et qui se
sont développés en quelque sorte simultanément. Cette observation doit servir à démontrer que la contagion vénérienne, portée primitivement sur l'urètre, peut produire
des accidents généraux multipliés et concomitants; car,
dans cette circonstance, on ne saurait en accuser le mercure ni aucune erreur de traitement, le malade n'ayant été
soumis à aucun régime avant l'apparition de tous les
symptômes de sa maladie.

La personne dont je viens de parler est un jeunehomme
de vingt ans, d'un tempérament lymphatico-sanguin,
bien constitué, et n'ayant jamais eu d'affection vénérienne
avant le mois de mai dernier, où il fut affecté d'une gonorrhée qui coulait peu et le faisait beaucoup souffrir en
urinant. Au bout de huit jours, l'écoulement cessa tout-à-
fait; il survint en même temps un engorgement inflammatoire du testicule du côté droit et une affection cutanée
de la nature des éruptions psoriques; tout le corps en
était couvert, la tête exceptée; la peau était sèche et rugueuse; les boutons avaient l'aspect de ceux de la gale; il
en sortait, en les comprimant, une matière séreuse et
épaisse; ils occasionnaient une démangeaison extrêmement
vive et une chaleur cuisante après s'être frotté. L'engorgement du testicule, combattu par des cataplasmes et des

grands bains seulement, se dissipa au bout de huit jours, et
tout aussitôt un bubon se manifesta à l'aisselle du côté
droit, et faisait souffrir beaucoup le malade; c'est alors
qu'il vint me consulter, c'est-à-dire une vingtaine de jours
après la contagion vénérienne. Des cataplasmes appliqués
à l'aisselle, et les bains continués par intervalle, étaient
les seuls moyens qu'on eût mis en usage. A ma première
visite, le malade me sembla abattu; son teint était pâle,
quoique le pouls fût fébrile; l'appétit s'était conservé, et
l'éruption cutanée n'avait rien perdu de son intensité. Je
fis appliquer vingt sangsues sur l'adénite axillaire et continuer les cataplasmes; je prescrivis un bain chaque jour,
des lavements fréquents et la sobriété du régime; quelques
jours après, le malade se sentit mieux; les démangeaisons
avaient un peu diminué, quoique l'aspect de l'éruption
fût resté le même. L'amélioration allait en continuant,
lorsqu'une ophthalmie légère vint affecter les deux
yeux.

Aucun signe d'irritation gastro-intestinale ne s'étant présenté à mon examen, je mis le malade à l'usage d'un laxa-
tif qui produisait deux ou trois selles tous les deux jours,
et je lui recommandai de se frotter souvent tout le corps
avec une éponge imbibée d'eau de savon chaude. Ces derniers moyens, employés pendant quinze jours, amenèrent
progressivement la diminution de la maladie et sa guérison
complète.

Les phénomènes qui caractérisent cette observation me
paraissent dignes d'être remarqués. La gonorrhée avait
peu d'intensité, l'engorgement inflammatoire du testicule
eut lieu sans cause appréciable, le malade ayant eu la
précaution de porter un suspensoir; en même temps il
survint une éruption générale de la peau; l'orchite à peine

dissipée, une ophthalmie se déclara, et ces divers accidents, en se succédant, modifièrent à peine le caractère et la marche de l'éruption cutanée, dont la durée a été de plus d'un mois. On doit aussi remarquer, à l'égard du traitement, que l'affection cutanée n'a commencé à s'améliorer d'une manière sensible qu'à dater du moment où on a fait usage des lotions avec l'eau de savon chaude et des moyens propres à produire une déviation sur le tube intestinal.

J'ai examiné dans ce chapitre les divers genres de maladies dont les organes sexuels peuvent être affectés chez l'homme et chez la femine, quelle qu'en soit la cause. J'ai exposé les considérations principales qui, d'après mon expérience, se rattachent spécialement aux affections dépendant de la contagion vénérienne ; je dois présenter ici maintenant quelques réflexions sur les divers modes de terminaisons qui leur sont propres, et dont quelques-uns constituent un nouvel état morbide.

Les inflammations vénériennes de la membrane muqueuse des organes sexuels peuvent se terminer : 1° par résolution ; 2° par métastase et par délitescence, ou par déplacement ; 3° par suppuration ; 4° par dégénération chronique ; 5° par transformation organique ; 6° par le rétrécissement du canal de l'urètre.

La *résolution* est pour toutes les maladies inflammatoires la terminaison la plus favorable. Elle consiste dans le retour à l'état normal de la partie malade sans qu'il survienne de suppuration. Le temps qu'elle met à s'opérer est plus ou moins long, suivant le degré d'intensité de la maladie, selon la nature de l'organe affecté, et en raison de la constitution particulière du malade. La résolution des phlegmasies de la membrane muqueuse des organes sexuels s'opère toujours lentement; elle n'a lieu, en général, qu'après trois semaines ou un mois, quelquefois qu'au bout de six semaines, deux mois et plus; tandis que dans l'inflammation du testicule, elle se manifeste souvent dès le huitième jour, et elle en exige rarement plus de quinze. Cependant il arrive assez communément que, dans le dernier cas, la résolution reste incomplète, c'est-à-dire qu'après l'état aigu de l'inflammation, il reste quelquefois une sorte d'engorgement soit du testicule, soit de l'épididyme, lequel n'est douloureux que par la pression, et qui peut rester stationnaire des mois, des années, et même toute la vie, sans nuire à l'exercice des organes sexuels. Il importe beaucoup, néanmoins, que les individus chez lesquels il existe un engorgement du testicule évitent les occasions de contracter une nouvelle gonorrhée, parce qu'il pourrait arriver que le testicule, enflammé une seconde fois, subît une désorganisation cancéreuse.

La *métastase* ne doit pas être confondue avec la délitescence ni avec la sympathie, ainsi que le prétendent quelques médecins de la nouvelle école. La métastase est le déplacement de la maladie; elle a lieu, en général, pendant l'état aigu, c'est-à-dire qu'elle est le résultat d'une réaction fébrile, dans laquelle un nouvel organe se trouve irrité, et où s'établit un surcroît d'excitation vitale qui fait cesser l'action morbide de la partie primitivement affectée. En un mot, la métastase produit toujours une affection locale inflammatoire immédiate, et plus intense que n'était la première maladie. L'inflammation du testicule, l'ophthalmie, les maux de gorge, les excroissances qui viennent à l'anus, etc., et qui se manifestent tout à coup après la cessation spontanée de la gonorrhée, sont des effets métastatiques.

La délitescence est bien aussi un déplacement de la maladie, mais un déplacement qui s'opère sous l'influence de la faiblesse et ne produit jamais immédiatement une réaction inflammatoire complète; lorsque la gonorrhée cesse par délitescence, elle ne donne pas lieu subitement à une autre affection. En portant le siége de la maladie vers un autre organe, elle n'y produit pas d'abord d'accidents remarquables, mais elle en modifie insensiblement la vitalité, de manière à produire plus tard, dans des circonstances imprévues, tous les phénomènes consécutifs de la syphilis chronique, tels que l'inflammation du périoste, l'exostose, la goutte, le rhumatisme, les ulcères, la phthisie, les maladies cutanées, etc.; ce qui prouve, contre l'opinion généralement reçue, qu'une simple gonorrhée peut donner lieu à tous les symptômes de la syphilis.

La *sympathie* peut appeler à prendre part à la maladie tous les organes de l'économie, et en troubler les fonctions sans que l'affection morbide qui y donne lieu se déplace. Les lésions sympathiques ne sont que des phénomènes d'irradiation dont la partie malade est le point de départ.

La *suppuration* est le résultat de l'inflammation portée à un degré trop élevé pour que la résolution puisse s'opérer. Elle est, pour les membranes muqueuses en général, le produit d'une altération morbide qui en embrasse toute la texture, et qui donne lieu à la sécrétion du pus qui s'en exhale et se forme à leur surface.

Des médecins pensent que la matière de l'écoulement qui s'établit à la suite de la contagion vénérienne est du pus; d'autres, que c'est tout simplement un produit plus abondant de mucosité provenant de l'irritation des follicules mu-

queux. L'une et l'autre opinion me semble trop absolue.
Les écoulements qu'on observe dans la gonorrhée appelée
bénigne, qu'ils soient l'effet de la contagion ou d'une autre
cause qui aurait agi avec plus d'activité, peuvent n'être
dus qu'à une sécrétion plus abondante de la membrane muqueuse. A ce degré, la maladie se termine généralement en
peu de temps par le retour à l'état normal de la sensibilité folliculaire. Alors la métastase ni la délitescence ne sont
à craindre, et la cessation spontanée de l'écoulement est
toujours le terme d'une guérison radicale. Dans le cas,
au contraire, où la phlogose envahit le tissu tout entier
de la membrane muqueuse génito-urinaire, la matière de
l'écoulement présente le caractère du pus tel que peut le
produire l'inflammation de cette même membrane, c'est-
à-dire mélangé avec le produit de la sécrétion muqueuse.
Pour que la métastase et la délitescence de la gonorrhée
aient lieu, et que les effets secondaires qui peuvent en
résulter se manifestent, il semble que la phlogose doit être
développée à un degré où la résolution n'est plus possible.

Les tumeurs phlegmoneuses qui, par suite de la gonorrhée, se manifestent quelquefois dans le voisinage des
organes sexuels, et qui peuvent se terminer par la suppuration, réclament, comme toutes les maladies inflammatoires, l'usage des moyens propres à en obtenir la résolution;
mais l'inflammation de la prostate exige particulièrement
la plus grande surveillance, afin d'en empêcher la suppuration, qui est toujours un accident très-fâcheux. La saignée
générale, les sangsues au périnée, les bains, les cataplasmes, le repos, la diète la plus rigoureuse, doivent être
mis en usage dès qu'on reconnaît l'état inflammatoire de
cette glande.

La *gangrène* termine rarement la phlogose urétrale et les accidents secondaires qui peuvent en résulter. On cite un seul exemple d'un homme mort à la suite d'une rétention d'urine, chez lequel on trouva une substance qui remplissait le canal de l'urètre et qui parut être produite par le sphacèle de la membrane muqueuse.

La gangrène peut néanmoins se manifester quelquefois aux organes sexuels, principalement à la verge ; mais alors c'est moins à la gonorrhée que cet accident est dû qu'aux autres circonstances qui peuvent y donner lieu, ce qui m'a engagé à ne pas ranger la gangrène parmi les modes de terminaison ordinaires de l'urétrite vénérienne.

Le passage à l'état chronique de la gonorrhée a lieu toutes les fois que la phlogose, qui la constitue, ne se termine pas complétement, et qu'après le deuxième mois, qui est le terme le plus reculé des maladies aiguës, il s'établit un nouveau mode d'affection dont la guérison est alors plus ou moins longue et difficile.

En raison de leurs fonctions et de leurs nombreuses surfaces, les membranes muqueuses sont le siége d'une infinité de maladies, et leur disposition à passer à l'état chronique est une chose bien remarquable. Plus de la moitié des affections lentes et rebelles sont des maladies du système muqueux.

La disposition de la gonorrhée à passer à l'état chronique peut dépendre de l'application intempestive ou trop réitérée des sangsues, et d'une médication trop débilitante, relativement à la constitution du sujet. Lorsque l'inflammation ne cesse pas entièrement ou qu'elle vient à se reproduire et à se prolonger, un nouveau mode de sensibilité organique s'établit, d'où il résulte une sécrétion anormale de la membrane muqueuse, sécrétion qui, elle-même, devient une cause secondaire d'irritation propre à perpétuer la maladie et à lui donner un caractère local qui ne permet d'en obtenir la guérison qu'en corrigeant l'habitude maladive de la sensibilité organique de la partie affectée. Indépendamment de la disposition locale qui est propre à entretenir les écoulements chroniques, il faut aussi tenir compte de la constitution générale des individus lorsqu'elle en est la cause principale ou qu'elle contribue à les entretenir.

On doit toujours se proposer de changer le mode de vitalité de la membrane muqueuse génito-urinaire, et de modifier le tempérament, toutes les fois que la maladie lui doit son origine ou qu'il l'entretient. On voit, d'après ce raisonnement, combien le traitement de la gonorrhée chronique doit différer de celui que réclame la même maladie lorsqu'elle est aiguë et récente, ainsi que le démontre d'ailleurs l'expérience. Ces considérations ne demandent pas moins d'égard lorsqu'il s'agit des fleurs blanches et de la gonorrhée chronique des femmes qui, chez elles, se confondent sous tant de rapports, qu'il est souvent impossible d'en distinguer la nature spéciale, et que, comme je l'ai déjà dit, le même traitement leur est applicable.

L'état chronique de la membrane muqueuse peut se présenter sous plusieurs formes. Dans les circonstances que je viens d'indiquer, il n'existe qu'une altération de fonctions, d'où résulte une sécrétion plus abondante de mucosités, ce qui produit un flux ordinairement peu abondant et peu douloureux, mais auquel les excès du coït, des boissons spiritueuses, de l'exercice, etc., peuvent redonner tous les caractères de la gonorrhée virulente,

La membrane muqueuse de l'urètre est susceptible d'un mode d'altération chronique qui peut exister sans écoulement, mais auquel le moindre excès peut donner lieu ; ce qui explique la nature de ces gonorrhées qui, chez certains individus, disparaissent et reviennent sans cesse. D'autres fois, un écoulement s'établit et se perpétue sans interruption pendant des années et même toute la vie, sans être accompagné de chaleur en urinant, ni de douleur pendant l'érection. Dans ces cas, la matière de l'écoulement est puriforme, claire et limpide, et la quantité en est moindre que lorsque la gonorrhée est aiguë.

On a donné à cette espèce de flux les noms de gonorrhée bénigne, gonorrhée froide, suintement habituel, et celui de gonorrhée intermittente lorsqu'elle cesse et se reproduit alternativement.

Le rétrécissement du canal de l'urètre est dû à une autre forme d'altération chronique. Il peut exister sans écoulement, c'est-à-dire sans que les fonctions de la membrane muqueuse de l'urètre soient modifiées d'une manière appréciable, bien que cette membrane soit altérée dans sa texture. Elle devient quelquefois fongueuse, ou elle s'épaissit avec induration ; d'autres fois c'est le tissu cellulaire sous-jacent qui est dans un état d'induration, ce qui produit aussi le rétrécissement sans que la muqueuse urétrale soit malade. Ces divers états morbides peuvent se manifester sur une ou sur plusieurs parties de l'urètre. L'ulcération, qui est un accident assez rare, peut de même donner lieu au rétrécissement de ce canal. Le spasme le produit aussi quelquefois, et de manière, dans certains cas, à ne permettre que difficilement ou à rendre même impossible l'introduction de la plus petite sonde. L'émission de l'urine, souvent difficile, est par moment impossible, ou le filet en est extrêmement mince.

Les accidents qui dépendent du spasme ont une marche plus irrégulière que ceux qui résultent d'un autre mode d'affection de la muqueuse urétrale, et les anomalies qu'ils présentent sont moins subordonnées aux causes accidendentelles et aux écarts de régime que les rétrécissements qui sont dus à l'irritation ou à une altération de texture de la membrane muqueuse. Le spasme urétral ne s'oppose parfois que faiblement à l'émission de l'urine, et les malades n'en sont que peu incommodés. Le rétrécissement du canal de l'urètre s'opère toujours lentement et sans que les malades soupçonnent d'en être menacés. Lorsqu'à la suite de quelque excès l'écoulement se reproduit, ce qui indique que le rétrécissement est en voie de se développer, ils s'imaginent, ou qu'ils sont atteints d'une nouvelle gonorrhée, ou qu'ils ont été mal guéris de la première. Cet état doit être pour le malade le motif d'une grande réserve et d'une vive sollicitude, et pour le médecin le sujet d'une attention particulière.

A mesure que le rétrécissement se développe, l'urine sort avec moins de facilité, l'émission s'en fait plus lentement par un jet inégal, bifurqué, latéral ou tournoyant. Selon la remarque de M. Lallemand, lorsqu'il existe plusieurs rétrécissements, l'urine ne sort que par un petit filet, ou elle tombe perpendiculairement et goutte à goutte aux pieds du malade. La diminution de plus en plus marquée du filet de l'urine, le besoin plus souvent réitéré de la rendre, les efforts que le malade fait pour y parvenir, et l'impossibilité de vider la vessie en une seule fois, sont des signes qui indiquent les progrès, mais non le dernier degré de la maladie ; car la difficulté d'uriner peut devenir encore plus grande avec le temps et faire craindre une rétention d'urine complète.

La méthode de Ducamp, qui consiste à cautériser la partie de l'urètre où existent les rétrécissements, combinée avec celle de M. Perrève, qui a pour objet la dilatation de l'urètre, sont les moyens qui conviennent le mieux pour y remédier. La manière d'y procéder appartenant à la chirurgie des voies urinaires, il serait déplacé d'en parler ici.

L'incontinence d'urine est un des accidents les plus ordinaires du rétrécissement du canal de l'urètre. Plus la difficulté d'uriner s'accroît, plus le col de la vessie perd la faculté de résister à l'expulsion de l'urine, et il arrive un moment où ce liquide n'étant plus retenu que par l'obstacle qui forme le rétrécissement, il s'écoule goutte à goutte et involontairement à mesure qu'il tombe dans la vessie. L'incontinence ne se manifeste jamais que lorsque le rétrécissement est arrivé au point d'oblitérer tout-à-fait le canal. La rétention d'urine, au contraire, est due beaucoup moins souvent au rétrécissement de l'urètre qu'aux diverses causes qui peuvent exalter l'inflammation urétrale, ce qui la rend susceptible de se déclarer à toutes les époques de la maladie, et avant que le rétrécissement ait fait de grands progrès.

La rétention d'urine est toujours une maladie extrêmement grave, en raison de l'inflammation de la vessie, qui en est la suite inévitable et qui se manifeste d'autant plus promptement que cet organe est déjà dans un état d'irritation habituelle, ce qui doit porter les malades à employer tous les moyens qui peuvent s'opposer au développement de cet accident, et à réclamer, dès qu'ils en sont menacés, les secours d'un médecin instruit.

Les maladies de la prostate diffèrent selon le degré
d'inflammation dont elle a été le siége. L'inflammation
aiguë de cette glande peut en amener la suppuration et
quelquefois la destruction plus ou moins complète. Dans
ce cas les urines sont toujours purulentes ; il arrive plus
généralement que la prostate subit l'impression d'une irritation moins active dont les effets marchent lentement et
qui, au lieu de produire la suppuration , en détermine la
tuméfaction et l'engorgement chronique. Cet état morbide
est en général si longtemps à se développer, que son origine
peut remonter à l'époque de la jeunesse, bien qu'il n'ait
été observé qu'à un certain âge; aussi les jeunes gens n'y
sont que rarement exposés , tandis que c'est une affection
qu'on rencontre fréquemment chez les vieillards. L'induration de la protaste présente une tumeur plus dure et plus
facile à juger par le toucher que dans l'état aigu. La douleur est à peine sentie , le malade est sans fièvre, et les
envies d'uriner sont beaucoup moins fréquentes. Cette affection fait éprouver à la marge de l'anus le sentiment d'un
poids incommode qui provoque sans cesse, et sans en avoir
besoin, le désir d'aller à la garde-robe. L'urine est alors filante, glaireuse , et adhère fortement au fond du vase.

L'engorgement de la prostate modifie la sécrétion du
sperme et devient un obstacle à l'éjaculation. Dans l'acte
vénérien, la semence passe dans la vessie, ou bien elle reste
momentanément derrière le rétrécissement et ne sort que
quand l'érection a cessé, ce qui est une cause d'impuissance. Chez les malades atteints de cette affection , la tension de la verge est toujours plus ou moins douloureuse, et
souvent ils rendent du sang par cette voie. Dans quelques
circonstances où la maladie est portée au plus haut degré,
il peut s'établir des fistules urinaires, qui alors sont fort

dangereuses ; la vessie, les uretères, les reins peuvent prendre part aux accidents qui sont la suite des altérations de la prostate ; mais tout ce qui se rattache aux maladies des voies urinaires appartenant plus spécialement aux ouvrages qui traitent de cette matière, je ne juge pas à propos d'en parler ici.

CHAPITRE IX.

Des parties du système muqueux qui s'affectent plus spécialement à la suite de la Phlogose vénérienne des organes sexuels.

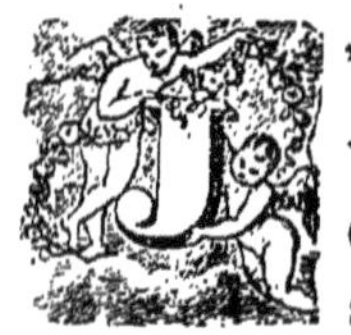

'ai eu déjà occasion de dire, dans cet ouvrage, que certaines parties du système muqueux étaient plus sujettes que d'autres à s'enflammer immédiatement ou d'une manière consécutive lorsque la membrane des organes génitaux était phlogosée.

La muqueuse de l'œil, celle de l'oreille, de la bouche, de la gorge, des bronches, sont les plus sujettes à ressentir les effets de la contagion vénérienne. Je traiterai dans ce chapitre de leurs maladies ainsi que de celles du rectum.

La phlogose de la membrane muqueuse de l'œil, ou l'ophthalmie, peut dépendre du contact immédiat de la matière qui s'écoule des organes sexuels, soit que cela arrive aux enfants, pendant l'acouchement, lorsque la mère est infectée ; soit que cela ait lieu par suite du frottement des paupières après avoir touché des parties affectées. Ce mode de contagion est regardé par divers auteurs comme n'étant pas rare. Toutefois, on admet que l'ophthalmie vénérienne est due plus communément à la suppression subite de la gonorrhée, et que c'est par métastase ou déplacement qu'elle s'opère ; cependant il peut arriver que la phlegmasie oculaire se manifeste sans que la gonorrhée se modère, mais il est permis alors de présumer qu'elle est le résultat de la contagion directe, produite par le contact de la matière puisée à l'organe malade; dans tous les cas, l'une des deux affections ne tarde pas à s'affaiblir à mesure que l'autre prend de l'intensité (1). Quoique certains auteurs enseignent que tous les genres de phlogose de la membrane muqueuse des parties génitales peuvent, en cessant tout à coup, occasionner l'ophthalmie, je crois fermement que, lorsque l'inflammation urétrale est due à la contagion vénérienne et que la maladie a pris un caractère virulent, la phlegmasie de l'œil, qui en est la suite, a généralement plus d'intensité, et que, la matière qu'elle fournit ayant plus d'analogie avec

(1) Il est généralement reçu qu'une maladie grave fait ordinairement cesser celle qui l'est moins. J'ai connu un homme qui était sujet à une ophthalmie chronique entretenue par l'habitude des boissons spiritueuses, et qui disparaissait complétement pendant les accès d'une fièvre quarte, et dont il fut entièrement guéri au bout de trois mois que dura la fièvre.

L'ophthalmie qui est l'effet de la masturbation démontre l'aptitude de la conjonctive à s'enflammer à la suite de toute irritation de la membrane muqueuse des organes sexuels. J'ai été consulté, il y a quelques années, par un jeune homme habitué à se masturber avec excès, et qui avait une ophthalmie chronique caractérisée par la chute des cils, l'érosion et la rougeur très-vive des paupières. Sa physionomie portait tout à la fois l'expression de la honte et de la crainte, et sa contenance habituelle avait quelque chose de celle d'un homme inquiet. Ce fut pour une dysurie que je fus demandé; le malade éprouvait sans cesse le besoin d'uriner, sans pouvoir le satisfaire, et il sentait une pesanteur sur le fondement. Ayant soupçonné qu'il se masturbait, je lui dis que ses souffrances pouvaient dépendre de cette habitude; il n'en convenait pas, mais lui ayant annoncé que j'allais le sonder, ce qui l'effraya, il me répondit que c'était inutile, que j'avais deviné la cause de sa maladie. Des sangsues, des bains et la résolution du malade à se corriger firent progressivement cesser la dysurie.

l'écoulement gonorrhéique, cette affection doit être plus douloureuse, plus difficile à guérir et d'une nature essentiellement contagieuse.

L'ophthalmie vénérienne se développe souvent avec beaucoup d'intensité et une marche très-rapide. Elle peut entraîner promptement la perte de l'œil, ce qui impose au malade et au médecin tout l'empressement qu'on peut mettre à en arrêter les progrès. Swediaur et Chaussier affirment que l'ophthalmie vénérienne est contagieuse. Le dernier de ces auteurs, qui a recueilli plusieurs observations à l'appui de cette opinion, parle d'un malade chez lequel une ophthalmie se déclara à la suite d'une blennorrhagie supprimée, et dont la matière verdâtre qui s'écoulait de la conjonctive avait un caractère contagieux de nature à produire chez une personne saine une ophthalmie semblable. Lorsque la phlegmasie vénérienne de l'œil affecte une marche chronique, ses symptômes sont moins graves que dans l'état aigu, mais elle est généralement plus rebelle que lorsqu'elle est due à une autre cause. Elle laisse souvent à sa suite un gonflement partiel ou total du bord des paupières, et quelquefois des taches sur la cornée. Les dérivatifs et les révulsifs sont plus efficaces pour en obtenir la guérison que les applications locales, qui ne sont que d'une utilité secondaire.

La phlogose de l'oreille ou l'otite peut avoir lieu par la suppression d'une gonorrhée ou être l'effet d'une contagion plus directe produite par des baisers qui auraient affecté la bouche, d'où elle se serait communiquée à l'oreille interne par la trompe d'Eustache. L'inflammation vénérienne de l'oreille se fixe plus ordinairement sur les parties internes de cet organe que sur les parties externes; la sécrétion, plus abondante de mucosité, remplit alors la caisse du tympan, déchire cette membrane et s'écoule extérieurement par l'oreille, ou bien elle reflue dans les cellules de l'apophyse mastoïde dont elle produit la carie. Il peut arriver aussi que la maladie affecte une marche chronique, et que les diverses parties de l'oreille s'ulcèrent ou se carient, et que la surdité se manifeste.

Cette maladie est rarement observée à l'état aigu, et dans tous les cas, elle est extrêmement douloureuse. Je ne l'ai observée qu'une seule fois à la suite de la suppression d'une gonorrhée. Elle se manifesta par des douleurs qui mettaient le malade au désespoir et qui ne se calmèrent que par la déchirure de la membrane du tympan, qui eut lieu au bout de vingt-quatre heures des plus vives souffrances, et qui donna issue à une matière épaisse, jaune et d'une odeur très-infecte. Des injections avec du lait chaud, des bains, de légers laxatifs et un vésicatoire derrière l'oreille dissipèrent tous les accidents en peu de temps, mais je crus devoir en continuer l'usage pendant un mois. Je pense que les maladies de l'oreille exigent beaucoup d'attention lorsqu'elles se manifestent à l'état aigu, afin de ne laisser aucune disposition au développement d'une affection chronique qui finit ordinairement par amener la surdité.

La phlogose de la membrane muqueuse du nez peut dépendre de la suppression d'une gonorrhée. Bell parle d'un malade chez lequel, à la suite de l'engorgement du testicule, il survint un écoulement abondant par le nez, dont la matière était semblable à celle qui primitivement s'écoulait par l'urètre. Il est possible aussi que la phlogose nasale soit l'effet du contact immédiat de la matière contagieuse portée d'une manière quelconque sur la membrane pituitaire et provenant d'un écoulement des organes sexuels ou de la sécrétion nasale directement.

En passant à l'état chronique, l'inflammation de la membrane muqueuse du nez modifie sa texture de manière à en produire l'engorgement ou un état fongueux qui prédispose à la fistule lacrymale, aux excroissances polypeuses et aux ulcérations. Ce dernier mode d'affection peut à son tour produire la carie des os palatins, des os propres du nez et de ceux qui forment les anfractuosités olfactives. J'ai connu un ancien militaire qui, ayant une maladie syphilitique, s'en croyait guéri depuis longtemps, lorsque en plusieurs fois il rendit, en se mouchant, tous les os composant les cornets de Morgagny, sans qu'il s'ensuivît aucun accident remarquable. La mauvaise odeur de l'haleine peut aussi accompagner la phlegmasie chronique de la membrane nasale ; néanmoins, je pense avec M. Jourdan que l'odeur dont les malades se plaignent eux-mêmes n'est que rarement sensible pour les assistants, et qu'elle paraît dépendre d'une perversion de la faculté olfactive, résultant elle-même d'une modification que l'irritation chronique a fait naître dans la texture de la membrane nasale.

La phlogose de la membrane qui tapisse l'intérieur de la bouche peut être produite par le contact immédiat de la matière contagieuse puisée aux parties génitales ou sur le sein des personnes malades. Cette affection passe rarement à l'état chronique ; et lorsqu'elle est aiguë, elle ne s'élève jamais à une grande intensité, ce qui provient vraisemblablement des modifications apportées à la phlogose de cet organe par la présence continuelle de la salive qui en humecte toutes les parties. Cette phlegmasie se fixe plus ordinairement à la partie postérieure de la bouche, surtout lorsqu'elle est l'effet d'une métastase syphilitique ; elle affecte alors le voile du palais, la luette, les amygdales, et constitue l'angine vénérienne ; dans ce cas, elle peut dégénérer en affection chronique, rendre la déglutition plus difficile et causer des souffrances qui deviennent plus vives vers le soir.

M. Portal enseignait dans ses cours, à propos des maux de gorge, que lorsque ce genre d'affection avait résisté aux traitements les plus rationnels, on parvenait souvent à les guérir en faisant subir aux malades un traitement anti-vénérien. Je crois, comme ce grand praticien, qu'il existe des maux de gorge qui ont leur origine syphilitique; mais je suis persuadé que plus souvent encore ils sont le résultat d'un traitement mercuriel. Aucun médecin n'ignore que le mercure, même à petites doses, enflamme souvent la bouche et qu'il produit ordinairement des ulcères à la gorge. J'ai été consulté maintes fois par des malades affectés d'aphonie et de phthisie laryngée qui, à mon avis, n'avaient pas d'autre cause.

Les maux de gorge qui sont la suite de l'infection vénérienne exigent toujours une grande surveillance et des soins convenablement dirigés, afin d'en obtenir la guérison complète et de mettre par là les malades à l'abri des accidents ultérieurs qui peuvent en résulter. Les saignées locales et les dérivatifs dirigés à propos sur le tube digestif sont les moyens dont j'ai obtenu le plus de succès dans ce genre d'affection.

La phlogose de la membrane muqueuse pulmonaire peut être produite par les diverses causes susceptibles de déterminer la phlogose des parties situées dans l'arrière-bouche, et dont elle peut être la suite plus ou moins éloignée. Après des maux de gorge jugés vénériens, et qui avaient cessé spontanément, j'ai vu survenir plusieurs fois une toux qui était ordinairement accompagnée d'une expectoration facile et abondante, mais difficile à guérir par l'usage des adoucissants et des pectoraux ordinaires. Ce genre de phlogose est très-susceptible de passer à l'état chronique. L'irritation peut d'abord se fixer sur les bronches et envahir progressivement toute la surface muqueuse de l'appareil respiratoire, et constituer le catarrhe bronchique et pulmonaire. Par sa durée et ses retours à l'état aigu, ou bien encore en raison de la prédisposition des individus, ce genre de catarrhe peut se terminer par la suppuration du poumon et donner lieu à la phthisie vénérienne. La sympathie qui existe entre les poumons et les organes génitaux est démontrée par une infinité d'observations, soit dans l'état de santé, soit dans l'état de maladie. Il est très-ordinaire de voir les individus qui ont l'habitude de se masturber être sujets aux affections catarrhales, à l'oppression, à des douleurs entre les épaules. On sait que les poitrinaires sont généralement portés aux plaisirs de l'amour. La phlogose de la membrane muqueuse génitale peut réagir par voie d'affection concomitante ou par métastase sur la muqueuse pulmonaire, et principalement sur sa partie gutturale. Je crois devoir faire remarquer ici que cette disposition n'appartient pas exclusivement à la muqueuse des organes génitaux, et qu'elle est aussi commune à la membrane muqueuse du rectum, comme s'il existait une sympathie plus étroite entre les extrémités ou les issues extérieures du système muqueux. On sait qu'il n'est pas rare de voir des personnes qui, étant sujettes à un catarrhe pulmonaire habituel, sont exposées à avoir une fistule à l'anus, et que, dans cette circonstance, la maladie est toujours fort grave. J'ai donné des soins à un malade chez lequel le rectum est devenu cancéreux à la suite d'un catarrhe pulmonaire qui durait depuis dix ans.

La phlogose de la membrane muqueuse du rectum peut

être due au vice honteux qu'on appelle péderastie, et affecter
l'un et l'autre sexe. On l'observe quelquefois avec tous les
accidents de la phlegmasie aiguë la plus intense; mais il
arrive plus ordinairement qu'elle passe à l'état chronique,
par degrés et sans avoir offert les signes d'une inflammation bien caractérisée.

Lorsqu'elle est aiguë, elle se manifeste ordinairement
par la tuméfaction et la rougeur des parties. Le sphincter
de l'anus est principalement enflammé, l'expulsion des
selles devient très-douloureuse, et davantage encore lorsque les matières ont de la consistance. Le malade ressent
au fondement une chaleur brûlante et un sentiment de
pesanteur pénible. Cet état est généralement accompagné
d'une extrême lassitude et de vives douleurs dans la région
lombaire. Quand la maladie s'élève au plus haut degré
possible, le tissu cellulaire qui entoure le rectum peut
s'enflammer et donner lieu à des fistules toujours graves
et plus ou moins profondes. L'inflammation peut s'étendre
à la vessie chez les deux sexes, et à l'utérus chez la femme,
et produire le catarrhe vésical, la strangurie, la dysurie,
la leucorrhée, la métrite, et tous les accidents qui peuvent
leur être subordonnés.

J'ai donné des soins il y a peu de temps à une personne
qui avait un écoulement par l'anus, ayant une cause vénérienne, et qui tachait son linge de la même manière que
l'aurait fait un écoulement blennorrhagique abondant. Le
malade ne souffrait que lorsqu'il allait à la garde-robe quoique sa maladie eût une cause récente. Une partie assez considérable de mucosités entourait ordinairement le premier
fragment de l'évacuation fécale. Le malade, effrayé de sa
position, réclama mes avis et s'y conforma avec une grande
exactitude. Je prescrivis quinze sangsues à l'anus, un bain

tous les soirs avant de se coucher, avec recommandation de se faire frictionner tout le corps avec de la flanelle, un demi-lavement deux fois par jour avec une forte décoction de laitue, la sobriété du régime alimentaire, et pour toute boisson médicamenteuse de l'eau d'orge coupée avec du lait et une cuillerée de sirop de Tolu par tasse. Ces moyens suffirent pour guérir le malade radicalement en moins d'un mois.

Quand la maladie existe à l'état chronique, elle s'annonce par une série de symptômes qui ont été bien décrits par M. Jourdan, à qui j'emprunte les signes suivants : « Quand la phlegmasie est chronique, elle ne s'annonce guère que par un sentiment habituel de cuisson qui ne paraît même quelquefois qu'à des intervalles plus ou moins éloignés, à moins d'un redoublement accidentel d'irritation; mais le malade éprouve un suintement habituel qui tache son linge, ou bien il rend, lorsqu'il veut aller à la garde-robe ou lâcher un vent, des flocons de mucosité semblables à du blanc d'œuf, à du frais de grenouille. Cet écoulement est en général le seul symptôme qui excite d'abord des plaintes et de l'impatience; mais avec le temps il en survient d'autres bien plus graves. Continuellement irritée, la membrane muqueuse du rectum finit par se désorganiser, et il s'y forme de distance en distance des coarctations ou rétrécissements circulaires au nombre quelquefois de deux ou trois, et davantage, qui s'étendent jusqu'à huit et même dix pouces dans l'intestin. Dans le contour de ces rétrécissements, dont le doigt fait aisément reconnaître la présence, on remarque des plis rayonnants et durs, parmi lesquels quelques-uns sont assez saillants pour constituer de véritables tumeurs distinctes qui inclinent la cavité intestinale, de telle sorte que la succession de ces tumeurs donne lieu à des déviations alternatives du rectum. en sens divers et quelquefois contraires. La situation du malade est alors déplorable. Les matières fécales, retenues au-dessus de la coarctation supérieure, irritent constamment la membrane muqueuse, ce qui produit un suintement puriforme, toujours abondant, quelquefois énorme. Le besoin d'aller à la selle est continuel, il nécessite des efforts violents, et les matières fécales ne sortent que réduites à un petit calibre qui diminue chaque jour ; l'excrétion finit même par devenir impossible. Le malade se trouve alors dans une situation analogue à celle d'un homme atteint de rétrécissement de l'urètre. Incapable de toute autre pensée, il n'est occupé que de son état. Une sorte d'instinct le porte à faire un fréquent usage de lavements qui ne pénètrent et ne sortent qu'avec peine, et qui ne débarrassent l'intestin que d'une manière fort incomplète. Cependant l'eau de ces injections, mêlée à la matière du suintement, délaie les excréments et les entraîne peu à peu au dehors, ce qui entoure le malade d'une atmosphère horriblement fétide. Le front et toute la face se couvrent de gros boutons rouges, qui dégénèrent en pustules entourées d'une large auréole rouge ou brune, et qui se multiplient dans la même proportion que l'infirmité s'accroît. L'appétit se perd ainsi que le sommeil, et l'embonpoint disparaît. Assez généralement la fièvre s'allume de temps en temps ; il survient des coliques, le ventre se ballonne, et le malade succombe à une péritonite ou à une inflammation des voies alimentaires ; heureux encore de cette funeste complication qui le garantit des horreurs de la dégénérescence cancéreuse du rectum à laquelle l'affection conduit infailliblement lorsque la mort ne vient pas l'empêcher de s'établir. »

Parmi tous les accidents que je viens de décrire, il n'en

est pas un seul qui ne puisse dépendre des hémorrhoïdes,
qui ne s'observe même fréquemment dans cette cruelle affection, et il n'y a que la connaissance des mœurs du malade qui permette d'attribuer les désordres à une origine
vénérienne, les symptômes étant absolument les mêmes dans
l'un et l'autre cas.

J'ai jugé à propos de rapporter l'opinion de M. Jourdan
sur la gravité des accidents qui peuvent accompagner la
phlegmasie chronique du rectum, en vue d'abord de préserver et de corriger du vice honteux qui peut y donner
lieu ceux qui, n'étant pas médecins, auraient occasion de
lire cet ouvrage, et d'inviter les personnes sujettes aux hémorrhoïdes à prendre toutes les précautions qui peuvent
empêcher les résultats fâcheux qui en seraient la suite faute
de soins ; mais je crois devoir dire aussi, pour rassurer les
hémorrhoïdaires, que le rétrécissement même unique du
rectum n'est pas une maladie qui s'établit fréquemment à
la suite des hémorrhoïdes, et que l'écoulement du rectum ,
qui est l'effet de la pédérastie, entraîne des accidents généralement plus graves et plus fréquents que ceux qui viennent à la suite des hémorrhoïdes, ce qui peut raisonnablement s'expliquer par le mode différent d'irritation résultant du frottement du pénis et de l'éjection séminale plus
ou moins fréquemment réitérés sur une partie qui n'est
pas destinée à cet usage.

CHAPITRE X.

Du Chancre ou de la Maladie vénérienne caractérisée par l'ulcération primitive des Membranes muqueuses.

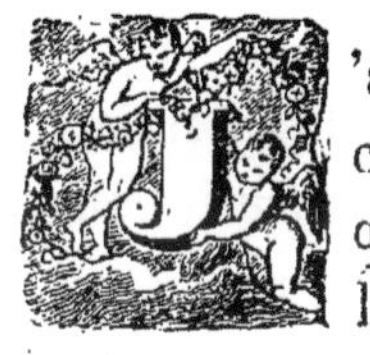

'ai dit dans le chapitre précédent que l'ulcération peut affecter les membranes muqueuses à la suite de l'inflammation qui leur est propre, et que ce mode d'affection est plus généralement observé dans la période de chronicité que dans l'état aigu de la maladie.

Je vais maintenant traiter du chancre primitif, c'est-à-dire de l'ulcération qui se manifeste comme premier symptôme de la contagion vénérienne. J'emploierai, ainsi que les meilleurs auteurs de ce temps, les mots ulcère et ulcération comme synonymes de chancre; et lorsque j'aurai à caractériser l'état douloureux, progressif et qui brûle, ronge ou détruit les parties organiques, je joindrai, aux dénominations ci-dessus, le mot rongeant comme adjectif.

L'ulcère vénérien peut se développer sur toutes les parties du système muqueux susceptibles de recevoir l'impression directe ou le contact de la matière contagieuse; il se développe ordinairement du deuxième au sixième jour après la contagion; il peut aussi se manifester au bout de quelques heures, et dans certains cas, à la vérité fort rares, après un mois et plus.

L'ulcération vénérienne commence par un point très-limité de la surface muqueuse, et ce point me paraît être une de ses papilles secrétoires ; c'est, en effet, par une petite élévation boutonneuse ou une sorte de papule qui, lorsqu'elle a atteint la grosseur d'une tête d'épingle, fait éprouver un léger prurit, se déchire et donne issue à un peu de matière roussâtre et limpide. Alors le bouton s'affaisse, l'érosion fait des progrès, l'ulcère s'élargit et se creuse, ses bords acquièrent de la dureté. Ces accidents, joints à la nature grisâtre, visqueuse et peu abondante de la matière qui résulte de cette espèce de suppuration, sont les signes les plus ordinaires du chancre vénérien. Pendant les premiers jours du développement de cette affection le prurit continue, le malade ressent peu de douleurs, mais ensuite une chaleur plus ou moins brûlante se fait sentir et cause parfois une douleur extrêmement vive, de même qu'il peut arriver que l'ulcère, arrivé à un certain degré, reste stationnaire et soit indolent.

L'ulcération vénérienne peut se présenter sous un aspect morbide qui diffère de celui dont je viens de parler, c'est l'excoriation. Ce mode d'affection, au lieu d'agir sur un point de surface le plus limité et de produire une érosion qui s'étend en profondeur, se manifeste toujours sur une partie beaucoup plus étendue, et ne fait de progrès qu'à la superficie. La manière dont se forme l'excoriation n'est pas la même que celle qui détermine le chancre ; elle paraît avoir lieu lorsque préalablement la membrane muqueuse se trouve ramollie ou qu'elle est dénudée de la pellicule épidermoïque qui la recouvre habituellement ; l'excoriation est quelquefois douloureuse ; mais elle se guérit généralement avec beaucoup de facilité, souvent même spontanément. Les soins de propreté et les lotions mucilagineuses suffisent ordinairement,

Les ulcères auxquels on a donné le nom de chancres bénins sont d'autant plus difficiles à guérir, que leur surface est terne, leurs bords durs, et qu'aucune douleur ne les accompagne. On doit se proposer, dans ces cas, de les exciter de manière à rubéfier leur surface et à favoriser le développement des bourgeons charnus qui précèdent toujours une bonne cicatrisation ; mais s'il existe des ulcères peu douloureux et qui puissent sans danger rester stationnaires plus ou moins longtemps, il en est d'autres, auxquels on a donné le nom dè malins, rongeants, phagedéniques ou serpigineux, qui sont extrêmement douloureux, marchent avec rapidité et dont il est souvent difficile d'arrêter les progrès. L'érosion s'en fait plus généralement en largeur qu'en profondeur ; cependant elle peut avoir lieu dans les deux sens ; elle s'opère circulairement ou bien elle agit latéralement et dans une direction inégale, de manière à permettre la cicatrisation d'une partie de l'ulcère à mesure que la maladie s'étend d'un autre côté. D'autres fois l'ulcération agit en profondeur, corrode les parties voisines, arrive jusqu'aux os et en produit la carie. La douleur qui l'accompagne est vive, brûlante et continuelle ; les bords de l'ulcère sont alors durs ou saignants, à surface terne, livide ou à lambeaux décollés. L'ulcération prend aussi quelquefois un caractère gangréneux, la tendance à cette transformation se manifeste par un engorgement accompagné de rougeur et de chaleur, et qui se projette sans limite déterminée sur les parties voisines ; circonstance qui, dans une infinité de cas, contre-indique les opérations chirurgicales qu'on pourrait sans cela tenter pour sauver les malades et qui rend surtout impraticable l'amputation partielle ou totale de la verge lorsqu'elle est le siége de ce genre d'ulcères. J'aurai occasion d'ajouter plus loin quelques détails sur la nature et le caractère spécial de chaque espèce d'ulcère, et d'indiquer les modifications que peut exiger leur traitement respectif.

Les parties du système muqueux susceptibles d'être le plus communément affectées d'ulcérations vénériennes, et dont je parlerai dans l'ordre suivant, sont : 1° le prépuce et le filet ; 2° le gland ; 3° l'urètre; 4° la membrane génito-urinaire de la femme ; 5° le mamelon et son auréole ; 6° la muqueuse nasale ; 7° la muqueuse buccale ; 8° la conjonctive ou la muqueuse de l'œil; 9° le conduit auditif externe; 10° enfin, la muqueuse du rectum.

ARTICLE PREMIER.

L'*ulcération du prépuce* en affecte plus ordinairement la surface interne. La peau qui le recouvre peut aussi en être atteinte ; mais je ne parlerai dans ce chapitre que de l'ulcération de la surface muqueuse du prépuce ; celle qui en affecte la partie tégumenteuse devant être examinée dans le chapitre suivant, consacré à l'examen des ulcères vénériens primitifs qui affectent le système cutané.

Toutes les parties de la surface interne du prépuce peuvent être des ulcères vénériens ; mais on les observe plus ordinairement au pourtour de son ouverture et sur le filet, parties qui, en raison de leur disposition, sont plus exposées que les autres à la contagion, principalement chez les individus dont le gland est habituellement recouvert. L'ulcération prend, dans ce cas, une forme allongée et parallèle aux rides qui bordent l'entrée du prépuce, bien que les chancres de cette partie puissent présenter aussi la forme ordinaire à ceux qui se développent sur d'autres points. Les chancres du prépuce sont d'autant plus douloureux que le tiraillement en est provoqué par les érections ou par les tentatives que l'on fait pour découvrir le gland.

Les ulcères du prépuce occasionnent fréquemment l'engorgement des glandes de l'aine et produisent les bubons.

Les causes susceptibles d'augmenter l'irritation des chancres, en général, peuvent les aggraver et leur donner un cacactère phagédénique ou rongeant. La marche, l'équitation, le frottement exercé par les vêtements, le coït, sont, à l'égard des chancres du prépuce, les causes principales, qui jointes, dans certains cas, à une prédisposition particulière, peuvent en déterminer la malignité.

L'ulcère, qui est devenu rongeant, agit quelquefois avec une grande rapidité, fait des ravages en profondeur, en largeur ; en serpentant, il envahit, il détruit tous les téguments de la verge, et s'étend parfois jusqu'au pubis et au scrotum. Quand les chancres sont accompagnés d'accidents inflammatoires qui affectent les parties voisines et en déterminent la gangrène, ou bien, lorsque la dégénération gangréneuse est l'effet d'une disposition asthénique particulière au malade, il arrive assez ordinairement que les escarrhes qui en résultent se détachent facilement, et que la cicatrice ne se fait pas longtemps attendre après leur chute, à moins que la plaie ne présente des aspérités qui en retardent la guérison. De sorte que les accidents qui appartiennent à la gangrène sont généralement moins dangereux, dans cette circonstance, que ceux qui sont l'effet de l'action destructive et rongeante qui distingue les ulcères phagédéniques ou serpigineux.

Lorsque le prépuce recouvre entièrement le gland, et

surtout si l'ouverture en est étroite, il peut arriver que la phlogose qui accompagne le chancre s'oppose aux mouvements de cet organe et constitue l'état morbide appelé *phimosis*. Il est alors souvent nécessaire d'avoir recours à l'opération chirurgicale qui est propre à faire cesser cette nouvelle affection, pour éviter les progrès de l'ulcération et les adhérences que le prépuce pourrait contracter avec le gland.

Le prépuce, ramené avec effort derrière le gland, agit comme une ligature qui en détermine la rougeur, la douleur, le gonflement et quelquefois la gangrène. Les brides circulaires formées par le prépuce s'infiltrent, se crevassent, et il en résulte souvent des plaies qui se convertissent en ulcères rongeants ou gangréneux. En raison des accidents qui peuvent arriver par le retrait du prépuce derrière le gland, ce qui constitue le *paraphimosis*, on doit se proposer de faire cesser cet état le plus tôt possible. Essayer de ramener le prépuce sur le gland en affaissant et allongeant cette partie par de légères compressions ; appliquer des sangsues et des cataplasmes émollients en vue de diminuer l'intumescence inflammatoire, et, lorsque cela ne suffit pas, recourir à l'incision des brides formées par le prépuce, tels sont les moyens indiqués.

Les dangers qui peuvent résulter des ulcères vénériens et du paraphimosis, quelle qu'en soit la cause, sont toujours un motif pour les malades de réclamer les soins d'un médecin le plus tôt possible.

ARTICLE II.

Les *ulcérations du gland* sont moins fréquentes que celles du prépuce, et lorsqu'elles s'y développent, c'est principalement à la couronne ou à la base de cet organe, ou bien à l'orifice du méat urinaire qu'elles se fixent. On peut aussi les observer sur le corps du gland ; mais alors, c'est sous forme d'excoriation qu'elles se manifestent le plus communément ; dans ce cas, le gland peut être excorié et dépouillé de son épiderme dans toute sa surface sans qu'il en résulte d'accidents graves ; la guérison en est facile, et souvent même elle a lieu d'une manière spontanée, ce qui a fait regarder ce genre d'affection comme n'étant pas dû au même principe contagieux que celui qui détermine les chancres ordinaires.

Si les choses se passent sans accidents dans les simples excoriations du gland, il n'en est pas de même lorsque l'ulcère pénètre dans son épaisseur. Les chancres du gland présentent ordinairement une surface rouge, granulée et inégale, et leurs bords mous étant découpés d'une manière irrégulière, leur guérison en est rendue moins prompte et moins facile. Quand l'irritation s'affaiblit, l'ulcère cesse d'être rouge, sa surface se couvre d'une couche visqueuse, terne et grisâtre, il devient moins douloureux et peut rester longtemps stationnaire ; circonstance que je regarde comme étant propre à favoriser l'infection générale et à produire ultérieurement les accidents consécutifs de la syphilis, même après la guérison de l'ulcère, si on ne l'a obtenue que par des remèdes locaux.

Lorsque les ulcères du gland prennent un caractère phagédénique, leurs progrès sont ordinairement très-rapides; en peu de jours le gland, et même la verge tout entière, peuvent être détruits.

J'ai donné des soins à un malade dont le gland, frappé de gangrène, paraissait menacé d'une destruction complète et me faisait redouter les progrès de la maladie et la perte du malade. La partie de la verge que la gangrène n'avait pas atteinte était tuméfiée, rouge et très-douloureuse, ce qui me fit regarder la dégénérescence gangréneuse comme le résultat de l'excès de l'inflammation. L'intumescence de la verge avait un caractère carcinomateux qui me semblait contre-indiquer l'application des sangsues, à cause de l'effet de leur piqûre; je saignai le malade, je saupoudrai avec du quinquina les parties de l'ulcère voisines des escarrhes, et j'enveloppai la verge avec des compresses trempées dans une solution de deux gros d'extrait gommeux d'opium pour un demi-litre d'eau. La douleur fut bientôt calmée; la tuméfaction diminua promptement; les escarrhes tombèrent dès le second jour, et quoiqu'il ne restât qu'un fragment du gland disposé en bec de flûte et long de trois à quatre lignes, la plaie fut entièrement cicatrisée en moins de quinze jours.

J'ai eu l'occasion d'employer l'opium avec beaucoup de succès dans plusieurs cas analogues; mais je dois dire que j'en suspendais l'usage dès que j'avais obtenu une amélioration sensible. Après l'avoir employé, j'avais recours aux compresses trempées dans l'eau végéto-minérale ou aux cataplasmes émollients, selon les circonstances.

Les ulcères du gland ne sont pas toujours dus à une cause vénérienne. J'ai dit, en traitant de la balanite, qu'ils peuvent dépendre de la malpropreté. Les efforts réitérés pour introduire la verge dans un vagin trop étroit, et toute autre cause susceptible de produire le déchirement de cet organe peuvent y donner lieu, c'est-à-dire que toute plaie du gland, quelle qu'en soit la cause, peut prendre la forme d'un chancre. Mais, s'ensuit-il que la maladie soit identique, bien qu'elle dépende de la contagion vénérienne ou qu'elle soit due à une cause différente? Je ne le pense pas.

A quels signes alors peut-on distinguer l'ulcère vénérien de celui qui ne l'est pas? Bell pense que les ulcères qui se guérissent spécialement et en peu de temps ne sont pas vénériens, et que ceux qui présentent ce caractère tendent sans cesse à faire des progrès. Hunter dit positivement que le chancre vénérien n'a aucune disposition à se guérir de lui-même. J'incline à cette opinion contre l'avis de quelques auteurs contemporains. En vue de faciliter la solution de cette question, je vais citer une observation de M. Michu qui, selon ce médecin, tend à prouver que dans certains cas les ulcères vénériens peuvent disparaître sans traitement.

Chancre et phimosis chronique. — Guérison spontanée. —« Un jeune homme de vingt-un ans ayant le prépuce allongé, avec facilité de découvrir le gland, eut un chancre dans le voisinage du méat urinaire après s'être livré au coït avec une femme suspecte. La maladie commença par un petit point saillant, de la grosseur d'une tête d'épingle, faisant éprouver un léger prurit. Deux jours après le petit bulbe se déchira en laissant apercevoir un lambeau de pellicule à son sommet, ensuite il s'affaissa. Le malade, ayant négligé toute espèce de traitement, peu de jours après, l'ouverture du prépuce se tuméfia en laissant éprouver une démangeaison assez vive. Un phimosis complet résulta de cette disposition. Le malade ressentait une sorte de tension et de pesanteur incommode vers les parties affectées. Les érections étaient accompagnées d'une douleur vive à la partie postérieure de la verge, ce qui l'obligeait à la tenir baissée dans ces moments-là. Cet état durait depuis trois mois, lorsque le malade éprouva un prurit très-importun au bout de la verge, ce qui le provoqua à se masturber. Par suite des mouvements déterminés par cet acte, le gland fut mis entièrement à découvert, et à la surprise agréable du malade qui en avait craint la destruction plus ou moins complète, la partie occupée par le chancre se trouva entièrement cicatrisée. L'étendue qu'il avait acquise avait embrassé le pourtour du méat urinaire, et il n'avait laissé de trace qu'une légère excavation ayant tout au plus trois lignes de diamètre.

Le malade s'est marié, a eu des enfants très-sains, et lui-même n'a jamais eu d'affection consécutive qu'on puisse imputer au vice vénérien, à moins qu'on ne regarde comme tel un engorgement chronique du cordon des vaisseaux spermatiques du côté droit, survenu plus de six mois après, et une dartre, devenue habituelle, fixée à la partie supérieure et interne de la cuisse droite.

Réflexions. — Le gonflement survenu au prépuce peu de jours après l'apparition du chancre dont le gland fut affecté a été vraisemblablement occasionné par des ulcérations analogues communiquées au prépuce. D'après les aveux du malade, il faut admettre que l'ulcère était essentiellement vénérien, et cependant sa guérison a eu lieu spontanément, ce qui infirmerait l'opinion des médecins qui pensent que les chancres vénériens ne se guérissent jamais seuls. Mais la guérison, survenue de cette manière, peut-elle être regardée comme radicale et exempte de toute affection consécutive? Le doute peut être permis sur ce point; mais j'avoue que l'engorgement du cordon spermatique et la dartre survenue à la cuisse me paraissent devoir être attribués à l'infection vénérienne, et je crois que toute guérison d'ulcères vénériens, spontanée ou obtenue par des moyens simplement locaux, peut être suivie tôt ou tard des maladies provenant des modifications que l'organisme est susceptible de recevoir de la contagion syphilitique.

ARTICLE III.

Des ulcérations de l'urètre.

On a cru longtemps que la matière de l'écoulement qui a lieu dans les gonorrhées était le résultat de l'ulcération d'une partie plus ou moins étendue du canal de l'urètre; on sait aujourd'hui qu'elle est le produit de la phlogose de la membrane muqueuse urétrale. Néanmoins des ulcères peuvent affecter cette même membrane; mais ils sont rarement primitifs, et lorsqu'ils se développent sous cet aspect et qu'ils sont vénériens, il est probable qu'ils se manifestent seulement à l'entrée du canal de l'urètre. Si les ulcères primitifs dus à la contagion vénérienne sont rares, il n'en est pas de même de ceux qui dépendent d'une autre cause. Ils peuvent être le résultat de l'inflammation chronique de la muqueuse urétrale, quelquefois aussi ils dépendent de petits phlegmons qui se forment sous cette membrane et qui s'ouvrent à l'intérieur du canal, et plus souvent encore ils résultent des blessures faites par des sondes introduites dans l'urètre.

Les signes principaux auxquels on reconnaît les ulcères de l'urètre sont l'écoulement de mucosités purulentes mêlées de sang, la douleur plus ou moins vive que les malades éprouvent en urinant, pendant l'éjaculation du sperme, par la pression exercée sur le point ulcéré et par l'introduction des sondes ou des bougies. Toutefois, on ne doit pas perdre de vue que ces divers accidents, excepté la nature de l'écoulement, peuvent exister comme signes d'un de ces points d'irritation qui succèdent quelquefois à la guérison des gonorrhées, et qui deviennent souvent une cause des rétrécissements de l'urètre.

La cicatrisation des ulcères de l'urètre peut donner lieu à des brides qui se développent en sens divers, c'est-à-dire d'une manière circulaire, transversale, oblique, longitudi-nale, et produisent des rétrécissements à cloisons plus ou moins inégales et qui diffèrent essentiellement de ceux qui proviennent de l'épaississement de la membrane muqueuse, où le diamètre du canal est ordinairement rétréci d'une manière égale et uniforme.

ARTICLE IV.

Des ulcérations de la membrane génito-urinaire chez la femme.

Tous les points de la surface de la membrane muqueuse des organes sexuels de la femme peuvent être le siége des ulcérations ; mais elles se manifestent de préférence à l'entrée du vagin ou vers l'orifice de la matrice ; il semble que la sensibilité plus vive de ces parties les prédispose au développement de l'irritation produite, soit par la contagion vénérienne, soit par les excès du coït ou toute autre cause. Les ulcères du vagin sont moins douloureux et moins graves en général que ceux qui affectent la membrane génito-urinaire de l'homme. Toutefois, ceux qui ont leur siége à la fourchette sont ordinairement difficiles à guérir et causent beaucoup de douleurs par suite de l'irritation que la marche y produit, et de la compression qu'ils éprouvent lorsque la malade est assise. Il arrive assez ordinairement que l'entrée du vagin se trouve rétrécie par l'engorgement des grandes et des petites lèvres. On voit quelquefois aussi une tumeur se développer sur une des parties de l'entrée vaginale, et principalement sur l'une des grandes lèvres ; cette tumeur, qui abcède promptement si on n'y remédie pas à temps, a lieu ordinairement à la suite d'un ulcère qui affecte la même partie. Dans cet état, la femme ne peut se livrer au coït sans de vives souffrances, et l'émission de l'urine devient douloureuse par son contact avec les surfaces ulcérées.

Les ulcérations vaginales prennent quelquefois un caractère phagédénique et serpigineux, et produisent des accidents souvent très-graves. Des ulcères fistuleux, suivis d'un épanchement de l'urine dans le vagin, ou la perforation du rectum, donnant lieu au passage des matières stercorales dans le canal vaginal, sont des accidents qui peuvent arriver et dont la gravité impose au malade et au médecin tous les soins qui, pris à l'avance, peuvent en empêcher le développement.

La matière des écoulements qui ont lieu chez les femmes, soit qu'elle provienne de l'inflammation de la membrane muqueuse ou de la suppuration fournie par les ulcères qui peuvent exister à sa surface, vient ordinairement s'accumuler à la partie postérieure du vagin, d'où elle se répand autour de l'anus et sur les parties environnantes, où elle devient le principe des pustules, des ulcères, des rhagades et des autres espèces de végétations; principalement chez les femmes qui n'ont pas une grande propreté.

Les ulcères de la membrane muqueuse vaginale ne dépendent pas toujours de la contagion vénérienne ni des excès du coït. L'introduction d'un corps étranger, la masturbation, la malpropreté, le retour d'âge, peuvent y donner lieu. Quelquefois on les voit disparaître à la suite de lotions simplement mucilagineuses ou même spontanément. L'observation que je vais citer en est un exemple.

Une jeune personne de treize ans, assez développée pour son âge, élève dans un pensionnat bien tenu, vint chez ses parents pour y recevoir les soins que nécessitait une indisposition qui durait depuis quelques jours. Ayant été prié de la visiter, je la trouvai abattue, ayant de la fièvre, le visage un peu coloré et se plaignant d'un mal de gorge sans gêne de la déglutition. Il me sembla que cette maladie était le prélude de la première évacuation menstruelle, et je prescrivis un régime en conséquence. Le lendemain son état n'était pas amélioré. Ce jour-là, la mère de la jeune malade me parla d'une douleur que sa fille éprouvait à la vulve. L'ayant visitée, je découvris deux chancres à la partie intérieure et moyenne des grandes lèvres, parallèles l'un à l'autre et d'une grandeur inégale; l'un était de la largeur d'une pièce de cinquante centimes, et l'autre un peu moins large.

L'aspect des chancres et le mal de gorge me firent concevoir des soupçons qu'il m'était pénible d'avouer ; mais je crus ne pas devoir hésiter à les exprimer, en faisant observer néanmoins que je pouvais fort bien me tromper (ce que je ne croyais aucunement), et que, pour ne pas rester dans le doute, il me paraissait utile de faire une consultation. Mon avis fut adopté, et M. le professeur Marjolin fut demandé. Après avoir examiné la malade, ses soupçons justifièrent les miens ; cependant nous nous bornâmes à prescrire un régime délayant et des lotions avec l'eau de guimauve, sauf à adopter un autre système de médication si la maladie l'exigeait. Au bout de cinq à six jours tous les accidents furent dissipés.

Réflexions. Les parents de la jeune malade m'affirmèrent qu'ils n'avaient jamais eu de maladie vénérienne, et la malade, elle-même, questionnée de mille manières, par sa mère et par moi, afin d'obtenir quelques aveux, n'en fit aucun. Cependant, je crois devoir dire que la vulve paraissait avoir éprouvé de fréquents attouchements dont je ne saurais indiquer la nature, mais cet organe avait une teinte livide qui n'existe jamais dans l'état naturel, chez les jeunes personnes de son âge, ce qui autorise le soupçon que je viens de manifester.

L'inégalité des ulcères et leur parallélisme ne peut guère s'expliquer, selon moi, que par la faculté acquise au premier de reproduire le second par un simple contact. J'ai dit que les chancres étaient disparus, s'étaient dissipés par suite de l'usage de lotions mucilagineuses seulement, et c'est à dessein que je n'ai pas dit qu'ils avaient été guéris, la guérison emportant l'idée d'une maladie qui, une fois disparue, ne doit avoir aucune suite. Le développement ultérieur de cette jeune personne s'est manifesté par un tempérament délicat et un état de santé habituellement faible. La colonne vertébrale s'est déviée, et, depuis, elle a toujours été d'une mauvaise constitution. Je n'entends pas affirmer que tous ces accidents dépendent du virus vénérien ; mais s'il s'était agi de ma fille, je n'aurais pas été rassuré sur sa santé, après la disparition aussi facile des ulcères, et j'avoue que je l'aurais soumise au régime qui m'eût paru le plus propre à détruire en elle la cause qui avait produit la maladie, et qui, selon moi, n'était pas toute locale.

S'il y a des médecins qui prétendent que, dans une telle circonstance, les ulcères ayant disparu, il n'y a plus rien à faire, je regrette bien de ne pas être aussi facile à tranquilliser. Quel régime fallait-il donc adopter? Je réponds, d'abord, qu'il ne m'est pas démontré que la maladie n'avait pas une cause vénérienne, et, en fût-il autrement, qu'il était permis de regarder les ulcères survenus dans ce cas comme l'effet d'une disposition générale du système muqueux ; et, dans une circonstance, comme dans l'autre, j'aurais conseillé l'usage des bains et des frictions sèches sur tout le corps ; j'aurais prescrit une tisane de saponaire ou de houblon avec un sirop dépuratif, à prendre dans la tisane, par cuillerée à café, trois fois par jour. J'aurais conseillé l'usage de ces moyens, convenablement dirigés, pendant plusieurs mois, sauf à me renfermer ensuite dans les seules prescriptions de l'hygiène.

Je dois dire ici que je cessai d'être consulté pour la malade qui est le sujet de cette observation, et qu'on me fit un grave reproche d'avoir soupçonné qu'elle pût être atteinte d'une affection vénérienne. Je cite ce fait pour que les jeunes médecins qui liraient cet ouvrage y trouvent le sujet d'une réserve mieux réfléchie dans leur intérêt. En pareil cas, je pense qu'on doit traiter la maladie dans l'opinion qu'on peut s'en former, sans faire part de ses doutes, surtout lorsqu'il s'agit d'une jeune demoiselle.

ARTICLE V.

Des Ulcérations du mamelon et de l'auréole mammaire.

Le mamelon et son auréole peuvent être le siége d'ulcérations vénériennes communiquées par l'allaitement. J'en ai cité un exemple page 50. La succion seule peut déterminer ce genre d'affection et l'allaitement devenir très-douloureux et même impossible si la nourrice insiste trop longtemps à donner le sein à son enfant, le mamelon étant ulcéré. Les femmes qui ont le mamelon développé, et dont la base se trouve amincie et comme pédiculée par l'habitude de la succion, finissent ordinairement par avoir des ulcérations qui s'étendent de la base du mamelon à son auréole. J'ai vu des nourrices dont le bout du sein était à moitié détaché de sa base ; il n'est pas rare de voir des phlegmons survenir dans le voisinage du mamelon, envahir quelquefois tout le sein et donner lieu à des abcès douloureux et plus ou moins difficiles à guérir, si on ne parvient pas à en empêcher la suppuration. Il peut aussi survenir sur le corps du mamelon des gerçures qui sont très-douloureuses et qui peuvent s'aggraver par l'allaitement. M. Jourdan pense que les ulcérations du sein qui ne seraient pas vénériennes peuvent donner lieu, au bout d'un certain temps, à des pustules qui se développent sur divers points du système cutané. Cette opinion me paraît avoir besoin d'être confirmée par de nouvelles observations; mais, fût-elle incontestable, elle établirait que certaines ulcérations vénériennes ou non peuvent, lorsqu'elles ont duré quelque temps, déterminer des accidents généraux et réclamer une médication spéciale. En effet, si de tels résultats peuvent être la suite d'ulcérations provenant de la succion d'un enfant sain, n'est-il pas vraisemblable que celles qui sont dues à un principe contagieux doivent avoir plus de disposition à réagir sur l'économie animale et produire des phénomènes généraux plus intenses, plus variés, et dont le traitement exige des modifications particulières? Il faut donc reconnaître pour vraie la maxime qui établit que tous les symptômes vénériens peuvent, dans la plupart des cas, modifier l'organisme et le prédisposer à des affections générales d'une nature spéciale et dont les moyens curatifs doivent varier en raison du caractère de la maladie et des tissus affectés.

ARTICLE VI.

De l'Ulcération de la membrane muqueuse, nasale ou pituitaire.

L'inflammation chronique de la muqueuse nasale peut occasionner l'ulcération de cette membrane; mais il arrive souvent aussi qu'elle est ulcérée par suite, soit de la névrose, soit de la périostose des os qui composent l'appareil olfactif, ce qui a lieu principalement dans les cas d'infection syphilitique; les ulcères des fosses nasales fournissent ordinairement du pus ou une matière claire, roussâtre, ichoreuse, plus ou moins sanguinolente, et quelquefois aussi épaisse et d'une couleur verdâtre, toujours très-fétide. La puanteur des exhalaisons nasales peut dépendre également de l'inflammation chronique de la membrane pituitaire. On range aussi parmi les causes de l'ozène l'altération et le séjour des mucosités retenues dans les anfractuosités olfactives, comme cela arrive lorsque la maladie a son siége dans le sinus maxillaire.

Des ulcérations, souvent fort étendues, peuvent exister sans produire d'écoulement ; cela s'observe particulièrement dans les ulcères dont les progrès sont lents et qui affectent les parties cartilagineuses, ou qui proviennent de la nécrose ou d'une carie primitive. Cette espèce d'ulcération a reçu exclusivement, de quelques praticiens, le nom d'ozène, ce qui limite trop le sens donné à cette dénomination ; le mot ozène étant généralement appliqué à l'odeur puante qui s'exhale par le nez et dont les causes sont variables et nombreuses. Les érosions ulcéreuses des fosses nasales ne peuvent s'apercevoir que lorsqu'elles occupent la cloison du nez ou les cornets inférieurs ; néanmoins elles peuvent se développer sur tous les points de la membrane pituitaire.

La nécrose affecte souvent les os qui font partie de l'organe olfactif ; et dans ce cas, ils peuvent être rejetés en se mouchant ou en éternuant fortement, sans offrir aucune altération dans leur texture, ainsi que je l'ai observé maintes fois. La carie peut aussi les attaquer : alors ils s'exfolient et sont rejetés par fragments ; cet état est toujours accompagné d'une phlogose des parties environnantes plus ou moins intense.

J'ai donné des soins à une dame dont les os propres du

nez avaient été détruits par la carie et chez laquelle les cartilages de cet organe étaient rongés par un ulcère syphilitique, malgré plusieurs traitements mercuriels qu'elle avait subis et que d'habiles praticiens avaient dirigés. La muqueuse nasale était fréquemment atteinte d'une inflammation qui déterminait l'épiphora, l'engorgement du canal lacrymal et la tuméfaction inflammatoire des paupières inférieures. Cette maladie, qui existait depuis plusieurs années, avait produit le dernier terme de l'amaigrissement, et jeté la malade dans le plus grand désespoir. L'air de la campagne, des frictions sèches, des bains gélatineux, un régime analeptique et adoucissant, sagement dirigé, l'application plusieurs fois réitérée des sangsues dans le voisinage des parties affectées, lorsque les forces le permirent, une révulsion légère, opérée selon ma méthode, sur les intestins, tels sont les moyens que je mis en usage, et qui, en moins de trois mois, rétablirent complétement la malade.

Des accidents beaucoup plus graves que ceux qui caractérisent l'observation précédente peuvent se manifester. Les os qui forment la voûte palatine et les anfractuosités nasales peuvent être complétement détruits par les progrès de la syphilis, et les chairs environnantes être rongées par des ulcères phagédéniques, de manière à altérer la voix et la prononciation, à gêner la respiration, la déglutition, et à produire une difformité plus ou moins horrible de la face; toutes affections morbides, généralement graves par elles-mêmes, mais qui empoisonnent et abrègent les jours du malade en le jetant dans le chagrin, la mélancolie ou le désespoir. S'il est toujours prudent de ne pas attendre à consulter un médecin instruit lorsqu'on est atteint de la maladie vénérienne, c'est assurément lorsque cette affection porte ses ravages sur la membrane muqueuse nasale et sur les os qui forment la base du crâne.

ARTICLE VII.

Des Ulcérations de la membrane muqueuse de la bouche.

Toutes les parties qui forment la cavité buccale et même le pharynx peuvent être le siége des ulcérations vénériennes. Des baisers lascifs et réprouvés par la nature, l'usage des choses qu'on peut porter à la bouche, telles que cuillers, verres, pipes, etc., et qui ont servi à des personnes infectées, peuvent transmettre cette maladie.

Les ulcères de la bouche occupent ordinairement la face interne des lèvres, ou leurs commissures; la partie interne des joues, la langue, et plus rarement les gencives. Ces ulcères se développent communément sans que le malade s'en plaigne; ils sont en général peu douloureux; ceux de la langue le sont davantage, ils sont surtout plus gênants pendant la mastication, à cause des mouvements de cet organe. Les ulcères de la muqueuse buccale ont une couleur grisâtre; mais leurs bords sont peu élevés, ce qui faisait croire à Hunter qu'ils ne sont presque jamais vénériens. Leur caractère se trouve modifié, je l'ai déjà dit, par l'action détersive et incessante de la salive; néanmoins, je crois que cette espèce d'ulcères, surtout ceux de la gorge, ont souvent pour cause l'usage du mercure, même après l'avoir administré à petite dose. Ceux de la langue peuvent devenir saignants, fongueux et d'une nature cancéreuse, lorsqu'on les néglige, ou qu'on les traite par des préparations mercurielles.

Les ulcères de la gorge ne se forment pas comme ceux de la bouche à l'insu du malade ; précédés de la difficulté d'avaler, ils finissent par devenir douloureux et ils ne se fixent ordinairement que d'un côté, quoiqu'ils puissent affecter dans quelques cas les deux amygdales à la fois. Le voile du palais, ses piliers, la luette, peuvent aussi en être le siége. Il arrive ordinairement que les parties voisines s'enflamment et prennent une couleur vive qui laisse mieux apercevoir l'ulcère, que distingue son aspect terne et cendré. Un caractère particulier des ulcères de la bouche est de rester longtemps stationnaires, cependant ils peuvent s'enflammer, devenir fongueux, saignants, et s'étendre en les rongeant par dégrés aux parties environnantes. Ceux de la gorge qui prennent ce caractère sont d'autant plus dangereux qu'ils peuvent se fixer au palais, le carier, détruire l'épiglotte, perforer la glotte, déterminer l'inflammation du larynx et produire la phthisie laryngée, qui, comme je l'ai dit ailleurs, peut aussi dépendre de l'inflammation primitive de la membrane muqueuse gutturale. La gêne de la déglutition, l'altération de la voix, l'aphonie, la surdité, sont les suites les plus ordinaires de ce genre de maladies.

Les ulcères de la muqueuse buccale ne sont pas toujours vénériens ; l'aspérité d'une dent cariée ou fracturée suffit pour occasionner et entretenir des ulcérations souvent incommodes et douloureuses. Les affections catarrhales, scorbutiques, et surtout l'usage du mercure, peuvent les produire ; et si leur traitement doit varier selon la cause à laquelle ils sont dus, il est au moins heureux de ne pas avoir à craindre aujourd'hui que ce genre d'affection se développe ou soit entretenu, par l'usage du mercure, comme cela arrivait avant qu'on eût apprécié le danger de ce médicament : car il n'y a plus maintenant que des médecins routiniers ou étrangers aux progrès de la science qui en fassent encore usage dans le traitement des affections syphilitiques, ou regardées comme telles.

ARTICLE VIII.

Des Ulcérations de la conjonctive.

Lorsque la membrane muqueuse du globe de l'œil est atteinte d'une ophthalmie vénérienne violente ou qui dure depuis long-temps, il s'y forme ordinairement des ulcères qui, en se cicatrisant, altèrent la transparence de la cornée et peuvent troubler plus ou moins la vue. Lorsqu'ils affectent le bord libre des paupières, ils entraînent la chute des cils, qui ne repoussent que lorsque leurs bulbes n'ont pas été détruites entièrement. Ceux qui se manifestent à la face interne des paupières en produisent sur le globe de l'œil, ce qui peut avoir lieu réciproquement par le contact de la partie ulcérée avec une partie saine, d'où peuvent résulter des adhérences qui fixent l'œil à la paupière et gênent leurs mouvements respectifs. J'ai vu un malade chez lequel ce résultat tenait l'œil dans une sorte d'immobilité semblable à celle qu'on observe chez les individus qui ont un œil de verre. Les ulcères de la conjonctive peuvent devenir phagédeniques, ronger successivement les diverses parties de l'œil et entraîner la perte totale de cet organe,

ARTICLE IX.

Des Ulcérations du conduit auditif extérieur.

Le conduit extérieur de l'oreille peut être le siége d'ulcères vénériens qui sont ordinairement simples, mais qui parfois néanmoins se compliquent d'une inflammation qui s'étend à la membrane et à la caisse du tympan, produit des exfoliations, désorganise l'appareil auditif et donne lieu à des écoulements habituels, ordinairement suivis d'une surdité plus ou moins complète. L'ulcère prend quelquefois un caractère rongeant et porte ses ravages sur le pavillon auriculaire, qu'il détruit en plus ou moins grande partie. Ainsi la surdité provenant d'un cause vénérienne peut se manifester de trois manières : 1° par suite de la phlogose primitive des trompes d'Eustache de l'oreille interne ; 2° lorsque des ulcères de la partie intérieure de la bouche déterminent secondairement la désorganisation des parties essentielles à l'audition ; 3° lorsque le désordre des organes de l'ouïe provient d'une ulcération du conduit auditif externe.

Une affection dartreuse, ou toute irritation développée par une cause extérieure quelconque, peuvent aussi déterminer des ulcérations donnant lieu à des résultats semblables à ceux qui proviennent de la syphilis.

ARTICLE X.

Des Ulcérations de l'anus et de l'intérieur du rectum.

Les ulcérations vénériennes peuvent, chez tous les individus, affecter la marge de l'anus et le rectum, mais elles sont généralement plus communes chez les femmes publiques. Quelques auteurs prétendent que ce genre d'ulcères est toujours précédé d'une inflammation de la membrane muqueuse, et qu'il succède surtout à son état chronique ; mais je suis porté à croire que ces mêmes ulcères peuvent être primitifs dans certains cas, et cela est d'autant plus probable qu'il est possible qu'un ulcère existe sur l'organe qui, dans un commerce impur, est porté dans le rectum.

On donne le nom de rhagades à ceux qu'on observe à la marge de l'anus et qui se développent dans l'interstice de ses plis, sous forme d'une fissure étroite et allongée. Ils sont parfois peu douloureux et se guérissent facilement ; d'autres fois, et surtout lorsqu'ils sont enflammés, profonds, que leurs bords sont durs, calleux, renversés et qu'ils rendent une matière séreuse et sanguinolente, ils occasionnent de vives souffrances pendant les déjections et rendent toujours pénible la marche et l'équitation ; ils peuvent devenir rongeants, détruire le sphincter de l'anus et permettre la sortie involontaire des matières fécales. Ceux qni ont leur siége à l'intérieur du rectum peuvent perforer cet intestin et donner lieu au passage des excréments dans le vagin ou dans la vessie. Ils sont ordinairement accompagnés d'une phlegmasie chronique de la muqueuse du rectum, et dans certains cas ils occasionnent des ulcères phlegmoneux à la marge de l'anus, ainsi que j'ai eu l'occasion de l'observer. En se cicatrisant, en totalité ou partiellement, les ulcères peuvent donner lieu à des brides et à des rétrécissements qui en augmentent la gravité.

Les hémorrhoïdes, ou la présence d'un corps volumineux dans le rectum, peuvent produire, soit l'inflammation, soit des ulcérations qui, en devenant chroniques, prennent un caractère fongueux, et déterminent des accidents qui ont beaucoup d'analogie avec ceux qui résultent de l'infection vénérienne.

CHAPITRE XI.

Des Maladies vénériennes primitives caractérisées par l'inflammation et l'ulcération à la peau.

Les maladies vénériennes primitives de la peau sont beaucoup plus rares que celles qui affectent le système muqueux, ce qui s'explique par la différence de texture, le tissu cutané étant plus dur et moins accessible que la membrane muqueuse à l'impression de la contagion vénérienne ; néanmoins, il peut arriver que le principe morbide, déposé sur une partie de la peau, préalablement irritée ou dépourvue de son épiderme, y détermine une phlegmasie à forme pustuleuse ou une ulcération de la même nature que celles qui se fixent sur la membrane muqueuse.

Des auteurs ont cru remarquer que ce genre d'affection était plus fréquent chez les individus qui négligent les soins de la propreté ; mais je dois dire que j'ai souvent observé des ulcérations vénériennes chez des malades où cette cause ne pouvait pas être soupçonnée.

Les ulcères de la peau viennent ordinairement à la suite d'un coït impur, mais ils peuvent aussi se manifester chez les accoucheurs et les sages-femmes, après avoir donné des soins à une femme infectée, ou après le pansement d'un ulcère vénérien , etc. On doit ranger , parmi les causes les plus ordinaires des ulcérations vénériennes, la présence de l'insecte qui, fixé sur les parties velues, porte souvent à se gratter jusqu'à déchirer l'épiderme.

Toute l'enveloppe tégumenteuse de la verge, le prépuce, le scrotum, les grandes lèvres, le périnée, la région inférieure de l'abdomen, sont le siége le plus ordinaire des pustules et des ulcères vénériens ; il peut aussi en venir autour des narines et du pavillon de l'oreille. Leur apparition a lieu plus ou moins de temps après la contagion, quelquefois au bout de deux, quatre, six, huit et même quinze jours.

Les ulcères qui affectent la peau du prépuce ont des bords généralement moins élevés que ceux qui se développent sur d'autres parties ; ils ne tardent pas à s'affaisser, ce qui en diminue la profondeur, leur permet de s'élargir, tout en se rapprochant du niveau de la peau, et de marcher ainsi à une guérison ordinairement assez prompte. Ce résultat, observé par divers praticiens, principalement par M. Carmichael, s'est présenté souvent dans ma pratique. Ceux qui se développent sur le corps, et surtout à la partie antérieure de la racine de la verge, sont plus rebelles et plus susceptibles de faire des progrès que les premiers.

Les ulcères de la peau présentent des variétés, une marche et des phénomènes analogues à ceux qui caractérisent les affections ulcéreuses du système muqueux, c'est-à-dire qu'ils sont limités et plus ou moins stationnaires, ambulants et serpigineux, phagedéniques ou gangréneux, et qu'ils peuvent détruire tous les tissus environnants, carier les os et ronger les cartilages, comme cela arrive parfois à la suite des ulcères qui affectent le nez et le pavillon de l'oreille.

13*

ARTICLE PREMIER.

Des Maladies vénériennes primitives développées sous la forme de végétations et d'excroissances.

On donne le nom de végétations à l'état morbide ou aux productions qui se manifestent à l'entrée de l'anus ou du vagin, sur le gland, etc., et qui se forment aux dépens de la membrane muqueuse, dont les plis se tuméfient au point d'offrir l'aspect d'une proéminence molle qui s'élève sur la surface muqueuse et semble d'une nature qui lui est identique.

Le nom d'excroissances a été appliqué spécialement aux productions dont la consistance est au-dessus de celle des téguments qui leur donnent naissance et auxquels elles tiennent par un radicule plus ou moins développé, de sorte que les végétations naissent de la membrane muqueuse plus communément, se distinguent par une base large, et qu'elles ont moins de consistance que les excroissances, qui appartiennent plus généralement à la peau, et dont la base est plus étroite.

Les végétations et les excroissances ont reçu des noms très-variés et fondés sur leur ressemblance avec les objets auxquels on les a comparés ; de là sont venues les dénominations de poireaux, choux-fleurs, crêtes de coq, framboises, mûres, groseilles, etc., fics ou marisques, à cause de leur analogie avec une figue entière ou coupée, et condylomes lorsqu'elles ont un pédicule étroit et que leur sommité lisse et arrondie est semblable aux condyles des articulations.

Quoique ces diverses excroissances puissent être primitives et survenir peu de jours après le coït, il arrive plus ordinairement qu'elles se développent à la suite d'une gonorrhée ou d'un ulcère vénérien. C'est généralement au déclin de ces deux modes d'affections qu'elles se manifestent, c'est-à-dire au moment où l'écoulement commence à se tarir, ou lorsque l'ulcère est à la veille de se cicatriser. Il arrive aussi parfois qu'elles naissent sur des parties ulcérées, et alors elles prennent un aspect fongueux, d'où leur est venu le nom de fongosités.

Les parties où se développent le plus ordinairement ces divers genres d'excroissances sont, chez l'homme, le gland, le prépuce et même le corps de la verge ; chez la femme, c'est le bord des grandes lèvres, le clitoris et l'intérieur de la vulve. Le pourtour de l'anus, le périnée, l'urètre, l'intérieur de la bouche, la conjonctive, l'entrée des narines, en un mot, toutes les parties susceptibles d'être affectées d'ulcérations vénériennes, peuvent être le siége d'excroissances dues au même principe.

Les excroissances qui sont dures et fermes ne fournissent ordinairement aucune suppuration; celles qui sont molles exhalent au contraire une matière plus ou moins abondante, variable par sa couleur et sa consistance, et d'une odeur en général très-désagréable. Tant qu'elles ne sont pas volumineuses elles occasionnent peu de douleur ; mais lorsqu'elles prennent un développement considérable et qu'elles sont comprimées, tiraillées ou ulcérées par une cause quelconque, elles peuvent devenir très-douloureuses et dégénérer en ulcère phagédénique ou cancéreux. Dans leur état de simplicité, il n'est pas rare de voir la majeure partie de ces excroissances disparaître spontanément pour ne plus revenir ou bien se reproduisant ou disparaissant à plusieurs reprises. Les verrues et les poireaux font exception à cette marche ; c'est-à-dire que ces deux symptômes persistent au point de résister ordinairement à tout traitement intérieur, ce qui a fait adopter l'habitude de les couper et d'en cautériser la place après avoir fait subir aux malades un traitement anti-vénérien.

Des excroissances peuvent exister sans être dues à la contagion vénérienne. La malpropreté peut y donner lieu ; mais il y a certains individus qui, en raison de leur constitution, y sont particulièrement disposés. J'ai connu un malade vivant dans l'aisance, très-recherché sur les soins de la propreté, d'un tempérament lymphatique, d'un teint blafard, sujet aux dartres et à des taches cuivrées sur la peau, ayant eu plusieurs gonorrhées, et dont le gland et le prépuce étaient couverts de poireaux volumineux qui s'étaient reproduits après avoir été coupés et bien que le malade eût subi plusieurs traitements anti-vénériens dirigés par des praticiens habiles. M. le professeur Dubois, consulté en dernier lieu, jugea que les poireaux et l'affection dartreuse ne devaient pas être attribués à une cause vénérienne, et que de l'état maladif du foie dépendaient les divers accidents. D'après la consultation de M. Dubois, le malade fut mis à l'usage des bains de Barèges, des frictions sèches sur tout le corps, des eaux sulfureuses prises à l'intérieur, des pilules d'aloës et de savon à dose laxative. Des sangsues furent appliquées plusieurs fois à l'anus ; ces moyens, secondés par l'équitation, un exercice modéré et un régime tonique, amenèrent, au bout de six mois, un changement salutaire dans la constitution du malade.

Je pratiquai alors la section et la cautérisation des poireaux, qui ne se reproduisirent plus.

M. Cullerier parle de médecins assez peu expérimentés pour avoir pris les caroncules myrtiformes des replis ou des rugosités du vagin pour des excroissances vénériennes. J'en ai vu s'y tromper de la même manière et prendre des tubercules hémorrhoïdaux pour des productions syphilitiques.

J'ai dit que, dans certaines circonstances, des excroissances disparaissent promptement, ce qui peut arriver sans inconvénients à l'égard de celles qui ne sont pas dues à une cause vénérienne, mais lorsqu'elles dépendent de la contagion syphilitique. Je ne puis pas admettre que le malade soit à l'abri de tout danger ultérieur. Je crois fermement, au contraire, qu'il lui est indispensable, dans ce cas, de se soumettre à un traitement anti-vénérien ; traitement qui doit toujours être modifié suivant la nature de la maladie et d'après la disposition de l'organisme à prendre part à son développement ou à subir son influence.

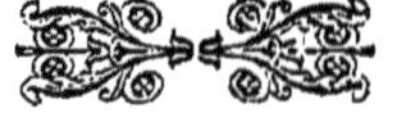

ARTICLE II.

Des Bubons.

Les auteurs qui écrivent sur les maladies vénériennes sont dans l'usage de traiter des bubons à la suite des chancres, dont ils sont ordinairement un phénomène consécutif. J'ai cru devoir transporter le chapitre où il en est question à la fin des maladies vénériennes primitives, parce que le bubon appartient plus spécialement aux accidents secondaires de la syphilis, et que ce n'est que fort rarement qu'il existe comme affection primitive.

On donnait exclusivement, autrefois, le nom de bubon au gonflement qui survenait aux glandes des aines. Aujourd'hui on donne ce nom à toute tumeur produite par l'engorgement des ganglions lymphatiques. M. Jourdan en donne une théorie qui me paraît judicieuse à beaucoup d'égards. « Il peut, dit ce médecin, se développer des bubons dans toutes les régions du corps pourvues de glandes lymphatiques auxquelles aboutissent des vaisseaux du même ordre nés de parties qui sont le siége de phlegmasies, d'ulcérations ou d'excroissances vénériennes ; en un mot, de quelques-uns des phénomènes pathologiques par lesquels s'annonce l'irritation de ces parties, développée médiatement ou immédiatement à la suite du coït. Ainsi on en voit à l'aine, sous la mâchoire inférieure, au cou, à l'aisselle, au coude et le long de la cuisse. »

La théorie de la formation du bubon, présentée par

M. Jourdan, suppose dans le développement de cette affection un phénomène toujours sympathique ; mais s'il est
vrai qu'il survient des bubons *d'emblée* sans qu'il existe
préalablement aucune irritation, ne faut-il pas admettre
nécessairement l'absorption d'un fluide contagieux, et convenir que s'il est des cas où un bubon peut se developper
par suite d'une réaction sympathique, il en est aussi, et je
crois que cela arrive le plus communément, où cette affection est le résultat de l'absorption d'une humeur altérée par
la contagion vénérienne.

La distinction des bubons, admise par les auteurs, en
sympathiques et en *symptomatiques*, justifie, en quelque
sorte, l'opinion que je viens d'émettre. Le nom de sympathiques, donné à ceux qui surviennent immédiatement à
la suite d'accidents caractérisés par une vive inflammation,
semble établir qu'ils se développent effectivement sous
l'influence d'une irritation qui réagit sympathiquement sur
les glandes engorgées.

Lorsqu'il n'a existé que des accidents vénériens primitifs peu intenses, et que des bubons se manifestent au
déclin de la maladie ou plusieurs mois après, on leur donne
alors le nom de symptomatiques, dénomination qui n'est
pas fort exacte ; car tout bubon qui est le résultat d'un état
morbide préexistant est nécessairement un accident symp-
tomatique. Dans le premier cas, le bubon ne se développe
que lorsque la glande qui en est le siége se trouve dans la
sphère d'irradiation inflammatoire ou sympathique qui,
de la partie primitivement affectée, s'étend jusqu'à elle.
Dans le second cas, au contraire, on ne peut pas admettre
que le bubon se forme sous l'influence d'une réaction inflammatoire, puisqu'il ne se développe que lorsqu'il n'existe
plus aucune irritation, et souvent même longtemps après

qu'elle a cessé. Le bubon, dans cette dernière circonstance, ne paraît être dû qu'à l'absorption du principe contagieux. Pour expliquer l'engorgement vénérien des glandes, le système de l'absorption semble trouver un appui dans l'expérience, qui démontre que souvent un bubon se manifeste après la contagion intempestive d'un ulcère, même peu étendu et sans irritation. Que se passe-t-il alors? La question n'étant pas définitivement jugée, il doit être permis de donner son opinion sur ce point; voilà la mienne : par le fait de l'existence d'un ulcère vénérien il y a inoculation du principe contagieux et sécrétion morbide d'un fluide propre à transmettre la même maladie. Dès le moment où on a appliqué un remède cautérisant, le nitrate d'argent, par exemple, il se forme une pellicule qui s'oppose à l'exhalation extérieure de l'humeur sécrétée qui, probablement, alors se trouve répercutée ou absorbée, et devient la cause de l'engorgement glanduleux ; ce qui me porte à croire que si on employait un moyen de cautérisation qui détruisît tout d'un coup la partie affectée, l'absorption n'aurait pas lieu, et que vraisemblablement il ne surviendrait jamais de bubon dans ce cas, à moins que déjà le fluide contagieux ne fût absorbé.

Le bubon primitif ou d'emblée, dont l'existence ne peut pas être contestée, et qui se développe sans qu'on puisse en accuser aucun phénomène d'irritation primitive, ne vient-il pas à la suite de l'absorption du principe contagieux? Cela me paraît incontestable, et je crois fermement que les bubons se forment de deux manières : *premièrement*, par sympathie, lorsque la glande qui devient malade est située dans une sphère qui lui permet de ressentir, par voie de réaction, l'irritation inflammatoire de la partie primitivement affectée ; irritation qui, dans ce cas, est toujours

très-vive ; *secondement,* par absorption, lorsque les accidents vénériens primitifs n'ont eu que peu d'intensité et
que les bubons ne se manifestent qu'à la fin de la maladie
ou longtemps après ; ou bien enfin quand ils surviennent
d'emblée et sans qu'il ait existé antérieurement aucun
symptôme vénérien.

On reconnaît qu'un bubon va se développer par un
malaise et un tiraillement ressentis dans la partie qui doit
en être le siége. Un tubercule, plus ou moins développé,
dur et roulant, et que la compression rend douloureux,
indique la formation d'un engorgement auquel on a donné
le nom de bubon *glanduleux* et dont le caractère est de
rester longtemps stationnaire. Si le tubercule grossit, ce
qui arrive assez communément, le tissu cellulaire envi-
ronnant s'engorge, la glande cesse d'être mobile, les téguments s'enflamment et rougissent, la tumeur devient plus
ou moins douloureuse; les malades marchent péniblement,
les jambes écartées et le corps courbé en avant, ce qui a fait
donner, par le vulgaire, le nom de *poulain* à leur maladie,
à cause de l'analogie qu'il a cru apercevoir entre leur manière de marcher et celle du jeune cheval dont l'allure n'est
pas encore déterminée. Cette affection, à laquelle on a
donné le nom de bubon *celluleux*, est sujette à se terminer
comme toutes les tumeurs inflammatoires par résolution,
induration, suppuration et gangrène.

La *résolution* est le mode de terminaison le plus désirable; c'est le retour à l'état normal sans qu'il reste aucune
trace de la maladie. Les bubons qui surviennent dans le
cours d'une gonorrhée ou de toute autre phlegmasie vénérienne sont les plus sujets à se terminer par résolution.
Ils peuvent disparaître momentanément par délitescence,
et donner lieu tout aussitôt à des accidents souvent fort

graves, phénomène qu'il importe de bien apprécier, afin de ne pas regarder cette disposition comme une terminaison de la maladie, et de chercher à rétablir l'irritation glanduleuse dans l'application des vésicatoires ou des sinapismes sur la région où existait le bubon.

La *suppuration* est le terme le plus ordinaire des bubons appelés inflammatoires ou phlegmoneux. Elle s'annonce par la diminution des souffrances, par une pulsation profonde et par le ramollissement de la tumeur, qui bientôt devient plus saillante et présente de la fluctuation. Dans cet état, le malade éprouve une fièvre légère et des frissons irréguliers. A mesure que le pus se forme la peau s'étend, s'amincit et finit par se déchirer et donner issue à la matière purulente qui, dans les bubons de l'aine et de l'aisselle, est ordinairement blanche, homogène et liée, ce qui constitue le pus de bonne qualité et tel que le produisent en général les parties enflammées qui sont abondamment pourvues de tissu cellulaire. Les bubons qui se manifestent la mâchoire et au cou, où le tissu cellulaire est peu abondart, fournissent toujours une matière séreuse, jaunâtre, grun.eleuse, qui est un signe de la plus grande difficulté à obtenir leur guérison. Les bubons ulcérés se guérissent en effet plus ou moins promptement, selon que la suppuration s'est formée d'une manière rapide et complète, et qu'elle produit du pus de bonne qualité.

L'*induration* est le mode de terminaison des bubons indolents et atoniques. C'est-à-dire que lorsque l'inflammation ne se développe pas à un degré convenable pour produire les phénomènes ordinaires de l'état aigu, elle prend un caractère chronique ; et s'il ne s'est pas encore établi de suppuration le bubon peut rester longtemps stationnaire et ndolent, ou bien se développer sans tendre à la suppuration ni à la résolution , sous l'aspect d'une tumeur élastique ou légèrement œdémateuse; et dont la peau est souvent violacée.

J'ai vu plusieurs de ces bubons qui, généralement, sont peu douloureux, un entre autres où la tumeur longitudinale occupait tout le pli de l'aine, et d'un volume tel qu'elle avait quatorze pouces de circonférence et deux d'élévation. Le malade, qui en était peu incommodé, portait cette tumeur depuis plus de trois mois lorsqu'il vint me consulter; elle était d'une consistance élastique et d'une teinte livide. Ce malade, auquel je ne pouvais pas donner l'espoir d'une prompte guérison, se présenta à l'hôpital des Vénériens, où il a dû être traité. Je crois devoir dire qu'il était dans l'usage de s'enivrer chaque jour, et qu'il n'est pas invraisemblable qu'il existe quelque rapport entre cette habitude et le caractère atonique du bubon auquel il a été sujet.

Les bubons peuvent passer de l'état aigu à l'état chronique et devenir stationnaires et indolents après un commencement de suppuration. Dans ce cas, de même que quand la suppuration est le terme d'un bubon qui a été longtemps stationnaire, la guérison est ordinairement longue et difficile à cause des abcès qui se reproduisent souvent les uns après les autres et à des intervalles plus ou moins éloignés. Le développement de l'inflammation et le retour à l'état aigu sont les circonstances les plus favorables à la guérison du bubon atonique ; mais lorsque la maladie s'est longtemps prolongée les accidents les plus graves peuvent en résulter. Une mauvaise suppuration , des clapiers, des trajets fistuleux, le décollement et la destruction des tissus, des végétations fongueuses, la dégénérescence cancéreuse, une sorte de gangrène analogue à la pourriture d'hôpital, tels sont les principaux états morbides auxquels peuvent donner lieu les bubons d'une mauvaise nature.

Selon M. Jourdan, « de nouveaux bubons ne se développent jamais dans les glandes lymphatiques voisines d'un ancien bubon ulcéré; mais il est commun, quand ce dernier persiste longtemps, qu'on voie survenir une inflammation et des ulcérations dans la gorge, ou des affections du système fibreux, en particulier du périoste. »

J'ai dit que la cautérisation d'un ulcère vénérien le moins étendu et le moins irrité pouvait occasionner un bubon, et qu'alors sa formation était due à l'absorption du principe contagieux. Je terminerai ce chapitre par une observation qui me semble confirmer cette opinion et offrir de l'intérêt à d'autres égards.

Un monsieur, âgé de soixante ans, d'une forte constitution, fut atteint d'un ulcère vénérien sur le gland qui, dès son invasion et alors qu'il n'offrait encore que l'aspect d'un bulbe ulcéré, fut lavé avec de l'eau et du vinaigre, ce qui le fit disparaître; quelques jours après, un gonflement douloureux survint à l'aine. Le malade ne prit conseil, ou du moins, je ne fus consulté que lorsque le bubon offrait déjà un commencement de fluctuation. Mes avis ne furent pas suivis, le malade s'étant retiré à la campagne, à quelques lieues de Paris, où il fut traité par un médecin des environs, instruit et bon praticien. Six mois après, je fus appelé en consultation. L'état du malade était effrayant. L'ulcère avait plus de deux pieds de circonférence et de neuf pouces de diamètre; il avait porté ses ravages du côté du pubis, du scrotum et de la partie supérieure de la cuisse, et principalement vers la région abdominale et la crête de l'os coxal. Les tissus étaient détruits de manière à laisser à découvert tous les ligaments de la partie antérieure de l'ar-

ticulation coxo-fémorale ; les bords de l'ulcère étaient inégaux , durs et décollés. Le malade n'avait jamais éprouvé
de vives souffrances ; mais il avait beaucoup maigri, quoiqu'il eût conservé de l'appétit.

La maladie avait été traitée par les frictions mercurielles
et les pansements faits avec des préparations de la même
nature , ce qui peut porter à croire que c'est à l'usage de
cette médication qu'on doit attribuer la dégénérescence survenue dans ce cas. Plusieurs médecins de Paris ayant été
appelés à cette époque de la maladie, il fut décidé qu'on
ne devait plus employer de préparations mercurielles. Le
malade fut mis à l'usage des anti-scorbutiques et d'une tisane de saponaire et de laitue, régime qu'il suivait encore
lorsque je fus consulté. Ne voyant aucune indication à
remplir, je conseillai de continuer le même traitement. La
maladie avait cessé de faire des progrès sensibles, ce qui
permit au malade de vivre encore plus d'une année, de
manière à n'avoir succombé qu'à un dépérissement en
quelque sorte graduel.

dentation coxo-fémorale ; les bords de l'ulcère étaient inégaux, durs et décollés. Le malade n'avait jamais éprouvé
de vives souffrances; mais il avait beaucoup maigri, quoiqu'il eût conservé de l'appétit.

La maladie avait été traitée par les frictions mercurielles
et les pansements faits avec des préparations de la même
nature, ce qui peut porter à croire que c'est à l'usage de
cette médication qu'on doit attribuer la dégénérescence cancéreuse dans ce cas. Plusieurs médecins de Paris ayant été
appelés à cette époque de la maladie, il fut décidé qu'on
ne devait plus employer de préparations mercurielles. Le
malade fut mis à l'usage des anti-scorbutiques et d'une tisane de saponaire et de laitue, régime qu'il suivait encore
lorsque je fus consulté. Ne voyant aucune indication à
remplir, je conseillai de continuer le même traitement. La
maladie avait cessé de faire des progrès sensibles, ce qui
permit au malade de vivre encore plus d'une année, de
manière à n'avoir succombé qu'à un dépérissement en
quelque sorte graduel.

MALADIES VÉNÉRIENNES

CONSTITUTIONNELLES

OU INVÉTÉRÉES.

CHAPITRE XII.

Considérations générales.

Les maladies vénériennes primitives se développent et s'épuisent ordinairement dans la région qui en est le siége, tandis que celles qu'on appelle secondaires ou consécutives réagissent toujours sur l'organisme et le disposent à éprouver tous les accidents qui peuvent résulter de la syphilis. On doit se rappeler ici ce que j'ai dit au chapitre VII de cet ouvrage, sur les symptômes vénériens primitifs et consécutifs ; chapitre où je me propose de désigner les divers états morbides qui se développent immédiatement à la suite d'une irritation vénérienne primitive, par ces mots : *maladies secondaires*, et de réserver la domination de *maladies constitutionnelles* à celles qui, développées plus tardivement, affectent les divers symptômes organiques et se montrent sous les formes et avec le caractère qui servent à les distinguer.

Dans la description des maladies vénériennes constitutionnelles ou invétérées, je suivrai la division adoptée par

14 *

M. Jourdan, et pour rapprocher, sous le même coup d'œil, l'ensemble des affections que peut produire la syphilis, je reproduirai le tableau qu'il en a présenté d'après M. Capuron. « Des catarrhes aigus ou chroniques de l'urètre, du vagin, des yeux, du nez, de l'oreille, de l'intestin ; des tumeurs de différentes natures, des abcès, des fistules, des végétations et des excroissances aux parties génitales ; les paupières enflammées, épaisses, rouges, ulcérées, cancéreuses : l'œil toujours baigné de larmes, et plus ou moins lésé dans sa structure et dans sa fonction ; la cornée transparente, obscurcie, altérée ; l'épaississement de l'humeur vitrée, la concrétion et l'opacité du cristallin ; la fistule lacrymale, la diminution ou la perte de la vue ; l'inflammation et l'ulcération de l'oreille interne avec des douleurs plus ou moins aiguës ; la carie des osselets renfermés dans la cavité du tympan ; des écoulements de pus, de sanie, de sérosité ou de sang par le conduit auditif, accompagnés d'une fétidité insupportable ; un bourdonnement continuel, la dureté ou la perte de l'ouïe ; la phlogose de la membrane muqueuse qui tapisse l'intérieur de la bouche et des narines ; l'ulcération de la voûte palatine, de la langue, des gencives, de la luette, des amygdales, de l'arrière-bouche, du larynx ; la fongosité et le cancer des narines ; la carie des os du palais, des cartilages du larynx, des os propres du nez, du vomer ; la difformité de la face ; le changement, l'altération ou la perte de la voix ; l'érosion des gencives ; la carie, l'ébranlement et la chute des dents ; la fétidité de l'haleine ; la peau couverte de taches dont la forme, l'étendue et la couleur varient à l'infini ; des éruptions nombreuses, sèches ou humides, avec ou sans démangeaisons ; des crevasses ou des gerçures ; des végétations ou excroissances de toute espèce ; le soulèvement et la chute de l'épiderme ; des tubercules, des pustules en différents endroits du corps ; la chute des poils, des cheveux , même des ongles ; des ulcères du plus mauvais caractère ; des tumeurs plus ou moins dures ; des douleurs insupportables presque sur tout le corps, et spécialement dans les membres, lesquelles simulent quelquefois le rhumatisme et la goutte ; la carie, le ramollissement, la mortification des os ; le gonflement douloureux ou indolent des glandes lymphatiques ; des maux de tête violents ; le tremblement ou la convulsion des membres ; la paralysie, l'insomnie, la toux, la difficulté de respirer, la phthisie tuberculeuse ou l'ulcération des poumons ; la syncope ou les palpitations du cœur ; l'affection hypochondriaque, mélancolique ou hystérique ; les viscères abdominaux engorgés ou obstrués ; l'hydropisie, des hémorrhagies, la faiblesse , la langueur et l'abbattement des forces ; la fièvre lente, la diarrhée ou les sueurs collicatives, l'amaigrissement, le marasme, la mort. »

D'après ce tableau, il n'est pas d'affections qui ne puissent revêtir le caractère des maladies syphilitiques ; par la même raison , il est également peu d'affections qui, étant dues à d'autres causes , ne puissent être regardées comme des maladies vénériennes , ce qui impose au médecin la nécessité de bien se fixer à cet égard. Ce ne peut être que par des études spéciales et une longue expérience qu'il est possible d'éviter l'erreur et de porter un bon jugement sur ce point.

Les maladies vénériennes constitutionnelles se développent tardivement et longtemps après la disparition des symptômes primitifs, soit qu'ils aient disparu spontanément ou à la suite d'un traitement incomplet ou mal dirigé, soit qu'ils se manifestent après une contagion inaperçue et dont les résultats se présentent tardivement avec tous les caractères de la syphilis invétérée.

Les accidents ou les divers états morbides qui se manifestent immédiatement après l'apparition ou la cessation des premiers symptômes de la contagion vénérienne constituent les maladies secondaires proprement dites, et quels que soient leurs résultats, et que leur marche soit aiguë ou chronique, elles appartiennent à cet ordre d'affections, c'est-à-dire que les maladies secondaires sont caractérisées par leur existence non interrompue, quelle qu'en soit la nature, pourvu que leur guérison soit complète au terme de leur durée. Les maladies secondaires peuvent aussi disparaître sans être complétement guéries, après avoir duré plus ou moins longtemps, et, après un intervalle indéterminé, donner lieu à tous les accidents qui caractérisent la syphilis constitutionnelle. On voit que je rattache les maladies vénériennes secondaires aux premiers symptômes de la contagion, dont elles ne sont qu'une sorte de continuation sous des états morbides différents; tandis que la syphilis invétérée ne se manifeste qu'après une incubation dont les résultats se font attendre ordinairement assez longtemps. Si on se représente l'ensemble des maladies que peut occasionner l'infection vénérienne d'après le tableau que j'ai exposé plus haut, on reconnaîtra qu'il est bien peu de parties de l'économie animale qui ne puissent en être affectées, et que les systèmes lymphatique, muqueux, cutané, fibreux, osseux, séreux et nerveux peuvent en être le siége.

ARTICLE PREMIER.

Des Maladies vénériennes constitutionnelles ou invétérées qui affectent le système lymphatique.

La syphilis invétérée a son siége le plus ordinairement dans le système lymphatique, ce qui s'explique naturellement par la disposition de ce même système à recevoir l'impression des symptômes primitifs de la contagion. Les bubons qui viennent immédiatement à la suite d'une inflammation ou d'un ulcère vénérien, ceux qui se manifestent plus ou moins longtemps après, ou qui même surviennent sans avoir été précédés par aucun accident extérieur, démontrent l'affinité du principe contagieux avec le système lymphatique. L'action de la cause vénérienne, qui produit le développement d'un bubon, ne reste pas toujours bornée à la région qui en est le siége, le système lymphatique tout entier peut en être modifié. Ainsi, indépendamment des accidents vénériens qui affectent ce système d'une manière directe ou à la suite d'une inflammation ou d'un ulcère préexistant, l'infection vénérienne peut agir sur ce même système, sans produire prochainement aucun phénomène morbide, et le prédisposer à toutes les maladies consécutives dont il est susceptible. Cette assertion se trouve démontrée par les bubons ou adénites qu'on voit se développer sur diverses parties du système glanduleux, longtemps après la cessation des symptômes vénériens, de manière à faire soupçonner une habitude scrophuleuse, et souvent même déterminer cette dernière affection,

14*

L'infection vénérienne ne se borne pas à agir sur les glandes. Lorsque celles-ci se trouvent irritées ou engorgées, elles doivent nécessairement modifier les propriétés de la lymphe et donner lieu ultérieurement à toutes les maladies qui appartiennent au système lymphatique; maladies parmi lesquelles il faut comprendre les affections cutanées, dont le nombre est si grand et si varié, et dont je traiterai avec quelque développement dans le chapitre que je leur ai spécialement consacré.

ARTICLE II.

Des Maladies vénériennes constitutionnelles ou invétérées qui affectent le système muqueux.

En traitant des phlegmasies vénériennes primitives du système muqueux, j'ai dit que toutes ses parties peuvent s'enflammer, s'ulcérer, se désorganiser et donner naissance à des végétations et à des excroissances d'une texture anormale. Ce qui a lieu dans le cours ou à la suite immédiate des affections vénériennes primitives peut arriver également à une époque éloignée de la contagion ou de la cessation de la maladie. Ce que j'ai dit des affections primitives du système muqueux est applicable, sous tous les rapports, aux accidents morbides qui se développent plus tardivement et avec le caractère de la syphilis ancienne ou invétérée.

Les maladies vénériennes secondaires ou immédiatement consécutives se concentrent plus particulièrement dans la région des organes sexuels, et les phénomènes qui, dans ce cas, se développent sur des parties éloignées, se rattachent toujours à l'affection primitive; elles ont un caractère plus contagieux, et elles tendent plus généralement à la guérison. Les maladies vénériennes constitutionnelles ont, au contraire, moins de rapports avec les organes génitaux; elles réagissent plus lentement, mais d'une manière plus durable, sur l'organisme; elles sont moins contagieuses, et leur guérison est ordinairement plus longue et plus difficile.

Les parties du système muqueux où les maladies vénériennes se développent le plus communément sont celles qui sont le plus exposées à l'influence des agents extérieurs; telles sont les parties de la membrane muqueuse qui tapissent les organes sexuels de l'homme et de la femme, les extrémités inférieures et supérieures des voies digestives, l'organe de l'odorat et le globe de l'œil; la phlogose vénérienne de chacune de ces parties tend à se propager à celles qui les avoisinent, en raison de son intensité et de leur prédisposition; toutefois, il paraît qu'elle n'affecte jamais primitivement les parties intermédiaires de l'appareil digestif, et que, quand l'estomac ou le tube intestinal prennent part aux affections vénériennes, leur irritation est toujours un phénomène indirect dépendant de la réaction sympathique de l'inflammation des membranes extérieures ou mucoso-tactiles; ou bien, ce qui arrive plus souvent encore, elles sont l'effet des traitements mal dirigés, et surtout de ceux où entrent les préparations mercurielles, administrées intérieurement ou en frictions.

Les inflammations de la membrane muqueuse se dispersent généralement dans l'étendue de la sphère qui leur est propre, et qui est toujours relative au degré d'intensité que présente le point central de l'irritation, de sorte que les accidents vénériens qui affectent la membrane muqueuse du pénis peuvent se propager par voie d'irradiation inflammatoire ou de réaction sympathique sur tout l'appareil urinaire, et ceux qui se développent dans le vagin, s'étendre à la vessie, aux uretères, aux reins, à l'utérus, et déterminer des phénomènes morbides susceptibles de varier et de se modifier en raison de l'état plus ou moins anormal des parties impressionnées. Ainsi le catarrhe vésical, la néphrite, l'altération de la sécrétion des urines, la métrite, les aberrations du flux menstruel, le cancer, peuvent être les résultats immédiats ou consécutifs de la phlogose urétrale et vaginale.

La disposition des membranes mucoso-tactiles à ressentir immédiatement l'influence des corps extérieurs établit entre elles des rapports de sensibilité qui, dans certains cas, les rendent susceptibles de se communiquer respectivement leurs affections. C'est ainsi que peuvent s'expliquer les phlegmasies de la bouche, de l'oreille, de l'œil et de leurs dépendances, qui se manifestent ordinairement à la suite de la phlogose des organes sexuels ; de même que le catarrhe chronique des poumons détermine quelquefois l'irritation, le cancer du rectum, la fistule, et que ces accidents ne sont pas plus guérissables que la maladie qui en est la cause.

La phthisie qui affecte l'arrière-bouche peut s'étendre au larynx, à la trachée-artère, aux bronches, y devenir chronique, et déterminer, ainsi que je l'ai déjà dit, la phthisie laryngée et le catarrhe pulmonaire. Si elle atteint le tissu du poumon, le crachement de sang ou l'hémopthisie, l'asthme, la phthisie en sont fréquemment la suite.

Lorsque l'inflammation chronique se fixe à la trompe d'Eustache et à l'oreille interne, elle produit des bourdonnements et une surdité plus ou moins durables. Si la conjonctive en est le siége, elle peut se propager aux voies lacrymales, les engorger, les obstruer, les détruire même, et déterminer la tumeur et la fistule lacrymales. Ces derniers accidents peuvent aussi dépendre de la phlogose de la membrane muqueuse nasale, ainsi que j'ai eu de fréquentes occasions de l'observer. L'inflammation chronique ne se borne pas toujours à la conjonctive, elle pénètre quelquefois dans la profondeur de l'œil, s'étend à toutes les parties et occasionne l'hypopion, la cataracte, le glaucome et le cancer.

Lorsque les souffrances se prolongent sans cesse, et qu'un viscère important est affecté, les fonctions vitales s'altèrent progressivement ; le malade dépérit, tombe en consomption ; la fièvre hectique s'en empare, ou l'atrophie arrive sans fièvre, et la mort finit par terminer une existence que rend toujours pénible le souvenir des égarements qui en abrègent le cours.

ARTICLE III.

Des maladies vénériennes constitutionnelles ou invétérées qui affectent le système cutané.

Les phlegmasies, les ulcères, les excroissances qui viennent à la suite des maladies vénériennes primitives, et qui se manifestent immédiatement après leur invasion ou leur disparition, constituent les affections vénériennes secondaires. Celles qui surviennent beaucoup plus tard, et après une sorte d'incubation plus ou moins prolongée, appartiennent à l'ordre des maladies constitutionnelles ou invétérées. On donne le nom générique de syphilis à toute éruption cutanée, non fébrile, qui vient à la suite des maladies vénériennes : telles sont les pustules, les excroissances, les végétations syphilitiques et leurs nombreuses variétés.

Le nom de pustule a été donné aux éruptions végétatives qui, ordinairement, sont accompagnées d'un état légèrement inflammatoire ; elles sont simples ou ulcérées. Dans ce dernier cas, et en raison de leur nature, le nom d'ulcère peut leur être plus convenablement appliqué. D'après les premiers auteurs qui ont écrit sur la maladie vénérienne, les pustules ont été regardées pendant long-temps comme le principal symptôme de cette affection, ce qui la fit désigner, dès son principe, sous le nom de *morbus pustularum*, et de grosse vérole, à cause des pustules qui en étaient le signe le plus caractéristique.

Les éruptions réputées vénériennes se présentent sous des formes si variées qu'on serait autorisé à regarder toutes les maladies chroniques de la peau comme pouvant dépendre de la syphilis. Néanmoins, on leur assigne des caractères empruntés de leurs formes, de leurs couleurs et de leurs siéges, et qui peuvent servir, jusqu'à un certain point, à les faire distinguer. La forme et l'aspect des pustules a permis de les diviser en miliaires, ortiées, lenticulaires, galeuses, plates, vésiculeuses, dartreuses, croûteuses, humides, ulcéreuses, stationnaires, ou rongeantes et serpigineuses.

Les pustules miliaires vénériennes ont la forme du millet et ressemblent à celles qu'on observe dans les maladies inflammatoires et fébriles ; elles n'en diffèrent que par leur teinte, qui est un peu plus colorée, et par l'absence complète de la fièvre.

Les pustules ortiées sont ainsi appelées à cause de leur similitude avec les petites ampoules que produit la piqûre des orties, dont cependant elles n'ont pas toujours la teinte rosée, car le plus ordinairement elles ont la couleur de la peau. Une faible démangeaison les accompagne, et des traces brunes succèdent à leur guérison. Il existe une variété des pustules ortiées qui a été observée par M. Lagneau, et qui se distingue, selon ce praticien, « par une couleur brune qui contraste avec celle de la peau et y représente des marbrures dont le froid augmente l'intensité, tandis que la chaleur tend à les effacer; phénomène tout-à-fait opposé à ce qui se remarque pour la plupart des exanthèmes fébriles aigus, mais qui est commun aux affections syphilitiques de la peau lorsqu'elles consistent plutôt en des taches ou macules qu'en des pustules saillantes. » Les pustules miliaires ou ortiées, les diverses espèces de dartres syphilitiques, viennent souvent à la suite des écoulements vénériens, et affectent plus particulièrement les extrémités, la poitrine et le visage.

Les pustules galeuses ont une forme conique comme les boutons de la gale; leur volume est le même, mais au lieu de présenter à leur sommet une vésicule d'où s'écoule une humeur séreuse et limpide, elles se gercent, se dessèchent et tombent en écailles furfuracées. Elles ne causent aucune démangeaison, et jamais on n'y rencontre l'insecte de la gale *acarus scabiei.* On regarde ce genre d'affection comme un symptôme de maladie vénérienne ancienne. On a dit que c'était à cette espèce de pustule qu'appartenaient les boutons à base rouge, violacée, fournissant un pus jaune à leur sommet, qui se montrent au front et qui constituent ce qu'on appelle *couronne de Vénus*. Je ne contesterai pas leur analogie sous quelques rapports, mais indépendamment des points de dissemblance qui existent entre elles et qui suffisent pour en faire une variété distincte, ne peut-on pas dire qu'elles ne sont pas toujours dues à la même cause, et que la couronne de Vénus se manifeste souvent chez les individus qui ont l'habitude de se masturber? Ma réponse est affirmative.

Les pustules vésiculaires ont l'aspect d'ampoules plus ou moins volumineuses, elles contiennent un liquide séreux et transparent; un cercle rouge entoure leur base, et la peau environnante est légèrement tuméfiée. Lorsqu'elles se sont vidées elles se dessèchent, se couvrent d'une croûte mince ou de petites écailles d'une couleur jaunâtre, ou bien elles se transforment en ulcères dont la guérison est toujours lente et difficile.

Les pustules lenticulaires, beaucoup plus communes que les précédentes, sont aplaties, lisses et légèrement bombées comme une lentille; leur couleur est brune ou violacée, et leur surface sèche ne laisse exsuder aucune matière, à moins qu'elles ne soient trop longtemps négligées; alors l'épiderme s'exfolie, tombe en écailles; un suintement s'établit et donne lieu à la formation d'une croûte qui se détache lorsque la pustule est cicatrisée, ou bien de petits ulcères succèdent à la chute, et laissent après leur guérison une excavation légère à la peau.

Les excroissances désignées sous les noms de cerises, merises, groseilles, ont une grande analogie avec les pustules lenticulaires. Elles n'en diffèrent que par leur volume, qui est plus considérable; leur couleur, qui est la même, varie depuis le rouge foncé jusqu'au noir; leur teinte devient d'autant plus sombre qu'elles sont plus anciennes; elles peuvent se terminer par résolution, et alors, comme les ecchymoses, leur couleur s'affaiblit et devient jaune. Les parties exposées à l'air sont rarement sujettes à ce genre d'affection.

Les pustules plates se manifestent sur les membranes muqueuses ou sur les parties de la peau qui les avoisinent, et particulièrement à la vulve, à l'anus et à la partie supérieure et interne des cuisses, au scrotum et aux mamelons. Leur dénomination indique qu'elles sont aplaties et sans proéminence; on leur a aussi donné le nom de muqueuses ou humides, parce que leur surface est toujours humectée par une matière séro-muqueuse dont l'odeur est fade et désagréable; leur étendue, le plus ordinairement, est de deux à quatre lignes, leur couleur rouge est plus foncée à leur circonférence qu'à leur centre. Cette espèce de pustule, est souvent accompagnée d'un prurit fort incommode. La malpropreté contribue à les entretenir; toutefois, elles peuvent être très-rebelles, même chez les personnes habituellement propres. Lorsqu'elles se développent à la partie supérieure et intérieure des cuisses, elles sont fort difficiles à guérir à cause du frottement continuel qu'elles éprouvent.

J'ai donné des soins à un malade qui était sujet depuis plusieurs années à des pustules de cette espèce, situées dans la région dont je viens de parler. Une vingtaine environ de ces pustules occupaient une surface de cinq à six pouces de circonférence : elles étaient habituellement humides et occasionnaient par intervalles une démangeaison très-vive. Un frottement léger donnait lieu à l'exsudation d'une matière séro-muqueuse fort abondante qu'un frottement plus considérable n'augmentait pas, mais qui déterminait une tuméfaction en sorte de bourrelet autour de la pustule, dont le centre se trouvait excavé au bout de quelques heures ; ces derniers accidents se dissipaient complétement pour reparaître chaque fois qu'un nouveau frottement en déterminait le retour. Un des caractères particuliers de ce genre d'affection est de ne pas fournir de sang, même après un frottement très-vif, et de donner lieu, dans ce cas, au developpement d'un engorgement circulaire sous-cutané qui se manifeste à un pouce environ de la surface momentanément enflammée et qui disparaît aussitôt que l'irritation cesse. Le cercle est accompagné d'une légère douleur, il est plus développé à la partie la plus déclive ; il existe sans altérer la couleur de la peau.

Je recommandai au malade de porter un suspensoir, afin d'éviter le contact de la surface malade avec le scrotum et les poils qui existent sur cette partie. Je fis appliquer des sangsues à plusieurs reprises et pratiquer des lotions avec l'eau végéto-minérale. Ces moyens dissipèrent les accidents, et la plupart des pustules se guérirent en laissant après elles une cicatrice blanchâtre ; mais la maladie ne tarda pas à se reproduire. Je recommandai alors l'usage fréquent des bains , et par intervalles rapprochés je provoquai de légères évacuations, moyens qui assoupirent la maladie sans la terminer. J'eus recours, en définitive , à un vésicatoire appliqué à la cuisse. Ce dernier moyen a sans doute agi comme un excellent auxiliaire , car au bout de quelques mois le malade se trouva complétement guéri.

Les pustules squameuses vénériennes ne se développent que lorsque l'infection est ancienne ; elles se manifestent sous la forme de plaques cuivreuses plus ou moins arrondies ; elles sont lisses, luisantes, peu ou point prurigineuses et légèrement saillantes au-dessus du niveau de la peau ; elles produisent des squames ou écailles minces plus adhérentes au centre qu'à la circonférence. Lorsque ces squames sont détachées, la peau sous-jacente se trouve luisante, d'une teinte cuivreuse et un peu bombée. Ainsi mises à nu par la chute de l'épiderme, elles sont entourées par un liseré blanc qui indique le point de séparation de la squame détachée. Les pustules squameuses peuvent être séparées ou en groupes et offrir un aspect différent, suivant les régions du corps où elles se développent. Dans le cuir chevelu les écailles sont furfuracées et n'ont pas de liseré circulaire, comme les squames plus volumineuses qui se forment sur d'autres parties. A la paume des mains et à la plante des pieds elles sont ordinairement séparées, ont une couleur jaunâtre, et ressemblent aux callosités qu'on observe aux mains de certains ouvriers. Sous l'épiderme ainsi altéré il existe une couche légère d'une matière jaunâtre, de petites écailles épidermiques s'en détachent successivement, et, après leur chute, la peau est d'une teinte rosée, cuivreuse ou violacée, et entourée d'un liseré. Lorsque cette affection se développe entre les orteils elle a l'aspect d'une excoriation humide, blanchâtre ou rougeâtre ; souvent il s'y forme des rhagades ou fissures. Enfin, ce genre de syphilides peut se manifester sur le scrotum, à la marge de l'anus, sur les grandes lèvres, à la partie supérieure et interne des cuisses, sous les aisselles. Les nuances de forme qu'elles présentent dépendent de la disposition organique des parties où elles se développent.

La pustule squameuse syphilitique se distingue du psoriasis, ou de la dartre squameuse ordinaire, par sa teinte cuivreuse et par l'altération de l'épiderme qui se détache de la peau, tandis que dans le psoriasis il se forme une quantité abondante d'écailles, sans destruction de l'épiderme et comme par une sorte de reproduction successive.

Les pustules croûteuses sont consécutives comme les précédentes, et de même que la plupart des syphilides elles commencent par de petits boutons d'une couleur rouge, qui bientôt prennent une teinte livide, s'agrandissent par degrés et s'ouvrent à leur sommet; il en exsude une matière qui se dessèche et produit une croûte en forme de calotte d'une couleur jaune, qui se rembrunit progressivement. Cette croûte, qui n'adhère, en général, que par sa circonférence, se détache facilement par l'usage d'un corps gras ou mucilagineux, et, lorsqu'elle est tombée, on aperçoit un mamelon ulcéré qui fournit une matière propre au renouvellement d'une croûte pareille. Lorsque cette affection est traitée convenablement, la guérison s'en opère, malgré le contact de cette même croûte; et, quand elle est tombée, on aperçoit une cicatrice brune bien consolidée, dont la couleur ne s'efface qu'après plusieurs mois.

Ce genre de pustules peut affecter toutes les parties du corps, mais principalement le cuir chevelu, les membres, le dos, la région sternale et les avant-bras.

Les pustules chancreuses ou ulcérées semblent être constamment le résultat d'une maladie vénérienne constitutionnelle ou invétérée. Elle se manifeste souvent sous la forme d'une éruption croûteuse, au-dessous de laquelle se développe une excavation ulcéreuse. La croûte des pustules chancreuses une fois tombée, elle ne se renouvelle plus comme dans les pustules de l'espèce précédente. Les pustules ulcérées sont stationnaires ou rongeantes. Dans ce dernier cas leur marche est plus ou moins rapide, et leur forme plus ou moins irrégulière; elles sont environnées d'une teinte livide; leurs bords sont durs, élevés et perpendiculaires; leur surface est grisâtre, granuleuse, parfois saignante et

fongueuse ; elles fournissent une matière sanieuse et roussâtre, et sont ordinairement très-douloureuses.

Les pustules chancreuses détruisent quelquefois la peau,
le tissu cellulaire, et finissent même par isoler complétement
les muscles et dénuder les os. La verge, le scrotum, la
région du pubis, le visage sont fréquemment le siége de
cette espèce de pustules ; mais dans ces derniers cas elles
ne sont pas recouvertes d'une croûte ; leur surface est d'une
nature fongueuse, ce qui leur donne un caractère qui tient
de la pustule et du chancre. Leur guérison est souvent longue et difficile, principalement lorsqu'elles ont leur siége
dans des parties garnies de poils, comme le pubis et le
menton.

Les pustules serpigineuses sont rarement ulcérées à leur
début. Une croûte d'un gris foncé les recouvre ordinairement, et leur base a une couleur violacée ainsi que la plupart des éruptions vénériennes anciennes. Leur nom, comme
je l'ai dit à l'égard des ulcères serpigineux, vient de ce
qu'elles labourent la peau en divers sens, et s'étendent
d'un côté à mesure qu'elles se guérissent de l'autre. Cette
espèce d'éruptions a son siége le plus ordinaire sur la partie
antérieure de la poitrine et sur le dos ; elle peut néanmoins
se fixer sur d'autres régions et y faire plus ou moins de ravages ; elles sont généralement d'une longue durée, malgré les divers traitements qu'on peut leur opposer.

Les pustules dartreuses ont été nommées ainsi à cause
de leur analogie avec les maladies herpétiques, ce qui leur
fait donner positivement le nom de dartres vénériennes.
Elles présentent un grand nombre de variétés dans leurs
formes et dans leur marche. En raison de la complication
respective des éruptions vénériennes avec les affections
dartreuses et de la prédominance que l'une de ces maladies

peut exercer sur l'autre, ce qui rend parfois très-difficile la détermination positive de leur diagnostic, surtout lorsque les malades se refusent à avouer qu'ils ont été affectés de la maladie vénérienne. Les dartres syphilitiques peuvent se manifester sur toutes les parties du corps; et, contre l'opinion de *Bell*, qui prétend que les parties découvertes et habituellement exposées à l'air n'y sont pas sujettes, elles affectent fréquemment les mains et le visage.

La plupart des dartres vénériennes sont accompagnées d'un prurit très-incommode, et toujours elles sont dues à une affection invétérée.

La dartre qui a son siége à *la marge de l'anus* s'étend ordinairement au périnée, au scrotum et à la partie intérieure des cuisses. La démangeaison qui, dans ce cas, est très-importune, revient plusieurs fois en vingt-quatre heures, et principalement le soir. Lorsque le malade s'est frotté avec assez de force pour excorier la peau, les souffrances deviennent très-vives, et la marche les rend plus pénibles encore, ce qui oblige parfois à observer le plus grand repos.

J'ai eu de fréquentes occasions de traiter ce genre de maladie, et, comme moyen de calmer les douleurs qu'elle occasionne, j'ai souvent employé avec succès des compresses trempées dans un mélange composé de sulfate de zinc et de laudanum de Rousseau, tout en soumettant le malade au traitement général indiqué contre la syphilis invétérée. Le prurigo ou la dartre syphilitique peut affecter le *prépuce* et être quelquefois difficile à guérir. La disparition en est généralement facile, mais elle revient fréquemment. Les dartres du prépuce qu'on rencontre chez les vieillards ont beaucoup d'analogie avec le prurigo vénérien ; de sorte que, pour les distinguer, on n'a d'autre moyen que d'en rechercher la cause, ce qui n'est pas toujours possible.

Les auteurs ont également admis *une gale vénérienne;* mais on a découvert, depuis peu de temps, que cette affection ainsi que celles connues sous les noms de prurigo et de phlyzacia sont entretenues par la présence d'un insecte (*acarus scabiei*) dont l'existence a été démontrée de la manière la moins contestable par M. Renucci. La question de savoir si l'insecte est la cause ou le produit de ces trois modes d'affections n'est pas encore déterminée. On ignore également si, dans les états morbides analogues qui seraient jugés dus à la syphilis, on rencontre l'*acarus scabiei*. La solution de cette dernière question servirait à resoudre la première, c'est-à-dire que si on ne trouvait pas des insectes dans les éruptions réputées vénériennes, on pourrait en inférer que les unes seraient dues à l'*acarus scabiei*, et que les autres auraient une origine réellement syphilitique, de manière à ne présenter de différence que par la nature de leur cause ; ce qui m'affermirait dans l'opinion où je suis, que des causes différentes peuvent produire des maladies cutanées identiques, et que la même cause peut donner lieu à des affections dermoïdes d'une nature différente.

Les pustules dartreuses peuvent survenir chez les femmes infectées de la syphilis, se fixer sur les grandes et les petites lèvres ou à l'entrée du vagin, où elles se présentent sous l'aspect de petits boutons d'un rouge plus ou moins foncé, et qui occasionnent une démangeaison insupportable, dispose à se frotter jusqu'à produire l'excoriation de la peau, ce qui peut faire confondre cette affection avec le prurit, auquel sont sujettes les femmes enceintes et celles qui arrivent à l'âge critique avec un engorgement chronique de la matrice. Ici, comme dans toutes les maladies dont le diagnostic est difficile à établir, on doit avoir recours aux recherches commémoratives propres à dissiper le doute.

On a rangé dans l'ordre des pustules syphilitiques une variété du lichen livide, *espèce de mentagre* qui se fixe sur le front vers la racine des cheveux, au visage, sur le tronc, les mains, etc., et qui se distingue par de petites pustules d'un rouge livide, rassemblées par plaques et formant des taches irrégulières qui s'ulcèrent quelquefois lorsqu'elles sont trop longtemps négligées cu qu'elles ne sont pas traitées convenablement.

Les éphélides ou taches cuivreuses peuvent être un symptôme d'une infection vénérienne constitutionnelle; mais on les observe aussi chez les individus qui ont un engorgement du foie, le ver solitaire, ou une irritation chronique des intestins; les fleurs blanches également en sont quelquefois la cause; elles peuvent encore dépendre d'une affection dartreuse primitive ou idiopathique, ce qui rend difficile la détermination positive de leur nature particulière. Quelle que soit l'origine des éphélides, leur siége le plus ordinaire est le front, le cou, la partie antérieure de la poitrine; elles peuvent néanmoins se manifester sur beaucoup d'autres régions; leur couleur tire sur le jaune, et elles sont ordinairement plus foncées à leur circonférence qu'à leur centre; elles sont parfois légèrement furfuracées, et lorsqu'elles occupent le cuir chevelu, elles produisent souvent l'alopécie ou la chute partielle des cheveux.

On regarde généralement la couleur brune plus foncée des éphélides comme le signe de leur nature syphilitique;

mais je pense que cette opinion, fût-elle vraie, ne doit pas être admise d'une manière absolue, c'est-à-dire que la teinte moins foncée des éphélides n'est pas toujours un signe qui dénote incontestablement qu'elles ne sont pas d'une nature syphilitique; je crois même que la plupart des maladies cutanées ne présentent de différence qu'en raison de la disposition des individus et de l'état local des parties, qu'elles peuvent dégénérer et changer de forme par suite de leur degré d'ancienneté, des changements et de l'altération de l'atmosphère, de la diversité des saisons et des médications intempestives ou mal appropriées; d'où je conclus que le mode de traitement général qui leur convient doit être subordonné à un ordre de médications qui sont peu susceptibles de varier, tandis que leur traitement local présente des indications plus nombreuses, relatives au caractère particulier de l'éruption, à la nature du symptôme qui prédomine, et surtout au mode d'altération de la texture cutanée.

Les pustules syphilitiques, de même que les affections cutanées d'une autre nature qui disparaissent facilement par l'usage des remèdes locaux, doivent tenir toujours le médecin dans l'incertitude d'une guérison radicale, car la maladie se reproduit souvent avec le même caractère, ou bien sa disparition détermine, soit une maladie locale d'une autre nature, ou une affection générale qui se développe sous l'influence de la sympathie qui lie l'état morbide de la peau avec l'organe intérieurement affecté. C'est dans ces cas surtout qu'il importe de rechercher si, lorsqu'il existe une affection cutanée, elle n'est pas produite, entretenue ou renouvelée par une maladie intérieure ou par une cause physique ou morale qui modifie l'organisme et constitue l'idiosyncrasie ou l'état physiologique propre à chaque individu.

M. Jourdan, qui nie l'existence du virus vénérien, ne saurait voir, dans les maladies cutanées réputées syphilitiques, l'effet ou le symptôme d'un principe qu'il n'admet pas ; mais il présente sur ce genre d'affections des considérations dont quelques-unes viennent à l'appui de mes opinions sur ce chapitre, et qui toutes sont dignes d'une sérieuse méditation, comme tout ce qui appartient à cet auteur. Voici sur ce point comment il s'explique : « L'usage me faisait une loi de passer en revue cette immense série de maladies exanthématiques qu'on regarde généralement comme des symptômes de la syphilis. Mais sur quels indices le rapprochement établi entre elles et les affections vénériennes primitives est-il fondé ? On doit avouer qu'il ne repose que sur des hypothèses, telles, par exemple, que la prétendue spécialité de la couleur cuivrée des éruptions, qui non-seulement n'appartient pas à toutes celles qu'on range dans le domaine de la syphilis, mais encore se rencontre, à un degré plus ou moins sensible, dans un grand nombre de phlegmasies superficielles et chroniques des téguments communs. Il n'existe rien, ni dans le mode d'altération de la peau, ni dans la couleur ou l'étendue de l'affection, ni dans son siége, qui permette de prononcer sur la cause d'où elle dépend. Les circonstances commémoratives et les symptômes concomitants aux parties génitales ne conduisent même qu'à des probabilités, et ne produisent aucune certitude, puisque, d'une part, l'exanthème peut avoir été provoqué par une autre irritation que par les maladies vénériennes locales, qu'on remarque actuellement et qu'on voyait naguère chez le sujet ; et que, d'un autre côté, il ressemble tellement à la gale ou à certaines variétés des maladies de la peau ou à des dartres, qu'on ne saurait l'en distinguer.

» En effet, les irritations des voies digestives sont fréquemment suivies d'éruptions cutanées qui varient à l'infini. Sans parler des taches scorbutiques, assez peu communes aujourd'hui, ni des pétéchies qui se manifestent sur la fin des gastro-entérites violentes, personne n'ignore que certains aliments, les liqueurs fermentées, les boissons chaudes, les vers intestinaux, la constipation opiniâtre, déterminent souvent, avec une promptitude extraordinaire, des changements dans la couleur et la texture de la peau... On observe également des taches semblables aux éphélides dites syphilitiques, dans certains cas de phlegmasie chronique du foie, et l'action irritante du mercure provoque fréquemment aussi des éruptions cutanées. Cependant, il s'en faut de beaucoup que les exanthèmes dépendent toujours d'une irritation des voies alimentaires ; ils peuvent encore succéder à la sur-excitation des autres appareils organiques, celle du système nerveux par exemple, dans les passions vives et l'hypochondrie ; à celle du système fibreux, dans le rhumatisme ; mais surtout à celle des organes génitaux. Ainsi, l'habitude de la masturbation fait naître principalement au visage des pustules rouges, parfois très-grosses et suppurantes, semblables à celles que l'on observe chez les adolescents aux approches de la puberté, et chez les jeunes filles, à l'époque de la première menstruation, lorsque cette importante fonction s'établit avec difficulté et d'une manière orageuse... Les affections exanthématiques, qui ne tiennent pas à l'action directe d'un irritant quelconque sur la peau, peuvent donc dépendre d'un si grand nombre d'irritations intérieures qu'il est toujours très-difficile d'en reconnaître la source. Dans le plus grand nombre de cas elles sont la suite de l'activité vitale des organes digestifs. *Cependant, elles se rattachent quelquefois d'une manière*

16

sinon évidente, du moins probable, aux irritations des organes génitaux. »

Ce dernier passage, que j'ai souligné, infirme en quelque sorte, ou tout au moins affaiblit beaucoup les paroles du même auteur, citées plus haut, où après avoir énuméré les divers organes dont l'irritation peut donner lieu aux affections cutanées, il attribue principalement cette propriété aux organes génitaux, dont les fonctions exercent, en effet, une impression particulière sur tout l'organisme, et déterminent un plus grand nombre d'affections sympathiques et constitutionnelles, d'où il est raisonnable de conclure que la plupart des maladies des organes de la génération étant dues à la contagion vénérienne, les éruptions cutanées qui viennent à leur suite doivent avoir un caractère spécial, c'est-à-dire que l'organisme étant modifié diversement suivant la nature, l'intensité et la marche de l'affection primitive, la forme et le mode de développement des maladies de la peau doivent en subir l'influence, et ce qui peut arriver relativement au système cutané, peut avoir lieu également pour tous les autres appareils d'organes.

En résumé, s'il est vrai que l'irritation vénérienne détermine des accidents particuliers qui impriment à l'organisme une manière d'être qui le rende susceptible d'éprouver des maladies consécutives affectant tel ou tel organe, suivant son aptitude physiologique ou anormale à en ressentir les effets, on doit admettre également avec le plus grand nombre des bons observateurs qui ont écrit sur la syphilis, que beaucoup d'autres maladies primitives ou essentielles, locales ou générales, sont susceptibles de se compliquer et de revêtir un caractère provenant de l'habitude constitutionnelle qui peut déterminer l'infection vénérienne : telles

sont, par exemple, la goutte, le rhumatisme, la phthisie
laryngée et pulmonaire, les scrophules, les maladies chroniques de la peau, et beaucoup d'autres affections dont je
parlerai dans le chapitre où je traiterai de la complication
des maladies vénériennes.

La difficulté de distinguer les maladies cutanées vénériennes de celles qui ne le sont pas, a donné lieu à M. Vaidy
de faire cette question : « Y a-t-il des dartres vénériennes?
Selon ce praticien, la coëxistence ou la succession de la
syphilis et de la dartre chez le même individu n'annonce
pas plus la procréation d'une maladie l'une par l'autre que
la coexistence ou la succession d'une plaie et d'une dartre.
Or, dans cette dernière complication, les sectateurs les plus
fervents des théories des *vices* n'ont jamais reconnu cette
sorte d'alliage qu'ils croient découvrir dans ce qu'ils nom-
ment la dartre vénérienne, et cependant l'identité des deux
cas me paraît évidente. Dans l'un comme dans l'autre l'affection primitive, soit la plaie, soit l'éruption syphilitique, n'a fait qu'exciter le développement de la dartre chez
un sujet déjà prédisposé à cette maladie : et de même qu'on
voit souvent une dartre déterminée par une plaie subsister
après que cette plaie a été cicatrisée, de même aussi voit-on
la dartre occasionnée par l'irritation que l'éruption syphilitique a produite dans la peau durer après la guérison radicale de la syphilis. Il y a toujours dans les deux cas deux
affections à traiter, et s'obstiner à combattre une dartre succédant à une maladie vénérienne par les seuls remèdes indiqués contre la syphilis, n'est pas plus rationnel que de
chercher à guérir par un bandage unissant celle qui recon-
naîtrait une plaie pour cause déterminante. »

Le raisonnement et les comparaisons de M. Vaidy manquent d'exactitude à beaucoup d'égards. Une plaie simple

produite par un instrument tranchant par exemple, et donnant lieu à une éruption dartreuse, ne peut être regardée que comme un phénomène sympathique d'une réaction immédiate vers la peau, chez une personne prédisposée à ce genre d'affection. En est-il de même lorsque la dartre s'établit à la suite de la contagion vénérienne et comme phénomène consécutif de cette maladie tardivement développée ? Cela ne me paraît pas admissible. Dans le premier cas le développement de la dartre peut bien être le résultat de la prédisposition où se trouve l'individu qui en est atteint ; mais, dans le second cas, je crois, au contraire, que la disposition à l'affection dartreuse est l'effet direct de la syphilis, ce qui n'impose pas toutefois, ainsi que le pense M. Vaidy, la nécessité d'adopter pour chaque cas un mode de traitement particulier. Quant à l'existence de l'affection dartreuse après la guérison de la plaie ou de la syphilis qui l'aurait produite, cela n'implique pas contradiction avec l'opinion que je viens d'établir.

En effet, quelle que soit la cause qui ait donné lieu à une maladie cutanée non fébrile, elle peut persister dans beaucoup de cas après la guérison de l'affection primitive, d'où elle tire son origine. Ce principe posé, j'admets que les maladies qui ont pris un caractère chronique et qui persistent après la destruction de leur cause, se transforment souvent en affections locales, et qu'elles doivent être traitées, en général, d'après une méthode de traitement identique, modifiées seulement d'après le caractère extérieur de la maladie et la disposition ou l'aptitude particulière à ce genre d'affection due à la constitution individuelle.

J'ai déjà soutenu cette thèse, j'en continuerai la discussion dans les chapitres ultérieurs de cet ouvrage, qui m'en offriront l'occasion.

M. Jourdan attribue la plupart des affections cutanées à l'irritation des organes digestifs. Selon ce médecin « les affections exanthématiques qui ne tiennent pas à l'action directe d'un irritant quelconque de la peau peuvent dépendre d'un si grand nombre d'irritations intérieures, qu'il est toujours très-difficile d'en reconnaître la source. Dans le plus grand nombre de cas elles sont la suite d'une exaltation de l'activité vitale des organes digestifs. Cependant elles se rattachent quelquefois d'une manière sinon évidente, du moins probable, aux irritations des organes génitaux. On a coutume de conjecturer qu'elles sont syphilitiques quand elles ont paru à la suite d'accidents vénériens primitifs, qu'elles se sont montrées après que d'autres symptômes réputés véroliques ont éclaté ou fait de grands progrès, ou même seulement lorsqu'elles sont survenues après que le malade s'est exposé au danger de l'infection, et quand ses parents ont été atteints de quelqu'une de ces maladies. Il est facile de concevoir combien, en pareil cas, l'étiologie présente d'incertitude, et les doutes se multiplient encore, si l'on réfléchit que la plupart des méthodes de traitement usitées contre les maladies vénériennes consistent principalement dans l'emploi de substances qui exercent une action stimulante très-vive sur la membrane muqueuse gastro-intestinale. *On ne peut donc être fondé à admettre un rapport de causalité immédiate entre un exanthème et un symptôme vénérien primitif, que quand l'examen attentif du malade ne permet pas de soupçonner l'influence d'une autre irritation intérieure, ce qui mène à conclure que ce cas doit être infiniment rare.* »

On voit que M. Jourdan n'est pas à l'abri de l'esprit de prévention qui peut égarer les auteurs les plus diserts et les plus judicieux. L'article que je viens de citer et surtout le passage que j'ai souligné tendent en quelque sorte à nier l'existence des éruptions syphilitiques ; car, s'il est vrai, comme l'enseigne la doctrine moderne, que les affections cutanées qui ne sont pas dues à une cause extérieure agissant directement sur la peau, dépendent nécessairement d'une irritation intérieure et qu'on ne peut en accuser la contagion vénérienne qu'en l'absence de toute autre cause, les maladies cutanées produites par la syphilis ne seraient qu'une exception, c'est-à-dire que par une sorte de concession et sous la réserve du doute, on peut admettre des affections cutanées syphilitiques, mais seulement lorsqu'aucune autre cause ne peut servir à les expliquer.

On peut soutenir avec avantage la thèse contraire, et, pour en préparer le développement, j'oserai dire que le plus grand nombre des maladies cutanées reconnaît pour cause la contagion vénérienne.

L'influence des parties génitales sur l'organisme est une chose reconnue ; les modifications que ses fonctions peuvent exercer sur le système nerveux sont incontestables ; son action sur le système des glandes lymphatiques (1) et directement ou indirectement sur la peau, à la suite des maladies vénériennes, est démontrée par l'expérience. Mais s'il était avéré que les maladies cutanées sont toujours pré-

(1) Je donne dans ce moment des soins à une dame de cinquante-neuf ans, qui présente un phénomène remarquable de l'action des glandes mammaires sur l'utérus. Cette dame portait à un sein depuis plus de trente ans une glande de la grosseur d'un petit œuf, et qui lui était venue en allaitant un de ses enfants. Cette tumeur, qui ne l'a jamais fait souffrir, même à l'époque de la cessation des règles, vient de se résoudre presque en totalité par suite d'une hémorrhagie utérine qui n'existe que depuis quinze jours, et qui jusqu'ici n'a présenté aucun des caractères qui distinguent les pertes sanguines produites par le cancer de la matrice.

cédées d'une irritation des voies digestives, pourquoi n'admettrait-on pas que cette même irritation est souvent le produit de la phlogose ou de l'ulcération vénérienne ? Cette dernière opinion me paraît d'autant plus vraisemblable, que la sympathie des organes de la génération sur le tube digestif peut servir à expliquer cette réaction, et que le canal intestinal qui, organe principal de la nutrition, est indispensable à la conservation de l'individu, a dû être disposé par la sagesse créatrice de manière à ne subir que rarement et passagèrement l'action des causes irritantes. En effet, comment expliquer l'état chronique ou habituel d'une irritation du tube intestinal et l'exercice régulier de ses fonctions journalières ? Le raisonnement et mon expérience me portent à regarder toutes les maladies, en général et particulièrement, les affections cutanées comme n'étant pas, aussi souvent que le pensent les partisans de la doctrine broussaisienne, le résultat d'une irritation primitive de la membrane muqueuse gastro-intestinale.

En résumé, je crois que, parmi les maladies cutanées, celles qu'on a désignées sous le nom de syphilide ne sont pas seules dues à l'infection vénérienne, que, dans beaucoup de cas, les affections dartreuses peuvent dépendre de la même cause et que, lorsque les unes et les autres ont pris un caractère chronique, elles peuvent se transformer en affections locales et réclamer, comme je le dirai plus loin, un mode de traitement analogue.

On a donné le nom de *gommes* à certaines tumeurs vénériennes à cause de leur consistance, qui est analogue à celle de la gomme, et qui, selon Astruc, sont, à l'égard du périoste où elles ont leur siége, ce que l'exostose est relativement aux os qui en sont affectés, de sorte que, suivant cet auteur, ces maladies seraient dues à une désorganisation du périoste; mais la description de ce genre d'affections présentée dans ces derniers temps par M. Delpech, ne permet pas d'admettre l'opinion d'Astruc.

« La tumeur désignée sous le nom de gomme est une espèce de furoncle chronique, qui, d'après M. Delpech, se manifeste au-dessous des téguments, le plus souvent aux jambes, rarement aux bras ou sur le tronc, quelquefois à la tête et particulièrement au cuir chevelu. Cette tumeur, d'abord indolente, est molle, quoiqu'elle ne conserve pas l'impression du doigt; mais bientôt elle devient douloureuse; le tissu cellulaire qui la sépare de la peau et cette dernière elle-même, se confondent avec elle; les téguments rougissent, prennent une teinte violacée, puis brune, et enfin s'ulcèrent. L'ulcération fait des progrès avec plus ou moins de rapidité, surtout quand, ce qui arrive parfois, une portion de la peau amincie se trouve frappée de gangrène. Dans tous les cas, dès qu'elle est établie, on aperçoit une masse blanche plus ou moins considérable de tissu cellulaire mortifié, qui s'isole peu à peu, et qui, se détachant tout-à-fait avec le temps, laisse à découvert un ulcère profond et inégal, que borde une peau mince, frangée et flottante. Ces téguments se détruisent peu à peu par les progrès du travail ulcératif, et font place enfin à des bords réunissant des conditions plus favorables à la cicatrisation, dont le travail commence effectivement à s'opérer. Des bourgeons celluleux consistants succèdent aux chairs fongeuses et blafardes qui occupaient le fond de l'ulcère, et au bout de six semaines ou deux mois, la cicatrice est formée, mais molle, brune, déprimée et facile à détruire. Chez certains sujets, on voit ces furoncles chroniques se succéder sans interruption pendant des années entières, et labourer successivement toute la surface du corps. Quand la tumeur croît au voisinage d'un os rapproché des téguments, les parties sous-cutanées et le périoste lui-même sont le siége de l'engorgement, que l'on peut alors confondre avec une périostose. A la chute du bourbillon, l'os se trouve dénudé, mais à moins que son propre tissu ne soit en même temps altéré, il éprouve rarement une exfoliation remarquable. »

Ces tumeurs présentent les caractères propres aux maladies atoniques, et je suis porté à croire qu'elles se manifestent principalement chez des individus d'une faible constitution. J'ai eu deux fois occasion d'observer ce genre d'affections, le cuir chevelu en était le siége, et chaque malade était d'une santé habituellement délicate.

La personne qui est le sujet de la première observation est une charbonnière, d'une trentaine d'années, vivant dans la détresse et la malpropreté. Elle avait depuis plus de six mois des ulcères à la tète, qu'elle attribuait à un lait répandu. Elle avait coupé ses cheveux et elles pansait ses ulcères avec des feuilles de poirée enduites de beurre frais. Lorsqu'elle vint me consulter, elle avait trois ulcères de l'étendue d'une pièce de 5 francs, et deux tumeurs du volume d'un petit œuf, ayant leur siége dans la région des pariétaux et de l'occipital. Le fond des ulcères était ramolli et blanchâtre, et leurs bords échancrés et inégaux ; les tumeurs étaient molles et douloureuses. Après avoir rasé et nettoyé la tête, je fis pratiquer des lotions plusieurs fois par jour avec de l'eau de savon ; les ulcères furent saupoudrées avec de l'alun calciné, et je fis appliquer six sangsues sur chaque tumeur, ce qui ne les empêcha pas de s'ulcérer peu de temps après. La malade prit une douzaine de bains simples ; elle fit usage comme boisson ordinaire d'une infusion de houblon coupé avec un peu de vin. Des soupes aux herbes et de la salade étaient la base de son régime alimentaire. Après un mois de traitement, la malade était dans un état plus satisfaisant, mais les ulcères étaient mollasses, quoique leurs bords fussent adhérents et qu'ils fussent en voie de guérison. Je crus devoir alors conseiller l'usage d'une calote de toile, qui, serrée autour de la tête, produisit une espèce de compression, en vue de modifier le ramollissement des ulcères, moyen qui m'a semblé produire de bons effets. Enfin, la malade fut complétement guérie en moins de deux mois; quelques années avant sa dernière maladie, elle avait subi un traitement à l'hôpital des Vénériens, pour des pustules tuberculeuses qui avaient leur siége à l'entrée du vagin.

Le second malade auquel j'ai donné des soins est un jeune homme au teint pâle, d'un tempérament nerveux, très-délicat, sujet à une ophthalmie chronique que l'onanisme pouvait avoir occasionnée, et, d'après son aveu, n'ayant jamais eu de maladie vénérienne, ce qui me parut d'autant plus surprenant, que le malade portait deux tumeurs qui me semblaient être des périostoses. Les tumeurs étaient situées l'une à la partie gauche et supérieure du coronal; l'autre à la partie moyenne, et s'étendant sur les pariétaux. La première avait plus de deux pouces de diamètre; la seconde environ dix-huit lignes; l'une et l'autre avaient peu de proéminence, elles offraient de la résistance, et le malade en souffrait, quoiqu'elles ne fussent pas sensibles au toucher. Je fis appliquer dix sangsues sur chacune d'elles, et je les fis recouvrir d'un cataplasme de farine de graine de lin. Peu de jours après, elles prirent du développement et se ramollirent sans présenter de fluctuation. La plus volumineuse s'ulcéra la première; l'autre ne s'ouvrit que plus de quinze jours après. Les ulcères avaient le même aspect que ceux décrits dans l'observation précédente. Celui qui s'était ulcéré le dernier fut le premier guéri ; l'autre résista plus de trois mois à l'action des moyens que je mis en usage.

La guérison a eu lieu dans les deux observations que je viens de citer, sans que les ulcères aient offert l'aspect des bourgeons charnus tels qu'on les observe dans les plaies simples, et la suppuration peu abondante n'a produit qu'une matière moins épaisse que le pus ordinaire et d'une couleur blanchâtre.

Les tumeurs gommeuses dépendent-elles toujours de la contagion vénérienne, ou n'appartiennent-elles pas à l'ordre des phénomènes qui affectent la peau, et qui, analogues aux accidents qui proviennent de la vérole, ne reconnaissent pas la syphilis comme cause essentielle? C'est une question qui n'est pas décidée.

L'alopécie et l'onglade sont des accidents morbides qu'on a également attribués à la syphilis, et qui paraissent être plutôt l'effet du mercure que la suite de la maladie.

L'alopécie ou la chute des cheveux attaque principalement les hommes qui se livrent de bonne heure, et avec excès, aux plaisirs de l'amour. On a remarqué que les femmes y étaient moins sujettes que les hommes ; mais si l'abus des plaisirs vénériens peut produire cet accident, on a dû souvent en accuser mal à propos la syphilis, et si on ne l'a rangée, comme cela est établi parmi les symptômes syphilitiques, que depuis qu'on a fait usage du mercure dans le traitement de la maladie vénérienne, n'est-il pas probable que l'emploi de ce médicament, dont on a tant abusé, a dû déterminer la calvitie dans beaucoup de cas, et ce qui doit changer le doute en certitude, c'est le retour beaucoup moins fréquent de cette infirmité, depuis qu'on a moins fait usage du mercure et que l'administration en a été plus ménagée et plus méthodique. On sait aussi que la calvitie peut être produite par des causes étrangères à l'exercice des organes sexuels, et que les chagrins profonds, les méditations abstraites et prolongées, les maux de tête violents et répétés peuvent la produire. Il a toujours été peu raisonnable de combattre l'alopécie par le traitement mercuriel, comme on le vit pratiquer autrefois, mais aujourd'hui, ce serait à la honte de la science.

Les moyens les plus propres à faire repousser les cheveux lorsque le bulbe n'a pas été détruit et que sa vitalité n'est pas éteinte, c'est de raser la tête, de la tenir chaudement et d'y pratiquer des onctions avec un corps gras récemment préparé et rendu stimulant par l'un des agents si nombreux que possède la thérapeutique. (Voir le formulaire pour la composition d'une pommade dont j'ai souvent obtenu du succès contre l'alopécie.)

L'onglade (*onyxis*) ou la maladie des ongles était, comme l'alopécie, très-fréquente dans les seizième et dix-septième siècles, époque où le mercure était administré sans mesure contre la vérole. Cette affection, devenue aujourd'hui, comme l'alopécie, beaucoup plus rare, ne s'observe, en général, que chez les malades qui ont fait usage du mercure.

L'onglade peut avoir lieu comme symptôme isolé ou bien comme phénomène concomitant d'une affection générale de la peau. Je l'ai observé chez un individu atteint d'une maladie cutanée qui a été sinon produite, au moins aggravée et entretenue par l'usage du mercure. Je citerai cette observation, qui est fort curieuse, dans le chapitre où je traiterai de l'action et des inconvénients du mercure.

L'onglade peut donner lieu à la chute de l'ongle ou à l'altération de sa texture. Sa chute se manifeste par le gonflement et la douleur de la peau qui recouvre l'ongle, comme dans l'espèce de panaris, qu'on appelle *tourniole*. En peu de jours, une ulcération se dévelopoe et s'étend de manière à mettre à nu la racine de l'ongle, et la suppuration qui en résulte le détache bientôt de la phalange et en provoque la chute. L'altération de la texture de l'ongle se manifeste ordinairement à son sommet, de manière à en augmenter plus ou moins l'épaisseur et à le corroder inégalement, au point de le détruire quelquefois en totalité. Chaque variété de l'onglade peut se borner à un ou à plusieurs doigts, ou bien les attaquer tous, de même que les orteils ; ainsi que j'ai eu occasion de l'observer.

Le traitement de l'onglade doit varier selon son espèce. Lorsqu'elle se manifeste avec des accidents analogues à ceux de la tourniole, on doit avoir recours aux moyens locaux propres à calmer l'inflammation et la douleur, tels que les sangsues et les cataplasmes émollients. Lorsqu'elle est caractérisée par l'alteration du tissu de l'ongle, elle peut dépendre d'une affection générale de la peau, en suivre toutes les variations et réclamer le traitement qui convient à la maladie principale. Cette variété de l'onglade n'exige aucun traitement local.

Le pronostic des pustules vénériennes, comme celui de toutes les affections cutanées, doit varier suivant qu'elles sont récentes ou anciennes, en raison de leur espèce particulière, de leur complication et des modifications que des traitements antérieurs peuvent leur avoir fait subir.

Du traitement des Syphilides ou des Pustules vénériennes.

Toutes les maladies syphilitiques de la peau exigent un traitement intérieur et des remèdes locaux. On doit les combattre à l'intérieur par tous les moyens qui conviennent contre les maladies vénériennes anciennes et constitutionnelles.

La salsepareille et le gayac tiennent le premier rang parmi les médicaments qui ont été le plus accrédités et dont l'usage est aujourd'hui encore généralement répandu. La plupart des médecins, ne regardant les sudorifiques que comme les auxiliaires du traitement des maladies vénériennes chroniques, étaient dans l'habitude d'employer en même temps les préparations mercurielles qui leur semblaient être le seul moyen d'en obtenir la cure radicale. Il en est encore beaucoup malheureusement qui partagent cette opinion; mais on doit espérer en voir diminuer le nombre chaque jour et ne plus compter bientôt parmi les partisans du mercure que les médecins à qui la prévention ou l'ignorance ne permettraient de tenir aucun compte de l'expérience.

Si les propriétés de la salsepareille et du gayac sont incontestables, elles ne sont pas plus que le mercure des médicaments spécifiques. Leurs bons effets sont nécessairement subordonnés à la manière d'en faire usage, aux circonstances dans lesquelles on les administre, de même qu'à la coopération des autres moyens et à la sage direction du régime, qui doivent en assurer l'efficacité, ce qui prouve suffisamment combien sont fallacieuses les promesses de guérir toujours et dans tous les cas avec l'essence prétendue de salsepareille, dont on a fait si grand bruit dans les derniers temps. En un mot, il n'existe aucun médicament qui, administré sans auxiliaires, puisse guérir les maladies vénériennes graves, récentes ou invétérées. La diète, le repos, les saignées locales et générales, les bains, les frictions, les purgatifs, les médicaments extérieurs administrés à propos sont indispensables aux succès de tous les traitements possibles. La tisane de Feltz, celle d'Arnou, l'eau de Pollini, le quinquina, la douce-amère, le sulfure d'antimoine sont des moyens qui ont quelquefois réussi dans le traitement des maladies vénériennes constitutionnelles, alors que les médications les plus rationelles étaient restées sans effet. Mais lorsqu'un médicament ne réussit qu'accidentellement est-il bien constant qu'il agisse toujours comme agent curatif, et n'arrive-t-il pas souvent, au contraire, que la guérison est le résultat tardif des remèdes antérieurement administrés ou l'effet d'une réaction salutaire des forces vitales? Je suis fort porté à le croire, sans nier cependant l'action de ces derniers moyens, dont je n'ai obtenu généralement que fort peu de succès.

A l'égard des pustules vénériennes qui sont opiniâtres, dont la guérison est difficile, et qui ont de l'analogie avec les maladies herpétiques, on est dans l'usage de les regarder comme le résultat d'une complication de la syphilis avec le principe dartreux, ce qui a déterminé la plupart des praticiens à combiner l'usage intérieur et extérieur des préparations sulfureuses avec l'emploi des remèdes anti-syphilitiques. Je crois que, sans attendre qu'on ait pu soupçonner la complication des vices dartreux et vénériens, on peut employer le soufre dans l'état simple de chacune de leurs maladies, lorsqu'elles ont un caractère chronique, parce que, d'une part, il est fort difficile, dans beaucoup

de cas, de distinguer positivement les éruptions syphilitiques de celles qui ne le sont pas, et que, de l'autre, le
soufre employé à propos et convenablement paraît porter
son action à la peau et agir comme tous les sudorifiques.

Je crois devoir rappeler ici que la disparition des affections cutanées même les plus simples et quelle que soit leur
nature à la suite des remèdes locaux seulement, doit tenir
éveillée la sollicitude du médecin sur les accidents consécutifs qui peuvent en résulter. J'ai eu occasion d'en observer maintes fois les inconvénients. Je n'en citerai que l'exemple suivant. Une jeune dame blonde, d'une constitution
délicate, et chez laquelle on ne pouvait soupçonner aucune
affection vénérienne, avait au cou et sur la poitrine plusieurs taches cuivrées qui ne lui causaient ni douleur ni
démangeaison, mais qui lui étaient d'autant plus désagréables, qu'elles étaient aperçues par les assistants, surtout
celles du cou. Ayant été consulté par cette dame, qui ha-
bitait la province, je lui écrivis une consultation, où je
prescrivais les bains, des frictions sèches sur tout le corps,
l'usage de la laine sur la peau, un régime adoucissant, un
exercice modéré et, par intervalles de huit ou dix jours,
deux onces de manne ou une once d'huile de ricin. Je lui
avais conseillé de suivre ce régime pendant six semaines ou
deux mois, et, après ce temps, si les taches n'étaient pas
dissipées, de se frotter avec une pommade soufrée, dont elle
avait l'ordonnance. Aucun de mes conseils ne fut observé,
excepté la pommade, dont elle fit usage, et qui, en peu de
jours, fit complétement disparaître les taches. Cette jeune
dame, qui était fort satisfaite de ce résultat, ne tarda pas à
être prise d'un rhume qui dégénéra en catarrhe chronique,
lui occasionnant une toux fréquente et fort incommode,
accompagnée de frissons, vers le soir, et qui, au bout de

quelques mois, l'avait jetée dans une grande maigreur. Le nouvel état de la malade la détermina à se rendre à Paris pour me consulter de nouveau sur sa position. Je l'invitai à suivre, avec quelques modifications, les premiers conseils que je lui avais donnés. Je lui fis appliquer de la pommade d'*Autenrieth* sur les parties du cou et de la poitrine où les taches avaient existé. La toux se modéra au bout de quelques jours, et six semaines ne s'étaient pas écoulées que les frissons avaient cessé et que la malade commençait à reprendre de l'embonpoint. Un cautère au bras et l'usage du régime, que je lui avais prescrit, continué pendant quelques mois, la ramenèrent au meilleur état de sa santé.

Le traitement local des pustules et des dartres vénériennes doit varier, je l'ai déjà dit, selon la nature et l'état actuel de l'éruption. Les moins rebelles, et c'est le plus grand nombre, cèdent généralement au traitement et au régime que je mets journellement en pratique, d'après les principes que j'ai exposés dans cet ouvrage.

Afin qu'on puisse connaître et juger la méthode de traitement prescrite par les médecins partisans du mercure, je vais reproduire l'opinion de M. Lagneau, médecin aussi modeste que distingué, sur les syphilides ou maladies vénériennes de la peau. « Le traitement local des pustules est susceptible de varier, selon l'espèce particulière d'éruption à laquelle on a affaire. Les pustules ortiées, les taches formiculaires n'en nécessitent même aucun, car elles s'effacent ordinairement par la seule influence du traitement anti-syphilitique général, aidé par quelques bains tièdes et un régime adoucissant.

Les pustules miliaires cèdent, pour l'ordinaire, au genre de médication dont je viens de parler ; mais celles connues sous le nom de lenticulaires et de galeuses se montrent parfois plus persistantes, quoiqu'elles s'éteignent souvent aussi avec une étonnante promptitude dès la première quinzaine du traitement général. Dans le cas où l'on est parvenu à la moitié du temps qu'on croyait nécessaire à leur guérison sans qu'elles présentent des signes bien marqués d'amélioration, il faut ajouter à l'usage des remèdes généraux *celui des bains mucilagineux, les lotions et les applications émollientes et plus tard les onctions journalières avec le cérat de Saturne, l'onguent mercuriel pur ou affaibli, le cérat soufré, la graisse oxigénée ou la pommade citrine.* Du reste, l'éruption résiste d'autant plus qu'elle est ancienne.

Les pustules vésiculaires ou séreuses, quand elles sont indolentes, ne réclament pas d'autre traitement local que les bains. Lorsqu'elles sont douloureuses, enflammées, il convient d'y joindre *des lotions anodines avec la décoction de racine de guimauve et de têtes de pavot, ainsi que les cataplasmes émollients pendant la nuit.* Dans le cas où l'épiderme se détache, le pansement doit se faire avec le cérat de Goulard, bien frais, et souvent renouvelé. Ces pustules se dessèchent communément peu après qu'elles sont ouvertes; mais si elles s'ulcèrent un peu profondément, *un traitement tout particulier devient indispensable.*

Les pustules plates ou humides, qu'elles soient primitives ou consécutives, disparaissent le plus habituellement avec facilité, par l'influence du *traitement général spécifique, secondé par l'usage fréquent des bains et les soins de propreté.* Néanmoins, si, malgré cela, elles restent stationnaires, on peut hâter beaucoup leur résolution, *en les couvrant d'un linge trempé dans une solution souvent renouvelée de deuto-chlorure de mercure, de sulfate de zinc, ou dans l'eau phagédénique ou bien avec un peu de cérat mercuriel;*

à parties égales. Celles qui s'excorient par le frottement et la malpropreté, rentrent dans la catégorie des pustules ulcérées, dont il va être question. Donnent-elles naissance à des végétations, la résistance est souvent plus grande, et *l'on est parfois obligé de les attaquer par les caustiques ou l'instrument tranchant.*

Les pustules écailleuses, quoiqu'elles annoncent toujours une infection ancienne, s'effacent le plus ordinairement par le seul bénéfice du traitement anti-vénérien général *et des bains tièdes. Si elles se montraient rebelles, quelques frictions locales avec la pommade de Cirillo, ou autre du même genre, parviendraient bientôt à les faire disparaître.*

Les pustules croûteuses sont infiniment plus opiniâtres, *et nécessitent toujours un traitement local.* D'abord, ce sont des applications émollientes, telles que fomentations ou cataplasmes de graine de lin, l'huile et les graisses récentes, pour faire tomber sans efforts la matière crustacée qui les couvre, les corps gras anciens, ayant l'inconvénient d'occasionner des démangeaisons, et même quelquefois l'apparition de nouveaux boutons sur la peau. Vers le milieu du traitement général, on substitue à ces divers topiques l'onguent napolitain double, ou tout autre, dans lequel on fait entrer l'encens et la litharge, quand, après la chute des croûtes, les parties qu'elles couvraient tardent trop à se dessécher.

Les pustules ulcérées ou chancreuses se guérissent communément avec assez de facilité dans les cas les plus simples, *par le moyen du traitement local qui vient d'être tracé,* lorsqu'en même temps l'administration méthodique des anti-vénériens généraux se fait pendant un temps convenable. Mais lorsque les ulcères sont anciens et qu'ils ont déjà rongé jusqu'à une certaine profondeur, la guérison se fait souvent attendre trois ou quatre mois, et même plus. Des lotions opiacées, celles avec une décoction très-chargée de bois sudorifiques animés avec la solution de Van-Swiéten, ainsi que les fumigations de cinabre, les pansements avec le précipité rouge, le proto-sulfate ou l'iodure de mercure, sont des moyens propres à hâter la cicatrisation. Si, dans cette circonstance, le malade a été épuisé par les progrès de la maladie ou des aliments de mauvaise qualité, on lui prescrit avec avantage les analeptiques et les fortifiants. Les sujets forts et robustes doivent être soumis à un régime tout opposé.

Les pustules serpigineuses, celles qui guérissent d'un côté et s'étendent de l'autre, qu'elles soient ulcérées ou seulement croûteuses, sont, en général, beaucoup plus rebelles que toutes les autres ; *elles restent souvent, malgré tout le traitement, plusieurs mois dans un état d'irritation et d'accroissement considérables, et parfois même pendant des années.* On leur voit fréquemment alors parcourir une grande partie de la surface du corps, et bien souvent encore, elles se trouvent liées avec un état de cachexie syphilitique qui entraîne quelquefois la perte des malades. *Quand les pustules sont très-douloureuses, les applications émollientes et narcotiques sont tout-à-fait indispensables; après quoi, on associe à ce pansement l'eau phagédénique, la solution simple de sublimé, le cérat mercuriel avec addition d'extrait de jusquiame* et autres moyens analogues. Mais comme elles se montrent habituellement très-opiniâtres, on est obligé de varier souvent les remèdes, tant internes qu'externes, et tout en combinant avec les anti-syphilitiques les plus puissants, les purgatifs et ce qu'on est habitué à nommer les dépuratifs, en usage contre les affections herpétiques, à la nature desquelles ces sortes de pustules participent fréquemment, on passe successivement à l'usage extérieur du quinquina, du charbon pulvérisé, du vinaigre, de l'égyptiac, du précipité rouge; on en vient quelquefois jusqu'à toucher les ulcères avec l'hydrochlorate d'antimoine, l'acide nitrique, le nitrate d'argent ou de mercure, et même le cautère actuel. Il est peu de ces moyens qui ne comptent des succès; mais on se trouve toujours obligé à des tâtonnements, parce qu'aucun d'eux ne réussit d'une manière constante; il faut, d'ailleurs, ne pas négliger de favoriser leur action locale par l'administration des préparations de soufre, du sulfure d'antimoine en poudre à la dose d'un scrupule, à un gros par jour, par l'usage des amers ou d'une tisane sudorifique, comme celle de feltz ou de vigarous, à quoi on doit toujours ajouter un régime adoucissant très-sévère, et, si faire se peut, le changement d'air.... Les éphélides ou taches cuivreuses s'effacent d'autant plus facilement qu'elles sont plus récentes, ce qu'on peut reconnaître, et, pour ainsi dire, prévoir à l'avance, toutes les fois que leur couleur est peu foncée. *Mais quand elles résistent après la destruction du vice intérieur, l'on parvient à les faire disparaître avec les bains d'eau de mer, ou en les frottant avec l'eau alumineuse, l'eau saturée de sel commun, l'eau de chaux, ou bien encore avec du jus de citron ou de l'acide acétique.* Toutes les autres éruptions herpétiques, qui dépendent également de l'existence du virus vénérien dans l'économie, ou tout au moins de la combinaison des deux dispositions syphilitique et dartreuse, réclament, indépendamment d'une prudente association, des moyens internes propres à combattre les deux états morbides, l'emploi des remèdes externes appropriés à l'un et à l'autre. Ainsi, par exemple, après l'usage des topiques émollients

et des bains mucilagineux, on panse avec l'onguent mercuriel, mélangé avec égale quantité de cérat soufré, avec
la pommade de proto-sulfate de mercure ou d'iodure de
mercure. On fait des lotions avec les eaux sulfureuses,
l'eau de chaux, celle de Saturne, l'eau phagédénique ou
toute autre solution hydrargireuse; on recommande les
bains et les douches de Barrèges; enfin, on termine, dans
les cas les plus opiniâtres, par toucher une fois tous les
quatre ou cinq jours avec le nitrate d'argent ou l'acide
nitrique plus ou moins étendu.

Le prurigo syphilitique de l'anus et celui du pudendum,
sont pour l'ordinaire très-sensiblement améliorés par les
onctions mercurielles locales, alternées avec des lotions
stupéfiantes de jusquiame, de morelle ou d'opium gommeux.

. J'ai cité en grande partie le mode de traitement prescrit
par M. Lagneau contre les éruptions vénériennes, parce
qu'il satisfait aux principales indications rationnelles, telles
qu'elles sont généralement reconnues et adoptées par les
médecins partisans du mercure. Les passages que j'ai sou-
lignés établissent que la guérison n'a lieu, en général, que
par le moyen des remèdes extérieurs, dont les bains émollients et les corps gras font toujours partie : à beaucoup d'é-
gards, on pourrait même en conclure que les syphilides
s'exaspèrent ou se modifient dans leurs formes, sous l'influence des préparations mercurielles administrées intérieurement. On voit qu'en définitive, après avoir employé le
mercure, on est souvent obligé d'en venir à l'usage des
médications dépuratives, et pour ne pas se voir réduit à
accuser d'impuissance le traitement mercuriel, on suppose
que la maladie peut être compliquée et entretenue par le
vice dartreux, et qu'on doit alors la combattre à l'aide des
moyens qui sont indiqués contre chacune de ces affections

en particulier ; c'est-à-dire en associant aux dépuratifs les préparations mercurielles et sulfureuses ; toutefois, malgré ces moyens, il arrive assez souvent que les maladies de la peau, pustules ou dartres, prennent un caractère rongeant et carcinomateux, et qu'on est obligé de recourir aux émollients, aux lotions sédatives, aux escarrotiques, etc. La déduction à tirer de ce que je viens de dire, et à laquelle se rattache mon opinion, est que le mercure est généralement plus nuisible que propice dans le traitement de la syphilis, et que, combiné avec les préparations sulfureuses, il échoue dans beaucoup de cas. Je suis même persuadé que le soufre et les bains sulfureux, administrés mal à propos, aggravent souvent les maladies cutanées. Je pense de même à l'égard des bains de vapeur, même simples ; le soufre est essentiellement irritant, et souvent j'ai observé, à la suite des bains sulfureux, que les éruptions pustuleuses s'enflamment et deviennent plus rebelles. Les bains de vapeur, trop souvent réitérés, peuvent avoir de graves inconvénients ; ils occasionnent parfois des hémorrhagies, le crachement de sang, des varices, en un mot, tous les accidents qui peuvent résulter du relâchement des vaisseaux sanguins ; mais par suite de leur action plus directe sur la peau, ils augmentent principalement l'exhalation du système cutané, d'où résulte un mode de vitalité anormale de cette fonction, qui est propre, dans beaucoup de cas, à entretenir les maladies de la peau au lieu de les guérir, et qui, produisant l'épaississement des fluides animaux, peut aussi prédisposer l'homme aux affections qui reconnaissent pour cause l'altération des humeurs.

Je vais citer deux observations de dartres squameuses auxquelles on opposa sans succès les bains de vapeur longtemps continués. Il s'agit, dans le premier cas, d'une dame d'une quarantaine d'années, d'un tempérament bilieux, amaigri, qui, sans pouvoir en assigner la cause positive, était sujette, depuis plus de six mois, à une affection dartreuse qui occupait toute la surface cutanée, le visage excepté. Après avoir fait plusieurs traitements et pris plus de quarante bains de vapeur à l'hôpital Saint-Louis, son état, loin de se modérer, s'était aggravé. Lorsque je fus consulté, la malade était sans fièvre et avait conservé son appétit. Elle éprouvait peu de démangeaison dans la journée, mais la chaleur du lit lui occasionnait un picotement plutôt qu'un prurit incommode, qui interrompait son sommeil et la portait à changer fréquemment de position pendant la nuit, ce qui favorisait la séparation des pellicules herpétiques, dont la plupart avaient l'étendue d'un ongle, et dont la quantité n'aurait pu tenir dans la main. Je crus devoir faire cesser à la malade l'usage des bains de vapeur et les remplacer par des bains amilacés continués pendant huit jours consécutifs, et alternés ensuite. Je prescrivis des frictions faites avec de la flanelle sur tout le corps, soir et matin, et après celle du soir, je fis pratiquer des onctions sur toute la surface cutanée, avec une pommade de saindoux, dans lequel on avait fait cuire du cresson. Je fis administrer tous les deux jours, et ensuite à des intervalles plus éloignés, une demi-once de sel de Sedlitz dans trois verres d'une décoction de chicorée, de pensée sauvage et de douce-amère. Deux saignées de bras furent pratiquées en quinze jours. Ce traitement améliora promptement l'état de la malade, et en moins d'un mois, elle fut entièrement guérie.

La personne qui est le sujet de la seconde observation, est une demoiselle de dix-huit ans, blonde, ayant la peau très-blanche, et étant habituée à être fortement serrée dans son corset, circonstance qui me paraît avoir été la cause de sa maladie, qui était semblable, sous tous les rapports, à celle qui est l'objet de la première observation. Elle avait pris une vingtaine de bains à Saint-Louis, sans en éprouver aucun soulagement. J'adoptai pour cette malade le même mode de traitement que j'avais fait subir à la première, et vingt jours suffirent pour la guérir complètement.

Chez ces deux malades la peau était sèche et rugueuse, ce qui établit que les bains de vapeur ne modifient pas cette disposition et qu'il est probable qu'ils sont, au contraire, propres à l'entretenir. Les moyens que j'ai employés leur sont assurément bien préférables. Les résultats que j'en ai obtenus en sont la meilleure justification. Toutefois, leur indication a dû être subordonnée à mes raisonnements sur les maladies cutanées, en général, d'où se sont formées mes opinions et ma méthode de traitement sur ce point.

En voici le résumé.

Dans les maladies de la peau non fébriles la même cause détermine souvent des éruptions d'un caractère différent et très-varié, ce qui peut dépendre de la nature et de l'intensité de cette même cause, de la disposition générale de l'individu, des modifications de la texture locale de la partie affectée, du changement des saisons, des variations de la température et des écarts du régime, d'où je conclus que les affections cutanées sont une sorte de Protée et que les classifications adoptées par les meilleurs auteurs qui ont écrit sur ces maladies ne sauraient être regardées comme absolues, et qu'elles seront toujours à beaucoup d'égards un sujet de controverse et de dissidence pour les auteurs qui porteront leurs recherches sur cette partie de la science, ainsi que cela semble démontré par les écrits d'ailleurs fort précieux de Lorry, de Willam, de Bateman, de M. Alibert et plus récemment encore par le traité de M. Rayer sur les maladies de la peau.

Quel que soit d'ailleurs le nombre des écrits, la conformité ou la dissidence d'opinion des auteurs sur l'étude théorique d'une maladie, la guérison étant le but essentiel de la médecine, le choix et l'application des moyens curatifs doivent être nécessairement le résultat final des études médicales. Eh bien ! à l'égard des maladies cutanées, tout en tenant compte de leurs causes connues ou présumées et de leur aspect extérieur, d'après les livres et l'expérience, on arrive à un ordre de déductions thérapeutiques qui résument ce que l'état actuel de la science présente de plus positif et qu'on peut exposer en quelques pages.

J'ai dit que le traitement local des maladies non fébri'es de la peau était susceptible de plus de modifications que leur traitement intérieur, cela est vrai. Le régime intérieur à prescrire dans les maladies cutanées consiste ordinairement dans l'usage des boissons dépuratives ou toniques propres à tenir le ventre libre ou à favoriser la transpiration ; une alimentation saine et plus ou moins nutritive, selon la constitution habituelle et l'état actuel du malade : telles sont les principales indications qu'on a à remplir et pour lesquelles on peut employer une multitude de substances qui, bien que d'une nature différente, ont des propriétés analogues et dont le médecin doit faire un choix raisonné suivant le caractère de la maladie et les effets qu'il se propose d'obtenir.

Les moyens locaux qui sont indiqués contre les maladies cutanées doivent varier selon la nature et l'intensité de l'affection. S'il s'agit d'une maladie occasionnée et entretenue par la malpropreté, une habitation malsaine et une mauvaise nourriture, les soins de propreté, le changement d'air, une nourriture plus substantielle sont les premières et souvent les seules indications qu'on a à remplir. Mais lorsque se joint à ces causes une prédisposition organique primitive ou acquise, et qu'une affection syphilitique, herpétique ou scrophuleuse, complique ou entretient la maladie, on doit alors recourir au traitement intérieur dont j'ai parlé plus haut, et le modifier selon la nature de la diathèse morbide dont on aura reconnu l'existence. Dans les cas où l'affection cutanée est attribuée à la contagion vénérienne et qu'elle est récente, les délayants et les révulsifs dirigés sur le tube intestinal doivent être préférés; si la maladie est ancienne, les moyens curatifs propres à favoriser la transpiration sont plus particulièrement indiqués, et même, dans beaucoup de cas, on peut adopter alternativement chacune de ces directions thérapeutiques. Lorsqu'il s'agit d'affections de la peau, produites ou compliquées par le vice scrophuleux, on doit insister de préférence sur les moyens destinés à fortifier l'organisme et à produire une dérivation sur les organes digestifs; les amers, les purgations légères et réitérées lorsqu'il n'existe pas de contre-indication, les bains sulfureux ou alcalins sont principalement indiqués, tandis que dans la plupart des affections dartreuses les bains simples mucilagineux et amylacés sont préférables aux premiers.

La saignée générale me paraît beaucoup trop négligée dans le traitement des maladies chroniques de la peau. Je les ai souvent mises en usage avec beaucoup de succès; toutefois, l'application des sangsues me semble préférable à la saignée générale, dans les maladies qui reconnaissent pour cause la diathèse scrophuleuse.

Quant aux remèdes extérieurs, ils ont toujours pour objet de modifier l'état actuel de l'affection cutanée. S'il

existe de l'inflammation, on la combat par les sangsues,
les lotions et les cataplasmes mucilagineux ; s'il s'agit
d'une éruption crustacée de nature teigneuse, dartreuse,
ou pustuleuse, les corps gras suffisent ordinairement pour
en ramollir les croûtes et les détacher ; ce qui permet l'emploi des moyens ultérieurs que peut réclamer le caractère
de la maladie, et qui diffèrent selon le mode d'altération
du tissu dermoïde. Les affections cutanées tiennent en effet
leur principal caractère de la désorganisation que présente
la partie du derme qui en est le siége, et leur traitement
doit nécessairement y être subordonné.

On sait que toutes les maladies sont produites par un
état de suraction, ou de subaction vitale, qui demande
l'emploi des moyens propres à ramener l'organe affecté à
son état normal. La suraction qui produit une maladie détermine toujours des accidents inflammatoires qu'on doit
combattre par les anti-phlogistiques. L'état morbide produit, ou entretenu par la subaction vitale, réclame au
contraire l'usage des moyens capables de ranimer la vitalité affaiblie, circonstance qu'il importe d'autant plus de
bien apprécier que le succès du traitement peut en dépendre.

Toute affection morbide peut être entretenue par un
état de faiblesse propre à l'organe affecté, ou par la disposition générale d'une constitution affaiblie. Pour apprécier
le degré de la faiblesse dans les maladies, déjà Galien avait
annoncé qu'il était nécessaire de tenir compte des forces
propres du malade : « *vires sunt imbecillæ vel per se vel
ex accidente, per se languent dupliciter.* »

Lorsque les affections cutanées ont donné lieu à la désorganisation du tissu dermoïde, on est souvent dans la
nécessité de modifier la nature de l'ulcération, et de trans-

former la maladie en une plaie nouvelle qu'on produit à l'aide d'un excarrotique et qu'on traite alors comme une plaie simple. C'est ainsi que je suis parvenu à guérir particulièrement des dartres pustuleuses et rongeantes, fixées au visage, et qui avaient résisté à beaucoup d'autres remèdes.

On doit aussi tenir compte, dans les traitements de maladies cutanées, de la sensation qu'ils font éprouver. On calme la démangeaison avec les lotions alcooliques, avec l'eau de savon, l'eau salée, l'eau sulfureuse, et les onguents de la même nature. La douleur qui est due à l'état inflammatoire aigu doit être combattue par les sangsues et les émollients, et celle qui dépend de l'érosion ulcéreuse réclame principalement l'usage des narcotiques; pour satisfaire à cette dernière indication, j'ai employé souvent avec succès une pommade préparée avec de l'axonge dans laquelle on faisait cuire, après les avoir pilées, des plantes fraîches, sédatives ou narcotiques, telles que la laitue, la douce-amère, la morelle, la ciguë, le pavot, la pomme épineuse, la jusquiame, etc., chacune isolée, ou réunie à une ou à plusieurs de ses analogues, selon le degré de l'action calmante que je voulais obtenir.

Je dois faire observer que l'usage topique des opiacés et des narcotiques exige des précautions; il convient de les employer, en vue de modifier la sensibilité, mais ils pourraient l'éteindre entièrement, et produire la désorganisation, si on les administrait à dose trop active.

Dans le chapitre où j'examinerai les propriétés des médicaments simples, et des formules spécialement employées contre les maladies syphilitiques et dartreuses, j'indiquerai la manière d'en faire usage, et l'à propos de leur application.

17 *

CHAPITRE XIII.

Des Maladies qui sont susceptibles de se modifier sous l'influence de certains climats et de se manifester par des symptômes primitifs analogues à ceux de la vérole confirmée.

Diverses maladies s'étant manifestées avec des symptômes semblables à ceux de la syphilis, mais ayant un caractère particulier résultant soit de leur mode de transmission, soit de leur nature endémique ou épidémique, soit de leur marche et de leur combinaison; on a donné à la plupart le nom des lieux où elles ont été observées. Voici les dénominations sous lesquelles elles ont été désignées :

1° *Mal de la baie de Saint-Paul* (au Canada).

2° *Maladie de Fiume ou de Scherlievo* (en Autriche).

3° *Falcadine*, observée au village de *Falcado* (dans le duché de Bellune).

4° *Sibbens* (observé en Écosse).

5° *Boutons d'Amboyne* (observés aux îles Moluques, principalement à l'île d'Amboyne).

6° *Frambœsia, pian et yaws* (observés sous les Tropiques).

7° *Maladie de Brünn* (en Moravie).

8° *Radesige* (maladie propre aux habitants de la Scandinavie).

9° *Maladie de la commune de Chavanne-Lure* (département de la Haute-Saône).

Les phénomènes qui caractérisent ces diverses affections ayant une grande analogie avec les maladies de la peau essentiellement syphilitiques, j'ai jugé convenable de leur consacrer un chapitre particulier, et de les ranger à la suite des syphilides avec lesquelles elles ont le plus d'affinité.

Le mal de la baie de Saint-Paul fut observé au Canada, dès l'année 1776. Cette maladie a aussi reçu les noms de mal de chicot et de mal des éboulements. Elle s'annonce par de petites pustules qui viennent aux lèvres et à la langue, à l'intérieur de la bouche, et qui, à leur invasion, ressemblent à des aphtes, mais qui font des progrès très-rapides au point de détruire en peu de temps les parties qui en sont affectées. La matière blanchâtre et puriforme qui découle de ces pustules est susceptible de communiquer la même affection par un simple contact. Des douleurs ostéocopes se faisant sentir dans la nuit, tourmentent les malades; mais elles se calment ordinairement lorsqu'il survient des ulcères à la peau ou dans la bouche, de sorte que ces douleurs sembleraient n'avoir lieu que comme un signe précurseur de la maladie. Des bubons fréquents se manifestent aux glandes cervicales axillaires, inguinales. Plus tard le corps se couvre de dartres prurigineuses qui disparaissent bientôt, et sont remplacées par des exostoses, et la carie qui affectent tout le système osseux ; les os du nez, du palais, du crâne, du bassin, des cuisses, des jambes, des pieds, des bras, des mains, peuvent en être atteints. Quelquefois des membres entiers se désorganisent et tombent. Cette maladie n'épargne personne ; *on assure qu'elle attaque de préférence les enfants, et que c'est principalement par l'acte vénérien qu'elle se communique ou se transmet.* On affirme également qu'une particularité de cette maladie est d'attaquer rarement les parties de la génération, et de se transmettre sans aucune cohabitation avec les personnes qui en sont infectées et même sans attouchement immédiat.

Le passage souligné semble contredire l'assertion qui lui succède. En effet, comment admettre que cette maladie se communique principalement par l'acte vénérien lorsque les organes de la génération ne sont pas affectés? et, si on adopte l'infection de la semence comme moyen de transmission, comment nier l'altération générale des humeurs? enfin, si on a égard à l'ensemble des phénomènes qui caractérisent le mal de la baie de Saint-Paul; phénomènes qui se succèdent, changent de nature et affectent tous les systèmes organiques, il me semble raisonnablement impossible de n'y voir que des irritations locales avec les modernes syphilographes.

Les décoctions de racines de patience, de bardane, de salsepareille, la sapinette, ou la bière faite avec les bourgeons, les branches et l'écorce du pin de Canada, sont les moyens qu'on a mis en usage avec succès contre ce genre de maladies, et qui forment un système de médication qui n'a pour objet que de corriger l'altération des humeurs, et que je crois très-rationnel.

La maladie de Fiume ou de Scherlievo a été observée, en 1800, dans les districts de Fiume et de Scherlievo, où elle prit un caractère épidémique. On croit qu'elle a été apportée de la Turquie, mais son origine est incertaine. Le scherlievo se propagea avec tant de rapidité en 1801, que sur une population de quinze mille individus, plus de quatre mille cinq cents en furent atteints. MM. Percy et Laurent assurent, d'après le rapport d'une commission médicale chargée d'observer et d'étudier cette maladie, que sur trente-huit mille personnes, plus de treize mille en furent affectées. En 1808 et 1809, elle se manifesta à Scherliévo, où elle semblait entretenue par la malpropreté des habitants, dont la plupart n'ont pour habitation que des cabanes humides qu'ils partagent avec les animaux domestiques.

Cette maladie débute en général, comme le mal de la baie de Saint-Paul, par des lassitudes dans les membres et par des douleurs ostéocopes, qui augmentent pendant la nuit, et qui affectent ordinairement les bras, les cuisses, l'épine dorsale ; des exostoses ont été observées au début de cette affection. La voix devient rauque, le voile du palais, la luette, les amygdales, et quelquefois le larynx et le pharynx sont enflammés ; la déglutition est difficile, la face est animée, de petites pustules analogues aux aphtes se développent et produisent une matière ichoreuse qui corrode les parties, d'où résultent des ulcérations, qui d'abord ont peu d'étendue, mais qui, en se réunissant, ne tardent pas à former des ulcères plus ou moins grands, qui parfois affectent une marche très-rapide, envahissent et rongent l'intérieur de la bouche, la langue, le voile du palais, la luette et les amygdales. Ces ulcères ont ordinairement une forme ronde ; leur couleur est cendrée, leurs bords sont durs, élevés et d'un rouge obscur, ce qui leur donne l'aspect sous lequel on est convenu de reconnaître les ulcères syphilitiques.

Les exostoses et les douleurs qui s'étaient manifestées au début de la maladie disparaissent ordinairement lorsqu'il survient une éruption pustuleuse à la peau. Les pustules du scherliévo produisent à leur apparition un prurit très-incommode, qui diminue à mesure que l'éruption se développe ; elles viennent sur différentes parties du corps, telles que les cuisses, les jambes, les parties génitales, etc., mais principalement au front et au cuir chevelu. Ces pustules fournissent quelquefois une matière âcre qui enflamme la peau ; ou bien cette matière, en se desséchant, forme des croûtes, et c'est dans cet état que souvent la maladie reste stationnaire : les taches que laisse après elle la chute des croûtes sont d'une couleur cuivreuse, et disparaissent difficilement. Le scherliévo débute quelquefois par des taches cuivreuses, entourées d'une auréole, taches au milieu desquelles on remarque des ulcérations qui fournissent une matière qui se dessèche et forme des croûtes semblables à celles qui viennent à la suite des pustules.

La carie des os du nez, la fétidité que le pus exhale, l'altération successive de la voix, portée jusqu'à l'aphonie, attestent les progrès de la maladie.

Le scherliévo se transmet rarement par la voie du coït, et pourtant on a remarqué que les parties génitales de la femme sont souvent le siége de cette maladie. Quant aux ulcérations qu'on observe aux organes sexuels de l'homme, elles surviennent toujours à la suite de l'infection générale ; il est fort rare que le scherliévo donne lieu à des bubons. La transmission de cette madadie peut s'opérer par un simple contact, soit des individus affectés, soit des choses qui servent à leur usage, comme les vêtements, les verres, les couteaux, les fourchettes, etc. Des enfants peuvent naître avec cette affection, ou la recevoir de leur nourrice.

Malgré l'analogie des symptômes de cette maladie avec ceux de la syphilis, des auteurs ont admis, comme signe propre à les distinguer, la guérison spontanée du scherliévo, c'est-à-dire que cette affection, arrivée au terme de son développement, au lieu d'augmenter d'intensité, reste, selon eux, stationnaire et finit par disparaître sans traitement et sans régime; ce qui ne saurait être, à mon avis, un caractère essentiellement distinctif, car il arrive fréquemment que les sypmtômes de la maladie vénérienne se modèrent et disparaissent sans qu'on ait fait aucun traitement.

La question à déterminer est de savoir si l'organisme revient à son état normal après la disparition des symptômes du scherliévo, et si des accidents consécutifs ne peuvent pas, comme dans la syphilis, se développer ultérieurement.

On a dit que cette maladie cédait facilement aux remèdes anti-vénériens; mais s'il est vrai, comme on l'a avancé, que cette affection peut se guérir par les seuls efforts de la nature, n'est-il pas permis de contester la propriété des remèdes anti-vénériens qu'on lui aurait opposés? et si les préparations mercurielles surtout avaient été toujours efficaces contre le scherliévo, ce résultat ne suffirait-il pas pour le distinguer de la syphilis que le mercure aggrave plus souvent qu'il n'en modère les effets? Voici, toutefois, le traitement qu'on affirme avoir été employé avec succès contre cette maladie. Le deuto-chlorure de mercure dans le sirop de Cuisinier a été le moyen le plus efficace; et dans les cas où les os étaient atteints de carie, on terminait le traitement par dix ou douze frictions mercurielles. L'opium ajouté au mercure faisait disparaître sans retour les douleurs ostéocopes. Le proto-chlorure de mercure, uni au cérat, était employé avec avantage dans le pansement des pustules et des ulcères. La liqueur de Van-Swieten, convenablement étendue, a été administrée avec succès en gargarisme contre les ulcères de la bouche et de la gorge.

L'analogie n'est pas l'identité : c'est principalement en médecine qu'il faut tenir compte des nuances. Le scher-

liévo n'est pas dû au contact immédiat des sexes. L'humidité, la malpropreté et toutes les habitudes de la misère
paraissent propres sinon à le produire, au moins à y prédisposer; ce qui donnerait à cette affection un caractère
spécial de débilité qui pourrait, jusqu'à un certain point,
servir à expliquer l'efficacité des préparations mercurielles
qui, administrées avec méthode et prudence, peuvent avoir
une action tonique qu'il serait peut-être utile de chercher
à obtenir par d'autres moyens.

On peut consulter sur cette maladie : 1° le Rapport lu
à la Société de médecine de Paris, le 6 août 1811, et in-
séré dans le *Journal général de Médecine et de Chirurgie,*
tome XLII : ce travail contient l'analyse des meilleurs ouvrages qui aient traité de cette maladie ; 2° la thèse inau-
gurale de M. Boué, Paris, 1814 ; 3° l'article *Mal de fiume,*
du *Dictionnaire des Sciences médicales,* par MM. Percy
et Laurent ; 4° l'ouvrage de M. Amédée Moulon, in-8° ;
Milan, 1834.

La *falcadine* est une maladie qui a été observée, en 1786,
à Falcado, village du duché de Bellune, en Illyrie, et
qu'on soupçonne y avoir été introduite par une mendiante
infectée d'une éruption psorique très-intense, et de poireaux à la vulve qu'on a jugés être d'une nature syphilitique, et qui attaque sans distinction d'âge et de sexe les
individus soumis à son influence. Des ulcères à la gorge,
dans les fosses nasales, la carie et la destruction du nez,
des ulcères serpigineux qui corrodent la peau dans différentes directions, en sont les signes principaux. La blennorrhagie, des ulcérations aux parties génitales, des excroissances et des bubons de diverses espèces, peuvent aussi se
manifester, mais plus rarement ; les tumeurs gommeuses,
les douleurs ostéocopes, et surtout les exostoses sont en-

core plus rares. Les préparations mercurielles ont été employées contre cette maladie, et on assure en avoir obtenu des succès. Marcolini regarde cette affection comme une variété du scherliévo, *Memorie medico-chirurgico*, Milan, 1829.

La *maladie de Brünn* se manifesta, en 1578, en Moravie, dans la ville dont elle a reçu le nom ; elle y prit un caractère épidémique, et la plupart de ses phénomènes, analogues à ceux qui distinguèrent l'épidémie du quinzième siècle, la firent regarder mal à propos, ainsi que l'avait été cette dernière, comme étant d'une nature syphilitique, bien qu'on ait soupçonné qu'elle se soit propagée par les bains et les ventouses scarifiées dont les habitants faisaient un fréquent usage.

Thomas Jordan a publié sur cette épidémie un ouvrage, dont le titre annonce qu'il la regardait comme ayant un caractère essentiellement vénérien. *Brunno gallicus, seu luis novæ in Moraviâ exortæ descriptio.* Francfort, 1579.

Malgré le principe jugé vénérien de cette maladie, et l'usage où l'on était alors d'employer le mercure comme remède spécifique dans le traitement de la syphilis, on ne s'en tint pas à son administration. La saignée, chez les malades pléthoriques, les purgatifs, les décoctions de gaïac, les sucs de chicorée et de fumeterre, furent les moyens auxquels on eut recours avec le plus de succès. Les pilules de turbith minéral (*sous-sulfate de mercure*) et l'onguent napolitain, employés pour le pansement des ulcères, furent les seules préparations mercurielles dont on fit usage.

La maladie connue sous le nom de *boutons d'Amboyne* a été observée en 1718 dans les îles Moluques, et principalement dans l'île d'Amboyne, où elle est endémique, selon

Bontius qui l'a décrite dans son ouvrage *Medicina Indorum,*
sous la dénomination suivante : *De tophis gummalis, ac
ulcerationibus endemiis in insula Amboyna ac Moluccis
præcipuè; quas nostrates* Amboysne poken *vocant.*

Bontius a reconnu dans cette maladie des symptômes qui
lui semblaient analogues à ceux de la syphilis ; mais elle
diffère, dit-il, de cette dernière affection, pour son mode de
développement, en ce qu'elle peut avoir lieu sans le rapprochement des sexes, *sine congressu venereo.*

Les principaux symptômes de cette affection sont des
tumeurs tophacées, dures et comme squirrheuses qui se manifestent au visage, aux bras, aux cuisses, et des espèces
de cors ou de verrues qui viennent aux pieds et aux
mains ; tumeurs et verrues que l'inflammation atteint difficilement, mais qui, lorsque la suppuration en est le terme,
fournissent une matière tenace et gommeuse qui prend
quelquefois un caractère corrosif et qui peut produire des
ulcères rongeants et profonds, ayant des bords calleux et
renversés, mais qui, en général, ne sont pas aussi douloureux que ceux qui appartiennent à la syphilis, et qui,
comme ces derniers, ne sont pas ordinairement suivis de
la carie des os, à moins que la maladie ait été négligée.

Selon Bontius, cette affection est due à des causes locales
dépendantes du climat, et au genre d'aliments et de boissons dont les habitants font usage, et surtout à l'abus
d'une liqueur extraite de la coque du palmier, connu
sous le nom de *vinho de palme,* et dont les effets réagissent sur le cerveau et les nerfs, de manière à produire l'espèce de paralysie qu'on applle *beriberii.*

Cette maladie, plus ou moins facile à guérir, selon
qu'elle est récente ou ancienne, a été traitée par les sudorifiques, les crucifères, les purgatifs drastiques, les prépa-

rations mercurielles, de manière qu'il est fort difficile de déterminer l'espèce de médication qui a dû être la plus favorable (1).

Selon M. Royer, cette maladie aurait beaucoup d'analogie avec le scherliévo, qui lui-même, dit cet auteur, doit être rattaché à la syphilis.

Les rapports que les maladies qui sont l'objet de ce chapitre peuvent avoir avec la syphilis en établissent d'autant moins la similitude, qu'elles sont dues à des causes différentes, dépendantes du climat, des saisons, des habitudes et des dispositions du tempérament. On sait, par exemple, que les habitants des îles Moluques sont indolents et d'une constitution pituiteuse et mélancolique, qui leur donne une aptitude particulière aux maladies asthéniques, ou, si l'on veut, aux irritations subactives; d'où on est porté naturellement à se demander si le même mode d'irritation dont le tube intestinal serait atteint, et qui donnerait lieu, d'après l'école broussaisienne, aux diverses maladies du système dermoïde, devrait produire, toutes choses d'ailleurs étant égales, les mêmes phénomènes morbides, lorsque l'irritation de la membrane intestinale

______

(1) Quantum ad curam attinet, ea, si recens sit hoc malum, non admodum difficilis est; sin inveteratum, jam molestior est curatio. Porro iisdem ferme remediis cedit, quibus lues veneria, obstructiones lienis, leucophlegmasia, ac ipse hydrops, et cæteri, chronici ac rebelles morbi. Decocta hîc itaque parentur è Chinæ radice, salsparilla, guajoco et corticibus ejusdem, quibus incoquantur anagalidis aquaticæ, seu beccabungæ m. ij post peccans materia vehementioribus catharticis educenda est: nam levia hîc non possunt. Talia sunt extract. guttæ combodja, claterium : et si his non cedit, ad chymica et mineralia deveniendum est : ut sunt mercurius vitæ, seu butyrum antimonii, turbith minerale, tum mercurius præcipitatus albus, unguenta quoque mercurialia secundùm artem parata hic externe adhibenda sunt.

se développe avec toute l'intensité qu'elle peut acquérir chez des individus d'une constitution forte et robuste, et vivant au milieu des circonstances les plus favorables à la santé. La solution de cette question conduirait probablement à faire ressortir, d'une manière positive, les caractères distinctifs des maladies vénériennes consécutives, transmises par la voie des organes de la génération ou par l'absorption cutanée, congéniale, ou ayant lieu par un contact extérieur et indirect.

Tout en admettant l'irritation de la membrane muqueuse intestinale comme principe d'un grand nombre de maladies, je suis persuadé que les affections dues à la contagion vénérienne ne peuvent jamais être identiques avec aucune de celles qui seraient le résultat immédiat d'une irritation intestinale, et qu'elles doivent se distinguer par leur mode de développement et par les épiphénomènes qui leur sont propres.

Le *sibbens* ou *siwin* a été observé en Écosse, principalement dans les comtés de Galloway et de Dumfries. D'après l'histoire qu'en a donnée Gilchrist, cette maladie peut se montrer sous plusieurs formes; elle débute souvent par des ulcères rongeants, donnant lieu à une eschare blanchâtre, ou par des ulcérations superficielles qui n'altèrent pas la couleur des chairs, et qui ont leur siége dans l'intérieur de la bouche et à la gorge, ce qui gêne la déglutition, produit l'enrouement ou la perte de la voix. Il survient aussi quelquefois aux commissures des lèvres une éruption d'une couleur perlée ou lactescente, ou bien une petite tumeur charnue semblable à une framboise, et qui se couvre d'une croûte. On a comparé à du fromage rôti l'aspect que présentent les ulcérations de l'intérieur de la bouche.

D'autres fois le sibbens produit sur toute la surface cutanée des taches cuivreuses ou d'un rouge sale, ou bien des éruptions croûteuses et des pustules qui se développent par groupes, et occupent le cuir chevelu, le front, le visage, les épaules, les bras, l'intérieur des cuisses, etc. ; des tumeurs semblables à des furoncles, et qui donnent lieu à des ulcères qui dénudent et corrodent quelquefois les muscles, peuvent se manifester sur les mêmes parties.

Enfin cette maladie peut se montrer sous la forme de tumeurs molles et spongieuses, semblables à des framboises, d'où lui est venu le nom de *sibbens*, qui en anglais signifie framboise.

Il n'est pas démontré que le sibbens puisse se développer par le coït ; les symptômes qui viennent aux parties génitales sont toujours consécutifs. La maladie peut se transmettre par les vêtements, par l'usage commun des mêmes ustensiles et par l'allaitement. Le docteur Adam Freer, d'après l'opinion qu'il a émise dans sa thèse (*de Syphilitide venereâ*), croit que le sibbens est dû à un insecte analogue à l'*acarus scabiei*. Les moyens employés contre le sibbens sont en partie les mêmes que ceux qu'on était dans l'usage d'administrer contre la syphilis. Cette maladie est fort rare aujourd'hui ; la propreté et une meilleure application des préceptes de l'hygiène paraissent y avoir contribué.

Le *frambœsia*, l'*yaws* et le *pian* sont des maladies qui ont entre elles assez d'analogie pour être comprises dans le même cadre. Elles ont avec le sibbens des points de similitude si remarquables, qu'un médecin écossais qui avait habité la Jamaïque, où il avait souvent traité l'yaws, étant revenu en Écosse, où il observa le sibbens, jugea que les deux maladies étaient identiques. L'yaws observé à la côte de Guinée, à la Jamaïque, par des médecins anglais; et le pian, étudié à la Guadeloupe, à Saint-Domingue, au Brésil, par des médecins français, sont deux affections qui, par la description que les uns et les autres en ont donnée, appartiennent à la même espèce. Thomson a tracé, avec beaucoup de méthode et d'exactitude, les symptômes et la marche de l'yaws.

La langueur, la faiblesse, des douleurs dans les articulations et la fièvre, qui ordinairement est plus vive chez les enfants (1), sont les symptômes par lesquels débute la maladie. Son invasion est quelquefois annoncée par l'aspect farineux de tout le corps; et, peu de jours après, des taches semblables à des piqûres de puces, ou à de petites papules, se développent sur diverses parties de la peau, principalement au front. Ces éruptions s'accroissent successivement, et peuvent acquérir la dimension d'une pièce de vingt-quatre sous. Une croûte se manifeste à leur sommet, et si elle tombe ou si on l'enlève elle met à nu un ulcère de mauvaise nature, qui prend, plus ou moins tardivement, un caractère fongueux, et qui se développe en hauteur, de manière à former une tumeur qui a de l'analogie avec une framboise. Thomson pense que le caractère de ces fongosités dépend beaucoup de la constitution des malades, et qu'elles apparaissent plutôt chez les sujets bien nourris. Ces éminences sont ordinairement plus larges et plus nombreuses au visage, aux aines, aux aisselles, à la marge de l'anus et aux grandes lèvres que sur les autres parties du corps.

Une seconde éruption, accompagnée de fièvre, se dé-

____

(1) On remarque que la fièvre et tous les autres symptômes en général sont ordinairement très-prononcés chez les enfants délicats et mal nourris.

veloppe quelquefois avant la cessation de la première, de sorte qu'on peut voir en même temps sur le même individu la maladie dans ses dernières périodes, et par le développement successif de ces éruptions, la quantité peut en devenir considérable. Les médecins qui ont observé l'yaws et le pian affirment qu'il existe toujours une pustule plus large, plus élevée et plus difficile à guérir que les autres, à laquelle on a donné le nom de *mama pian*, ou mère pian. Le fongus de ces pustule offre un aspect différent, selon l'état des forces des individus ; il a la couleur vermeille de la chair chez les sujets bien constitués ; et une teinte blanchâtre, qui l'a fait comparer à un morceau de choufleur, chez les personnes affaiblies ou valétudinaires. En général, chez les sujets d'un tempérament rachitique et détérioré, l'éruption de l'yaws s'opère lentement, les végétations n'existent pas, ou bien elles n'ont que peu d'étendue, et sont d'une consistance mollasse et pulpeuse.

Après être restées stationnaires plus ou moins longtemps, ces fongus s'affaissent, diminuent graduellement, et disparaissent quelquefois sans laisser de cicatrice, excepté lorsque l'éruption a été accompagnée d'une inflammation très-prononcée ; alors la cicatrice qui en résulte ressemble à celle que produit le vaccin. On a remarqué que parmi ces pustules, il en était une qui, au lieu de guérir comme les autres, produisait ordinairement la carie des os voisins.

La durée de la maladie n'a pas de limite déterminée ; elle peut se prolonger six mois, un an et plus ; mais le plus ordinairement elle se termine au bout de six mois. L'yaws est une maladie contagieuse. On croit qu'elle se transmet par le rapprochement des sexes ; mais si elle peut se communiquer par un simple contact avec une personne infectée, il doit être difficile de déterminer si cette affection est la suite du coït. Les nègres mal nourris, dont la peau est irritée continuellement par l'action d'un soleil ardent et par des substances grasses et rances dont ils ont l'habitude de se frotter le corps, y sont particulièrement exposés. L'yaws a été regardée par quelques auteurs comme une modification de la syphilis, et par d'autres comme une maladie spéciale de la peau. Cette dernière opinion me paraît la plus raisonnable ; elle aurait d'ailleurs un appui fondé dans la propriété de cette affection à ne se manifester qu'une fois dans le cours de la vie, comme le prétendent la plupart des praticiens ; ce qui la distinguerait essentiellement de la syphilis, dont la contagion peut se renouveler indéfiniment.

Le traitement de l'yaws est un sujet de controverse remarquable. Suivant Thomson, on est dans l'usage, à la Jamaïque, d'abandonner la maladie aux seuls efforts de la nature ; et lorsqu'on la soumet à un traitement, les bois sudorifiques, les préparations sulfureuses et antimoniales, secondés par un travail modéré et des aliments sains, sont les moyens dont on a obtenu les meilleurs effets. Hunter et Thomson assurent que le mercure ne convient pas dans cette maladie ; que lorsqu'on en fait usage, il fait bien disparaître momentanément les symptômes qui la distinguent, mais qu'ils se reproduisent toujours avec beaucoup plus de vivacité.

Parmi les médecins français qui ont observé et traité le pian, Dasile et Chopitré affirment au contraire que les préparations mercurielles et les tisanes de salsepareille et de gaïac sont les meilleurs moyens de remédier à cette affection.

Je crois devoir faire remarquer ici qu'on attribue aux reliquats de l'yaws un grand nombre de maladies, bien que

Thomson pense qu'on a beaucoup exagéré le nombre des accidents consécutifs de cette affection ; mais, du plus au moins, si on admet le fait comme avéré, il sera permis de s'en faire un titre pour établir et démontrer qu'il existe des maladies qui viennent à la suite de la syphilis.

Les médecins français que j'ai cités, et qui ont écrit sur le pian, ont décrit des symptômes qui sont consécutifs de cette maladie, et qu'ils ont désignés sous le nom de *guignes, crabes, saouaouas, mal des os*, etc., dont les médecins anglais n'ont fait aucune mention ; ce qui porte à croire que ces divers phénomènes pourraient bien être les effets du traitement mercuriel, mis en usage par les médecins français. En effet, si l'yaws, abandonné à la nature, disparaît fréquemment, la guérison du pian, qu'on prétend avoir obtenue par le traitement mercuriel, n'aurait-elle pas eu lieu spontanément, ou par les seuls moyens recommandés par Dasile et Chopitré, et qui consistent dans l'usage des bouillons de tortue, d'écrevisses, des légumes frais et de la viande blanche? Je réponds affirmativement, et, du rapprochement que je viens de faire, je conclus, contre les syphilographes modernes, que beaucoup de maladies peuvent être la suite de la contagion vénérienne, et contre les partisans de l'usage du mercure, que ce médicament peut modifier l'organisme de manière à déterminer des affections dont il est la cause directe.

Parmi les médecins qui ont écrit sur l'yaws et le pian, on distingue principalement : Pisare, *De medicina Bresiliorum*, 1684, in-f⁰ ; — Dasile, *Observations sur les maladies des nègres*, in-8⁰, 2 vol., Paris, 1742 ; — Peyrilhe, *Précis historique et pratique sur le pian et la maladie d'Amboyne*, in-8⁰, Paris, 1785 ; — Thomson, *Remarks on the Tropical diseases, Mémoire de la Société de médecine d'Édimbourg*, tom. XVIII. — Chopitré, *Aperçus sur le pian et sur les maladies dont il est suivi, in-*4º. Paris, 1804.

Le radesyge est une maladie à laquelle sont sujets particulièrement les habitans de la Scandinavie, et qui paraît se développer sous l'influence d'une température froide et brumeuse : c'est effectivement pendant les temps humides et nébulenx qu'elle se manifeste par un sentiment de lassitude, de malaise général, de raideur dans les articulations et de démangeaison sur tout le corps. Les malades sont promptement affaiblis, une douleur de téte frontale, la difficulté de respirer, la couleur livide et plombée de la face, à laquelle succède une rougeur vive et animée, un coryza sec ou hnmide qui obstrue les fosses nasales et intercepte la circulation de l'air, la rougeur et le gonflement du nez, l'allongement de la luette, une sueur abondante et visqueuse qui procure chaque matin la diminution du malaise et de la douleur des membres : tels sont les prodromes ou les phénomènes primitifs de radesyge qui, étant négligés, sont suivis, au bout de quelques mois, d'une ou de plusieurs années, d'une éruption à la peau, sèche, blanchâtre, furfuracée ou farineuse, dont les écailles tombent, se renouvellent en devenant plus épaisses, et rendent la peau rude et raboteuse.

Dans quelque cas, il survient une éruption humide, qui occasionne une démangeaison incommode. D'autres fois, une grande quantité de petites taches de diverses couleurs, de l'étendue d'une morsure de puce, un peu élevées sur leurs bords, se manifestent au visage d'abord, et ensuite sur toute la surface tégumenteuse. Ces taches disparaissent quelquefois, et reviennent sous l'influence d'une température humide ; elles sont ordinairement insensibles, et lorsqu'elles se déchirent, elles répandent une matière visqueuse qui se transforme en écailles ou en croûtes, et qui laissent suinter une sérosité, dont l'âcreté enflamme et ulcère les parties voisines. Voici le tableau que présente M. Jourdan des symptômes ultérieurs de cette maladie, d'après la description qu'en ont donnée MM. Holst et Demangeon. « Peu à peu la peau du front s'épaissit et se ride, les paupières se tuméfient et se renversent, les joues se gonflent et prennent une couleur rouge et foncée ; les lèvres aussi tuméfiées et retirées en arrière donnent à la bouche une largeur démesurée ; la conque des oreilles se roule et se replie, les yeux sont environnés d'un cercle rouge, le regard est oblique et menaçant ; en un mot, la face est tellement hideuse quelle inspire l'horreur et l'effroi. Les tubercules une fois formés présentent à leur sommet tantôt des croûtes et tantôt des ulcérations ; ils présentent des bords durs, calleux, tuméfiés, inégaux, et rendent une humeur rouge, fétide, qui se dessèche et forme des croûtes blanchâtres, rouges ou brunes. Les violentes douleurs des membres s'apaisent, et quelquefois même cessent entièrement dès que la surface des téguments se trouve attaquée. Parvenu à ce degré, le mal continue à faire des progrès. Les ulcères, après avoir rongé la peau et les parties molles, étendent leurs ravages jusqu'aux os ; ils rendent un pus très-abondant et d'une fétidité insupportables ; des lambeaux de chairs fongueuses se détachent parfois de leur fond. La carie s'empare de la voûte palatine, du vomer, des os du nez ; d'où résulte la perte de ce dernier organe. La voix change et s'affaiblit, la parole devient difficile ; les cheveux, les sourcils et tous les poils tombent ainsi que les phalanges des doigts. En même temps, les malades ont un appétit dévorant, quelquefois une faim canine ; toujours une soif inextinguible, une ardeur brûlante, surtout le soir, phénomènes qui présagent une mort prochaine, laquelle arrive enfin après que les forces ont été totalement épuisées par des sueurs nocturnes et une diarrhée colliquative. »

Longtemps envisagé comme une modification de la syphilis, le *radesyge* a été traité par les préparations mercurielles dont les bons effets qu'on a cru en obtenir n'étaient sans doute qu'illusoires. On convient aujourd'hui que cette maladie a beaucoup plus d'analogie avec la lèpre qu'avec la syphilis ; que le changement des habitudes auxquelles elle peut être attribuée, et que l'usage des moyens empruntés de l'hygiène sont plus propres à modifier cette affection et à la guérir que les indications spéciales et irritantes.

La maladie de Brünn, dont, à dessein, je n'ai fait qu'indiquer la nature, a beaucoup d'analogie avec le radesyge. La similitude de ces deux maladies mérite d'être rapprochée des causes qui peuvent les avoir produites, et qui paraissent dépendre dans l'un et l'autre cas des dispositions du climat et de la température. Ces deux affections étant particulières aux régions froides du nord, une appréciation exacte des modifications que les maladies du système dermoïde peuvent présenter, en raison de la différence des climats, serait le sujet d'une étude bien importante, et de laquelle on pourrait vraisemblablement tirer d'utiles inductions, pour déterminer le traitement qui leur est le plus convenable.

La *maladie de la commune de Chavanne* a été décrite par M. Flamand, qui l'a observée en l'année 1816, dans ce village du département de la Haute-Saône, qui lui a donné son nom. Voici le tableau de cette maladie, présenté par M. Flamand, dans le journal complémentaire du *Dictionnaire des Sciences médicales*, tome V.

« Je me suis assuré qu'il existe dans la commune de Chavanne, depuis environ vingt-huit mois, une maladie qui y est réputée contagieuse, et qui, jusqu'à ce jour, a atteint vingt ou vingt-cinq personnes, probablement même un plus grand nombre, car les habitants mettent une fausse honte à convenir qu'ils en sont atteints. Plusieurs auront échappé à mes recherches et à celles du maire de la commune. Elle débute par un sentiment de faiblesse générale, suivi de douleurs plus ou moins vives dans les membres, qui augmentent pendant la nuit, et que les malades comparent à celles du rhumatisme. Ces douleurs durent, suivant la disposition des individus, depuis quinze jours, jusqu'à quatre ou cinq mois, et parcourent successivement, chez quelques-uns, toutes les articulations. Ensuite un engorgement inflammatoire se manifeste aux lèvres qui se couvrent intérieurement d'aphthes blanchâtres et qui se percent en acquérant le double et le triple de leur volume ordinaire. Bientôt l'inflammation se manifeste à la gorge, elle envahit la luette, les amygdales et le voile du palais, et il en résulte une extinction de voix qui, chez quelques individus, est portée jusqu'à l'aphonie. Aussitôt que ces symptômes inflammatoires se manifestent, la douleur dans les membres diminue, et elle cesse même entièrement à mesure que les premiers prennent de l'intensité. Chez certaines personnes il s'est fait une éruption pustuleuse sur toute la surface du corps, mais plus particulièrement à la tête. Les pustules étaient accompagnées d'une douleur prurigineuse intolérable qui, cependant, cessait avec l'écoulement du pus formé dans les boutons. Ceux-ci étaient assez gros et d'un rouge livide; ils laissaient à la peau des macules dont les traces se voyaient encore longtemps après. Un individu n'a eu des pustules qu'à la tête, et chez un autre les symptômes de la maladie ont été accompagnés d'une longue ophthalmie, avec larmoiement considérable : cette seconde période a duré plusieurs mois et même une année. *Chez les deux tiers des individus qui en ont été atteints, la maladie me paraît s'être guérie spontanément.* Les autres en conservent encore plusieurs symptômes. Jusqu'à présent elle n'a été funeste à personne. Le nommé Pierre-François Gouday, âgé de vingt-huit ans, est le premier qui en ait été atteint, il y a environ vingt-huit mois... Il a communiqué cette maladie à ses trois enfants en bas-âge ; tous trois ont eu les lèvres enflées et aphtheuses, un seul a éprouvé les symptômes inflammatoires de la gorge et l'enrouement. Sa femme, avec laquelle il cohabite, est le seul individu de sa famille qui n'ait pas été infecté par lui ; ce qui semble indiquer que de même que dans le scherlievo, l'union des sexes est un moyen peu propre à communiquer cette affection. Cet individu, arrêté et retenu pendant trois jours dans un corps-de-garde autrichien, à Montbéliard, lors de la seconde invasion, prétend y avoir contracté sa maladie en buvant dans le même vase, et immédiatement après un soldat de cette nation, qui, dit-il, avait la même maladie aux lèvres. C'est quelque temps après être rentré chez lui que Gouday en a éprouvé les premiers symptômes. Élisabeth Gouday, âgée de 14 ans, assure l'avoir reçue des enfants du précédent, son parent, et cela, en mangeant avec eux... Son frère, Claude-François Gouday, âgé de 15 ans, a contracté la maladie quelque temps après sa sœur... La femme de Jean-Baptiste Gouday croit avoir reçu la maladie d'Élisabeth Gouday, par la fréquentation que celle-ci avait dans sa maison, où elle venait souvent manger... Les habitants de Chavanne sont persuadés que cette maladie s'est propagée par l'intermédiaire des ustensiles de cuisine qui leur servent à prendre leur nourriture. Cela est d'autant plus probable qu'on sait que les habitants des campagnes s'en servent les uns après les autres, et sans la moindre précaution de propreté. Les observations rapportées ci-dessus paraissent fortement appuyer cette opinion...

» Depuis le mois de mars 1818, j'ai donné des soins aux individus auxquels il restait des symptômes de la maladie, je leur ai conseillé quelques bains, l'usage des toniques et des préparations mercurielles, particulièrement la liqueur de van Swiéten. J'ai eu la satisfaction d'apprendre que ce traitement avait réussi et que la maladie avait entièrement disparu de Chavanne, sans se propager dans les communes voisines. »

Il est permis encore de douter ici de l'efficacité du traitement mercuriel administré par M. Flamand, car l'aveu qu'il fait de la guérison spontanée des deux tiers des malades doit faire supposer que l'autre tiers eût été guéri, également par les seuls efforts de la nature, d'où on doit conclure que la maladie de Chavanne est la moins grave des affections qui sont l'objet de ce chapitre.

Les considérations présentées dans ce chapitre et dans celui qui précède conduisent à établir comme fondamentales les propositions suivantes.

1° Les maladies vénériennes ont un caractère spécial ; leurs phénomènes se distinguent par leur nature et leur mode de développement des accidents morbides qui dépendent de l'irritation de la membrane muqueuse intestinale, d’où se déduit la nécessité de les traiter d’une manière différente.

2° Toutes les maladies chroniques de la peau, quelle que soit leur cause, peuvent arriver à un état d’altération de la texture dermoïde, qui leur donne un caractère identique et qui exige pour leur guérison un mode de traitement local analogue, indépendamment des précautions qui peuvent être indiquées en raison de leur cause primitive.

3° Les modifications que peuvent présenter les maladies de la peau, suivant la disposition des individus, les habitudes du régime, le climat, la saison, la température et l’usage des médicaments, rendront toujours impossible, ou du moins extrêmement difficile à faire, une nosographie dermoïde exacte.

4° Les maladies épidémiques ou endémiques auxquelles on a trouvé de l’analogie avec la syphilis, et qu’on a rattachées au même principe, n’ont aucun rapport avec la contagion vénérienne. Les indications de leur traitement doivent être basées sur leur caractère particulier, et non sur les apparences d’une similitude qui n’existe pas.

CHAPITRE XIV.

Des Maladies vénériennes consécutives qui ont leur siége dans le système fibreux.

J'ai réuni dans ce chapitre le rhumatisme, la goutte et la périostose, ces maladies ayant entre elles l'analogie qu'elles tiennent de la similitude de texture des parties qui en sont le siége, et de leur aptitude à ressentir les effets de la contagion vénérienne.

Les aponévroses, les interstices fibreux du système musculaire, les capsules articulaires autorisent, par leur conformation organique et leur mode de vitalité, le rapprochement que je fais de leurs maladies avec celles du périoste. Les articulations, qui sont le siége le plus ordinaire de la goutte et du rhumatisme, sont plus souvent affectées que le périoste, il est vrai, ce qui tient à ce que leur situation plus superficielle et en quelque sorte sous-cutanée les expose davantage à ressentir l'impression des causes extérieures, et du froid principalement; ce qui établit une prédisposition qui peut servir à expliquer l'influence de la syphilis sur la goutte et le rhumatisme.

On sait que les organes génitaux affectés d'accidents vénériens primitifs peuvent produire immédiatement des douleurs arthritiques et rhumatismales; mais ceux qui nient l'action directe de l'irritation vénérienne ne manquent pas de faire observer que des symptômes analogues peuvent se manifester à la suite des excès du coït ou de l'onanisme,

19 *

et que, dans l'un et l'autre cas, ce sont des phénomènes sympathiques de la même nature, c'est-à-dire qui proviennent d'une irritation identique et qui n'admet aucune modification, en raison de son principe.

A cette manière de raisonner, combien me semble préférable l'opinion présentée sous la forme du doute par M. Ferrus, dans le *Dictionnaire de Médecine*, tome X, article *Goutte*. « L'arthrite goutteuse, dit ce médecin, n'est-elle pas en quelques points différente de l'arthrite idiopathique, de celle produite par un coup, une chute, etc. ? n'est-elle pas encore différente de celle qui survient chez un sujet scrophuleux ou vénérien ? » Une autre objection faite sur le développement des maladies syphilitiques consécutives est le point de savoir si elles peuvent se produire à toutes les époques de la vie, sans égard au moment où la contagion aurait été communiquée. Voici sur ce point l'opinion de M. Jourdan : « Quant à ce qui concerne l'époque à laquelle les accidents secondaires se déclarent, peu de questions ont été plus souvent et plus longuement débattues que celle-là ; cependant, il n'en est guère de plus obscure, parce qu'au lieu de prendre les faits pour point de départ, chacun s'est laissé entraîner par ses opinions particulières. Lorsqu'une affection se déclare pendant la durée actuelle ou immédiatement après la guérison, ou à la suite de la disparition brusque d'un symptôme primitif, il est permis de croire que l'irritation qui avait provoqué ce dernier a pu contribuer à la faire naître, soit par l'effet seulement de la sympathie qui règne entre les diverses parties du corps, notamment entre celles dont la structure est analogue ; soit par l'influence combinée de cette sympathie et de l'action d'une autre cause irritante, ou d'une prédisposition sur l'organe que le nouveau mal envahit.

Ainsi, un chancre se cicatrise, mais le point qu'il occupait demeure le siége d'une irritation qui ne s'étend pas jusqu'au degré phlegmasique, et ne fait qu'exalter les actes nutritifs ; de là proviennent des végétations et des excroissances. De même, la suppression brusque d'une gonorrhée ou d'un chancre peut déterminer la surdité, le bourdonnement d'oreilles ; des ulcères dans l'arrière-bouche, des attaques d'épilepsie, lorsqu'il y a dans la membrane muqueuse de l'oreille, dans celle de la cavité orale, dans l'arachnoïde, une certaine prédisposition à s'irriter, à s'enflammer sous l'empire de la plus légère cause occasionnelle. Mais peut-on également admettre une liaison nécessaire et directe entre une affection locale des organes génitaux et une série de phénomènes pathologiques qui sont séparées l'une de l'autre par plusieurs années d'intervalles ou même par plusieurs générations? » M. Jourdan ne pense pas qu'il existe aucun rapport de causalité entre les maladies jugées consécutives d'une affection vénérienne, et ces mêmes maladies, lorsqu'elles se manifestent à des intervalles éloignés de l'époque de la contagion. Tout porte à croire, selon ce médecin, qu'une affection quelconque ne peut être considérée comme la conséquence d'une irritation vénérienne primitive, si ce n'est quand elle éclate pendant la durée même de cette dernière ou très-peu de temps après sa cessation. M. Jourdan, qui, comme on le voit, n'admet pas de maladies vénériennes constitutionnelles, a fait une critique judicieuse, à beaucoup d'égards, de la théorie des auteurs qui ont cherché à établir que l'organisme peut recevoir et conserver longtemps l'impression de la syphilis. Si on entendait par les mots *vérole constitutionnelle* l'état général de l'économie où les parties du corps sont toutes à la fois infectées de la syphilis, on serait assurément dans l'erreur. Déjà Hunter, qui avait adopté le terme de vérole constitutionnelle, ne prétendait pas exprimer par là une infection générale de l'économie. En effet, il ne s'agit pas, pour donner lieu aux divers états morbides jugés vénériens, ni pour servir à les expliquer, de la présence d'un corps matériel répandu dans toutes les parties du corps, ni même susceptible d'affecter un système d'organe ou un organe isolé. Mais n'est-il pas rationnel d'admettre que dans certains cas l'irritation vénérienne peut modifier la sensibilité générale ou spéciale d'un organe ou d'un système d'organe, et, par ce moyen, établir l'aptitude au développement de la syphilis après un temps plus ou moins éloigné et même quelquefois par voie de transmission héréditaire, ainsi que cela a lieu dans tous les cas d'hérédité pathologique, et principalement pour la gastro-entérite dont M. Broussais admet l'existence congéniale? Ainsi, tant qu'il ne me sera pas démontré qu'il n'existe aucune maladie héréditaire, je croirai, contre l'opinion de M. Jourdan, à la possibilité des maladies vénériennes consécutives développées dans tous les temps de la vie, et indépendamment de l'époque de la contagion.

Des auteurs, parmi lesquels se distinguent Hunter et Delpech, prétendent que les symptômes consécutifs de la vérole se manifestent les uns après les autres. J'incline à cette opinion, et, comme eux, je pense qu'ils se montrent d'abord sur les parties extérieures du corps, comme la peau, le nez, la gorge, et qu'ils se développent ensuite dans les organes situés plus intérieurement, tels que les aponévroses, les tendons, les capsules articulaires et le périoste. Toutefois, cette marche n'est pas invariable, et l'état particulier de certains individus, comme ceux qui sont disposés aux scrophules, aux affections arthritiques ou dans une habitude idiosyncratique spéciale, peuvent présenter dans un ordre interverti ou irrégulier les divers accidents morbides de la syphilis; mais ces cas forment l'exception. J'ai vu le plus communément les affections rhumatismales et goutteuses succéder aux maladies cutanées; et s'il est vrai, comme je le pense, que ce genre d'affection vienne souvent à la suite des éruptions dermoïdes, chroniques, quelle que soit leur nature, ce serait une raison de plus pour admettre que la goutte et les rhumatismes vénériens sont ordinairement des accidents tardivement consécutifs. L'analogie de texture du périoste avec les parties qui sont le siége ordinaire de la goutte et du rhumatisme, et la périostose qui est un des symptômes les plus tardifs de la syphilis, semblent donner la raison de l'époque éloignée de la contagion vénérienne, où se manifestent les affections du système fibreux, en général.

Il m'arrive souvent d'être consulté par des malades qui, ayant été traités d'un chancre ou d'un bubon vénérien par l'application des sangsues, n'ont été délivrés que momentanément de leur maladie, et chez lesquels la syphilis s'était manifestée de nouveau par le retour des mêmes symptômes, mais plus souvent encore par la production d'un nouvel état morbide.

Une question de la plus haute portée est celle dont la solution déterminerait si les maladies qui se guérissent d'elles-mêmes ou qui sont traitées plus ou moins convenablement ne modifient pas toujours l'organisme de manière à le prédisposer à des affections morbides ultérieures, mais d'une nature différente, selon que la guérison a été spontanée, ou facilitée, ou contrariée par le traitement.

On ne pourra juger d'une manière positive les accidents morbides qui seraient le résultat d'une médication *inconvenable* que lorsqu'on aura démontré que la maladie elle-

même n'aurait pu modifier l'organisme de manière à produire les phénomènes qui seraient attribués au traitement
seul. Cette proposition se rattache naturellement aux affections vénériennes dont la plupart des symptômes, regardés comme syphilitiques par les uns, sont envisagés par les
autres comme étant l'effet d'un mauvais traitement. Je crois
que sur ce dernier point on se trompe fort souvent, et je
suis peu porté à croire que les phénomènes qui surviennent
chez un individu infecté de la vérole à la suite d'un mauvais traitement se fussent manifestés d'une manière identique chez le même individu après l'usage de la même médication, si elle lui avait été administrée avant qu'il fût atteint par la contagion vénérienne ; ce qui ne veut pas dire
assurément que je nie l'influence des remèdes qui seraient
contraires ou donnés intempestivement et sans méthode.
Mais je veux conclure des considérations précédentes : 1º que
la syphilis peut dans le plus grand nombre des cas modifier
l'économie animale de manière à constituer chez les individus qui en ont été affectés une sorte d'aptitude ou d'idiosyncrasie syphilitique qui souvent donne aux maladies ultérieures qui leur arrivent un caractère qui permet de les
ranger en ligne collatérale, qu'on me passe l'expression,
dans la famille des affections vénériennes ; 2º que toute
médication doit tendre à rétablir l'harmonie physiologique,
et que lorsqu'elle n'atteint pas ce but, elle altère ordinairement la maladie, modifie la sensibilité générale et établit
une prédisposition à des affections mixtes, lesquelles peuvent se manifester immédiatement ou à des époques plus
ou moins éloignées, bien que l'ordre physiologique puisse
également se rétablir par les seuls efforts de la nature, et
que dans ces cas on n'ait aucunement à redouter les suites
d'une première maladie.

En résumé, la plupart des maladies peuvent changer les habitudes physiologiques et prédisposer à d'autres maladies d'une nature différente ou plus ou moins analogues. Les affections vénériennes se distinguent principalement parmi celles qui déterminent des maladies consécutives qui ont une origine commune : dans beaucoup de cas elles modifient seulement les lésions pathologiques dont la cause première n'appartient pas essentiellement à l'infection vénérienne. La goutte et le rhumatisme sont particulièrement dans cette dernière classe.

Le rhumatisme vénérien n'étant pas une maladie simple et son développement n'ayant pas toujours pour cause essentielle l'infection syphilitique, je dois indiquer ici les causes générales qui peuvent occasionner cette affection, afin qu'on puisse mieux apprécier la part que peut y avoir la contagion vénérienne.

On a considéré le froid comme la cause principale du rhumatisme, mais Barthez et Cullen l'attribuent avec plus de raison moins à l'action directe d'un froid même prolongé qu'aux alternatives brusques d'une température tantôt chaude, tantôt froide. La jeunesse, le tempérament sanguin y prédisposent particulièrement. La suppression de la transpiration ou d'une évacuation de sang habituelle en sont les causes les plus ordinaires.

Le rhumatisme peut être aigu ou chronique. Lorsqu'il survient immédiatement après la disparition d'un symptôme vénérien primitif, ainsi que l'expérience en offre journellement des exemples, il a lieu par métastase ou par déplacement de la maladie, et sa durée ordinaire est celle des maladies aiguës ; mais que le rhumatisme ait disparu sous l'influence d'une médication quelconque ou des efforts de la nature, il laisse sans doute dans l'un et l'autre cas une

impression qui prédispose la partie malade au retour d'une
irritation qui lui devient propre; de sorte que les causes
générales indépendantes de la syphilis, qui eussent agi avant
la contagion vénérienne sans produire le rhumatisme, suffisent alors pour le déterminer, en raison de la disposition
préexistante due à la métastase syphilitique. Supposons
maintenant que la maladie au lieu de se déplacer n'ait fait
que modifier la sensibilité organique de manière à rendre
le système fibreux plus impressionnable à l'action des causes générales, le rhumatisme pourra se développer à une
époque plus éloignée, et ce ne sera plus alors par suite du
déplacement de la maladie, mais bien en raison des modifications produites par la syphilis sur la disposition organique des parties affectées : de sorte que la contagion vénérienne sera nécessairement dans ce cas la cause première
de la maladie.

On voit, d'après le raisonnement que je viens d'établir,
que j'admets que la sensibilité peut être altérée localement
et que les organes dont la vitalité est ainsi modifiée peuvent
devenir le siége de maladies qui sont indépendantes sous
beaucoup de rapports de l'action générale des forces vitales;
ce qui constitue l'aptitude aux affections propres à un organe particulier ou à un système d'organe exclusivement.

Le rhumatisme chronique ordinaire survient fréquemment à la suite du rhumatisme aigu; mais je crois que ce
cas est fort rare à l'égard de celui qui est dû à la contagion
vénérienne, et que le rhumatisme syphilitique chronique
est plus communément le résultat d'une affection vénérienne
ancienne, invétérée et devenue constitutionnelle. En d'autres termes, je pense que le rhumatisme aigu vénérien est
une maladie plus essentiellement locale et plus étroitement
liée aux phénomènes primitifs de la contagion vénérienne;

tandis que le rhumatisme chronique dû à la même cause est plus ordinairement le résultat d'une disposition générale de l'organisme produite par une infection ancienne et constitutionnelle, de sorte qu'on peut admettre, à mon avis, 1° *un rhumatisme vénérien aigu*, sympathique ou métastatique, et soumis aux conditions pathologiques qui caractérisent les symptômes vénériens primitifs; 2° *un rhumatisme secondaire* qui se manifeste après la cessation des accidents vénériens sous l'influence des modifications que la sensibilité de l'organe affecté peut avoir localement subies; 3° *un rhumatisme chronique* provenant de l'habitude générale ou de la disposition acquise à l'organisme par suite d'une infection vénérienne ancienne et invétérée; les raisonnements que j'ai développés sur la théorie des bubons, *page* 210, et les propositions générales que j'ai établies sur les maladies vénériennes constitutionnelles ou invétérées, *page* 219, viennent à l'appui des considérations que je viens de présenter à l'occasion du rhumatisme, et dont l'application peut se faire à la plupart des maladies qui sont susceptibles de se compliquer avec la syphilis, et principalement à la goutte.

Le rhumatisme aigu ordinaire commence par un frisson suivi de chaleur; la fièvre est plus forte vers le soir, et en même temps les douleurs deviennent plus vives et se portent communément d'une articulation à une autre, déplacement qui est plus rare, et que je n'ai jamais observé dans le rhumatisme vénérien. Toutefois j'ai vu des malades qui, à la suite de la suppression d'accidents vénériens, même d'une simple chaudepisse, étaient pris de douleurs nerveuses vagues ou sympathiques, et d'autres chez lesquels plusieurs articulations à la fois devenaient le siége d'une irritation fixe et qu'on ne pouvait pas attribuer au déplacement de la maladie se portant successivement d'un point sur un autre, comme cela arrive dans le rhumatisme aigu ordinaire. Je dois dire ici que dans ces cas j'ai eu recours avec succès à la saignée générale, que le sang était coenneux, et que toutes les fois que j'ai saigné des malades atteints d'une affection vénérienne, même sans fièvre, et surtout dans les cas d'ulcérations chroniques, le gâteau formé par le sang m'a toujours offert un aspect lardacé, jaunâtre et à bords très-relevés; ce qui semblerait établir que ce fluide est susceptible d'être altéré par l'infection syphilitique, et que cette altération consisterait dans l'aptitude qu'aurait le sang à s'enflammer même sans réaction fébrile. Les malades sont tourmentés dans le rhumatisme ordinaire par un état pénible d'accablements et de lassitudes et par des alternatives incommodes de chaud et de froid. La violence et la durée du rhumatisme peuvent amener l'immobilité des articulations. Quelquefois les parties rhumatisées se tuméfient et deviennent rouges ; ce qui produit ordinairement, comme dans la goutte, un peu de calme. Les choses ne se passent pas ainsi dans les douleurs rhumatismales qui sont la suite de la contagion vénérienne. *La rougeur et le gonflement sont très-rares dans ce dernier cas ; la violence et la durée de la maladie ne se prolongent pas ordinairement au point d'occasionner l'immobilité des articulations, à moins que l'infection vénérienne ne soit la cause déterminante d'un état rhumatismal auquel le malade était prédisposé.* En un mot, le rhumatisme essentiellement vénérien est moins grave, dans l'état aigu surtout, que celui qui dépend de la réunion des causes prédisposantes et occasionnelles propres à produire les affections rhumatismales, en général.

Les médecins qui ont le mieux étudié et traité avec le

plus de succès ce genre de maladies, tels que Baillou, Sydenham, Cullen, Barthez, recommandent la saignée dans le traitement du rhumatisme aigu, et tous les bons observateurs lui donnent la préférence sur l'application des sangsues, dont l'action locale tend à provoquer le déplacement de la maladie. *Dans le rhumatisme vénérien, au contraire, les saignées locales méritent la préférence* par la raison que la disposition au déplacement de la maladie n'existe pas, par le fait seul de la contagion vénérienne; néanmoins la saignée à la lancette ne saurait être négligée si le malade avait beaucoup de fièvre; mais alors elle doit être suivie de l'application des sangsues sur la partie douloureuse. Faciliter la transpiration par des boissons abondantes plutôt qu'échauffantes, entretenir la liberté du ventre sans irriter, prescrire la diète et le repos, tels sont les moyens qui, joints aux émissions sanguines, forment la base du traitement auquel je suis dans l'usage de soumettre les malades infectés de douleurs qu'il est permis d'imputer à la contagion vénérienne, et dont j'ai obtenu le plus de succès.

Le rhumatisme secondaire, ou qui se manifeste après un espace de temps plus ou moins long, à dater de la cessation des symptômes primitifs, participe du caractère de celui qui est aigu, l'un et l'autre étant dus à la même cause et tenant à une modification essentiellement locale de la partie affectée : de sorte que le rhumatisme secondaire aura d'autant moins de tendance à se déplacer qu'il devra son origine à la contagion vénérienne, et qu'en se rapprochant par l'époque tardive de son développement du rhumatisme chronique, il tiendra de la nature de ce dernier, qui est beaucoup moins susceptible de déplacement.

Le rhumatisme chronique vénérien résulte de l'état ou

de l'habitude constitutionnelle que l'organisme peut devoir à la syphilis ancienne et invétérée. Il est susceptible de se manifester chez des individus qui eussent été exempts du rhumatisme ordinaire ou dépendant des causes générales qui produisent communément cette affection. Comme le rhumatisme ordinaire, il est rarement accompagné de fièvre, la rougeur et le gonflement se manifestent peu aux articulations affectées; les extrémités qui en sont le siége ont ordinairement de la raideur, sont faibles et disposées au refroidissement. Je pense enfin que le rhumatisme chronique vénérien est moins susceptible de se déplacer que le rhumatisme ordinaire.

On sait que la nature fait généralement peu d'efforts pour opérer la guérison des maladies chroniques, et que c'est, en partie, des seules ressources de l'art qu'on peut l'attendre. La plupart des affections de cette nature sont accompagnées d'une fièvre lente qui en précipite les progrès, fièvre qu'on n'observe que très-rarement, comme je viens de le dire, dans le rhumatisme chronique. Ce mouvement fébrile a besoin d'être combattu dans les autres maladies non aiguës, au lieu que dans le rhumatisme chronique ce n'est que par une sorte de perturbation et en produisant momentanément une secousse qui réagisse sur la circulation qu'on parvient ordinairement à le guérir. Les moyens que j'ai indiqués pour combattre le rhumatisme vénérien aigu conviennent également contre celui qui est d'une nature chronique. On a moins à craindre de produire de l'irritation dans cette dernière espèce, et l'usage des vésicatoires et des rubéfiants dans le voisinage de la partie affectée sont toujours d'une grande utilité. Leur application directe peut convenir sur la partie douloureuse lorsque le rhumatisme occupe le milieu d'un membre au lieu d'être fixé sur une articulation.

Quoique le rhumatisme vénérien soit moins susceptible de se déplacer que le rhumatisme ordinaire, son immobilité n'étant pas absolue, s'il arrivait qu'un des principaux viscères en devînt le siége tels que la tête, le cœur, les poumons, les intestins, la vessie, etc., on devrait, comme dans les cas ordinaires d'affection rhumatismale, chercher à rétablir la douleur dans la partie primitivement affectée, en y appliquant des cataplasmes de farine de moutarde et en faisant prendre intérieurement une potion étherée comme la suivante ou toute autre analogue : *Eau de valériane et sirop de violettes*, deux onces de chaque ; *éther sulfurique*, un gros à prendre par cuillerée dans une infusion légère de tilleul ou de bourrache.

De la goutte vénérienne. Pour mieux faire apprécier le caractère de la goutte vénérienne, je crois devoir indiquer les signes distinctifs de la goutte et du rhumatisme ordinaire, tels qu'ils ont été déterminés par les meilleurs auteurs qui ont écrit sur ce genre d'affections. Selon Barthez, le rhumatisme affecte plus communément les grandes articulations ; les petites, au contraire, comme celles des doigts et des artères, sont le siége ordinaire de la goutte. Le rhumatisme atteint de préférence les aponévroses qui enveloppent les muscles, ou les muscles eux-mêmes ; de sorte que la goutte est plus ordinairement bornée aux articulations, tandis que le rhumatisme se fait sentir fréquemment dans la direction et dans une partie plus ou moins étendue des membres. Le rhumatisme aigu est rarement héréditaire ; il ne survient, en général, qu'une ou deux fois dans le cours de la vie, et ses attaques ne sont pas accompagnées d'un dérangement sympathique des organes digestifs, analogue à celui qui a lieu ordinairement dans la goutte. Il existe donc une différence marquée entre le rhumatisme et la goutte, quoique de célèbres médecins, parmi lesquels se trouvent des partisans de la nouvelle doctrine, aient con-fondu ces deux maladies et jugé de leur identité par la na-ture de leur traitement qui devrait être le même, selon eux, dans l'un et l'autre cas; opinion qu'il serait, à beaucoup d'égards, dangereux d'adopter, bien qu'il existe entre la goutte et le rhumatisme des états morbides intermédiaires qui les rapprochent plus ou moins. Dans ce genre d'affec-tions mixtes, si le rhumatisme domine, dit Barthez, il en résulte un rhumatisme goutteux aigu ou chronique; si, au contraire, la goutte est prépondérante, la maladie est ce qu'on appelle une goutte rhumatismale, susceptible plus que le rhumatisme goutteux de se transformer en goutte fixe. Cette espèce de goutte, selon Murray, ne revient pas, comme la goutte ordinaire, par des périodes régulières, et rarement elle produit des nodosités dans les articulations, ce qui sert à la distinguer. La goutte et le rhumatisme goutteux vénériens se distinguent aussi par leur aptitude à avoir plus de fixité et par l'absence des nodosités. On sait que Foucroy, Bertholet et d'autres chimistes attribuent la goutte ordinaire à une déviation contre nature de la partie solidifiante des os (du phosphate de chaux). Bertholet pré-disait ordinairement au duc d'Orléans la fin de ses accès de goutte, lorsque, après avoir analysé ses urines, il y trouvait du phosphate calcaire.

La goutte vénérienne n'exerce-t-elle aucune influence sur le système osseux comme la goutte ordinaire? Cela me paraît vraisemblable et mérite de fixer l'attention des ob-servateurs.

Les causes de la goutte ordinaire sont très-nombreuses

et peuvent se distinguer en trois espèces, l'une qui comprend les causes naturelles ou indépendantes de soi, l'autre qui embrasse les causes accidentelles ou dépendantes de l'homme, la troisième qui consiste dans les états valétudinaires qui prédisposent à cette affection. L'hérédité, un froid violent, humide et longtemps prolongé ; les climats qui présentent cette disposition atmosphérique, le printemps, l'automne, les variations promptes et variées de la température, l'âge mûr, la vieillesse, toutes les nuances du tempérament appartiennent à la première espèce. Les travaux pénibles et prolongés du cabinet, les veilles souvent répétées, les passions violentes, l'abus des plaisirs lascifs, l'habitude des boissons toniques et échauffantes comme le café, le thé, la bierre et le punch et autres liqueurs enivrantes. Une nourriture trop abondante ou indigeste, les viandes salées et fumées, l'inaction après une vie active, l'abus des purgations et des saignées, la malpropreté ; en un mot, toutes les causes dépendantes de la volonté, capables d'affaiblir l'organisation, en général, sont des causes de la seconde espèce. La faiblesse habituelle de l'estomac et des organes digestifs, la suppression de la transpiration, des hémorrhoïdes ou d'une autre évacuation sanguine habituelle, d'un vésicatoire ou d'un cautère entretenus depuis longtemps, les affections catarrhales, la disposition résultant des états dartreux, scrophuleux et vénériens sont les principales causes de la troisième espèce.

On a dit que Bacchus était le père de la goutte et que Vénus en était la mère ; ces deux causes sont, en effet, les plus actives et les plus propres à occasionner cette maladie, de sorte que, lorsqu'on aura à déterminer si la goutte est vénérienne, on devra tenir compte surtout de la part que pourraient y avoir les excès de l'amour ; car, si les plaisirs lascifs occasionnent la goutte , la contagion vénérienne doit agir d'autant plus activement que le malade y aurait été prédisposé par des excès voluptueux.

Toutes les causes ordinaires de la goutte peuvent sans doute établir aussi une prédisposition à cette maladie , et l'infection syphilitique agir comme cause occasionnelle en raison directe de l'activité des causes prédisposantes. Ces propositions étant admises , il resterait encore à déterminer s'il existe une affection goutteuse essentiellement vénérienne , question qui a été et qui est susceptible d'être longtemps controversée et à laquelle il me semble qu'on peut faire une réponse affirmative. En effet , si la syphilis peut modifier l'organisme de manière à le rendre plus impressionnable , il doit nécessairement en résulter une aptitude ou une prédisposition qui étant essentiellement dépendante du principe vénérien peut donner à la goutte et aux maladies qui naîtraient de cette prédisposition une origine vénérienne plus directe. En d'autres termes , la syphilis peut déterminer la goutte chez les individus qui y sont prédisposés ; mais elle peut aussi établir primitivement une prédisposition à cette maladie chez des personnes qui n'en eussent jamais été atteintes sans la modification de l'organisme due à l'infection vénérienne.

Un point à déterminer à l'égard des maladies vénériennes est la durée de leur faculté de transmission , et, si la question de l'hérédité est résolue par l'affirmative , quel est le terme où elle doit cesser de se transmettre par cette voie ? Car ici, comme pour tous les genres d'affections , la faculté des maladies à se reproduire par la génération n'est pas une chose indispensable et absolue.

De même que les parents peuvent transmettre à leurs enfants leur ressemblance et leur aptitude intellectuelle, de même aussi ils peuvent leur communiquer une disposition aux maladies auxquelles ils sont sujets. Mais on sait que la similitude des traits et l'analogie des facultés morales ne se transmettent pas toujours, d'où on doit conclure que l'aptitude aux infirmités héréditaires ne saurait être plus constante. Certaines affections se guérissent par les seuls efforts de la nature, il doit en être de même de la disposition à l'hérédité des maladies, qui, par un concours de circonstances favorables, peut s'affaiblir par degré et disparaître entièrement.

De toutes les affections connues, la syphilis est celle qui a le plus de tendance à se transmettre par la voie de la génération, et à se manifester immédiatement ou peu de temps après la naissance; ce qui crée, pour les enfants qui en sont affectés, un état chétif et misérable, qui en fait périr le plus grand nombre, et qui ne laisse à ceux qui survivent qu'une constitution délicate et faible, qui les prédispose à transmettre à leur progéniture la maladie qu'ils avaient eux-mêmes apportée en naissant, ou tout au moins quelques-unes des affections dégénérées de ce principe, telles que les scrophules, les dartres, la goutte, etc.

Dans ce cas, les circonstances les moins favorables hâtent le développement et déterminent l'intensité des maladies héréditaires; elles énervent la constitution, abrégent l'existence et diminuent l'aptitude à se reproduire, ou la génération qui en résulte n'a qu'une viabilité fort précaire.

Les individus qui sont disposés aux affections héréditaires ne le sont donc pas tous au même degré, et les moyens les plus propres à s'opposer à leur développement sont ceux qui, empruntés de l'hygiène, peuvent rendre à la constitution la force nécessaire pour rétablir l'harmonie des fonctions vitales. Mais, si la force médicatrice ou les efforts de la nature peuvent atténuer la disposition aux maladies héréditaires, il est fort rare qu'ils suffisent pour en dispenser entièrement.

En résumé, la durée de l'aptitude à l'hérédité morbide ne saurait être déterminée d'une manière absolue. Si, par exception, quelques individus ne deviennent pas sujets aux maladies dont ils pouvaient redouter l'héritage, le plus grand nombre subit cette transmission, et les accidents qui peuvent en résulter seront généralement d'autant plus graves que l'individu sera d'une constitution délicate et né de parents affaiblis, de sorte que les suites d'une maladie héréditaire sont ordinairement en raison de la faiblesse organique, et que si parfois l'hérédité cesse à la première génération, elle peut aussi se transmettre à une ou à plusieurs de celles qui succèdent, lorsque les époux se trouvent dans une disposition identique ou analogue; d'où on peut conclure que, pour neutraliser l'aptitude aux maladies héréditaires, il importe d'éviter, autant que cela est possible, les alliances entre deux individus d'une constitution maladive et délicate, et, en général, de prendre toutes les précautions qu'un régime et des soins bien dirigés peuvent rendre utiles.

Des Douleurs vénériennes et de la Périostose.

Outre la goutte et le rhumatisme, des douleurs dues à la contagion vénérienne peuvent affecter diverses parties du corps, principalement les os du crâne, les omoplates, le tibia, le cubitus, l'humérus, le fémur, le sternum. C'est dans la partie de ces os où le système

fibreux est le plus abondant qu'elles se font le plus ordinairement sentir. Ces douleurs peuvent se manifester
pendant le cours des symptômes primitifs de la maladie,
mais, en général, plus ou moins longtemps après leur disparition ; elles peuvent être aiguës ou chroniques, continues ou intermittentes, superficielles ou profondes. On
leur a donné dans ce dernier cas le nom d'ostéocope, parce
que les malades éprouvent une sensation analogue à celle
qui résulterait du brisement des os. Il existe donc des douleurs essentiellement vénériennes ; cependant, on enseigne
aujourd'hui qu'elles sont la majeure partie l'effet du traitement mercuriel, parce qu'elles sont beaucoup moins fréquentes chez les malades qui n'ont pas été soumis à l'influence du mercure. Il est bien constant que parmi les
funestes résultats de ce médicament, il faut compter le nombre plus grand des individus qui éprouvent des douleurs
vénériennes ; mais, si ce symptôme est un de ceux qu'on
peut ranger parmi les accidents primitifs de la maladie, ne
doit-il pas arriver souvent que le mercure, au lieu d'être
l'effet direct de ces douleurs, n'est qu'un moyen propre à
les accroître ou à déterminer indirectement leur invasion.
J'incline à cette opinion, et j'en conclus que les douleurs
syphilitiques ont le plus ordinairement une origine essentiellement vénérienne.

Ce genre de douleur se fait sentir avec plus de violence
la nuit que le jour, et la chaleur du lit paraît y contribuer.
Il en est de même, ainsi qu'on l'a remarqué, des douleurs
rhumatismales ordinaires, de sorte que cette particularité
ne doit pas être regardée comme un symptôme spécial ; mais,
réunie à d'autres indices, elle peut servir, dans des cas
douteux, à déterminer le caractère de la maladie. Lorsque
les douleurs vénériennes se manifestent six mois, un an ou

plus tard après la disparition spontanée des accidents vénériens, ou à la suite d'un traitement, est-il permis de les attribuer à l'infection syphilitique? elles peuvent assurément dépendre de cette cause; car il peut arriver, selon la remarque de M. Cullerier, qu'un traitement mal dirigé et surtout l'emploi du mercure peuvent en augmenter l'intensité. Ainsi, de ce qu'une maladie aurait été combattue par un traitement quelconque, il n'est pas toujours permis de croire à une guérison radicale, à plus forte raison lorsque le malade n'a subi aucun traitement. Toutefois, des douleurs analogues, et susceptibles de faire naître le doute sur leur nature particulière, peuvent résulter de plusieurs causes : les personnes sujettes au scorbut et à la colique de plomb peuvent éprouver, surtout pendant les temps humides et froids, des douleurs qui, par l'ensemble des phénomènes qu'elles présentent, pourraient être regardées comme vénériennes si on méconnaissait l'influence de l'habitude maladive des individus qui en seraient atteints. Il peut arriver aussi qu'elles soient occasionnées ou entretenues par une affection morbide des viscères abdominaux, de sorte que, lorsqu'il s'agit d'en prescrire le traitement, quelle que soit la cause qui les a produites, on doit toujours avoir égard à l'état dans lequel se trouve le tube intestinal.

Les douleurs vénériennes qu'on observe particulièrement dans la partie des os où le système fibreux est le plus abondant dépendant de l'irritation du périoste, elles peuvent, par leur durée et leur intensité, déterminer l'inflammation du périoste ou la *périostose*, maladie dont le caractère est de se présenter sous la forme d'une tumeur douloureuse circonscrite, et dont la consistance est telle quelquefois qu'elle peut faire soupçonner l'existence d'une véritable exostose. Dans ce dernier cas, M. Delpech a constaté qu'une fausse membrane se développe entre le périoste enflammé et l'os, que cette membrane est d'abord molle et comme fluctuante quand elle a beaucoup d'épaisseur; que si, trompé par les apparences, on ouvre alors la tumeur, on détermine la mortification de la fausse membrane, du périoste et de l'os sous-jacent; de sorte qu'une exfoliation devient inévitable; mais que si on s'abstient de toute opération, la tumeur devient au bout d'un certain temps moins douloureuse, décroît ensuite, puis s'efface, laissant quelques inégalités et une légère dépression à l'os. On trouve alors le périoste rattaché immédiatement à ce dernier, la fausse membrane détruite, et l'os lui-même légèrement et inégalement altéré à sa surface dans le point correspondant. Ceci étant posé en principe, on doit se tenir en garde contre l'apparence de fluctuation que peut offrir la périostose, et se dispenser de toute opération chirurgicale.

Quelques auteurs parmi les modernes, et particulièrement M. Jourdan, n'admettent pas que la périostose qui survient plusieurs années après la contagion de la maladie vénérienne puisse réellement dépendre de cette cause. J'ai émis une opinion contraire, et je répète que cette affection me paraît être un des symptômes les moins contestables de la syphilis invétérée.

L'observation suivante (1) vient à l'appui de mon opinion. Les circonstances qui la caractérisent et l'évidence de son authenticité lui donnent une importance qui la rend digne d'être publiée.

« Un homme de quarante-cinq ans, d'un tempérament

____

(1) Cette observation est due à un de mes amis, et le malade qui en est le sujet a été traité par plusieurs médecins distingués de Paris.

sanguin, bien constitué, éprouvait depuis plusieurs mois,
à la malléole externe de la jambe gauche, une douleur qui
devenait plus vive pendant la nuit, et que des cataplasmes
émollients ne soulageaient pas. Le malade fut consulter
M. Thierry, qui lui demanda s'il n'avait pas eu de maladie
vénérienne, question à laquelle il fit une réponse négative,
et qui néanmoins prescrivit de faire des frictions sur la partie malade ; il conseilla en outre des bains et la tisane de
salsepareille. Peu de temps après, la douleur devint plus
intense et la tuméfaction plus considérable. Dans cet état,
le malade se présenta à l'hôpital des Vénériens, où M. Cullerier, ayant jugé, comme M. Thierry, que cette affection
avait un caractère syphilitique, fit remplacer les frictions
mercurielles par la liqueur de Vanswiéten, et conseilla l'u-
sage de cataplasmes de farine de graine de lin, délayés
avec la décoction de pavots. Après avoir suivi ce nouveau
régime pendant trois semaines, le malade se trouvant peu
soulagé, se décida à consulter un empyrique, qui s'annon-
çait pour guérir les douleurs au moyen de boîtes de fer-
blanc susceptibles, par la variété de leur forme, de s'appliquer sur les diverses parties du corps, et qui, remplies
d'eau chaude, agissaient localement par l'action du calorique, dépourvu d'humidité. Ce dernier moyen ne fit qu'aggraver ses souffrances. Il y avait près de trois mois que le
malade était dans un état qui s'était peu modifié, et qui,
au contraire, avait acquis de l'intensité par l'usage des
frictions mercurielles et par l'action du calorique, dirigés
sur la partie affectée, lorsque je fus invité à voir le malade ;
l'ayant questionné, comme l'avaient fait MM. Thierry et
Cullerier, pour savoir s'il n'avait pas eu d'affection vénérienne, il se mit de fort mauvaise humeur, en m'annonçant
que, si j'avais l'intention de le traiter de cette maladie, mes

soins lui devenaient inutiles. Ce fut alors qu'il me communiqua les détails dont je viens de parler, au sujet des divers traitements qu'il avait faits. Je l'invitai à bien recueillir ses souvenirs, en lui faisant observer que, quoiqu'il n'eût pas été soulagé par les moyens qu'on avait mis en usage jusqu'alors, il était important de savoir si à aucune époque de sa vie il n'avait eu quelques accidents vénériens, parce que l'espoir de le traiter avec succès se rattachait à l'exactitude de sa réponse. Après quelques moments de réflexions, il me dit qu'il avait bien eu, il y avait plus de quinze ans, un petit écoulement, mais qu'il s'était dissipé au bout de quelques jours, sans y avoir rien fait, et qu'il était persuadé que ce n'était qu'un simple échauffement. Cet aveu me faisait incliner à l'opinion que s'étaient formée MM. Cullerier et Thierry sur cette maladie, lorsque ayant aperçu des taches cuivrées nombreuses et plus ou moins larges à la partie antérieure et supérieure de la poitrine, et au cou, ma conviction s'établit et ne me permit plus de douter qu'il s'agissait d'une maladie syphilitique invétérée. Après avoir fait quelques observations au malade, il mit sa confiance en moi, et me chargea de le traiter. La force du malade et l'état fébrile du pouls, qui semblait indiquer la réaction d'une irritation inflammatoire, me déterminèrent à commencer son traitement par une saignée; ensuite, je le mis à l'usage d'une infusion légère de tilleul et de pensée sauvage, dont il prenait une petite tasse chaude toutes les heures, et à trois desquelles on ajoutait une cuillerée à café de la mixture suivante : sirop de tolu, *douze onces;* sirop diacode, *quatre onces;* deuto-chlorure de mercure, *trois grains,* de manière à en prendre trois fois dans la journée, le matin, à midi et le soir. Je conseillai en même temps d'appliquer sur la partie malade des cataplasmes de farine de graine de lin , délayés avec une forte décoction de pommes épineuses, *strumonium.* Au bout de vingt-quatre heures, le malade se trouva un peu soulagé. Le lendemain de la saignée, je fis appliquer vingt sangsues sur la malléole. L'état du malade s'améliorait chaque jour. Je prescrivis la saponaire en tisane , à la place de la fleur de tilleul, et l'usage des bains. Mes conseils furent ponctuellement exécutés pendant six semaines, au bout desquelles le malade ne souffrait plus ; le jugeant guéri, quoiqu'il existât encore un peu de tension à la malléole, il borna là son traitement.

Il y avait six semaines que j'avais cessé de voir le malade, lorsqu'il se présenta chez moi , se plaignant d'une sécheresse et d'un malaise à la gorge qui le portait sans cesse à faire un mouvement de déglutition. L'arrière-bouche ne présentait d'autre particularité qu'une teinte moins rosée que dans l'état normal. Sa situation l'affectait. Découragé de son travail, il se proposait d'aller passer quelque temps à la campagne, projet qui reçut mon approbation. Je lui conseillai de se nourrir de fruits et de laitage , de beaucoup se promener, et de prendre soir et matin une cuillerée à bouche de sirop anti-scorbutique. Il y resta un mois, et à son arrivée il vint encore me voir. Sa situation ne s'était pas améliorée. L'examen de l'arrière-bouche me présenta cette partie décolorée , et une excroissance développée à la partie latérale droite du voile du palais simulait exactement une deuxième luette. L'extirpation de cette excroissance m'ayant paru nécessaire, j'engageai le malade à s'adresser à M. Marjolin, qui, après l'avoir examiné, m'écrivit que la situation du malade lui paraissait peu commune , et qu'il désirait que nous le vissions ensemble avec M. Dubois, ce qui eut lieu le lendemain. A peine ce célèbre praticien eut-il examiné l'arrière-bouche, qu'il s'écria :

« C'est vénérien ! » avant même d'avoir entendu la moindre explication.

Après avoir fait connaître à M. Dubois les divers traitements que le malade avait subis, il me demanda s'il avait salivé ; je répondis négativement, en lui faisant observer que la salivation était regardée généralement comme un inconvénient, et non comme une nécessité du traitement. « C'est très-vrai, répliqua-t-il, mais la salivation, bien qu'elle ait ses désagréments, indique que le mercure a été absorbé, et qu'il a dû produire ses effets, tandis que, dans le cas contraire, son action peut avoir été neutralisée par les dispositions du malade, par son usage mal administré, par l'altération de ses propriétés, ou par un mode défectueux de préparation. Le cas est grave ; c'est un état voisin de la dégénération cancéreuse ; le malade guérira, mais il faut qu'il salive. » Ayant demandé à M. Dubois à quelle dose on devait employer l'onguent mercuriel, il répondit : « A la dose d'un gros, deux gros, trois gros par jour, jusqu'à ce que le malade salive, sauf ensuite à en diminuer ou à en suspendre l'usage. »

Afin de pouvoir mieux compter sur les effets de l'onguent napolitain, je me le procurai moi-même dans une bonne pharmacie, et je m'assurai qu'il était nouvellement préparé. Je le prescrivis à la dose d'un gros le premier jour, en augmentant d'un quart de gros chaque jour, jusqu'au quatrième, et j'en fis continuer l'usage à deux gros jusqu'au septième jour, où la salivation s'établit et continua d'une manière abondante pendant plus de quinze jours, ce qui incommodait beaucoup le malade. Les gencives devinrent très-douloureuses, sans qu'il survînt d'ulcérations et sans que les dents en fussent ébranlées. Pendant tout ce temps, le malade ne prit pour toute nourriture que des pa-

suis porté à croire que le succès obtenu est dû à la salivation comme moyen d'évacuation et de dégorgement des parties affectées de l'arrière-bouche, plutôt qu'à la propriété spécifique du mercure, et qu'au moyen de tout autre sialagogue, tel que la pyrèthre, le gingembre, le cochléaria, etc.; on aurait pu obtenir dans ce cas le même résultat. »

Cette observation, qui au premier aspect semble militer en faveur du mercure, peut être invoquée contre son usage et servir à constater ses inconvénients. Les deux premiers médecins consultés par le malade l'ont employé sans succès, et le résultat obtenu secondairement est dû assurément plus aux évacuations sanguines qui furent prescrites, qu'aux modifications sous lesquelles il a employé le mercure.

Le point de savoir si la guérison du malade est due à la salivation particulièrement, ou à la spécificité anti-vénérienne du mercure, est une question de haute portée; mais au lieu de la laisser indécise, comme l'a fait le troisième médecin, je suis persuadé que c'est par son action évacuative que le mercure a réussi dans ce cas. Je crois aussi que lorsque le malade a été traité en dernier lieu, si au lieu d'avoir recours au mercure, on eût employé les saignées, de légères évacuations et les dépuratifs sagement combinés, on eût obtenu une guérison beaucoup plus prompte et plus solide.

La périostose acquiert quelquefois une telle consistance qu'on peut la confondre avec l'exostose; et dans ce cas, ainsi que le remarque M. Delpech, il existe toujours une fausse membrane entre l'os et le périoste enflammé. Cette membrane, d'abord molle, est fluctuante lorsqu'elle a beaucoup d'épaisseur, et si, trompé par sa nature, on ouvre la tumeur, la mortification simultanée de la fausse membrane, du périoste et de l'os contigu, en résulte, et l'exfoliation des parties nécrosées en devient la suite inévitable. Si la tumeur n'est pas ouverte, la douleur s'affaiblit au bout d'un certain temps, son volume décroît et finit par s'effacer en laissant à l'os quelques inégalités.

Quelques auteurs parmi les modernes, et particulièrement M. Jourdan, n'admettent pas que la périostose qui survient plusieurs années après la contagion vénérienne puisse réellement dépendre de cette cause. J'ai émis une opinion contraire, et je répète que cette affection me paraît être un des symptômes les moins contestables de la syphilis invétérée.

CHAPITRE XV.

Des maladies vénériennes consécutives qui ont leur siége dans le système osseux.

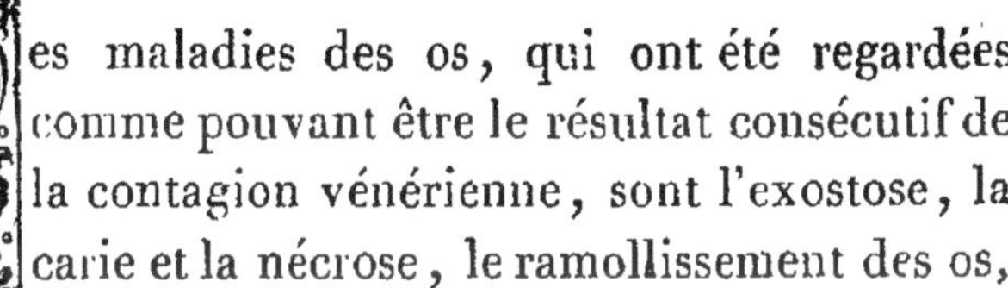es maladies des os, qui ont été regardées comme pouvant être le résultat consécutif de la contagion vénérienne, sont l'exostose, la carie et la nécrose, le ramollissement des os, et leur induration connue sous le nom d'éburnation, à cause de leur analogie avec la dureté de l'ivoire.

Les exostoses ont été regardées longtemps comme un effet de l'inflammation directe de l'os qui en est le siége, ce qui peut arriver dans quelques cas; mais le plus communément elle est la suite d'une affection préalable du périoste. Voici, d'après les données de l'anatomie pathologique, comment s'explique M. Jourdan sur la manière dont elle s'opère, et sur les phénomènes qui leur sont propres : « Si l'inflammation du périoste se prolonge, l'exsudation qui s'était faite à la surface de l'os, au lieu d'être absorbée, prend tous les caractères de cartilages, d'ossification, dans l'intérieur desquels le phosphate calcaire dépose sous la forme tantôt de lames, tantôt d'aiguilles entrecroisées, jusqu'à ce qu'enfin la masse entière étant solidifiée, sa surface se recouvre d'une couche de substance compacte, et sa base communique avec l'os normal, de manière à faire corps avec lui. Une exostose n'est donc généralement qu'un os nouveau surajouté à l'ancien, et qui se forme par le même mécanisme que lui. Ce nouvel os peut d'ailleurs, comme toutes les productions anormales, être arrêté ou modifié dans son développement, et il présente dans sa texture des nuances diverses relatives au plus ou moins d'abondance, et à la disposition des dépôts calcaires qui font qu'il a tantôt l'apparence et la dureté de l'ivoire, tantôt l'aspect reticulé des extrémités des os longs, tantôt enfin celui d'une masse cartilagineuse parsemée de lamelles ou de pointes osseuses. La même chose a lieu si des phénomènes semblables se passent vers la membrane médullaire; mais alors l'exostose se forme à la face interne de l'os. Du reste, ces tumeurs s'annoncent ordinairement par une douleur locale et profonde, plus ou moins vive, et marchent avec rapidité ou ne font que des progrès lents et presque insensibles. Elles sont dures, adhérentes à l'organe qui leur sert de base, incompressibles et immobiles. Mais on ne parvient à constater leur présence que quand elles sont accessibles au toucher; car aucun signe ne saurait indiquer avec certitude l'existence de celles qui se sont développées à la face interne ou dans l'intérieur même d'un os. Chez la plupart des sujets, elle demeure stationnaire après avoir acquis un certain volume, et n'éprouve plus d'autre changement que celui qui se passe dans leur tissu même pour les assimiler plus ou moins parfaitement à l'os qui les supporte. Mais l'irritation qu'elles causent dans les parties voisines fait que celles-ci s'inflamment et se gangrènent, de sorte que la tumeur mise à nu est frappée elle-même de nécrose et tombe. Cette terminaison heureuse est fort rare; plus fréquemment le tissu anormal sécrète du pus dont les foyers se rapprochent peu à peu de la surface du corps et percent enfin les ligaments; on aperçoit alors l'os nouveau, et même dans quelques cas l'os ancien, frappés de nécrose ou de carie plus ou moins étendue. »

Toutes les exostoses ne doivent pas leur origine à la contagion vénérienne : les coups, les chutes dont l'action a été ressentie par les os à travers les parties molles, les scrofules, le scorbut, la diathèse cancéreuse, peuvent y donner lieu; mais on est autorisé à juger qu'elles sont d'une nature syphilitique, lorsque aucune des causes que je viens d'indiquer ne peut être soupçonnée et qu'il est reconnu au contraire que le malade a été affecté de la maladie vénérienne. Les exostoses qui sont la suite de la vérole se distinguent par la densité et le volume qui altèrent entièrement l'os qui en est le siége, ainsi qu'on le remarque le plus ordinairement au tibia, au fémur et aux os du crâne, où le périoste est le plus abondant ; ce qui viendrait à l'appui de l'opinion que j'ai émise sur l'aptitude du système fibreux à recevoir avec une sorte de prédilection les impressions consécutives de la syphilis.

La carie et la nécrose vénériennes existent-elles réellement comme phénomène direct de la vérole, c'est-à-dire sans être l'effet d'un symptôme vénérien préexistant? On sait que la première de ces affections est pour les os ce que l'ulcération est pour les parties molles, et que la nécrose est une sorte de gangrène ou de mortification d'une partie osseuse.

M. Delpech n'admet pas de carie vénérienne, et soutient qu'elle peut occasionner la nécrose, soit en détruisant les parties molles qui enveloppaient un os, et en le privant ainsi de la circulation capillaire, sans laquelle il ne peut continuer à vivre, soit en excitant une inflammation chronique qui accumule *et attire* la matière solidifiante dans la partie malade de l'os, et qui peut en produire une quantité telle, qu'elle devient un corps intermédiaire qui s'oppose à la nourriture de l'os et en détermine la mort ou la nécrose. Ce raisonnement est trop absolu, car il n'est pas démontré que l'inflammation du périoste ne puisse pas se transmettre par contact d'irritation du périoste à l'os ; les liens de vitalité qui unissent ces deux organes, c'est-à-dire les vaisseaux et les nerfs, suffisent, au contraire, pour expliquer et rendre vraisemblable l'opinion contraire. En outre, si les os peuvent s'enflammer, comment ne pas en admettre l'ulcération ou la carie? M. Jourdan pense que ces deux affections ne dépendent jamais d'aucune maladie vénérienne primitive ou secondaire proprement dite. Il lui paraît que c'est par habitude seulement qu'on compte encore les lésions du tissu osseux parmi les maladies vénériennes secondaires ; et il se fonde sur ce que, devenues plus rares depuis qu'on suit des méthodes de traitement plus rationnel, leur fréquence dépendait jadis du traitement, ce qui autoriserait à croire qu'aujourd'hui encore elles dérivent très-souvent de cette source. Assurément, on ne saurait nier que les préparations mercurielles sont dans le cas d'agir sur les os et d'en occasionner les diverses maladies. Mais de ce que le traitement mercuriel opposé aux affections vénériennes peut les exaspérer, en produire de nouvelles, et notamment les lésions du système osseux, est-ce à dire que ces dernières ne puissent pas dépendre des modifications introduites dans l'organisme par la syphilis, et que, comme l'avancent quelques auteurs partisans de la nouvelle école, et en particulier M. Jourdan, elles dépendent le plus communément des irritations viscérales chroniques?

Je suis loin de nier l'influence des irritations préalables du système digestif, surtout de celles de la membrane muqueuse intestinale dans le développement de beaucoup de maladies aiguës ou chroniques; mais je suis bien loin de partager l'opinion des auteurs qui prétendent qu'il y a bien peu d'affections qu'on ne doive lui attribuer. La muqueuse intestinale serait, selon eux, qu'on me permette l'expression, une sorte de kaléidoscope où toutes les maladies aiguës et chroniques seraient représentées sous un mode d'irritation particulier, et spécialement affecté à telle ou telle partie du système digestif. Telle est la base sur laquelle se fonde la nouvelle école. On conçoit que lorsque toutes les recherches sont dirigées dans le but d'accréditer une doctrine, on doit y rattacher tous les faits qui de près ou de loin peuvent lui servir d'appui, et comme il y a bien peu d'individus chez lesquels on ne trouve quelque altération de la membrane muqueuse intestinale, on s'en est autorisé pour attribuer les maladies et leurs phénomènes à l'irritation des intestins et aux sympathies qui enchaînent le tube digestif à tous les actes de la vie. Mais d'après l'axiome ancien et bien connu : *ventriculus omnibus dat et ab omnibus accipit*, et sur cette question, « l'estomac reçoit-il plus qu'il ne donne, donne-t-il plus qu'il ne reçoit? en d'autres termes, les maladies partent-elles plus souvent de l'estomac qu'elles n'y aboutissent? ou, ce qui est la même chose, l'estomac est-il plus souvent affecté primitivement que consécutivement? » n'y aurait-il pas lieu de soutenir, en thèse générale, que beaucoup d'affections irritatives des organes digestifs n'ont aucun rapport avec des maladies qui affectent d'autres parties, et que, plus qu'on ne pense peut-être, les irritations intestinales peuvent être consécutives de lésions pathologiques qui attaquent des organes plus ou moins éloignés du tube digestif?

Je me suis permis cette digression à propos des maladies

des os dont on veut trouver la cause la plus générale dans les affections viscérales, dont les premières ne seraient qu'un symptôme. La concomitance des maladies du système osseux avec celles des organes digestifs est une chose qu'on ne saurait nier; leur dépendance respective ne me semble pas impossible; mais je n'admets pas que les maladies des os soient le plus ordinairement l'effet d'une irritation viscérale. La conséquence à déduire des maladies regardées trop généralement comme étant des affections secondaires, dues à des irritations chroniques de la membrane muqueuse intestinale, est qu'on ne pourrait guérir ces mêmes maladies qu'en faisant cesser l'irritation viscérale dont elle serait le résultat, et je crois fermement que sous le rapport des applications thérapeutiques, et dans l'intérêt des malades, cette opinion accueillie d'une manière trop absolue est une chose fâcheuse. En un mot, pour me renfermer dans mon sujet et me résumer sur les maladies dont les os peuvent être affectés par suite de l'infection vénérienne, j'admets que toutes les altérations possibles du système osseux, comme tous les accidents consécutifs de la vérole, peuvent avoir pour cause les modifications imprimées à la sensibilité générale par cette maladie, et dépendre, en second lieu, de la susceptibilité plus ou moins grande et relative des organes à en ressentir les effets.

CHAPITRE XVI.

Des maladies vénériennes consécutives qui peuvent affecter le système séreux.

L'hydrocèle, l'hydropisie des articulations et celle du bas-ventre sont les maladies du système séreux qui viennent le plus ordinairement à la suite de la contagion vénérienne. L'irritation de la plèvre, du péricarde, de l'arachnoïde, peuvent aussi, mais plus rarement, provenir de la syphilis.

L'inflammation du testicule peut se propager à la tunique vaginale et occasionner une hydrocèle dont le développement est plus ou moins tardif et lent. J'ai observé cette affection provenue à la suite d'une gonorrhée chronique chez un malade qui avait été visité par plusieurs médecins, et chez lequel, chose assez rare, l'hydrocèle disparut spontanément.

Je crois devoir faire remarquer ici que des médecins peu expérimentés se sont mépris quelquefois sur la nature de cette affection. J'ai vu des malades affectés d'une hydrocèle qui avaient été regardés comme atteints d'un squirrhe du testicule ou sarcocèle, et traités en conséquence. Indépendamment de la surface plus unie et de la douleur moins vive au toucher, qui sont propres à la tumeur qui forme l'hydrocèle, on peut toujours s'assurer de l'existence de cette affection, en plaçant le testicule entre l'œil du médecin explorateur et une bougie allumée, ce qui permet alors de reconnaître la maladie à la transparence du liquide épanché.

L'hydropisie des articulations peut se manifester à la suite de douleurs arthritiques, occasionnées par la suppression subite d'une gonorrhée ou de toute autre symptôme vénérien primitif, soit que la capsule synoviale reçoive directement l'impression du déplacement de la maladie, ou bien qu'elle ne soit affectée que par irradiation ou par le contact des parties fibreuses préalablement enflammées.

J'ai dit précédemment que l'irritation de la membrane muqueuse des organes génitaux pouvait se communiquer à la vessie. Ces cas ne sont pas rares ; quelques médecins, et principalement Hunter, affirment que la partie du péritoine qui recouvre la vessie peut également s'enflammer et produire l'hydropisie ascite, ce qui peut sans doute arriver, mais ne doit avoir lieu que rarement ; lorsque cette maladie est due à la syphilis, elle est bien plutôt l'effet d'une irritation chronique du péritoine que la suite d'une irritation secondaire dépendante de l'inflammation de la vessie. Cette opinion doit trouver un appui dans l'impression que ressentent les organes abdominaux pendant l'action du coït.

Les auteurs parlent aussi de pleurésies, de phrénésies, d'affections du péricarde, en un mot de la phlegmasie de chaque partie du système séreux et des hydropisies locales qui peuvent en résulter.

Des palpitations, l'anévrisme du cœur, des végétations développées sur les valvules de cet organe, peuvent, d'après Corvisart, Scarpa et M. Larrey, dépendre de la syphilis. On conçoit, en effet, que si le virus vénérien peut agir comme cause d'irritation locale sur l'organe central de la circulation, il doit en résulter des accidents conformes à leur origine. Mais s'il est vrai que la syphilis peut produire l'hypertrophie du cœur, une fois que cette affection est confirmée, doit-on compter, pour y remédier, sur la spécificité des remèdes anti-vénériens? Assurément non; lorsque l'anévrisme est confirmé, la gravité de la maladie et les moyens propres à la combattre sont les mêmes, quelle que soit la cause qui l'ait produite.

Ce n'est que dans le principe de la maladie, quand, à la suite de la cessation subite d'un symptôme vénérien primitif, le malade éprouve des palpitations et avant qu'il exerce une lésion organique, qu'on peut en espérer la guérison. Alors il est essentiel de n'employer aucun remède irritant. Les évacuations sanguines, les exutoires dans la région du cœur, les dépuratifs combinés avec les calmants et les minoratifs administrés avec une sage réserve, sont des moyens dont on peut espérer beaucoup de succès, qui conviendraient même dans les cas où les palpitations ne seraient pas occasionnées par la syphilis, et dont l'expérience m'a confirmé l'efficacité, ce qui m'a affermi dans les principes que j'ai adoptés à l'égard des maladies vénériennes, et qui consistent, je le répète, à en modifier le traitement selon la nature des symptômes, selon l'ancienneté de la maladie et suivant la disposition des individus.

CHAPITRE XVII.

Des maladies vénériennes consécutives, qui ont leur siége dans le système nerveux.

a suppression brusque d'une maladie vénérienne primitive peut être suivie d'une métastase vers le cerveau, et donner lieu à toutes
les affections nerveuses qui peuvent naître de
l'irritation de cet organe. « Il n'est pas douteux, dit M. Jourdan, que le système nerveux ne soit affecté dans un grand
nombre de maladies vénériennes, puisque c'est dans cet
appareil seulement que naissent les sensations douloureuses
occasionnées par la plupart d'entre elles; mais, selon ce
médecin et les syphilographes de son école, c'est moins à
l'action matérielle du virus syphilitique qu'à la sympathie
qui existe entre les organes génitaux et les autres parties
de l'économie animale, qui, selon eux, sont prédisposés à
reproduire les irritations qui affectent primitivement les
organes sexuels. Mais toutes les lésions des parties de la
génération ne donnent pas lieu à des phénomènes consécutifs, identiques à ceux qui dépendent spécialement de la
contagion vénérienne. « Pourquoi, dit M. Lagneau, les
lésions qui proviennent de couches laborieuses n'auraient-
elles pas le même résultat? et surtout, pourquoi ne les
voyons-nous pas se reproduire après le phimosis et le paraphimosis non vénériens, qui ne laissent pas que d'être assez fréquents?.... D'ailleurs, comment concevoir, d'après

cette singulière théorie, le développement des sympômes consécutifs de la vérole, lorsque la bouche, les yeux, l'anus auront été le siége des accidents primitifs ou d'invasion?... S'il était possible qu'il n'y eût rien de spécial et en dehors des règles ordinaires dans cette succession de symptômes secondaires, si fréquente et si digne de remarque, survenant, après des accidents vénériens primitifs, de différentes parties du corps, pourquoi ne verrait-on pas aussi des phénomènes morbides consécutifs se développer après de simples contusions ou des solutions de continuité, et surtout après des abcès non syphilitiques, mais plus ou moins inflammatoires, de la marge de l'anus, des aisselles, du cou ou de tout autre région? »

Il est évident que l'état morbide vénérien présente un caractère particulier, et que les nombreux symptômes de la syphilis sont l'effet d'une irritation spéciale. On sait que M. Broussais admet une irritation vénérienne; mais toute irritation n'est que le résultat d'une cause préexistante, qui est le principe irritant. Or ce principe est l'agent qui détermine la contagion; c'est un être matériel qu'on appelle virus, qu'on peut nommer autrement si l'on veut, mais qui existe, et qui survivra aux livres qui en nient l'existence.

Ce serait donc sans fondement qu'on contesterait le développement des maladies nerveuses à la suite et comme résultat de la maladie vénérienne. Ainsi, l'affaiblissement des fonctions organiques et des facultés intellectuelles, la paralysie, l'épilepsie, l'hypochondrie, la mélancolie, la manie, la démence, l'amaurose, l'apoplexie, peuvent en dépendre. L'aphonie, la raucité de la voix, la surdité sont aussi quelquefois le résultat d'une affection nerveuse; mais plus souvent, sans doute, ces dernières affections sont un effet de l'état morbide des membranes muqueuses de l'oreille interne et de l'appareil vocal.

Toutes les affections nerveuses dont je viens de parler ont aussi été remarquées à la suite de l'usage du mercure administré contre les phénomènes primitifs de la maladie vénérienne, ce qui a fait dire aux partisans de la non existence du virus syphilitique, qu'elles étaient le résultat du traitement plutôt que l'effet de la maladie. Il est vrai effectivement que, parmi les accidents fâcheux du mercure, il faut compter en première ligne, ceux qu'éprouvent le cerveau et le système nerveux en général; mais les dangers du mercure dans le traitement de la syphilis ne sauraient infirmer les effets consécutifs de cette affection.

Si le mercure est dangereux, même dans les cas où la maladie vénérienne affecte les parties les moins disposées à l'irritation, on conçoit que lorsque ce sont les nerfs sur lesquels s'exerce l'action consécutive de cette maladie, il est raisonnable d'attribuer à ce remède toutes les observations du système nerveux qui peuvent résulter d'une médication irritante.

CHAPITRE XVIII.

Des complications qui peuvent avoir lieu à l'égard des maladies vénériennes en général.

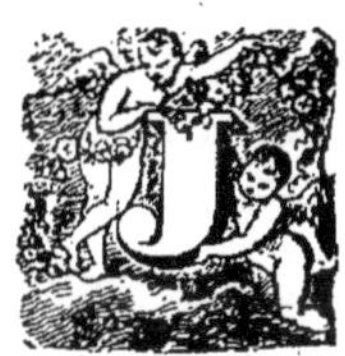

'ai dit au chapitre VII de cet ouvrage, *sur les symptomes vénériens primitifs et consécutifs*, qu'on devait désigner sous le nom d'affections secondaires celles qui se développent immédiatement à la suite d'une irritation vénérienne primitive, et réserver la dénomination de maladies constitutionnelles à celles qui se développent plus tardivement et affectent les divers systèmes organiques. Tous les symptômes vénériens peuvent, en effet, se diviser en trois sections correspondant aux époques de leur développement ; mais pour suivre les complications auxquelles ils peuvent donner lieu, et les exposer dans l'ordre le plus rationnel, j'ai jugé utile de réunir ici dans la même catégorie les phénomènes qui accompagnent ou suivent immédiatement tout symptôme vénérien quelconque, et de former une section particulière pour les symptômes qui ne se manifestent qu'à une époque plus ou moins tardive, après la cessation des symptômes vénériens primitifs.

On peut, à la rigueur, regarder comme un phénomène secondaire ou consécutif tout accident qui survient après l'invasion de la contagion vénérienne ; mais la division en trois groupes, telle que je l'ai adoptée, me semble autorisée par le caractère bien tranché des symptômes respectifs destinés à en faire partie, ainsi qu'on pourra en juger.

Dans le premier groupe se rangent naturellement les épiphénomènes, qui se manifestent et marchent pendant la durée ou à la suite immédiate des symptômes vénériens primitifs.

Un intervalle de temps plus ou moins long est nécessaire entre la cessation des symptômes vénériens primitifs et l'apparition des accidents qui doivent en résulter ultérieurement et constituer les affections vénériennes secondaires, qu'elles soient le résultat de la disparition spontanée ou provoquées par un traitement incomplet ou mal dirigé. Les maladies vénériennes secondaires affectent isolément ou simultanément un ou plusieurs systèmes organiques, et semblent pouvoir y rester localisées sans réagir sur l'organisme. Elles se distinguent des maladies constitutionnelles en ce que celles-ci affectent le tempérament ou la constitution générale.

La division que je viens d'établir n'est donc pas arbitraire, puisqu'au lieu de reposer simplement sur la manifestation plus ou moins tardive des symptômes vénériens, elle se fonde également sur la nature et la marche des affections qui appartiennent à chaque ordre.

Les lésions morbides qui surviennent pendant l'existence ou immédiatement après un symptôme vénérien primitif ont ordinairement de l'analogie entre elles, et, en général, elles se développent dans la sphère d'irritation ou dans l'étendue de l'irradiation inflammatoire des organes génitaux avec les parties voisines; ou bien elles se manifestent sur des parties éloignées, ainsi qu'on l'observe dans les phlegmasies de la bouche, de l'oreille, de l'œil et de leurs dépendances, dans les cas de phlogose vénérienne des organes sexuels, ce qui arrive, comme je l'ai dit ailleurs, par suite de la disposition physiologique, qui établit entre les extrémités ou les issues du système muqueux un mode de sensibilité analogue, qui permet de regarder la connexité de leurs maladies comme un phénomène sympathique.

Les symptômes vénériens primitifs sont caractérisés par leur irritation phlegmasique ou ulcéreuse, et les épiphénomènes qui les accompagnent ou leur succèdent immédiatement se manifestent ordinairement sous l'influence d'un mouvement fébrile, et suivent la marche qui est propre aux maladies aiguës; tels sont, par exemple, le bubon, l'orchite, certaines végétations sexuelles et quelques éruptions syphiloïdes nées immédiatement d'un symptôme vénérien primitif, et qui appartiennent à l'état aigu.

Les symptômes vénériens secondaires ne se développent que quelque temps, et souvent à une époque éloignée, après la disparution des symptômes primitifs. Au lieu d'être liés à un état morbide actuel et apparent, et d'en être la suite immédiate et instantanée, comme les symptômes primitifs, une sorte d'incubation plus ou moins prolongée est nécessaire à leur développement; ce ne sont plus des accidents corrélatifs ou des épiphénomènes qui dépendent d'un état morbide actuellement existant, c'est une transformation de la maladie. Que le symptôme primitif de la contagion vénérienne soit une chaude-pisse ou un chancre, l'état morbide qui en sera la suite pourra se fixer sur la plupart des organes, et se présenter sous divers aspects, en raison du mode d'altération et de la texture de la partie affecté. Mais les lésions morbides qui surviennent un ou plusieurs mois après la suppression d'une maladie vénérienne, et qui sont dues à cette cause, n'étant pas l'effet d'une irradiation inflammatoire ni d'une réaction sympathique ayant son point de départ vers une partie actuellement malade, doit-on admettre, pour en expliquer le développement, qu'une impression, ou si l'on veut une irritation sympathique, a été ressentie par l'organe secondairement affectée au moment où existait un symptôme vénérien primitif, et que l'apparition plus ou moins tardive de la maladie secondaire doit être en raison du degré de l'irritation sympathiquement transmise?

A moins de soutenir avec les médecins qui nient l'existence d'un virus vénérien, qu'il n'existe aucun rapport de causalité entre la contagion vénérienne et les symptômes secondaires qui lui sont attribués, il faut nécessairement reconnaître qu'ils sont dus à l'irritation latente admise par l'école Broussaisienne ou à l'absorption de l'humeur vénérienne.

Dans certains cas, et surtout dans l'état aigu des symptômes vénériens primitifs, les épiphénomènes peuvent survenir sous l'influence de la sympathie; mais je crois que l'absorption du principe vénérien est la cause la plus générale des accidents qui se manifestent à la suite de la contagion vénérienne, et principalement des maladies de la peau et de celles du système lymphatique, telles que les syphilides, les dartres, les affections scrofuleuses et leurs nombreuses variétés.

Les affections vénériennes secondaires ou consécutives sont sujettes à rester longtemps stationnaires, et sans occasionner ni souffrances, ni fièvre. Le système lymphatique et la peau particulièrement, sont susceptibles d'une infinité de symptômes vénériens qui peuvent exister par suite d'une infection particulière à ces mêmes systèmes, sans que la constitution générale en soit atteinte.

La maladie vénérienne devient constitutionnelle lorsque cette affection a donné lieu à des accidents qui ont affecté

22

des organes assez variés dans leur texture pour comprendre la plupart des tissus vivants, et que ces mêmes accidents ont occasionné de longues et vives souffrances. La douleur qui met en jeu la sensibilité animale et produit la fièvre, détermine les altérations que le sang est susceptible d'éprouver, par suite de l'infection vénérienne; et dans de telles circonstances, l'état de l'organisme se trouve modifié de manière à être dans une habitude maladive dépendante de cette infection, ce qui constitue réellement la syphilis constitutionnelle. Cette disposition maladive étant acquise, peut compliquer toutes les maladies que peut éprouver l'individu qui en est le sujet; néanmoins elle ne leur donne pas toujours un caractère de gravité relatif à l'altération que la constitution peut en avoir éprouvé, comme je le dirai bientôt.

On voit que la plupart des maladies auxquelles est sujette l'espèce humaine peuvent être compliquées par la syphilis; mais il me reste à établir les caractères généraux propres à faire distinguer l'ordre dans lequel peuvent s'établir les complications des affections vénériennes, soit entre elles, soit avec d'autres maladies. Ces complications, et les accidents consécutifs auxquels peut donner lieu la maladie vénérienne, varient nécessairement selon que ses effets sont primitifs, secondaires ou constitutionnels; et c'est d'après cette division que je vais donner un aperçu de leur mode de développement.

Des complications auxquelles peuvent donner lieu les symptômes vénériens en général.

Les symptômes vénériens sont susceptibles de trois modes de complications ; ils peuvent se compliquer : 1° entre eux ; 2° avec les maladies auxquelles ils donnent lieu ; 3° avec des maladies préexistantes, continues ou intermittentes.

De la complication des symptômes vénériens primitifs. Tous les accidents vénériens primitifs sont susceptibles de se compliquer entre eux d'une manière immédiate ou secondaire. Les phénomènes qui affectent directement les organes de la génération, par exemple, peuvent exister sous divers aspects simultanément. La chaude-pisse et le chancre peuvent se trouver réunis; les écoulements de l'urètre et du vagin se rencontrent quelquefois avec des végétations à l'anus, à la verge ou à la vulve; la phlogose urétrale et l'engorgement des glandes de l'aine ne sont pas rares; des adénites axillaires et sous-maxillaires peuvent se développer en même temps que le bubon inguinal; l'écoulement urétral, le bubon et certaines syphilides peuvent aussi se développer simultanément. Tous ces phénomènes surviennent et marchent immédiatement ensemble, ce qui m'a déterminé à les réunir dans l'ordre des symptômes vénériens primitifs.

Tous les phénomènes qui se manifestent à la suite de la contagion vénérienne nouvellement acquise ne sont pas nécessairement vénériens. Le catarrhe de la vessie, la cystite même, le catarrhe de la matrice et la métrite, qui sont l'effet de la phlogose sur-aiguë de l'urètre ou du vagin, sont des lésions qui, bien que produites immédiatement par un symptôme vénérien, sont susceptibles de revêtir un caractère particulier et indépendant, c'est-à-dire que le principe vénérien peut être détruit, l'écoulement urétral et l'irritation vaginale dissipés, sans que le catarrhe de la vessie et l'affection utérine cessent d'exister. Aussi les irritations immédiatement consécutives qui survivent à un accident primitif méthodiquement traité peuvent cesser d'être d'une nature vénérienne, prendre alors un caractère qui leur est propre et tel qu'il aurait pu résulter de toute cause autre que la contagion vénérienne ; tandis que celles qui sont concomittantes ou qui viennent à la suite immédiate d'un symptôme vénérien primitif, et qui persistent après sa disparition spontanée, ou provoquée par un traitement incomplet ou simplement local, peuvent être d'une nature essentiellement vénérienne.

Indépendamment de l'état morbide qui peut se manifester dans un organe par suite de l'irritation qu'il reçoit d'un symptôme vénérien, il peut arriver aussi que ce même organe, au lieu de rester malade, ne conserve qu'une aptitude au développement d'une affection ultérieure, ainsi que cela a lieu pour le testicule qui reçoit de l'orchite une prédisposition au sarcocèle.

Les symptômes vénériens primitifs peuvent aussi se compliquer avec des maladies préexistantes. Au moment où un individu quelconque reçoit la contagion vénérienne, il peut être atteint d'une autre maladie, qui subit alors une impression plus ou moins vive et se modifie diversement, selon la nature et l'intensité de l'affection contagieuse. En voici quelques exemples : Le catarrhe habituel de la vessie, les maladies de la prostrate, les affections hémorrhoïdales sont généralement aggravés par le développement d'une phlogose virulente de la membrane muqueuse de l'urètre, des irritations viscérales peuvent en résulter, et celles qui préexistent en être surexcitées. L'ophtalmie qui survient après la disparition d'une chaude-pisse, ou qui provient d'un autre mode de contagion, au lieu d'être toujours une affection vénérienne simple, susceptible de céder aux moyens ordinaires dirigés contre cette maladie, prend quelquefois un caractère dartreux ou scrofuleux chez les individus qui y sont sujets. Ainsi l'ophtalmie, après avoir été traitée comme vénérienne, peut se prolonger sous l'influence de l'habitude dartreuse ou scrofuleuse. Il en est de même dans les cas où l'arthrite et le rhumatisme se manifestent en concomittance ou à la suite immédiate des symptômes vénériens primitifs, c'est-à-dire que les malades chez lesquels s'établit l'arthrite ou le rhumatisme vénérien peuvent en être affectés par suite d'une habitude goutteuse ou rhumatismale préexistante, ou d'une aptitude héréditaire à contracter ces mêmes maladies, ou à la suite de la diathese dartreuse ou scrofuleuse; et que lorsqu'elles ont perdu leur caractère vénérien, après un traitement méthodique, elles peuvent se prolonger ou se reproduire ultérieurement, sans conserver de rapports avec la cause qui a déterminé leur première invasion.

Toutes les maladies attendent pour se manifester le concours des circonstances qui peuvent les faire naître. Je crois fermement que la maladie vénérienne est l'occasion du développement d'un grand nombre d'affections consécutives, et je suis persuadé que la plupart des lésions morbides qui se développent dans le cours ou à la suite d'une maladie quelconque, dépendent bien plus de l'aptitude préexistante de l'organisme en général, ou de celle de l'organe affecté en particulier, que de la sympathie, qui ne joue pas dans les maladies un rôle aussi important qu'on le pense généralement, et à laquelle on attribue ordinairement les phénomènes qu'on ne peut pas expliquer.

Les accidents morbides qu'on est dans l'usage d'attribuer à la sympathie devraient se reproduire toujours les mêmes toutes les fois qu'elles résultent d'une lésion pathologique d'une nature identique; pourtant cela n'arrive pas ainsi. Le même mode d'affection peut donner lieu à des phénomènes divers, selon la disposition des individus. La question de savoir comment les lésions morbides qui ne se rattachent pas à l'organe primitivement affecté par le lien d'une sympathie d'identité de texture ou de corrélation nerveuse attend encore une explication.

Sur un point où tout est à éclaircir, ne peut-on pas supposer, avec quelque apparence de raison, que lorsqu'une maladie réagit sur la sensibilité générale, son action est ressentie avec plus d'intensité par l'organe qui s'y trouve prédisposé; et, dans les cas où s'opère l'absorption d'un principe délétère tel que le virus vénérien, par exemple, et où il ne s'établit pas de réaction générale, ne peut-on pas dire, aussi avec quelque fondement, que le virus absorbé n'agit que sur la partie du système lymphatique, qui, par une disposition anormale, se trouve disposé à en ressentir les effets?

De la complication des symptômes vénériens secondaires ou consécutifs.

'ai dit que les symptômes vénériens primitifs peuvent donner lieu à des épiphénomènes qui surviennent pendant leur durée ou à leur suite immédiate, et j'ai rangé tous ces résultats dans un seul et même ordre, afin de les distinguer des symptômes vénériens consécutifs, qui ne se manifestent qu'à un intervalle de temps plus ou moins long, après la cessation des premiers accidents morbides dus à la contagion vénérienne. J'ai désigné quelques-uns de leurs caractères respectifs. Le mode de complication qui distingue les symptômes consécutifs peut encore servir de point de comparaison entre les uns et les autres. Comme ceux qui sont primitifs, les symptômes secondaires peuvent se compliquer entre eux, déterminer des affections concomittantes, et se combiner avec des maladies préexistantes ou survenues accidentellement; mais celles-ci restent, pour la plupart, longtemps stationnaires, et donnent rarement lieu, comme les symptômes primitifs, à des épiphénomènes immédiats. Les affections consécutives qui existent en même temps et constituent la complication des symptômes vénériens entre eux, ont généralement une existence isolée et indépendante les unes des autres.

Il n'est pas rare de rencontrer chez le même malade des excroissances à l'anus ou aux organes sexuels, avec une affection vénérienne de la peau. J'ai vu des pustules boutonneuses au front exister en même temps que l'onglade; les taches cuivreuses de la peau peuvent aussi avoir lieu avec la périostose; un chancre indolent et stationnaire à la gorge peut se trouver réuni à un écoulement urétral habituel. En un mot, les maladies syphilitiques non fébriles sont susceptibles, comme les symptômes primitifs, de se compliquer respectivement et sous des formes diverses, mais en restant plus ou moins longtemps stationnaires, et en ne donnant lieu que tardivement à la gravité des accidents qui peuvent en résulter.

Les lésions morbides qui surviennent à la suite des

symptômes consécutifs ont moins d'analogie avec l'affection qui les produit que n'en ont entre eux les symptômes vénériens primitifs. Les maladies consécutives amènent presque toujours des affections qui sont caractérisées par l'altération des tissus; c'est ainsi, par exemple, que l'irritation chronique de la membrane muqueuse en produit l'épaississement ou l'état fongueux ; que les chancres anciens se transforment en ulcères rongeurs ou carcinomateux, et que la destruction du périoste, la carie et la nécrose viennent à la suite des affections vénériennes chroniques qui avoisinent une partie osseuse.

Un changement apporté par une cause extérieure dans l'état local d'un symptôme vénérien consécutif, et plus encore tout ce qui réagit sur l'organisme et en modifie l'habitude, sont des circonstances qui, en faisant cesser l'état stationnaire de la maladie, la transforme en un nouvel état morbide, dont le caractère est d'être ordinairement très-rebelle et difficile à guérir.

Lorsque le système lymphatique et la peau deviennent le siége des maladies vénériennes consécutives, les altérations glanduleuses et dermoïdes peuvent se modifier en raison de la prédisposition ou de l'habitude du sujet à une affection dartreuse ou scrofuleuse, c'est-à-dire que les syphilides et les engorgements glanduleux dus à l'infection vénérienne sont susceptibles de se compliquer, soit avec la dartre, soit avec les scrofules, et d'être, par le fait de cette complication, d'autant plus difficiles à guérir que l'affection préexistante serait le résultat d'une altération constitutionnelle ancienne et profonde.

Le développement d'une maladie aiguë chez une personne affectée d'une maladie vénérienne ancienne, peut produire de notables changements dans l'état actuel de la syphilis, et même, dans certains cas, en occasionner la disparition, ce qui imprime souvent à la nouvelle maladie un caractère fâcheux, et présente au médecin, comme première indication à remplir, la nécessité de ramener à leur état antérieur les symptômes vénériens que l'affection aiguë avait altérés ou fait disparaître.

Toutes les maladies vénériennes chroniques, regardées comme des affections locales, exercent nécessairement une réaction plus au moins forte sur l'organisme, et par cela même elles pourraient, à certains égards, être rangées parmi les affections constitutionnelles. Toutefois, j'ai présenté comme ayant une existence plus spécialement locale les maladies qui affectent les systèmes cutané et lymphatique. La membrane muqueuse peut être aussi, dans certains cas, le siége d'affections locales vénériennes chroniques.

La partie qui est le siége d'une maladie locale devenue chronique sans réagir sur l'organisme, peut être regardée, dans quelques circonstances, comme une espèce d'organe supplémentaire qui a son mode de vitalité et de fonction, et qui identifié, pour ainsi dire, à l'existence de l'individu, ne saurait toujours être supprimé sans inconvénients, c'est-à-dire que lorsqu'une maladie locale, un vieil ulcère par exemple, a été guéri, il est souvent nécessaire d'ouvrir un cautère, et toujours utile d'entretenir la transpiration et la liberté du ventre, pour éviter les accidents qui peuvent résulter de sa suppression.

J'ai dit que la maladie vénérienne devenait constitutionnelle lorsque les accidents qui la caractérisent à l'état chronique avaient occasionné de longues et vives souffrances, et qu'une habitude maladive s'était établie par suite de l'altération de la sensibilité générale, et de manière à réagir sur le système circulatoire sanguin ; il me reste à déterminer quel est l'effet des complications de la syphilis constitutionnelle avec d'autres maladies.

De la manière dont peuvent s'opérer les complications de la syphilis avec d'autres maladies et de leurs résultats.

Lorsque des lésions morbides viennent se combiner avec la maladie vénérienne, il peut arriver, comme je l'ai dit précédemment, que le principe vénérien disparaisse après un traitement rationnel, et que la maladie ultérieurement survenue se prolonge, si une habitude maladive préexistante, telle par exemple que la diathèse dartreuse, les scrofules, la goutte, ou toute autre cause en détermine la durée ; et même si l'affection vénérienne n'avait pas été combattue, son action pourrait s'affaiblir progressivement et finir par s'anéantir sous l'influence prédominante de l'habitude maladive qui serait le plus étroitement inhérente à la constitution individuelle.

Ces considérations me conduisent naturellement à établir que les maladies qui peuvent se manifester chez tout individu atteint d'une affection vénérienne constitutionnelle, ont d'autant plus de tendance à conserver leur caractère, que l'organisme se trouve moins influencé par l'infection vénérienne ; c'est-à-dire que plus la constitution se trouve affaiblie et altérée par la diathèse syphilitique, moins il est possible que d'autres maladies prennent un caractère dominateur ; d'où on peut conclure que plus cette disposition est prononcée, plus grandes sont aussi les difficultés de la médecine pour triompher des ravages produits par la syphilis. En effet, moins il existe de susceptibilité à une réaction morbide, moins on doit compter sur les secours de l'art. On ne doit donc pas attendre que la syphilis constitutionnelle ait jeté le malade dans un trop grand épuisement, pour en interrompre les progrès; mais combien peu il faut compter alors sur une méthode curative trop limitée! C'est en changeant les habitudes du malade, et en lui créant en quelque sorte une nouvelle existence, qu'on peut espérer d'améliorer sa santé. Or, si, comme je l'ai dit souvent dans cet ouvrage, je ne suis pas partisan des médications uniquement locales dans les cas d'affections vénériennes récentes et bénignes, on doit penser que lorsqu'il s'agit de la syphilis invétérée et des complications dont elle est susceptible, je me range parmi les auteurs qui reconnaissent la nécessité d'une méthode de traitement propre à réagir sur l'organisme en général, et combinée en raison de l'état actuel de la maladie, des altérations que la constitution a pu en subir, et de l'appréciation du tempérament habituel du malade dans l'état de santé; car, ainsi que l'a dit avec justesse un médecin célèbre, chacun a sa manière de se bien porter, chacun a sa manière d'être malade, ce qui oblige à porter dans le traitement des maladies cette perspicacité qui seule distingue le bon médecin et lui permet de modifier le choix et l'application des moyens curatifs, en raison de la disposition qui est propre à chaque individu. Ces propositions sont dogmatiques et d'une application générale; elles démontrent que le traitement des maladies vénériennes exige, comme celui des affections les plus graves, une grande intelligence des lois de la vie, une longue expérience et beaucoup de sagacité. Je donnerai plus de développement aux questions qui se rattachent à leur traitement, dans la partie de cet ouvrage qui doit le terminer, et où, après avoir fait connaître les principales méthodes curatives dirigées jusqu'à ce jour contre ce genre d'affection, je démontrerai par des faits incontestables les nombreux accidents qui peuvent résulter de l'usage du mercure, employé même avec ce qu'on appelle méthode et précaution.

Ce médicament a une action spéciale sur le système lymphatique, qui est très-remarquable ; car quel que soit le mode de préparation qu'on lui ai fait subir, il le conserve toujours, et que ce soit par voie d'ingestion ou d'absorption cutanée qu'on en fasse usage , il peut produire la salivation , bien que cela arrive plus ou moins facilement, en raison de la disposition du malade et de l'état sous lequel on le prescrit.

La propriété qu'a le mercure de manifester plus spécialement ses effets sur les glandes salivaires , dépend vraisemblablement de la susceptibilité particulière de ces mêmes glandes ; mais ce ne doit être qu'après avoir produit une forte réaction sur l'ensemble du système lymphatique , que ce phénomène a lieu , de telle sorte que le système absorbant se trouve jeté dans un état d'irritation qui, dans beaucoup de cas , en altère à jamais la sensibilité, et prédispose à toutes les maladies qui peuvent naître de la sur-action vitale qui lui a été imprimée par l'usage du mercure.

Il est reconnu que l'inertie du système absorbant peut amener les engorgements glanduleux , et produire les diverses maladies qui reconnaissent pour cause la débilité de ce système. Il est également vrai qu'un état habituel d'irritation du système lymphatique peut en modifier la texture, troubler l'absorption générale, et donner lieu à des maladies analogues. En effet, de même que l'état de débilité du système lymphatique peut occasionner les scrophules, l'engorgement du mésentère et les diverses espèces d'hydropisies, de même ces affections peuvent dépendre de la phlogose chronique du système absorbant, de sorte que si on admet que le mercure puisse convenir contre les maladies entretenues par la faiblesse, ce ne serait qu'autant qu'il agirait dans une mesure limitée à la force d'action qu'il serait nécessaire d'imprimer au système lymphatique. Mais dans tous les cas où la maladie serait due à l'irritation chronique de ce système, le mercure ne ferait qu'en aggraver les accidents.

Si la diathèse vénérienne peut occasionner la plupart des maladies lymphatiques, il est arrivé bien plus souvent que ce genre d'affections provenait de l'abus qu'on faisait du mercure, ce qui m'a fait rejeter l'usage de ce remède comme agent d'une médication générale dans quelque maladie que ce soit; car dans la supposition que j'ai établie de ses résultats quelquefois heureux pour exciter le système absorbant, je n'ai pas tenu compte de l'inconstance de ses effets, ni de la difficulté de déterminer d'une manière précise le point où on doit en limiter l'usage, d'où je conclus que le mercure ne doit jamais être employé à l'intérieur, et qu'on doit le regarder comme un poison, suivant l'opinion de Dioscoride et de Galien.

On peut résumer de la manière suivante les principales considérations présentées dans ce chapitre:

1° Les maladies vénériennes primitives peuvent donner lieu à des affections qui, développées sous des formes diverses et se rencontrant chez le même individu, constituent la complication des symptômes vénériens entre eux;

2° La maladie vénérienne peut s'étendre dans l'état aigu par voie d'irradiation inflammatoire, et par sympathie, à des organes qui une fois affectés peuvent cesser de l'être après la disparition de la maladie primitive ; ou bien l'affection survenue à l'occasion de la contagion vénérienne, une fois développée, peut continuer à exister, même après un traitement antivénérien, lorsqu'elle est susceptible d'être entretenue par une habitude maladive, telle qu'une affection dartreuse ou les scrophules ;

3º Tous les symptômes vénériens primitifs, et les épiphénomènes qui les accompagnent sans interruption, doivent être rangés dans la même catégorie; ils appartiennent essentiellement à l'état aigu, et le plus ordinairement ils déterminent un mouvement fébrile ;

4º Les symptômes vénériens secondaires ou consécutifs ne se manifestent qu'à une époque plus ou moins éloignée. Du moment où les accidents primitifs ont cessé, ils exigent une sorte d'incubation et semblent dus, le plus généralement, à l'absorption du virus vénérien. Les systèmes lymphatique, dermoïde et muqueux, en sont le siége le plus ordinaire; ils peuvent pendant longtemps n'avoir qu'une existence indolente, isolée, et n'affecter qu'un seul système organique, ce qui a toujours lieu sans réaction fébrile ;

5º Les symptômes vénériens secondaires sont susceptibles de prendre un caractère grave, lorsqu'ils ne sont pas traités convenablement et à propos ; et lorsque cela arrive, c'est par des lésions morbides qui altèrent et désorganisent les tissus des parties affectées et de celles qui les avoisinent, de manière à agir sur plusieurs systèmes d'organes à la fois et à produire de longues et vives souffrances et un état fébrile habituel, ce qui détermine l'infection générale ou la syphilis constitutionnelle.

Du traitement des maladies vénériennes.

Dans la description que j'ai faite des maladies vénériennes, de leurs symptômes et de leurs transformations , j'ai indiqué les moyens généraux propres à y remédier. Je vais maintenant examiner les nombreuses méthodes qui ont été mises en usage contre ce genre d'affection, et faire connaître les principales formules dont la plupart, après avoir joui d'un grand crédit, ont été délaissées comme un témoignage des erreurs que la prévention et l'esprit de secte peuvent enfanter en médecine.

« L'expérience est aveugle, a dit Bayle, si elle n'est éclairée de la raison, et la raison trop vague et trop incertaine, si elle n'est fondée sur l'expérience. » Il aurait dû ajouter , et l'expérience elle-même est trompeuse (1), si le médecin y cherche un appui pour justifier une doctrine exclusive. Les faits ont toujours tort lorsqu'ils sont en opposition avec les raisonnements, à l'aide desquels on prétend les expliquer. Mais si les faits qui représentent des vérités incontestables peuvent être jugés de différentes manières, suivant la doctrine qui les apprécie, c'est parce qu'on les dénature et qu'on ne les interprète en général que dans l'intérêt de l'opinion qui les examine : l'histoire du traitement des maladies vénériennes vient principalement confirmer cette assertion.

On a pu voir, d'après la manière dont j'ai présenté jusqu'ici mes opinions et soutenu la controverse sur la nature et le traitement des maladies vénériennes, que je ne me

____

(1) *Experientia fallax.* Hippocrate.

suis assujetti à aucun système exclusif, et que l'expérience qui a pour appui la sanction des siècles et des hommes les plus célèbres, a servi de base à mes études; l'application que j'en ai faite et les résultats que j'en ai obtenus ont servi à former ma conviction sur les principes que j'ai adoptés, et qui servent à me diriger dans la pratique.

J'examinerai de même, sans préoccupation systématique, les principales méthodes thérapeutiques dirigées contre les maladies vénériennes, et les réflexions auxquelles elles pourront donner lieu de ma part n'auront d'autre but que la recherche et le triomphe de la vérité.

En faisant l'histoire du traitement mercuriel, je ferai connaître les principales modifications d'après lesquelles le mercure a été administré, et j'entrerai dans quelques détails sur la théorie des méthodes qui ont eues pour base l'usage de ce médicament. Je m'attacherai à démontrer que les bons effets qu'on croyait dus à l'action du mercure, aux époques où il a été administré avec le plus de précaution, sont le résultat des moyens accessoires du traitement, bien plus que celui du mercure lui-même, et qu'en général c'est un remède dangereux.

Je parlerai des méthodes curatives dans lesquelles le mercure n'entre aucunement comme agent thérapeutique, et j'établirai que le traitement des maladies vénériennes ne peut être subordonné à l'action d'aucun spécifique ni d'un seul médicament, et que toute méthode rationnelle doit se composer d'un ensemble de moyens qu'il convient d'alterner, de varier et de modifier suivant le caractère de la maladie et la disposition particulière du malade; que souvent même la prescription d'un régime rigoureux est nécessaire aux bons résultats du traitement, et qu'en un mot, ici, de même que dans toutes les maladies, le succès dépend, comme l'a dit Baglivi, de l'application faite à propos des médicaments convenables.

Je donnerai la formule des préparations qui ont eu le plus de crédit, et de celles qui, aujourd'hui, sont encore le plus généralement employées contre les maladies vénériennes ; je les ferai suivre de remarques propres à faire connaître leur innocuité, leur danger ou leur insuffisance.

Pour mieux les faire connaître au lecteur, et le mettre à portée de les consulter avec plus de facilité, je les ai réunies dans un formulaire qui se trouve à la fin de cet ouvrage.

CHAPITRE XIX.

Du Traitement des Maladies Vénériennes.

Le mercure était regardé par les anciens comme une substance dangereuse. Ils ne l'employaient pas en médecine. Les Arabes furent les premiers qui en firent usage dans le traitement extérieur des maladies cutanées et contre les insectes qui naissent sur la peau. Toutefois, ils en redoutaient les effets, car ils ne le faisaient entrer que dans la proportion d'un dixième à un quarantième dans les onguents dont ils se servaient. Les substances auxquelles ils l'associaient, telles que l'huile de laurier, le sel, les préparations de plomb, l'hellébore, etc., étaient elles-mêmes toutes irritantes, et bien qu'elles fussent destinées à modérer l'action du mercure, les onguents qu'elles servaient à former devaient agir d'une manière très-active. Le succès que les médecins arabes en obtinrent, justifie l'usage, d'ailleurs confirmé par l'expérience, des préparations alcalines et des bains sulfureux qu'on emploie aujourd'hui contre les maladies chroniques du système dermoïde.

Vers la fin du quinzième siècle, en 1493, à l'occasion de l'épidémie si grave et si rebelle qui régna à Naples, on fut amené à faire usage du mercure, par suite de l'analogie de quelques-uns des symptômes de cette maladie avec les affections lépreuses, contre lesquelles les Arabes avaient employé avec succès des onguents dans lesquels entrait ce médicament.

Après avoir été envisagée sous divers points de vue, l'épidémie de Naples fut regardée par la plupart des médecins comme étant d'une nature vénérienne, d'où vint le nom de mal de Naples donné à la syphilis, de sorte que le mercure qui avait été employé d'abord sous forme d'onguent contre l'épidémie, à cause de l'analogie qu'elle semblait avoir avec la lèpre, ayant continué à être administré lorsque la maladie fut jugée avoir un caractère vénérien, ce métal fut dès cette époque placé au premier rang des remèdes anti-vénériens, ce qui eut lieu sans fondement raisonnable, car, comme toutes les épidémies, la maladie de Naples dut s'affaiblir graduellement, sans que le mercure y contribuât en aucune manière; et, ce qui aurait dû surtout faire douter de son efficacité, c'est la guérison de la même maladie obtenue dans beaucoup de cas, par le simple usage des sudorifiques et des purgatifs.

Une fois que le mercure fut regardé comme le meilleur remède qu'on pût opposer à la maladie vénérienne, on ne craignit pas d'en augmenter la dose. Au lieu de l'employer comme les Arabes, mêlé avec d'autres substances, dont il ne formait qu'une bien faible partie, il devint la base des onguents destinés à combattre la syphilis : c'est ainsi que fut préparé le médicament désigné encore aujourd'hui sous le nom d'onguent napolitain, qui est composé d'axonge et de mercure à parties égales.

Depuis l'épidémie de Naples, qui date de plus de trois cents ans, on n'a pas cessé d'employer ce médicament contre la syphilis, malgré les nombreux et graves accidents qu'il occasionnait, et qui, par un aveuglement incompréhensible , ont été regardés jusqu'à la fin du dernier siècle , comme les résultats naturels de la maladie.

Le mercure fut d'abord administré sans règles et sans méthode. Quelques médecins éclairés et prudents l'employèrent cependant avec quelque précaution, tels furent entre autres Gruenbeck , Widmann, Aguilaicus, Torella ; mais beaucoup de charlatans le prescrivaient sans mesure et sans discernement, ce qui en rendait l'usage beaucoup plus dangereux. Les symptômes essentiels de la maladie en étaient aggravés, et tous les accidents qu'engendre ce médicament en étaient la suite.

Le chevalier Ulrich de Hutten fut une victime remarquable de la confiance qu'on avait dans les propriétés du mercure pour guérir la syphilis, et de l'ignorance où étaient alors les médecins sur la manière de l'employer. On sait que cet écrivain, qui soutint la réforme de Luther, subit onze traitements mercuriels dans l'espace de neuf ans , et qu'il ne dut qu'au gaïac la guérison radicale d'exostoses, de pustules, d'ulcères rongeants , de caries profondes , de marasme et de douleurs atroces. Voici un récit fait par Ulrich de Hutten lui-même, qui peut donner une idée de la manière singulière dont on employait le mercure de son temps , et des funestes effets qu'il peut produire. — « Plusieurs médecins faisaient , avec un liniment composé de mercure et de différentes drogues, des onctions sur les jointures des bras et des jambes, sur l'épine du dos et sur le cou; plusieurs autres sur les tempes et sur le nombril , et même sur tout le corps. Chez quelques malades , ils n'employaient ce remède qu'une fois le jour ; chez d'autres deux fois; chez quelques-uns , que tous les trois ou quatre jours. »

« Pendant vingt ou trente jours, et quelquefois davantage, ils le tenaient enfermé dans une étuve, où une grande cha leur étant continuellement entretenue, excitait une sueur considérable.

» Après la deuxième friction, dit Hutten, je tombai dans une langueur extrême ; l'onguent opérait avec tant de force que le mal qui occupait la surface du corps étant repoussé vers l'estomac, se porta au cerveau et causa une si abondante salivation, que j'eusse perdu toutes les dents si l'on n'eût pas eu l'attention de suspendre le remède. J'ai vu des hommes chez lesquels s'écoulait sans relâche de la bouche une bave infecte, qui rendait impur tout ce qu'elle touchait. Ils avaient les gencives enflées, les dents branlantes, le gosier, la langue et le palais ulcérés. Cette manière de traiter la vérole était si cruelle, que plusieurs aimaient mieux mourir que d'essayer à guérir par ce moyen. Qu'on ne croie pas néanmoins que beaucoup fussent guéris ; *à peine sur cent y en avait-il un*, encore retombait-il très-souvent au bout de quelques jours.

» Ce traitement, administré par des chirurgiens ignorants ou par des hommes qui ne savaient pas la médecine, devenait par cette raison encore plus dangereux. Le public était assez aveuglé et les médecins assez faibles pour les laisser dans la possession d'entreprendre tout ce qu'ils voulaient. Les choses en étaient venues à ce point que les malades ne pouvaient plus se servir de leurs dents. Comme leur bouche n'était qu'un vaste ulcère, et que leur estomac était affaibli, ils se sentaient de l'appétit et ne pouvaient se résoudre à prendre aucune boisson, quoiqu'ils fussent tourmentés d'une soif intolérable. Plusieurs étaient attaqués de vertiges, quelques-uns de folie ; d'autres saisis d'un tremblement des mains, des pieds et de tout le corps, étaient exposés à un bégaiement quelquefois incurable. J'en ai vu plusieurs mourir au milieu du traitement. Trois paysans ayant été enfermés par un de ces empiriques dans une étuve fort chaude, où ils demeurèrent néanmoins patiemment dans l'espérance d'être guéris, périrent misérablement par la violence de la chaleur, qui les épuisa peu à peu. Les uns étaient suffoqués par le gonflement de la gorge, les autres succombaient à une difficulter d'uriner. Très-peu ont recouvré leur santé, encore ce n'a été qu'après les dangers, les souffrances et les maux dont je viens de parler. »

Des résultats si fâcheux devaient porter les médecins à introduire quelques changements dans la manière d'administrer le mercure. Bérenger de Carpi, médecin de Rome, soumit l'usage des frictions à une méthode uniforme, mais qui n'en fut pas plus salutaire, car les accidents que produit le mercure n'en continuèrent pas moins à se manifester, au point que le médecin fut, dit-on, chassé de Rome, après toutefois y avoir gagné quarante mille écus romains.

Il est vrai que l'expérience avait jeté si peu de lumière sur le traitement de la syphilis, que plus de trente ans après on employait encore les mêmes moyens, et que, selon Fernel qui vivait à cette époque, le mercure inspirait presque autant de terreur que le mal contre lequel on l'administrait. En parlant du traitement mercuriel, ce médecin reproduit à peu près les mêmes observations qu'Ulrich de Hutten avait faites et prescrites de son temps. « Ce genre de médication, dit Fernel, est si cruel que la plupart des malades aiment mieux périr de leur mal que de s'y soumettre.... Chez ceux qui s'y résignent, un état de langueur se fait bientôt sentir; les dents s'ébranlent, elles deviennent livides, des coliques surviennent, la gorge s'ulcère, la langue et le palais s'enflent, la salive coule perpétuellement de la bouche, les crachats sont infects et tellement excitants que les lèvres et les parties internes des joues sont parsemées d'ulcérations ; les malades répandent une odeur si désagréable qu'on ne peut en approcher ; l'air qui les environne en est infecté.... Beaucoup ont des ver- tiges et deviennent fous ; plusieurs, pendant quelques an- nées, et même durant toute leur vie, tremblent des mains, des pieds et de tout le corps. Nous en avons vu mourir au milieu du traitement, parce que *ces bourreaux d'empi- riques* les font chauffer à l'eau dans des étuves. Les uns paraissent suffoqués, d'autres ne peuvent uriner, ont la fièvre, la dyssenterie. Les hommes faits et robustes sont les seuls qui résistent. »

Malgré le tableau hideux exposé par Hutten et Fernel des accidents que produisait le mercure, on n'en continua pas moins l'usage, parce que, comme je l'ai déjà dit, loin de les attribuer au médicament, la plupart des médecins n'y voyaient que les symptômes ordinaires de la syphilis ; et, dans leur persévérance à croire aux propriétés du mer- cure, au lieu d'en proscrire l'usage, on s'attacha à en ré- gulariser l'application, d'où s'établirent deux manières de l'administrer, appelées l'une *Méthode par salivation*, l'au- tre *Méthode par extinction*.

La première était fondée sur l'opinion des médecins hu- moristes qui, admettant que le virus vénérien infectait la masse générale des humeurs, croyaient les en purifier par une excrétion abondante de salive. La seconde a pour but, au contraire, de s'opposer à la salivation ; elle consiste à modérer l'action du mercure, et à retenir ce médicament à l'intérieur assez longtemps pour qu'il éteigne ou détruise complétement la cause spécifique de la maladie. Les sudo- rifiques et les purgatifs sont les moyens qu'on emploie généralement en vue d'empêcher la salivation, que les par- tisans de la méthode par extinction regardent comme une évacuation qui expulse trop promptement le mercure du corps.

Le traitement de la syphilis par la salivation était encore en usage et adopté par le plus grand nombre des médecins vers la fin du dernier siècle. Astruc, dont l'autorité a été d'un si grand poids, affirme que la salivation est le meilleur moyen de chasser le virus au dehors. J.-L. Petit, Huffeland sont du même avis; et, tout en admettant la nécessité de modifier le traitement de la vérole suivant les circonstances, Fabre soutient aussi que la salivation convient dans le plus grand nombre de cas. Bien que ces opinions ne puissent plus être admises aujourd'hui, cet auteur pose des principes qui sont dignes d'être médités. « On ne doit point, dit Fabre, se fixer à une seule méthode exclusivement aux autres. Il y a des véroles à qui la salivation est contraire, et qui demandent à être traitées par extinction; il y en a qui cèdent facilement au mercure pris intérieurement, tandis que les frictions irritent le mal; on en trouve qui ne peuvent être guéris que par des remèdes violents, tels que le mercure allié avec les acides minéraux, et il y en a où les bois sudorifiques ont plus de vertu que le mercure; il y en a qui ne doivent être traitées que par les remèdes les plus doux, et enfin il y a des véroles qui ne cèdent qu'au mercure allié avec les purgatifs. Mais il est démontré que le traitement par la salivation (autant que le mercure détermine de lui-même cette évacuation) convient dans le plus grand nombre de cas, c'est-à-dire qu'il peut être regardé comme la méthode la plus générale, mais dont on s'écarte néanmoins toutes les fois que les circonstances l'exigent. »

Il résulte du passage que je viens de citer que le mercure est essentiellement nuisible dans certains cas; que les sudorifiques doivent lui être préférés dans quelques circonstances; qu'un traitement violent, tel que le mercure associé aux acides minéraux, réussit quelquefois, et que, dans d'autres cas, on ne doit employer que des remèdes adoucissants. Mais s'il est vrai, comme le dit Fabre, ce qui est également mon avis, qu'un traitement violent ou par perturbation est quelquefois indiqué, est-il nécessaire d'allier le mercure aux acides minéraux ou aux purgatifs? Assurément non. Tous les moyens propres à produire une réaction générale, convenablement dirigée et soutenue, peuvent remplir le même but, d'où on doit conclure avec moi que le mercure est souvent contraire et ne convient jamais.

L'usage du mercure porté jusqu'à la salivation s'est maintenu dans les hôpitaux de Paris jusque dans ces derniers temps. C'est à Cullerier qu'est dû le mérite de l'en avoir banni, et de faire adopter ses principes dans tous les hôpitaux de France. Il ne fallait pas moins que sa puissante autorité pour obtenir un tel succès. Honneur en soit rendu à sa mémoire !

Quelques médecins, principalement en Allemagne, cherchent encore aujourd'hui à remettre en usage le traitement de la syphilis par la salivation; mais on doit espérer, pour le bien de l'humanité, qu'ils auront peu d'imitateurs, que la vérité apparaîtra à leur esprit, et qu'ils se mettront au niveau de la science sur ce point.

La salivation produit des accidents si graves qu'on a imaginé, à plusieurs époques, différents moyens pour soustraire les malades aux dangers qu'elle entraîne.

En 1718, Chicoineau proposa la méthode par extinction, que depuis on a appelée méthode de Montpellier. Cette dénomination, acquise au traitement proposé par Chicoineau, indique qu'elle fut admise par les premiers praticiens de cette ville, ce qui eut lieu en effet, et principalement par Guizard, Haguenot et Goulard.

La méthode de Montpellier consiste, pour me servir de l'expression reçue alors, à faire rouler longtemps le mercure dans le corps, et à éloigner tout ce qui pourrait l'en expulser trop vite, aussi mettait-on beaucoup de soins à prévenir la salivation et la diarrhée, dans la crainte que ces évacuations ne fussent contraires à la guérison. Le malade qui devait subir un traitement y était préparé par un grand nombre de bains et par un régime rafraîchissant ; ensuite on passait aux frictions, dont le nombre devait être de treize, qu'on administrait ordinairement dans l'espace de trente à quarante jours. On se servait de l'onguent napolitain, préparé au tiers de mercure sur deux tiers d'axonge, et procédant aux frictions en commençant par la plante des pieds, et de manière à couvrir successivement tout le corps, excepté les parties antérieures du tronc. On employait communément de six à huit onces d'onguent. Voici, selon Guizard, comment devaient se pratiquer les frictions. « La première, dit ce médecin, s'étend depuis la plante des pieds inclusivement, jusqu'à quatre ou cinq travers de doigt au-dessus de la cheville ; la seconde se fait le surlendemain sur l'autre pied, de la même façon ; la troisième va depuis l'endroit où la seconde a fini jusqu'au-dessous du genou ; la quatrième se fait sur l'autre jambe tout entière ; la cinquième commence au-dessous du genou et monte jusqu'à mi-cuisse ; la sixième se fait du côté opposé, à la même étendue ; la septième et la huitième étant plus considérables, il n'est pas hors de propos, pour peu qu'il y ait d'altération dans la bouche, de s'arrêter une couple de jours avant d'aller plus loin, et de les éloigner d'autant l'une de l'autre ; les deux frictions faites alternativement doivent occuper le gros de la cuisse jusqu'aux aines et au-dessous des fesses ; la dixième monte environ au milieu de l'épine ; la onzième va jusqu'à la nuque ; la douzième et la treizième sont destinées pour les deux bras. »

« S'il survient, dit Goulard, quelque accident dans le cours du traitement, comme l'enflure des glandes de la bouche et du voisinage, des ulcérations à la langue, au palais, aux gencives, aux amygdales, à la luette, etc., la fièvre, la diarrhée ou tel autre symptôme de cette espèce, nous faisons sortir les malades des salles où on les frotte : on leur ôte quelquefois leurs linges, on les purge, on les baigne, etc., et on reprend ensuite la cure. »

On se proposait bien, d'après cette méthode, d'empêcher la salivation ; mais on n'y parvenait pas toujours. Elle se manifestait sans doute toutes les fois qu'on observait les accidents dont parle Goulard, et comme il est reconnu que les précautions qu'on prend pour l'arrêter lorsqu'elle existe, ne réussissent pas constamment, il arrivait nécessairement que beaucoup de malades étaient pris de salivation, et en étaient tourmentés plus ou moins longtemps.

Toutefois la méthode dite de Montpellier n'appartient pas à Chicoineau ; elle était connue et avait été mise en pratique longtemps avant lui. « La méthode par extinction est, selon M. Jourdan, la plus ancienne de toutes, puisqu'on la trouve déjà indiquée dans Théodoric. Benedetti, Almenor, Hock, Massa faisaient alterner les frictions avec les bains et les purgatifs, dans la crainte, comme disait Massa, que les parties internes ne s'enflamassent et que l'inflammation ne se communiquât à la bouche et aux gencives. Cependant les partisans de cette méthode étant tombés dans l'excès contraire, celui d'éviter très-méticuleusement toutes les évacuations qu'aurait pu provoquer le mercure, et de discontinuer l'usage de ce médicament aussitôt que les symptômes avaient disparu , *il résulta souvent de là des récidives ou même des guérisons incomplètes , qui firent tomber peu à peu la méthode dans le discrédit , et donnèrent la prépondérance à sa rivale.* Elle était presque oubliée lorsque Chicoineau la préconisa de nouveau... Haguenot la défendit aussi en 1757, et, le nombre de ses partisans ayant toujours été en croissant , elle a fini par écarter à son tour celle qui l'avait éclipsée jadis, et par devenir seule dominante. »

On pourrait croire, d'après le passage de l'ouvrage de M. Jourdan que je viens de citer, que ce médecin regarde le mercure comme un médicament qui peut convenir souvent contre la syphilis, et qu'on en obtiendrait plus généralement de bons effets, si on en continuait l'usage assez longtemps, et qu'on ne redoutât pas trop les évacuations qu'il peut produire. On se tromperait cependant, car cet auteur dit positivement dans un autre endroit, « que le mercure n'a été considéré comme moyen principal de guérison , que parce qu'on a négligé tous les autres, depuis qu'il est devenu en quelque sorte obligatoire de l'employer ; et, en second lieu, que ses propriétés, soit curatives soit morbifiques , car il déploie tantôt les unes et tantôt les autres, sont l'unique résultat de la réaction à laquelle donne lieu son action stimulante sur l'organisme. »

Mais s'il est vrai que le mercure n'agit que parce qu'il est stimulant, et qu'il ne possède à aucun autre titre la propriété de guérir la syphilis , la raison et la prudence se réunissent pour en interdire l'usage, car il peut être remplacé par toutes les substances qui sont propres à stimuler au même degré, et qui n'ont pas, comme lui , l'inconvénient de produire la salivation et ses funestes effets, même

à la dose la plus minime , ainsi que cela arrive assez fréquemment, et que je l'ai observé maintes fois. Je me fon-
derai d'ailleurs, pour en rejeter l'usage, sur ses effets, tels
qu'ils ont été exposés par M. Jourdan lui-même.

Lorsque le mercure excite de manière à dépasser le mode
d'action physiologique propre à l'individu qui en fait usage,
« on ne tarde pas, dit M. Jourdan, à voir survenir les mêmes
phénomènes que si l'on avait donné le mercure à haute
dose ; ou si les organes digestifs étaient très-irritables, il
survient tantôt un sentiment de chaleur et d'épuisement
dans l'estomac , avec perte de l'appétit, des épigastralgies ,
des nausées , des vomissements même , des coliques et des
évacuations alvines ; tantôt seulement un état fébril, carac-
térisé par la vivacité , la plénitude et la fréquence du pouls,
l'accroissement de la chaleur animale, l'augmentation de
la perspiration cutanée, et chez certains sujets de la sécrétion rénale ; la soif, l'insomnie, l'agitation pendant la
nuit , une grande susceptibilité pour toutes les impressions
et la formation d'une couenne inflammatoire sur le sang tiré
de la veine. Cette secousse générale dure pendant quelque
temps. Elle s'accompagne parfois de congestions sanguines
dans le système nerveux spino-cérébral, les organes de la
poitrine et ceux de l'abdomen , qui ont pour résultat l'a-
poplexie , le tremblement, la paralysie , le crachement de
sang , l'éruption des menstrues ou l'établissement du flux
hémorrhoïdal. Si, malgré ces accidents, on persiste à administrer le mercure , il en survient d'autres encore dont les
plus remarquables sont la phlogose du canal alimentaire,
annoncée par le ténesme ou par des déjections glaireuses ,
quelquefois sanguinolentes, des éruptions à la peau et des
lésions du tissu fibreux et du tissu osseux. Les phlegmasies
internes pervertissent le travail de l'assimilation, et par suite

celui de la nutrition. Le sang perd une partie de sa consistance habituelle. Le sujet tombe dans l'amaigrissement ou devient pâle et bouffi ; il perd en grande partie ses forces musculaires. En un mot, on voit éclater subitement tous les symptômes de la diathèse appelée *scorbutique*, ou ceux de l'état désigné vulgairement sous le nom de consomption, dont la mort peut être le dernier terme. Il arrive fréquemment alors, si le malade a été atteint autrefois sur une partie quelconque du corps d'ulcères complétement guéris depuis longtemps, que les cicatrices se détruisent sans aucune cause extérieure de l'ulcère, et que la nouvelle plaie prend rapidement un aspect sordide, ou même présente tous les caractères de la fièvre d'hôpital. »

Le mercure agit quelquefois comme poison et non comme médicament. Pearson rapporte que tous les ans il meurt dans chaque hôpital de l'Angleterre un ou deux malades qui succombent à ce qu'il appelle l'*éréthisme mercuriel*, état qui se manifeste par une grande oppression des forces, une anxiété extrême à la région précordiale, des soupirs fréquents, des tremblements, la petitesse, la rapidité et l'intermittence du pouls, des vomissements, la pâleur de la face et un sentiment général de froid. La mort succède avec rapidité à cette série d'accidents.

Parmi les observations que j'ai eu occasion de faire sur les effets du mercure administré à une très-petite dose, j'en citerai trois qui attesteront en même temps que les accidents qu'il est susceptible de produire peuvent suivre presque immédiatement son usage.

La première de ces observations a pour sujet une jeune demoiselle de vingt ans, d'une constitution lymphatique et délicate, qui était affectée d'une dartre squameuse, et à qui j'avais conseillé de prendre soir et matin une pilule de

Beloste. Dès le second jour, après avoir pris seulement trois pilules, les gencives de la malade se tuméfièrent, et deux ulcérations s'y manifestèrent. L'haleine avait l'odeur fétide que procure ordinairement le mercure. Ces accidents furent dix jours à se dissiper.

La deuxième observation concerne un peintre-vitrier, d'un bon tempérament, auquel un médecin avait ordonné la liqueur de Wanswieten, à la dose d'une cuillerée à café soir et matin, dans une forte décoction de salsepareille, et qui, dès la quatrième cuillerée, eut les gencives, la langue, le palais, l'intérieur des joues et la gorge dans l'état de phlogose très-intense, et accompagné d'un très-grand malaise. Le malade crachait continuellement, avait l'haleine très-fétide, ressentait à la gorge un goût métallique très-prononcé. Se croyant empoisonné, il aurait dénoncé le médecin qui, disait-il, l'avait mis dans un tel état, si je ne l'en avais détourné.

Le sujet de la troisième observation est une dame mariée, âgée de trente ans, d'une assez bonne constitution, mais très-nerveuse, à laquelle on avait prescrit, soir et matin, une cuillerée à bouche de sirop de Tolu, où, pour une demi-bouteille, on avait fait dissoudre quatre grains de deuto-chlorure de mercure. Après en avoir pris quatre cuillerées seulement, les gencives se tuméfièrent, la salivation s'établit d'une manière abondante, l'haleine était fétide et les dents se noircirent. Le flux de salive dura plus de quinze jours, et les dents restèrent noires plus de six mois.

Des faits analogues ont été observés par divers auteurs. M. Devergie en cite plusieurs exemples. De sorte qu'il est bien avéré qu'une très-petite quantité de mercure peut réagir quelquefois sur les glandes salivaires, et la membrane muqueuse sus-gutturale, de manière à produire la plupart des accidents que peut occasionner ce métal. Mais comment expliquer un tel résultat ? Si on prétend que c'est par suite de la sympathie qui existe entre l'estomac et les parties irritées, on pourra demander avec raison pourquoi toutes les substances irritantes au même degré, étant introduites dans ce viscère, elles ne produisent pas les mêmes effets; et si on convient surtout que le mercure introduit par la surface cutanée peut déterminer les mêmes accidents dès la première ou la seconde friction, faites avec la plus grande précaution, on sera naturellement amené à reconnaître que le mercure produit un mode d'irritation spécifique, et qu'il est probable que, dans les cas analogues à ceux que j'ai cités, la réaction n'a lieu que par un effet sympathique de la sensibilité du système absorbant, et sans que le mercure ait circulé dans la masse des humeurs.

Depuis longtemps la salivation est regardée à juste titre comme un inconvénient plutôt que comme une nécessité du traitement mercuriel. Fabre ne la croit utile que parce qu'il l'envisage comme un mode de dépuration. « Nous voudrions, dit-il, que le mercure déterminât toujours la crise qui doit opérer la dépuration de la masse du sang par une voie moins incommode et qui serait aussi efficace. »

On doit s'étonner qu'on n'ait pas reconnu plutôt qu'il était possible d'établir un système dépuratif aussi complet que cela est désirable sans avoir recours au mercure, et que les sudorifiques, les purgatifs, les évacuations sanguines, les délayants, les bains et le régime sagement combinés, sont les moyens les plus propres à modifier l'organisme et à produire une entière dépuration ou le retour à l'état normal des humeurs, et que c'est dans l'ensemble de ces moyens modifiés et administrés convenablement, que se trouvent les ressources les plus efficaces pour guérir radicalement et sans danger toutes les affections vénériennes.

Il me reste à parler de la manière dont les frictions mercurielles étaient administrées dans ces derniers temps, et des divers modes de traitement par le mercure, qui sont encore en usage. Il existe deux manières d'employer les préparations mercurielles comme bases du traitement général des maladies vénériennes : l'une, qui consiste à les appliquer à l'extérieur, et qui constitue *la Méthode externe ou par absorption ;* l'autre, où elles sont administrées intérieurement, et qu'on nomme *Méthode interne ou par ingestion.* Chacune de ces méthodes a ses modes divers et particuliers d'application, dont je vais indiquer les principaux.

CHAPITRE XX.

Du Traitement mercuriel externe.

ARTICLE I.

De l'action du Mercure à l'état métallique.

On a donné au mercure, tel que la nature le produit, les noms de mercure natif, mercure coulant, mercure cru. Il n'a pas été employé sous cette forme contre les maladies vénériennes, parce qu'on le regardait comme étant sans action, par la raison qu'il n'excitait pas les glandes salivaires, ce qui paraissait vraisemblable d'après l'usage que les Anglais en faisaient au commencement du siècle dernier, à la dose de deux ou trois gros par jour, pris dans de l'huile, pour se préserver de la goutte et des calculs urinaires, sans qu'il occasionnât la salivation ni les autres accidents qu'il est susceptible de produire lorsqu'on l'emploie sous une autre forme. Sue cite l'exemple d'un homme qui, sans en être incommodé, en avala pendant longtemps deux livres par jour, en vue de fondre une pièce d'argent qui s'était arrêtée dans son œsophage. Cependant M. Orfila a démontré que ce métal peut agir comme poison lorsqu'il séjourne assez longtemps dans le canal alimentaire, et qu'il s'y divise au point d'en faciliter l'absorption. C'est par son aptitude à se vaporiser, qu'il est principalement dangereux.

On sait que certains artisans qui l'emploient, tels que les plaqueurs, les doreurs, etc., sont sujets à des maladies qui attestent son action pernicieuse. Il n'est pas même nécessaire d'une grande chaleur pour le volatiliser. Il peut passer à l'état de vapeur sous une faible température et même à l'air libre. Il existe beaucoup d'observations qui prouvent qu'il suffit de respirer l'atmosphère des salles occupées par des malades soumis aux frictions mercurielles, pour être pris de salivation. Fabrice de Hilden, Goulard et autres en citent des exemples. M. de Jussieu raconte que des forçats employés à l'exploitation des mines de Almeden, en Espagne, y trouvent quelquefois la guérison des maux vénériens dont ils sont atteints. Un fait dont il est parlé dans les *Éphémérides des curieux de la nature*, établit qu'un homme qui, pour se guérir de la gale, porta une ceinture de drap renfermant du mercure, fut affecté au bout de deux jours de douleurs, d'aphtes, d'inflammation dans la bouche et d'un flux abondant de salive visqueuse.

Une observation remarquable, propre à constater l'extrême volatilité du mercure, a été offerte à ma pratique par un parent du professeur Dubois, qui, logé à l'étage au-dessus de l'atelier d'un doreur, fut pris, ainsi que son épouse et un jeune homme qu'il avait chez lui, de salivation, d'inflammation et d'ulcérations dans la bouche, qui les forcèrent à quitter leur logement, quoiqu'il n'existât d'autre communication avec l'atelier du doreur, que par un tuyau de poêle qui communiquait dans la même cheminée.

ARTICLE II.

Des Frictions mercurielles.

'ai parlé des frictions mercurielles, telles qu'on les employait en vue de produire la salivation, et d'après la méthode de Chicoineau, qui, tout en voulant éviter l'excitation salivaire, n'introduisait pas moins de mercure dans le corps, et qui, à part la salivation, avait à peu près les mêmes inconvénients.

La méthode qui est aujourd'hui regardée comme la plus rationnelle, est celle qui a été suivie et proposée par M. Larrey, laquelle consiste à n'employer qu'un demi-gros d'onguent mercuriel chaque fois ; à mettre trois, quatre et même cinq jours entre chaque friction, et à faire laver dans de l'eau de savon les pieds du malade le lendemain de la friction, et de les préserver du froid et de l'humidité en lui faisant porter des bas ou des chaussettes de laine.

Si on calcule la quantité de mercure qui devient nécessaire pour compléter un traitement d'après cette méthode, en supposant qu'il dure deux mois, et en admettant qu'on pratique une friction même à trois jours d'intervalle, qui est le terme le plus rapproché proposé par M. Larrey, le malade n'aura subi que vingt frictions, pour lesquelles on aura employé seulement dix gros d'onguent mercuriel, qui, préparé comme l'onguent napolitain ordinaire, à dose égale d'axonge et de mercure, limite à cinq gros la quantité de ce métal employée pendant la durée du traitement.

M. Desruelles fait remarquer que les médecins expérimentés portent à quatre ou cinq onces la quantité d'onguent mercuriel nécessaire pour un traitement; ce qui, à raison d'un gros par friction, nécessite l'usage de trente à quarante frictions, nombre qui, selon cet auteur, est trop élevé, et que dans sa pratique il réduit de vingt à trente-cinq, en ne faisant même les dix premières frictions qu'à un demi-gros; d'où il résulte que M. Desruelles emploie, terme moyen, vingt-cinq gros d'onguent mercuriel, ce qui porte à douze gros et demi la quantité de mercure employée dans un traitement; de sorte que s'il est vrai que la méthode de M. Larrey soit la plus efficace, on pourrait en conclure que moins on emploie de mercure, mieux on réussit; et si l'on tient compte des précautions auxquelles on assujettit le malade qu'on dispose aux frictions, et qui consistent à combattre l'état d'irritation qui peut exister par les antiphlogistiques et un régime adoucissant, on sera naturellement tenté de contester au mercure les bons résultats qu'on obtient, et on aura raison de redire, après Fabre, que de quelque manière qu'on emploie le mercure dans le traitement des maladies vénériennes, « la guérison dépend presque toujours des remèdes généraux, qui non-seulement préviennent les ravages que le mercure pourrait faire, mais encore disposent les humeurs viciées à être évacuées, et contribuent d'autant plus à la guérison, qu'ils font disparaître entièrement les accidents de la maladie, ou du moins qu'ils les diminuent. »

Cet aveu étant fait par Fabre, à une époque où le mercure était regardé comme le remède anti-vénérien le plus certain, on est porté à croire que ce médecin avait dû en reconnaître l'inefficacité dans beaucoup de circonstances, et qu'il n'en faisait usage que par une sorte de concession faite à l'opinion reçue en faveur de ce médicament. Je pourrais tenir le même langage à l'égard de M. Desruelles, qui, à l'occasion des frictions proposées par M. Torreilhe, sur le gland et à la face interne du prépuce chez l'homme, et en dedans des grandes lèvres chez la femme; et après avoir fait remarquer que les parties sur lesquelles l'onguent est déposé s'irritent, se gonflent, et qu'il en résulte souvent des complications très-fâcheuses, dit naïvement, « *que néanmoins cette méthode lui a réussi plusieurs fois , mais seulement dans le cas où la maladie n'exige que des moyens simples et des soins de propreté pour guérir.* »

Le professeur Delpech est partisan de la méthode du docteur Torreilhe, parce que, dit-il, telle attaque le mal dans sa source ; et pour éviter les inconvénients qui peuvent résulter de l'application de l'onguent mercuriel sur les parties irritées, il conseille de faire des frictions à la surface cutanée de la verge ou sur les extrémités inférieures lorsque les organes sexuels sont affectés à cause de leur sympathie respective ; et dans le cas où la maladie affecte la gorge, ou toute autre partie supérieure au diaphragme, il propose, par les mêmes raisons, de faire les frictions d'abord autour du lieu malade, et ensuite sur les extrémités pectorales.

Mais si c'est parce qu'on attaque le mal dans sa source, comme le dit Delpech, qu'on doit pratiquer les frictions sur la partie affectée ou dans son voisinage, ce serait donc, d'après cet auteur, parce que la maladie lui paraîtrait locale, et, dans ce cas, il serait inutile d'employer les frictions de manière à en étendre les effets sur toute l'économie ; ou bien si l'infection lui paraissait générale, il importerait peu de changer l'ordre des frictions, quel que soit le siége de la maladie.

La méthode de M. Torreilhe, préconisée par Delpech, ne serait donc rationnelle que dans les cas où on se proposerait de localiser, autant que cela est possible, l'action des frictions mercurielles, et de ne les employer que comme médications simplement locales; mais alors, au lieu d'en faire une méthode générale de traitements, ce ne serait que dans des cas exceptionnels et souvent fort rares, qu'elle pourrait être appliquée d'une manière utile, ce qui n'infirme aucunement l'opinion à laquelle se rattache ma conviction la plus entière sur les dangers d'employer le mercure comme moyen de modifier l'organisme dans le cas de diathèse vénérienne ou de syphilis constitutionnelle.

Le mercure, uni au sulfure de chaux ammoniacé, est employé, par le docteur Pihorel, en frictions faites aux pieds et aux mains, avec recommandation de tenir les parties à l'abri du froid en les recouvrant avec des chaussettes et des gants de flanelle. Ce médecin assure que sa méthode donne rarement lieu à la salivation, ce qui tient sans doute à la faible dose de mercure qu'il emploie, et confirme, comme je l'ai fait observer à l'égard de la méthode de M. Larrey, que le succès est en raison de la moindre quantité de mercure qu'on emploie. Si cette assertion est fondée, la conclusion la plus logique qu'on puisse en tirer, est que le mercure n'a besoin d'agir que comme un agent de réaction générale limitée (1), et propre seulement à favoriser le développement des efforts de la nature et de faciliter les effets du régime et des moyens accessoires, de sorte que cette réaction produite par le mercure, pouvant être obtenue par une infinité d'autres moyens qui n'ont pas les inconvénients de ce métal, son usage doit rationnellement être interdit dans le traitement général des maladies vénériennes.

(1) J'entends par *réaction générale limitée* l'excitation des phénomènes de la vie au degré nécessaire pour faciliter le développement des forces vitales, par opposition à la réaction suractive qui porte le trouble dans l'organisme et détermine l'état morbide.

Quelques médecins, principalement MM. Lallemand et Cambria, recommandent une méthode anciennement connue, qui consiste à placer, tous les deux jours, un demi-gros ou un gros d'onguent mercuriel dans le creux de chaque aisselle, méthode qu'on aurait dû laisser dans l'oubli où ses inconvénients l'avaient fait tomber.

Le proto et le deuto-chlorure de mercure (mercure doux et sublimé corrosif) ont été employés extérieurement contre les maladies vénériennes. Clave, chirurgien anglais, a recommandé en 1785 le sublimé, à la dose d'un demi-grain à un grain, employé en frictions sur la langue et sur les gencives; le mercure doux, à la dose de deux à quatre grains, a été administré de la même manière.

Smith et Cirillo ont fait usage, en frictions, du deuto-chlorure de mercure, mélangé avec de l'axonge. Cirillo employait une pommade préparée de la manière suivante : *deuto-chlorure de mercure, un gros; sel ammoniac, un gros; axonge, une once.* Il la prescrivait en frictions, à la dose d'un gros, à la plante des pieds, pendant trois jours; le quatrième jour, le malade prenait un bain; le cinquième, la friction était d'un gros et demi pendant trois jours encore, puis un bain; et ainsi de suite, en portant la dose à deux gros.

Lorsqu'on réfléchit qu'on a administré le mercure de tant de manières, et que n'étant satisfait d'aucune, on n'a pas cessé, depuis plusieurs siècles, de chercher une méthode qui fût préférable à celles qu'on avait délaissées, on doit s'étonner que des médecins judicieux s'occupent encore aujourd'hui de modifier les applications de ce métal, en vue d'en faire la base du traitement général de la syphilis. Qu'il me soit permis d'exprimer ici mes vœux et mes espérances, et d'oser croire que le temps n'est pas éloigné où le mercure n'aura pour partisans que des empiriques ignorants ou de mauvaise foi , et des médecins à qui la routine ou la prévention ne permettront pas d'ouvrir les yeux à la lumière.

J'ai dû compulser les auteurs pour y étudier les mille formes sous lesquelles le mercure a été administré, afin d'opposer aux méthodes les plus accréditées les objections et les arguments que l'expérience permet d'élever contre elle. En continuant mon examen thérapeutique, je laisserai dans l'oubli, comme j'ai jugé à propos de le faire jusqu'ici, les auteurs qui n'ont proposé que des modifications sans importance à des méthodes plus répandues ou délaissées, et dont la discussion serait sans utilité pour la science.

ARTICLE III.

Des Fumigations mercurielles.

La vapeur du mercure métallique a été employée anciennement par quelques médecins pour combattre la syphilis , soit en faisant chauffer le lit avec une bassinoire dans laquelle on mettait de l'onguent mercuriel , soit en y dirigeant la vapeur du métal au moyen d'un tube, lorsque les malades étaient couchés.

L'usage des fumigations était tombé en désuétude, lorsque Lalouette , médecin de Paris, le remit en faveur, en modifiant la manière de préparer le mercure employé à cette destination ; mais la méthode de ce médecin ne lui a pas survécu. On trouve dans plusieurs traités sur les maladies vénériennes, principalement dans ceux de MM. Jourdan et Desruelles, la formule des poudres dont il faisait usage, et qui sont connues sous les noms de poudre simple, poudre martiale et poudre alumineuse. Ces poudres n'étant plus employées, je me dispenserai d'en faire connaître le mode de préparation.

Les fumigations mercurielles sont très-peu usitées aujourd'hui. M. Rapou, de Lyon, à qui l'on doit un bon ouvrage sur les fumigations employées comme moyen général de thérapeutique, dit cependant qu'il a fait usage avec succès de la poudre alumineuse de Lalouette. Le traitement de la syphilis par les fumigations compte aussi quelques partisans en Allemagne, où M. Werneck vient d'adopter et de faire connaître une nouvelle manière d'administrer les fumigations et d'y préparer les malades.

La méthode de Werneck a été publiée par M. Desruelles, de la manière suivante. « Le malade est purgé, ou il boit une forte dose de la décoction de zittemann (préparée sans mercure); ensuite il prend chaque soir, pendant six jours, un bain d'eau tiède, et ne mange que trois potages par jour; ces potages sont au riz, au gruau ou à l'orge mondé, sans bouillon; il use d'une boisson adoucissante et d'une décoction de salsepareillle. Il est défendu au malade de quitter la chambre; celle-ci doit avoir une température de 14 degrés (Réaumur), et l'air doit en être renouvelé chaque jour. S'il y a des ulcères, ils sont lavés avec de l'eau simple, et ce traitement préparatoire doit être terminé par un purgatif. Alors seulement M. Werneck procède à l'emploi de sa méthode fumigatoire. Pour cet effet, il recouvre le malade d'une espèce de manteau en toile cirée, et le fait asseoir sur un siége sous lequel se trouve l'appareil de fumigation. Cet appareil est composé d'une lampe à l'alcool et d'une plaque en porcelaine, sur

laquelle on met le cinabre (sulfure rouge de mercure). Le
manteau doit être exactement appliqué autour du cou, afin
que les vapeurs mercurielles ne s'échappent pas en trop
grande quantité dans la chambre. Celle-ci doit avoir une
température de 18 degrés pendant chaque fumigation, qui
ne dure ordinairement qu'un quart d'heure. Le malade
est mis au lit immédiatement après; c'est pour cette raison
que l'auteur fait toujours faire les fumigations le soir. La
dose ordinaire du cinabre pour chaque fumigation, est de
vingt à quarante grains : une par jour suffit. Dix-huit ou
vingt sont nécessaires pour achever la cure. Dans quelques
cas, on ne les fait que tous les deux ou trois jours. Il est
inutile que le malade change de linge, car chaque fois il
est sali par les vapeurs mercurielles ; mais quand le traitement est terminé, il faut qu'il prenne un bain de savon,
qu'il garde la chambre encore quinze jours, et qu'il s'abs-
tienne de toute liqueur stimulante.

Lorsqu'il y a des traces de syphilis à la tête, des ulcères
dans le nez ou dans la gorge, Werneck dirige les vapeurs
mercurielles vers ces parties malades; l'inspiration des vapeurs métalliques détermine très-promptement la salivation. Lorsque cet accident survient, il fait suspendre les
fumigations pendant quelques jours, *ou bien il diminue la
dose du cinabre.*

Ces sortes de fumigations, dit l'auteur, se montrent surtout efficaces dans les ulcères syphilitiques, tant de la peau
que de la gorge et des fosses nasales, et notamment quand
le mercure a déjà été donné inutilement à l'intérieur. »

Lorsque la salivation s'établit, M. Werneck fait suspendre les fumigations, où il diminue la dose du cinabre.
Je me permettrai de faire observer à ce sujet que le même
résultat ne doit pas suivre l'emploi de ces deux moyens,

et que, lorsqu'on se propose d'arrêter ou de modérer la salivation, on ne doit pas continuer l'usage des mercuriaux, par la raison qu'il peut arriver, comme j'en ai cité des exemples, que la plus petite quantité de mercure peut occasionner le pytalisme.

« Le reproche le plus grave que l'on puisse faire, dit M. Desruelles, aux frictions, lotions, bains, pédiluves et fumigations mercurielles, c'est sans contredit de mettre le praticien dans l'impossibilité d'évaluer la quantité de mercure que le malade absorbe. Suivant les individus, les effets de l'absorption varient à tel point, qu'il en est qui, en peu de temps, se saturent de mercure ou de sels métalliques, tandis que d'autres n'en absorbent qu'une très-petite quantité ; d'où il résulte des accidents graves ou même l'empoisonnement, si l'on se sert du sublimé, ou une action nulle malgré les doses considérables de médicaments que l'on a employées. Ce genre de traitement irrite la peau et y fait naître des éruptions que l'on peut confondre avec des exanthèmes syphilitiques, et détruire promptement la salivation; aussi, à l'exception des frictions mercurielles avec l'onguent napolitain, que l'on n'emploie aujourd'hui qu'avec la plus grande réserve, et, dans quelques cas, de la méthode fumigatoire, les autres modes d'administrer les mercuriaux par absorption externe ne méritent pas la confiance des praticiens. »

M. Desruelles aurait pu comprendre dans le même blâme les fumigations et les frictions mercurielles qui, comme *méthode complète de traitement*, ne sauraient être admises aujourd'hui par les praticiens qui ont traité et guéri beaucoup de malades sans employer le mercure.

On ne saurait nier, j'en conviens, que les méthodes de traitement par les diverses préparations mercurielles n'aient

réussi maintes fois; mais je suis persuadé que, le plus ordinairement, c'est comme moyens de perturbation et à l'aide
du régime et des précautions accessoires, plutôt que par
action spéciale du mercure. Or, lorsqu'on réfléchit à la
manière irrégulière d'agir de ce médicament, aux accidents
funestes qu'il peut occasionner, et à la possibilité de guérir
par des moyens plus certains et moins dangereux, je m'é-
tonne qu'on puisse encore le regarder comme la base d'aucun traitement anti-vénérien. S'il existe quelques cas où on
peut l'employer sans inconvénient, en y apportant toutefois la prudence convenable, c'est comme médicament local, lorsqu'il s'agit de changer le mode de vitalité des maladies chroniques de la peau, ou des ulcères stationnaires.

Les docteurs Dumas et Venot ont fait usage d'une espèce
de tabac cinabré, dont ils ont obtenu de bons effets contre
les ulcères chroniques de la gorge et des cavités nasales,
et qui, à mon avis, agissant comme moyen local, est d'autant plus convenable dans les circonstances où il a été employé, que l'application en est facile, tandis qu'on a souvent beaucoup de difficulté à porter les topiques sur les
points ulcérés de ces surfaces. Voici comment on prépare
ce tabac : on roule dans le cinabre pulvérisé des feuilles
de sauge imprégnées d'une eau fortement gommée; ces
feuilles, ainsi desséchées à l'air libre, sont employées
comme le tabac. Le malade fume d'abord deux pipes, puis
trois et ensuite quatre dans les douze heures. Cette quantité répond à peu près à un demi-gros de cinabre. Après
chaque pipe, le malade se gargarise avec de l'eau d'orge
miellée. Ce traitement, aidé d'un régime doux et sévère,
procura la cicatrisation des ulcères des amygdales, dans
l'espace d'un mois, chez un malade traité par M. Venot.

Le crachement de salive que provoque habituellement la

pipe, me paraît favorable dans cette circonstance, en ce
sens qu'il contrarie l'absorption mercurielle telle qu'elle
pourrait avoir lieu par de simples fumigations.

ARTICLE IV.

Des Lotions mercurielles.

'usage des lotions mercurielles remonte à
l'époque de l'épidémie de Naples. Mathiole
et Ferry, qui vivaient dans le seizième siècle, les prescrivaient contre les maladies cutanées. Mathiole faisait entrer *deux onces* de sublimé corrosif dans six livres d'eau distillée de rose, de plantain et
de laurier. La dose de sublimé employée par le médecin
italien paraît extraordinaire, si on la compare à celle qui
entre dans les préparations dont on fait usage aujourd'hui
en lotion. L'eau de Mettemberg, recommandée par son auteur contre la gale, et dont l'empereur Napoléon fit usage
avec succès, ne contient qu'un demi-gros de sublimé dans
seize onces de véhicule. La dissolution connue sous le nom
d'eau rouge, de l'hôpital Saint-Louis, employée extérieurement contre les affections des maladies chroniques, n'en
contient également que trente-six grains pour une livre
d'eau, tandis que la dissolution de Mathiole en contient
deux gros quarante-huit grains pour chaque livre de liquide.

Les lotions mercurielles, régularisées comme moyen
de traitement anti-vénérien, ne sont plus en usage aujour-
d'hui, malgré la tentative qui a été faite naguères pour les
remettre en crédit.

M. le docteur Malapert, chirurgien militaire, propose de toucher chaque jour les ulcères vénériens avec une dissolution de sublimé, de deux à vingt grains par once d'eau, selon l'effet qu'il veut produire. Il en fait usage contre la blennorrhagie; et lorsqu'il s'agit d'un bubon, il en provoque ou exalte l'inflammation au moyeu d'un vésicatoire appliqué sur la tumeur, et lorsque la peau qui la recouvre est dépouillée de son épiderme, il panse la place avec un plumaceau de charpie imbibée de la dissolution, moyen qu'il emploie également quand le bubon est abcédé.

Comme agent local, les lotions mercurielles peuvent parfois convenir dans les gonorrhées anciennes et rebelles, et contre les ulcères chroniques et indolents; mais il serait dangereux, suivant moi, de les employer dans les gonorrhées virulentes et dans les ulcères douloureux, malgré l'addition de deux à six grains d'opium faite à la dissolution de l'auteur, en vue de diminuer la douleur qu'elle peut occasionner.

M. Malapert pense qu'on ne peut pas guérir les maladies vénériennes récentes ou chroniques sans mercure. Par sa manière de les traiter, il se propose de retenir l'action morbide à la partie affectée, en y pratiquant des lotions mercurielles. Cette méthode est peu rationnelle; elle a été essayée sans succès par MM. Cullérier et Desruelles. Il peut arriver cependant, comme je viens de le dire, qu'elle produise de bons effets lorsqu'il s'agit de ranimer la vitalité des parties affectées; mais il arrivera fort souvent que le symptôme, en disparaissant, laissera subsister la maladie. En effet, les accidents locaux ont lieu simultanément avec l'infection générale, ou bien leur existence en est indépendante. Dans le premier cas, l'état du malade peut ne pas en être sensiblement aggravé, parce qu'il était déjà sous l'influence de la diathèse vénérienne ; dans le second cas, au contraire, on verra souvent se développer les accidents consécutifs qui surviennent à la suite d'une guérison apparente ou d'un traitement mal dirigé ; c'est-à-dire, que le malade, qui n'avait qu'une affection locale, sera exposé à tous les résultats de la syphilis constitutionnelle, d'où se reproduit comme conséquence le danger de se borner au traitement local des accidents vénériens, et la nécessité de coordonner les applications externes avec l'usage intérieur des anti-vénériens.

ARTICLE V.

Des bains mercuriels.

Baume et Dehorne sont les premiers qui aient recommandé les bains mercuriels, comme moyen principal de traitement anti-vénérien. Ils y faisaient entrer un demi-grain de sublimé, par pinte d'eau. Cette dose a été portée beaucoup plus haut par quelques médecins ; les uns prescrivaient une demi-once, d'autres une once de deuto-chlorure de mercure par bain, quantité beaucoup trop élevée, qui occasionnait la salivation, des coliques, et pouvait devenir dangereuse. Néanmoins, les bains mercuriels sont encore recommandés par quelques praticiens contre les maladies chroniques de la peau, soupçonnées d'avoir une origine vénérienne. M. Lugol fait entrer dans chaque bain d'adulte de quatre à six gros de sublimé, dose déjà signalée comme étant trop forte. En admettant que les bains mercuriels puissent convenir quelquefois, ce ne peut être que comme moyen auxiliaire, et en vue de modifier la vitalité du système dermoïde, et non comme base du traitement ; encore ne devrait-on les employer qu'avec la plus grande réserve, en cherchant à modifier leur action irritante par un régime délayant et légèrement diaphorétique.

Quoique je regarde les préparations mercurielles comme pouvant convenir aux pansements de quelques affections locales, je ne suis aucunement partisan des bains mercuriels, parce qu'ils agissent sur toute la surface cutanée, et qu'une dose dangereuse de mercure peut être absorbée par cette voie. Contre les maladies cutanées rebelles et sans fièvres, syphilides et autres, j'emploie ordinairement les bains sulfureux, savonneux, iodurés et d'eau salée, alternés avec des bains de son ; j'entretiens en même temps une douce transpiration, et tous les trois ou quatre jours je provoque deux ou trois selles. Cette médication, modifiée avec discernement et suivie avec persévérance, produit généralement de très-bons effets dans les cas où on pourrait se croire autorisé à recourir aux bains mercuriels.

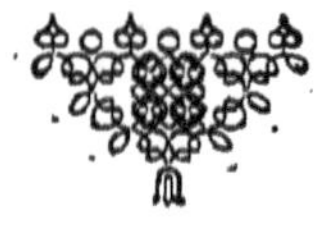

CHAPITRE XXI.

Du traitement mercuriel interne.

ARTICLE I.

De l'usage du mercure pulvérisé ou éteint.

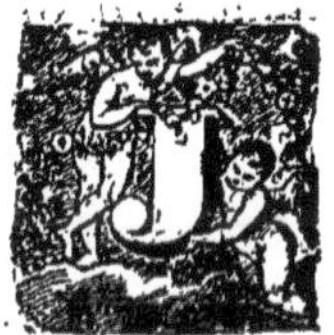 ai dit dans le précédent chapitre que le mercure métallique n'avait pas été employé contre les maladies vénériennes ; néanmoins, lorsqu'il est mélangé avec de l'axonge pour former les onguents mercuriels, il existe à l'état de métal, mais divisé à l'infini, et de manière à en rendre l'absorption très-facile, ainsi que le constate son usage extérieur. Il en est de même de beaucoup d'autres préparations dont on fait usage intérieurement, où le mercure, simplement divisé, ne subit aucune décomposition.

Indépendamment des corps gras, la craie préparée ou le carbonate de chaux, le sucre, la manne, le miel, les résines, les baumes, la conserve de rose, la gomme, sont les principales substances qu'on emploie, de préférence, pour incorporer le mercure dans les préparations que l'on prescrit à l'intérieur. L'onguent mercuriel, qui pendant des siècles n'avait été employé qu'à l'extérieur, a été prescrit intérieurement dans ces derniers temps, sous forme pilulaire, par plusieurs médecins, entre autres par MM. Terras, Sédillot et Fouquier. Pour atténuer l'action de ses pilules, Sédillot y faisait ajouter du savon médicinal. L'onguent napolitain, qui, administré de cette manière, ne fut d'abord dirigé que contre les affections vénériennes, a été proposé également par MM. Rayer et Desruelles contre les affections cutanées.

Le mercure étant trituré avec la craie préparée ou la magnésie dans la proportion d'une partie d'un de ces sels et de deux parties de ce métal, on obtient le *mercure terreux* ou *alcalin*, préparation qui est fort active, et qu'on faisait prendre à la dose de quinze à vingt grains, mais dont on fait peu d'usage aujourd'hui.

Une partie de sucre candi et deux parties de mercure triturées ensembles, produisent le *mercure saccharin* ou le *sucre mercuriel*, qu'on prescrit à la dose de quatre à huit grains chaque jour, soit en poudre, en trochisques ou en pilules. Ce médicament, facile à prendre, est principalement destiné aux enfants, aux personnes délicates et aux malades qui répugnent à prendre des médicaments de mauvais goût.

Le mercure trituré à parties égales avec de la manne et réduit en consistance pilulaire au moyen de la poudre de réglisse, constitue les *pilules bleues*, si connues en Angleterre, contenant chacune un grain de mercure, et qu'on prescrit au nombre de six à huit par jour. Bell, qui jugeait que cette dose était trop forte, n'en faisait prendre que deux ou trois en vingt-quatre heures.

Le miel, combiné à parties égales avec le mercure, produit le *miel mercuriel*, qu'on emploie comme détersif dans les ulcères vénériens, et qu'on prescrit également à l'intérieur en y ajoutant son poids de poudre de réglisse, dont on forme une masse qu'on divise en pilules de quatre grains, et qu'on prescrit au nombre de deux ou trois, matin et soir.

L'extrait mou de réglisse, mélangé avec le mercure à parties égales, forme la préparation à laquelle on a donné le nom de *mercure glycyrrizé*, dont on fait des pilules de cinq grains, qu'on fait prendre au nombre de deux, avant de se coucher, ou une le soir et l'autre le matin.

Le mercure, mélangé avec un seizième de son poids de térébenthine ou de baume du Pérou, sert à former, dans le premier cas, le *mercure térébenthiné*, et dans le second, le baume mercuriel, dont on fait les pilules appelées balsamiques mercurielles, que l'on prescrit de une à deux, matin et soir.

Le mélange de mercure avec des substances purgatives très-énergiques, telles que les résines et les gommes résines, sert à composer des pilules *mercurielles purgatives*, dont les plus anciennement connues sont celles du corsaire algérien Barberousse, qui sont entièrement délaissées aujourd'hui, et remplacées par d'autres pilules qui n'en sont que des imitations, telles que les pilules de Beloste, les pilules napolitaines de Renaudot, celles de Renou, celles de Cadet-Gassicourt et celles du Codex français. Ces pilules (voir le formulaire) sont ordinairement employées comme moyen purgatif, à la dose d'un gros, moins pour guérir la vérole confirmée, contre laquelle on les juge insuffisantes, que pour empêcher l'infection générale chez les malades atteints d'une affection vénérienne primitive. Néanmoins, on les prescrit quelquefois dans cette vue à la dose de six à trente grains progressivement ; mais elles ont l'inconvénient, à cette dose, de produire promptement la salivation, et l'on a remarqué qu'elles agissaient avec d'autant plus d'activité sur les glandes salivaires que leur action purgative était moins prononcée.

Je donnerai plus loin une explication de ce phénomène.

Après avoir fait remarquer qu'il est peu de praticiens qui emploient aujourd'hui les pilules de Beloste, à cause de leur action trop prompte sur les glandes salivaires, M. Desruelles dit, néanmoins, qu'on peut les employer contre les maladies graves et rebelles de la peau, ce qui est en quelque sorte un contre-sens, car, dans un cas comme dans l'autre, on aurait également à redouter la salivation.

La conserve de rose ou de cynorrhodon, mélangée avec parties égales de mercure, et réduite en masse au moyen de la poudre de réglisse ou de l'amidon, sert à former des pilules qui contiennent deux grains de mercure chacune, telles que les *pilules d'Antoine Dubois* et de *Brugnatelli*, qu'on prescrit de deux à six par jour.

Le mercure éteint au moyen de la gomme arabique sert à former le *mercure gommeux*, de Plenck, que le même auteur faisait entrer dans sa solution gommeuse à laquelle il fut obligé de renoncer, s'étant aperçu que le mercure se précipitait facilement de cette dernière préparation, ce qui le détermina à employer le mercure gommeux sous forme pilulaire, en faisant préparer une masse composée d'un gros de mercure, de trois gros de gomme arabique, d'une demi-once de mie de pain frais et d'une quantité suffisante de sirop de rhubarbe, divisée en pilules de trois grains, dont il prescrivait de six à douze par jour.

Plenck avait aussi imaginé un sirop pour les enfants, dont on fait peu d'usage aujourd'hui; cependant, M. Lagneau le recommande pour les sujets faibles, phthisiques, pour les femmes enceintes et pour ceux qui sont affectés de maladies des voies urinaires due à une cause vénérienne.

M. Cullerier a donné la formule d'un sirop qui a beaucoup d'analogie avec celui de Plenck, et qui peut le remplacer, mais dont le mercure se désunit facilement, comme dans celui de Plenck, ce qui doit en rendre incertain l'effet qu'on attend du mercure.

Après avoir eu beaucoup de partisans et fait beaucoup de bruit, la méthode de Plenck est aujourd'hui généralement délaissée.

C'est ici que je veux faire remarquer le phénomène curieux et important qui résulte de l'action des pilules mercurielles purgatives en général, et principalement des pilules de Beloste. On sait que lorsqu'on donne ces dernières à la dose de quinze à vingt, qui en est la dose purgative, elles sont moins susceptibles de déterminer la salivation, comme je l'ai dit, que lorsqu'on les prescrit au nombre de deux ou trois, quoique à cette dose elles ne contiennent toutes ensemble qu'un grain de mercure. Administrées de cette dernière manière, elles agissent plus promptement sur les glandes salivaires que les pilules bleues, qu'on donne au nombre de six à huit chaque jour, et qui contiennent six à huit grains de ce métal, comparaison qui peut également s'appliquer aux pilules de Dubois, qui, prescrites au nombre de deux à six, en contiennent de quatre à douze grains.

On avait bien observé que plus les pilules de Beloste agissaient comme purgatif, moins elles étaient susceptibles de produire la salivation; mais on n'avait pas remarqué, que je sache, que les préparations mercurielles n'agissent pas toujours sur les glandes salivaires, en raison directe de la quantité de mercure qui entre dans leur composition; ce qui est pourtant vrai. En effet, le mercure ingéré dans l'estomac produit moins activement la salivation, lorsqu'il est uni à des substances mixtes ou peu actives, que lorsqu'il est mélangé avec des poudres drastiques. Voilà pourquoi les pilules de Beloste produisent moins facilement la sali- vation, lorsqu'on les donne de manière à concentrer leur action sur l'estomac, que lorsqu'on les administre à une dose assez forte pour réagir sur tout le canal alimentaire ; d'où il me paraît raisonnable de conclure que l'irritation de l'estomac produite par des substances purgatives dras- tiques prédispose les glandes salivaires à subir plus promp- tement les effets syalagogues du mercure, et que l'usage des pilules de Beloste devrait être généralement délaissé, de même que toutes les préparations qui ont quelque analo- gie avec elles.

La disposition des pilules purgatives à produire la sali- vation par suite de l'irritation locale qu'elles déterminent sur l'estomac doit faire présumer qu'en général toutes les préparations mercurielles occasionnent d'autant plus fa- cilement la salivation, que le ventricule se trouve préala- blement irrité, ce qui servirait à expliquer la salivation qui s'établit chez certains individus après la moindre dose de mercure, ainsi qu'on en rencontre et que j'en ai observé plusieurs exemples.

ARTICLE II.

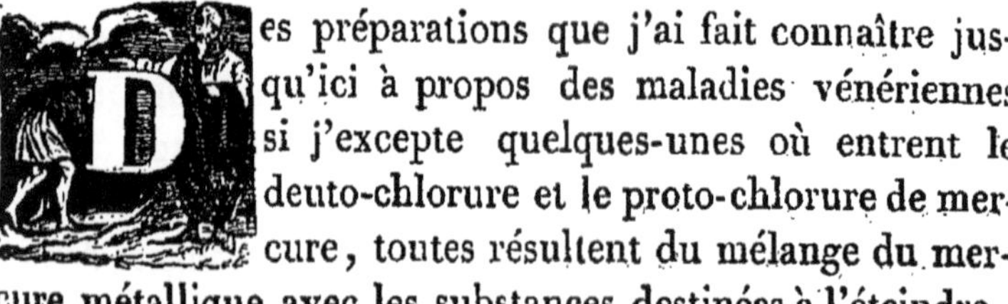

es préparations que j'ai fait connaître jus- qu'ici à propos des maladies vénériennes si j'excepte quelques-unes où entrent le deuto-chlorure et le proto-chlorure de mer- cure, toutes résultent du mélange du mer- cure métallique avec les substances destinées à l'éteindre, et dans lesquelles il existe, à l'état moléculaire, divisé à l'infini, mais non décomposé. Il en est autrement dans les formules dont je vais parler.

Le mercure a été proposé ou employé sous toutes les formes qui ont pu résulter des combinaisons chimiques auxquelles il a été soumis, comme si, sous chaque transformation qu'on lui faisait subir, il avait acquis une nouvelle propriété anti-vénérienne.

Rien, suivant moi, n'est plus propre à constater l'inefficacité du mercure dans le traitement de la syphilis, que les applications continuelles qu'on a faites tour à tour des nombreux produits chimiques qu'on a obtenus de ce métal. Il n'entre pas dans mon plan d'en faire l'énumération : ce serait une chose fastidieuse et inutile dans un ouvrage où je ne me suis proposé de discuter que ce qui est d'une application actuelle et consacrée par l'usage ; un tel soin appartient aux auteurs, qui, tenant à compléter l'histoire des maladies vénériennes, ne veulent omettre aucun des faits qui les concernent.

Astruc s'était proposé ce but. Le Traité de M. Jourdan est, sous ce rapport, l'ouvrage moderne le plus complet et le plus propre à présenter à l'esprit la généralité des connaissances historiques, théoriques et pratiques acquise jusqu'à ce jour sur ce genre d'affections.

Des oxydes de mercure.

La combinaison de l'oxygène avec le mercure donne lieu à deux produits désignés sous la dénomination moderne de *deutoxyde* et de *protoxyde*.

Le deutoxyde de mercure est le médicament connu sous

les noms anciens d'*éthiops minéral* et de *turbith noir;* il sert à former le mercure soluble et les pilules de Moretti, qui contiennent deux grains de mercure, dont on donne de deux à quatre chaque jour.

Le *deutoxyde de mercure*, appelé anciennement précipité rouge, précipité *perse*, a été employé, à la dose de deux grains par jour, par Mathiole, Césalpin, Plater et autres; mais l'usage en a été blâmé, avec raison, par Falloppe, Boerhaave et Triller. Bell l'a employé à la dose d'un grain à deux grains par jour, soir et matin, en y ajoutant de l'opium, afin de prévenir les coliques qu'il occasionne presque toujours. M. Cullerier pense qu'on pourrait l'employer sans danger en le prescrivant dans quelques onces d'eau gommée. Les médecins de l'hôpital de Copenhague se louent beaucoup de son emploi sous forme pilulaire, à la dose d'un demigrain à un grain chaque jour. Le mercure rouge, connu en Angleterre sous le nom de poudre de prince, a été quelquefois employé par Clave en frictions sur les gencives.

Aujourd'hui, on ne l'emploie guère qu'à l'extérieur, en applications sur les ulcères vénériens indolents, ou qui sont fongueux. On recommande de s'en dispenser lorsque les ulcères sont douloureux, parce qu'il ne fait qu'augmenter l'inflammation et la douleur. Pour l'employer, on le mêle à la dose de six grains par gros, avec du cérat simple, du basilicum ou de l'onguent populeum; mais on doit s'abstenir alors de toute autre médication mercurielle.

M. Ansiaux préfère le précipité rouge à l'onguent napolitain dans le traitement par friction; il l'emploie en poudre délayée dans de la salive, à la dose de dix grains chaque fois, de manière à en employer deux gros pour un traitement ordinaire, ce qui suppose quatorze frictions. Au lieu de deux gros, on lit *deux onces* dans le Traité de M. Jourdan, ce qui est sans doute une faute typographique que j'ai cru devoir signaler ici.

Je me permettrai aussi de faire remarquer que si le précipité rouge, employé à la dose de dix grains par frictions, était totalement absorbé, il devrait nécessairement produire une partie des accidents qui peuvent résulter de son ingestion dans le canal digestif.

« L'emploi de ce médicament, dit M. Jourdan, exige la plus grande circonspection, sans laquelle il peut produire des résultats effrayants. »

ARTICLE III.

Des sublimés mercuriels.

Le mercure est transformé en sel par sa sublimation avec le chlore; et selon que ce métal subit un degré d'oxygénation plus considérable, le produit qui en résulte acquiert une plus grande activité. C'est pour désigner cette différence d'intensité qu'on a imaginé les mots *proto* et *deuto* : le premier servant à indiquer l'état le plus faible; le second, l'état le plus élevé d'oxygénation de ces deux sels.

On a donné le nom de chlorures à tous les sels qui proviennent de la combinaison du chlore avec les substances salifiables par la sublimation, et on en désigne les espèces en y joignant le nom de la base salifiée. C'est ainsi que le mélange du chlore avec le mercure produit les deux sels désignés sous les noms de *proto-chlorure* et de *deuto-chlorure* de mercure.

Du proto-chlorure de mercure.

Le proto-chlorure de mercure était connu anciennement sous les noms de *panacée mercurielle*, d'*aquila alba*, de *sublimé doux*, de *mercure doux*, de *calomelas*. Ces deux dernières dénominations sont encore usitées par la plupart des médecins.

Le mercure doux a été pendant fort longtemps généralement employé; ç'a été une sorte de remède universel, comme l'indique le nom de panacée qui lui fut donné. Aujourd'hui encore, on le prescrit souvent, tant à l'intérieur qu'à l'extérieur, et contre plusieurs genres de maladies, telles que la goutte, le rhumatisme, les scrofules, les affections vermineuses, etc.

Le proto-chlorure de mercure étant insoluble et d'une grande pesanteur, on ne doit pas le faire entrer dans les préparations liquides, ni même mucilagineuses, parce qu'il n'y resterait pas en suspension, ce qui a mis dans l'obligation de l'employer en poudre, en pilules ou en onguent.

La quantité à laquelle on administre le mercure doux est très-variable; le plus communément on le prescrit à la dose de deux à dix grains par jour, et même plus. Astruc, Sydenham, Vanswieten le recommandaient à la dose de douze à trente grains chaque jour, divisée en plusieurs prises; mais on avait généralement renoncé à en faire usage à une dose aussi élevée, lorsque, en 1819, M. Weinhold remit en crédit son administration à la dose de vingt à trente grains par jour, divisée en deux ou trois fois. Les médecins allemands, et principalement MM. Wittcke, Klug, Rust et Neumann ont suivi l'exemple de M. Weinhold.

Ces dernières doses sont trop élevées; elles ne peuvent qu'entretenir ou occasionner des irritations viscérales. Bell a observé que le calomélas réussissait mieux lorsqu'on le prescrivait à la dose d'un grain, réitérée trois fois par jour.

M. Taddei, médecin italien, fait usage d'une espèce de calomélas qu'il obtient au moyen d'une dissolution de sublimé corrosif dans de l'eau distillée, et mélangée avec une dissolution de gluten dans de l'eau de savon, d'où il résulte que le deuto-chlorure se trouve décomposé par le gluten, qui lui enlève une partie du chlore avec lequel il était combiné, et que le produit de cette décomposition n'est autre chose que du proto-chlorure de mercure, que l'auteur regarde néanmoins comme ayant plus d'efficacité que le calomélas, préparé selon la manière ordinaire, ce qui est bien possible. « Mais, dit M. Jourdan, malgré les éloges que M. Taddei prodigue à son nouveau remède, je n'en crois pas moins prudent de le proscrire. Lorsque nous possédons un nombre si considérable de composés mercuriels dont la nature est rigoureusement déterminée, devons-nous chercher à en introduire un nouveau dans lequel la moindre inattention peut nous faire trouver un poison redoutable au lieu d'un médicament salutaire? »

La réflexion de M. Jourdan est sans doute fort sage, mais elle n'empêchera pas cette préoccupation de beaucoup de médecins qui les porte à chercher les moyens de faire parler d'eux, et qui dispose souvent les moins capables à faire des essais dont ils exagèrent ordinairement les résultats, et qui persistent même à prôner les choses dont ils se disent les inventeurs, malgré la certitude qu'ils ont de leur inefficacité. C'est ainsi qu'on est parvenu à proposer, comme moyen de guérison, tant de substances sans propriétés, souvent même dangereuses, et qui sont comme des bagages inutiles qui entravent les progrès de la médecine. Toutefois, cette apostrophe ne s'adresse pas au docteur Taddei; car il peut se faire que le deuto-chlorure, décomposé par le gluten, forme un proto-chlorure soluble, différent du calomélas ordinaire, et analogue, à certains égards, à celui qui entre dans les biscuits anti-syphilitiques dont je parlerai plus loin.

Le proto-chlorure de mercure a été employé par Clarc en friction à la surface interne des joues, sur les gencives et sur l'intérieur des lèvres, à la dose d'un demi-grain à un grain, renouvelée trois ou quatre fois par jour. Les frictions buccales avec le mercure doux constituent la méthode anti-vénérienne de Clarc, qui a été préconisée par Kruikshank, Hunter et autres médecins étrangers, mais qui n'a eu que peu de partisans en France, parce que ce mode d'administrer le calomélas ne permet pas d'apprécier exactement la quantité de mercure qui est ingérée ou absorbée; que ses effets ne sont pas aussi efficaces qu'on l'a prétendu, et qu'il a l'inconvénient d'occasionner la salivation plus promptement que les autres méthodes.

M. Brachet de Lyon a remis en usage la méthode de Clarc, en observant la précaution recommandée par Kruikshank, qui consiste à conseiller au malade de faire les frictions avec la langue au lieu de les faire avec les doigts, ce qui ne saurait remédier aux principaux inconvénients de cette méthode.

Smith a employé le mercure doux en frictions contre les accidents primitifs de la maladie vénérienne. M. Cullerier le conseille aussi de la même manière lorsque le malade désire cacher sa position; il fait usage alors d'une pommade composée d'une demi-once de calomélas et de quatre onces de cérat sans eau, dont il recommande deux ou trois gros par friction, renouvelée tous les deux jours ; quatre onces de cette pommade suffisent dans les affections récentes, et six ou huit pour les maladies invétérées.

M. Cullerier recommande de préparer le malade comme pour les frictions ordinaires, et d'employer les bains et les boissons délayantes pendant le traitement ; de sorte qu'on peut tout aussi bien, et même avec plus de fondement, attribuer la disparition de la maladie, comme cela arrive dans beaucoup de cas, aux moyens auxiliaires dont on fait usage, qu'au mercure lui-même.

Le proto-chlorure de mercure s'emploie également en lotions et en injections comme moyen de stimuler les ulcérations indolentes et fongueuses.

Mélangé avec le soufre doré d'antimoine, il sert à former les *pilules de Plummer*, qui sont principalement recommandées contre les maladies cutanées, qui ont une origine vénérienne. Ce mélange a été aussi proposé comme moyen général de traitement, et regardé comme étant moins susceptible de provoquer la salivation que le calomélas seul, à cause de son action dérivative vers la peau ; mais ses effets sont généralement contestés ou jugés incertains.

Du deuto-chlorure de mercure.

'est sous le nom de *sublimé corrosif* que le deuto-chlorure mercuriel a été le plus anciennement connu. Les Arabes, qui les premiers ont employé le mercure métallique en onguent, ont aussi fait usage du sublimé corrosif à l'extérieur, ainsi que le constatent les écrits de Rhazès et de Geber, qui l'employaient comme escarrotiques contre les ulcères fongueux. L'action corrosive de ce médicament étant connue et redoutée, les empiriques et les charlatans le faisaient entrer mystérieusement dans leurs recettes, quoiqu'ils n'eussent aucune donnée certaine sur ses propriétés. Ce ne fut que vers la fin du dix-septième siècle et au commencement du dix-huitième, que l'usage du sublimé corrosif fut adopté par les médecins, et qu'on étudia sa manière d'agir ; mais il fut recommandé par beaucoup de praticiens avant même qu'ils aient pu en bien apprécier les effets. Hermann le prescrivait à la dose de deux grains, unis à la poudre de réglisse, quantité beaucoup trop élevée et qui dut produire de graves accidents. Hoffmann le donnait à la dose d'un grain dissous dans une once d'eau. Boerhaave en fit usage avec beaucoup de prudence ; il en faisait dissoudre un grain dans une once d'eau, qu'il édulcorait avec un gros de sirop de violette, et il conseillait un gros de ce mélange pris en deux ou trois fois par jour, non-seulement dans les affections vénériennes, mais encore dans les maladies glandulaires, dans les obstructions et contre les affections rebelles de la peau. Le malade prenait de cette manière un neuvième de grain de sublimé en deux ou trois fois dans la journée.

Boerhaave assure que le sublimé employé de cette manière produit généralement de bons résultats. J'avoue que si je n'étais persuadé qu'on peut obtenir les effets stimulants du mercure par des moyens dont l'action ne saurait avoir les inconvénients de ce métal, ce serait le mode d'administration employé par Boerhaave que j'aurais adopté de préférence.

Vanswiéten n'observa pas la réserve de son maître : il adopta, pour administrer le deuto-chlorure de mercure, la manière dont s'en servent depuis 1707, pour se traiter de la maladie vénérienne, les paysans de la Sibérie; manière qui consiste à faire dissoudre le sublimé dans de l'eau-de-vie de grains[1], ainsi que le racontent Georgi et Gmelin. Pour déterminer exactement la quantité de mercure qu'en employait chaque jour un malade, Vanswiéten faisait dissoudre douze grains de ce sel dans deux livres d'eau-de-vie de grains, dont il prescrivait une cuillerée soir et matin, contenant chacune un quart de grain environ de sublimé, et il faisait prendre par-dessus une livre d'une décoction émolliente, coupée avec un tiers ou un quart de lait. Lorsque la guérison se faisait trop attendre ou que la maladie était trop invétérée, on doublait la dose de la dissolution, c'est-à-dire que le malade en prenait deux cuillerées le soir et le matin. La durée ordinaire du traitement était de six semaines pour les maladies récentes, et de deux ou trois mois pour les affections anciennes et rebelles.

Le deuto-chlorure de mercure fut administré de la même manière par Locher, médecin de Vienne et élève de Vanswiéten, qui prétend avoir guéri par cette méthode, et sans accidents, plus de quatre mille malades, ce qui est contesté par Brambilla, qui affirme, au contraire, que des hémoptisies, des phthisies, des avortements, des cécités et autres infirmités, furent souvent occasionnés par cette méthode de traitement.

Le soin que prenait Vanswiéten d'interdire le sublimé aux personnes irritables, qui avaient la poitrine délicate et qui étaient sujettes aux hémorragies, semble confirmer tout à la fois l'assertion de Brambilla et contester l'opinion des médecins, qui avancent que Vanswiéten n'administrait le sublimé que d'après la méthode préalablement mise en usage par Locher.

Ce médicament ne tarda pas à être adopté dans toute

l'Europe. En Allemagne et en Angleterre, il fut ordonné aux chirurgiens des armées de l'employer dans le traitement des maladies vénériennes; cependant ses propriétés ne furent pas reconnues sans contestation. Parmi les médecins les plus recommandables, les uns, tels que de Dehaen, Cullen, Stoll, Gardane, Cullerier, en exagéraient l'efficacité; les autres, et principalement Merteus, Cirillo, Astruc, Fordyce, Swediaur, tout en la prescrivant eux-mêmes, s'attachaient à étudier ses inconvénients et à chercher les moyens de les éviter.

La formule de la liqueur de Vanswieten a subi plusieurs modifications. Au lieu de faire dissoudre le deuto-chlorure de mercure dans l'eau-de-vie de grain pure, on n'emploie aujourd'hui que de l'esprit-de-vin, mais en quantité la plus minime et suffisante seulement pour dissoudre le sublimé, quantité qui se borne à un gros tout au plus, ensuite on mélange le *solutum* avec deux livres d'eau distillée. La dose du deuto-chlorure a également varié; elle a été longtemps de douze grains pour deux livres d'eau; la formule du Codex en contient seize grains. Plusieurs formulaires la prescrivent à huit grains. Ces deux dernières proportions doivent être préférées à cause de la facilité qu'elles donnent de fractionner le mercure. Chaque once ou deux cuillerées de la liqueur à seize grains contient un demi-grain de sublimé; la même dose de la liqueur à huit grains n'en contient qu'un quart de grain. Il est donc essentiel que les médecins qui prescrivent encore la liqueur de Vanswieten aient soin de déterminer la dose de deuto-chlorure qu'ils désirent y faire entrer.

Le mercure agissant sur les métaux, au lieu d'une cuiller d'argent ou d'étain, il faut en employer une de bois ou d'ivoire; mais comme on peut remplir plus ou moins la

26

cuiller, et que sa capacité n'est pas toujours la même, M. Lagneau a proposé pour plus d'exactitude de faire usage d'un verre à vin de Champagne, indiquant par des bandes de papier posées extérieurement les hauteurs auxquelles s'élèvent un quart d'once, une demi-once et une once d'eau distillée.

L'administration du deuto-chlorure de mercure exige une grande habitude et beaucoup de prudence. Boërhaave recommandait aux médecins de ne l'employer qu'en parfaite connaissance de cause, ou de ne pas en faire usage : *Abstine si methodum nescis*.

On a remarqué dans tous les temps que les bons effets que paraissait produire le mercure, soit qu'on l'employât en frictions ou qu'on le donnât intérieurement, étaient en raison des précautions préparatoires et du régime qu'on imposait aux malades.

On n'a jamais mis autant d'importance ni de soins à préparer ceux qui devaient subir un traitement par le sublimé qu'on le faisait à l'égard des malades qui devaient passer par les frictions. Cependant, comme le dit avec raison M. Jourdan, le traitement par la liqueur de Vanswieten exige beaucoup plus de soins et de précautions, le deuto-chlorure de mercure étant un des poisons les plus redoutables qu'on connaisse. Voici, d'après le même auteur, quelles sont les règles à suivre dans le traitement par la liqueur de Vanswieten, en admettant que le médecin emploie une solution contenant un demi-grain de sublimé par once de véhicule.

« Le malade doit être préparé comme pour les frictions : ainsi, on le met au régime et à l'usage des bains et des délayants ; on peut seulement ne pas être aussi sévère sur l'article des purgatifs...... Au bout de huit à dix jours, on

commence à administrer la liqueur, pourvu qu'il n'y ait pas
de symptômes inflammatoires, car il faudrait d'abord combattre ces derniers et ne commencer qu'après leur cessation.

En général, on prescrit d'abord, le matin à jeun, une
demi-once ou une cuillerée de liqueur. Le lendemain, on
en donne trois quarts d'once ou une cuillerée et demie; le
troisième jour, on en fait prendre une once ou deux cuillerées, quantité qu'on ne dépasse jamais dans la suite.

Il est avantageux de partager chaque dose journalière en
deux portions, une pour le matin et l'autre pour le soir.

Quelquefois l'estomac est tellement susceptible qu'on
est obligé de fractionner encore davantage la dose, ou
même de commencer par une plus faible, c'est-à-dire par
un quart d'once ou une demi-cuillerée.

Ainsi, on commence par un quart de grain de sublimé;
on en donne ensuite trois huitièmes de grain, et l'on arrive
par degrés jusqu'à un demi-grain; quelquefois on débute
par un huitième de grain seulement.

Il ne faut pas que le malade prenne la liqueur seule, elle
ne manquerait presque jamais de lui causer des coliques
violentes; on la mêle communément avec quatre ou cinq
onces d'eau d'orge mondée, de décoction de lin, d'infusion
de guimauve, de lait pur ou coupé. Si, malgré cette précaution, elle irritait encore l'estomac avec trop de force, il
faudrait l'administrer dans du lait édulcoré, de l'eau de
gomme, une potion gommeuse, un looch gommeux, quelques onces de sirop de guimauve ou de sirop de gomme
arabique; on se trouve parfois très-bien de l'étendre dans
une pinte d'une tisane adoucissante quelconque, qu'on fait
boire par verre dans le cours de la matinée, en mettant
une heure d'intervalle entre les prises (1).

(1) Il y a fort longtemps qu'on a remarqué que le sublimé se précipi.

Il est de règle qu'après avoir pris la liqueur le malade évite tout ce qui pourrait le troubler dans son action ; en conséquence, il ne doit boire et manger qu'au bout de quelque temps. Si la complexion est robuste, et s'il porte à la peau des affections dont le caractère inflammatoire soit bien prononcé, il lui convient de prendre un bain tous les deux, quatre ou six jours ; dans les cas contraires, il peut éloigner les bains à de plus grands intervalles, parce qu'on ne les prescrit alors que pour favoriser la transpiration ; il peut même s'en abstenir entièrement et les remplacer par de simples lotions avec l'eau pure et savonneuse. Le *choix de la tisane est peu important*, pourvu qu'elle soit légère et adoucissante. Ainsi, on peut adopter à volonté l'eau d'orge, de chicorée, de chiendent ou de réglisse, seule ou coupée avec du lait, l'eau sucrée, l'eau édulcorée avec le sirop de gomme, de guimauve ou de capillaire, la décoction de bardane, la tisane de saponaire, etc. Quant au régime, la sobriété et la modération en tout genre sont de rigueur ; les personnes robustes doivent surtout être circonspectes dans le choix et la qualité de leurs aliments ; il faut renoncer à toutes les substances âcres, épicées, à toutes celles qu'on appelle échauffantes, aux ragoûts, aux viandes salées ou fumées, au vin, au café, aux liqueurs, et se permettre au plus un peu de vin étendu de beaucoup d'eau ou une bière très-légère, et des soupes aux herbes, des légumes, des viandes blanches. Si les accidents locaux ne s'y opposent

---

tait dans le sirop de Cuisinier, ce qui tient à la propriété que les substances végétales ont de décomposer le deuto-chlorure de mercure, ce qui arrive également par son mélange avec les substances animales, ainsi que M. Boulay l'a démontré ; de sorte qu'on doit rejetter l'usage du lait, ne mêler la liqueur aux sirops dépuratifs qu'au moment de la prendre, et préférer en général l'eau pure et mieux encore l'eau distillée.

pas, l'exercice est très-avantageux, pourvu qu'on se garan-
tisse du froid et de l'humidité, en sorte qu'il convient de
porter des vêtements de flanelle sur la peau, principalement en hiver et dans les saisons pluvieuses.

Aucun auteur n'établit de règles fixes et invariables sur
la quantité de deuto-chlorure de mercure, qui est nécessaire
pour compléter un traitement; douze, quinze, dix-huit,
vingt ou vingt-cinq grains suffisent dans beaucoup de cas;
mais, dans d'autres, il en faut jusqu'à trente, trente-six,
quarante et même quarante-cinq grains. La seule précaution que l'on recommande est de ne pas prendre pour mesure la disparition des symptômes, parce que le sublimé
est, de toutes les préparations mercurielles, celle qui en
procure le plus promptement l'extinction, et qu'ils sont
sujets à récidiver lorsqu'on s'arrête trop tôt. »

Bien que M. Jourdan nie, avec raison, la spécificité du
mercure, il ne conteste pas ouvertement ses propriétés anti-
vénériennes; si ce médicament, qui est essentiellement irritant, n'agit que comme toutes les substances qui ont la
propriété d'irriter, il ne doit pas mériter la préférence sur
celles qui peuvent exciter au même degré sans avoir les
mêmes inconvénients, ne fût-ce que ceux de la salivation.

Je dois faire remarquer ici que les remèdes qui ont la réputation d'être les plus efficaces comme anti-syphilitiques
sont tous excitants : les uns, qui exercent leur action con-
centriquement, comme les préparations mercurielles; les
autres, qui agissent du centre à la périphérie ou excentri-
quement, comme les sudorifiques en général, et principalement la salsepareille et le gayac, d'où s'établit la nécessité
de modifier le régime des malades, selon la méthode de
traitement qu'on adopte.

J'ai à dessein reproduit les règles qui, d'après M. Jourdan, doivent être observées lorsqu'on fait usage du deuto-chlorure de mercure; on voit que toutes les précautions qu'il recommande tendent à limiter l'action de ce médicament, soit en le fractionnant à fort petites doses, soit en ne prescrivant que des boissons adoucissantes et un régime très-rigoureux; il dit même positivement que le choix de la tisane est peu important, pourvu qu'elle soit légère et délayante : de sorte que M. Jourdan semble, d'une part, approuver l'usage de la liqueur de Vanswieten, en prescrivant les règles qu'on doit observer dans son administration, tandis que de l'autre il s'attache à neutraliser par le régime son action irritante, comme si les effets du mercure dépendaient de sa propriété essentiellement spécifique, plutôt que de la réaction qu'il produit sur l'organisme.

Le mercure n'agissant pas comme spécifique, ainsi que cela est généralement reconnu, il doit être banni de la thérapeutique anti-vénérienne, surtout comme moyen général de traitement. J'aurais aimé voir M. Jourdan proposer nettement l'exclusion de ce métal sous la garantie de son nom; c'eût été un titre de plus à la reconnaissance que lui doit le monde médical.

On a remarqué généralement que le deuto-chlorure est, de toutes les préparations mercurielles, celle qui fait disparaître le plus promptement les accidents vénériens, et qu'ils sont sujets à se reproduire lorsqu'on en cesse trop tôt l'usage, ce qui s'explique facilement par l'action extrêmement irritante du sublimé, si bien caractérisée par le mot *corrosif*, qui sert à le distinguer. Les symptômes vénériens extérieurs ou apparents doivent se modifier ou s'éteindre d'autant plus promptement qu'une contre-irritation s'établit intérieurement; ce qui semble prouver que le sublimé n'agit pas autrement, c'est que la maladie se renouvelle si on ne

continue pas l'usage du remède assez longtemps, comme
si la guérison n'était bien assurée que lorsqu'une autre affection se développait intérieurement sous l'influence de
l'irritation produite par le mercure : en effet, ce médicament produit une infinité de maladies, et ne laisse jamais
la certitude d'une guérison radicale. « On lui a reproché,
dit encore M. Jourdan, de provoquer des gastrites, des en-
térites, des hépatites chroniques et surtout beaucoup de
phthisies pulmonaires, de ne pas guérir radicalement la vérole; mais de faire seulement disparaître les symptômes pour
quelque temps, d'exposer les malades aux dangers qui
peuvent facilement résulter d'un défaut de prudence ou
d'attention; d'être toujours redoutable entre des mains mal
habiles, et enfin de favoriser les manœuvres pernicieuses
du charlatanisme.»

On guérit d'autant plus facilement les maladies vénériennes, qu'on irrite moins les organes digestifs et qu'on en
modifie le traitement de manière à diriger l'action des
médicaments vers la surface cutanée; cette règle est d'ailleurs applicable à toutes les maladies, et pourrait servir de
base à un système complet de thérapeutique; elle recevra
quelque développement lorsque je parlerai des sudorifiques
et de la méthode de traitement qui en est la rigoureuse
application.

Plusieurs médecins ont cherché à mitiger l'action du sublimé en l'alternant avec les purgatifs, ou en le combinant
avec des sudorifiques. Gardanne et Dehorne l'employaient
alternativement avec les frictions, et faisaient prendre en
même temps le sirop de Cuisinier, le rob anti-syphilitique
ou une décoction de salsepareille, méthode appelée *mixte*,
que beaucoup de médecins observent encore. Dehahen conseillait une mixture composée de trois grains de sublimé,

six onces de rob de sureau, deux gros d'extrait de gratiole et un gros d'extrait d'aconit, dont il faisait prendre une cuillerée à café deux ou trois fois par jour, en prescrivant en même temps l'usage d'une boisson mucilagineuse.

Quelques médecins ont employé le sublimé dissous dans de l'éther, principalement Lafontaine, et ensuite M. Chéron, comme s'ils se fussent proposé, par ce mélange, de donner au mercure la propriété diffusible de l'éther, ce qui ne pouvait pas avoir lieu physiquement. Toutefois, je crois que l'éther, combiné à propos avec les sudorifiques, peut en favoriser l'action, comme je le dirai plus loin. Cette dissolution constitue une préparation infidèle, à cause de la disposition de l'éther à se vaporiser, ce qui rapproche le mercure et rend les dernières doses de la dissolution beaucoup plus forte que les premières; son usage n'étant pas admis, ni susceptible de l'être utilement, je me dispenserai d'indiquer la manière d'en faire usage.

Lefebure de Saint-Hildefont conseillait un sirop composé de quinze grains de sublimé dissous dans deux gros d'alcool et mélangé avec vingt-quatre onces de sirop de capillaire, dont il prescrivait une cuillerée dans une pinte d'eau de guimauve à prendre chaque jour. Ce procédé a beaucoup d'analogie avec la manière dont Boerhaave employait ce médicament.

Le conseil donné généralement d'augmenter par degré les doses du mercure demande une explication. Est-il toujours nécessaire d'accroître graduellement la dose des préparations mercurielles, et cela dans l'intention de faire prendre au malade une quantité plus considérable de mercure dans un temps donné? Sous ce rapport, je crois le précepte mauvais, par la raison qu'on occasionne une plus grande irritation viscérale par l'usage intérieur du mercure, et que la salivation est plus à redouter par son usage extérieur. Si on commence par de petites doses et qu'on les réitère plusieurs fois par jour, sans les augmenter progressivement, cette méthode me paraît préférable, sauf à la continuer plus longtemps. Quoique je ne fasse aucun usage du mercure dans le traitement des maladies vénériennes, j'ai cru devoir présenter ces réflexions pour les praticiens qui s'en servent.

Le deuto-chlorure de mercure a été employé en pilules par Hoffmann, qui a eu beaucoup d'imitateurs, entre autres Bosquillon, Pelletan, Dupuytren, Cirillo, Franck, Cullerier, Sainte-Marie. On y fait entrer communément un huitième de grain de sublimé, qu'on associe à diverses substances qui servent à composer chaque espèce de pilules qu'on peut désigner sous le nom du médecin qui en donne la recette, comme on le verra au formulaire. On les prescrit de une à deux, matin et soir, et on fait boire par-dessus une tasse de tisane adoucissante ou mucilagineuse. L'effet des pilules mercurielles peut varier selon qu'elles sont récentes ou anciennes; en vieillissant, le deuto-chlorure se transforme en mercure doux, ou bien elles deviennent dures, au point de traverser le tube intestinal, sans être digérées.

Le deuto-chlorure entre aussi dans le chocolat anti-syphilitique et dans les gâteaux de Bru, où il se décompose de manière à rendre fort incertains les effets de ces préparations.

Accidens mercuriels.

an-Swiéten prétend que ceux qui nous disent que le mercure guérit toutes les maladies vénériennes nous trompent; car il en est dans lesquelles son efficacité manque toujours, quelle que soit la manière dont il est employé (1).

Bomfiel dit que les symptômes qui paraissent avoir été guéris par le mercure reparaissent souvent bientôt après.

Louis convient qu'il y a des cures manquées par le mercure ; que souvent il survient des accidents et que les symptômes se multiplient au lieu de diminuer, ce qu'on peut voir, dit-il, dans les traitements les mieux faits en apparence.

L'expérience avait forcé Alexandre Trajan Pétronio à dire que telle est l'incertitude de l'action du mercure, qu'on ne peut jamais l'administrer avec sûreté. Lorsqu'on modère son usage par la crainte de nuire, on ne guérit pas, dit-il ; et lorsqu'on donne la quantité suffisante, on fait beaucoup de mal, tant il est difficile de connaître et d'apprécier ses forces et d'en établir la proportion nécessaire.

C'est aussi l'expérience qui avait fait dire à Blégny que le mercure est chez quelques malades employé sans succès, et que chez d'autres il est un poison.

Falret prétend qu'il y a des cas où la vérole élude la puissance du mercure, de quelque manière qu'il soit préparé, et où cette maladie ne cède qu'à des remèdes étrangers au mercure, et quelquefois au temps.

Swédiaur consacre un chapitre entier à l'examen des maladies rebelles au mercure et des causes de cette inefficacité. Il commence ainsi : « Quoiqu'il y ait peu de praticiens qui n'aient vu de de fréquents exemples de maladies syphilitiques qui résistent au mercure, et à peine un écrivain de quelque importance qui n'en fasse mention, aucun d'eux n'a cependant, à ma connaissance, fait des recherches exactes à ce sujet et exposé les moyens de guérir en pareilles circonstances. »

(1) Richond, page 444.

Plus loin il ajoute : « Il paraît, d'après ce que je viens de dire dans ce chapitre, que les cas ne sont pas très-rares où le mercure produit de mauvais effets, et d'autres où il manque de guérir la maladie syphilitique (1).

Traitement sans mercure.

Guérir sans mercure fut longtemps un paradoxe, et ce sont principalement les médecins anglais chargés de la direction des grands hôpitaux militaires qui nous ont démontré mathématiquement la possibilité de guérir radicalement toute espèce de maladies vénériennes sans l'emploi de ce dangereux métal (2). Guillaume Ferguson, médecin de l'armée anglaise en Portugal et en Espagne, engagea, le premier, ses compatriotes à en cesser l'emploi, qu'il voyait toujours produire des incommodités très-graves pour toute la vie ; déjà les Portugais n'employaient pas un grain de ce métal, et guérissaient plus promptement. Quatre ans après les observations de Ferguson, parurent en Angleterre les ouvrages de Rose, Thompson, Barthe, etc., qui établirent sur de nouveaux faits l'efficacité du traitement non mercuriel. Ils procédèrent tous avec la plus grande circonspection, et finirent par l'adopter exclusivement, ainsi que MM. Murray, Evans et Brown, en France, qui ne virent jamais qu'une fois sur seize, survenir des symptômes secondaires, lesquels cédaient également aux mêmes moyens. Le résultat fut le même à l'hôpital d'Yorck, dirigé par MM. Gordon et Guthrie. Ce dernier affirme, d'après une longue expérience, « que tous les ulcères des parties géni-

(1) Id., page 565.

(2) Mémoire de M. Krueger, médecin à Holzminden, *Journal comp.*, tom. 14, p. 110.

» tales, quels que soient leur forme ou leur aspect, sont » guérissables sans mercure. » Il considère cela comme un fait établi sur plus de cinq cents observations qu'il a recueillies, ou qui lui ont été communiquées, d'individus traités dans les différents régiments des gardes, pour des maladies vénériennes (1).

Le célèbre Thompson, à l'hôpital d'Édimbourg, s'abstint également du mercure; et tous les malades ont été radicalement guéris, dit-il, par cette méthode, sans que jamais *les os fussent attaqués*. En France, le docteur Richond a publié des observations intéressantes qui prouvent l'efficacité du traitement non mercuriel sur des individus qui avaient subi en vain le grand traitement ou la méthode ordinaire (2). Ne savons-nous pas qu'en Egypte, où les affections syphilitiques sont très-communes, les moines les guérissent fort bien par le seul moyen des bois anti-vénériens, et sans astreindre les malades à la moindre gêne quant au régime ou à leurs occupations ordinaires (3)?

Le docteur Hennen a publié, en 1820, des tableaux synoptiques très-précieux, à cause de leur authenticité, sur un grand nombre de maux vénériens guéris par la même méthode. M. Pinel a donc eu raison de dire que cette maladie rentre souvent dans la règle générale des maladies chroniques, sur l'efficacité des moyens de l'hygiène seule, comme Van-Swiéten l'a prouvé par des exemples frappants. Ne sait-on pas, ajoute-t-il, que des forçats infectés de maladie vénérienne guerissent par l'usage seul du regime végetal et de l'exercice pénible qui fait leur tâche journalière?

(1) Mémoire de Krueger déjà cité, page 214.

(2) *Archives générales de médecine*, numéros de juin, septembre et novembre 1824.

(3) Sonnini, *Voyages en Égypte*, tome 5, page 240.

ARTICLE IV.

Des sels mercuriels. — Du sulfure de mercure.

La combinaison du mercure avec le soufre produit le mercure sulfuré ou le cinabre, dont la couleur varie du rouge au noir, selon le degré d'oxydation du mercure. Ce médicament n'est employé qu'en vapeurs; les Arabes s'en servirent les premiers contre les maladies de la peau; on l'employa ensuite dans les éruptions qui caractérisaient l'épidémie de Naples. Jean de Vigo s'en servait en le jetant sur un réchaud placé entre les jambes du malade, qui, au moyen d'un chevalet sur lequel on jetait un drap, se trouvait enveloppé des pieds à la tête, de manière à respirer la vapeur du cinabre. D'autres médecins disposaient l'appareil fumigatoire de telle sorte que le malade pût tenir sa tête en dehors et se soustraire à la respiration de la vapeur. On employait ordinairement le cinabre à la dose de deux ou trois gros, qu'on mélangeait avec des substances odorantes, telles que le stirax, la myrrhe, l'aloës, le benjoin, l'oliban, et on y ajoutait quelquefois du sublimé, du précipité rouge, du sulfure d'arsénic même, pour en augmenter l'activité, ou bien de l'étain ou du plomb, en vue de la modérer.

Ces fumigations se faisaient à des intervalles plus ou moins rapprochés, comme cela se pratique pour les frictions, avec lesquelles on les alternait quelquefois; et on les interrompait ou on diminuait la dose de la poudre fumigatoire, selon les effets qu'elle produisait. Malgré l'autorité de Mattioli, de Massa, de Fallope, de Dionis et autres qui étaient partisans des fumigations mercurielles, ce mode de traitement fut longtemps délaissé; mais depuis le perfectionnement apporté par M. Darcet aux appareils fumigatoires, plusieurs médecins en ont ramené l'usage, particulièrement M. Pearson, en Angleterre; M. Rapou, à Lyon; MM. Alibert et Biett, à Paris. Comme moyen local dans les ulcérations chroniques des fosses nasales et de la gorge et dans certaines affections douloureuses des membres, les fumigations de cinabre peuvent avoir de bons effets; mais je suis loin de croire que jamais elles puissent produire seules et sans accidents la guérison radicale de la vérole.

De l'iodure de mercure. — Le mercure, combiné avec l'iode, constitue les iodures de mercure qu'on obtient à l'état de proto et de deuto-iodure. Le proto-iodure est composé de *cent grammes d'iodure de potasse* et de *deux cents grammes de proto-nitrate de mercure*.

Le deuto-iodure est le produit du mélange de *cent grammes d'iodure de potasse* et de *quatre-vingts-dix grains de deuto-chlorure de mercure*. Ces médicaments sont très-actifs. M. Biett a observé que le deuto-iodure jouissait d'une activité plus intense que le deuto-chlorure de mercure, et qu'on pouvait néanmoins l'employer contre les maladies vénériennes constitutionnelles et rebelles.

On sait que l'iode, découvert par Coindet dans l'eau de certaines sources, est aujourd'hui généralement employé contre les maladies scrofuleuses, et que M. Lugol a indiqué la manière d'en faire usage d'après une méthode consacrée par l'expérience.

Quant au mercure iodé, et surtout au deuto-iodure, quoiqu'on ait déterminé les doses où on peut les administrer intérieurement sans danger immédiat, c'est un médicament qui ne doit être employé qu'avec beaucoup de réserve, et qui présente tous les inconvénients du sublimé, sans qu'il soit bien avéré qu'il ait plus de propriété, ce qui ne doit pas disposer à en propager l'usage, surtout comme moyen principal d'un traitement complet.

On administre les iodures de mercure en pilules ou en dissolution dans l'alcool ou dans l'éther. On compose les pilules avec un grain de deuto-iodure ou un grain et demi de proto-iodure, douze grains d'extrait de genièvre ou de saponaire; poudre de réglisse, quantité suffisante pour former une masse qu'on divise en huit pilules, dont on donne de une à quatre, soir et matin, en procédant par degrés.

La solution alcoolique se fait avec vingt grains de deuto et trente grains de proto-iodure de mercure, qu'on fait dissoudre dans une once et demie d'alcool rectifié, et dont on donne de huit à vingt gouttes, soir et matin, dans un verre d'eau distillée, en augmentant progressivement. On prépare la solution éthérée de la même manière, et on la prescrit par degrés de six à seize gouttes, matin et soir.

On prépare pour l'usage extérieur une pommade avec douze grains de deuto et dix-huit grains de proto-iodure, et une once et demie d'axonge, dont on fait usage principalement contre les ulcères indolents. La solution alcoolique et la pommade d'iodure de mercure peuvent convenir extérieurement, employées à propos, et en se bornant à leur action locale.

Du cyanure de mercure. — Le deuto-chlorure de mercure uni au bleu de Prusse forme le cyanure mercuriel, dont l'action est si puissante qu'il tue les animaux à très-petite dose. Comme tous les produits chimiques où entre le mercure, on a essayé l'emploi du cyanure contre les maladies vénériennes. M. Biett en a fait usage utilement dans les dartres squammeuses, humides, avec inflammation et prurit.

M. Salamanca assure l'avoir administré avec un succès constant contre la syphilis ancienne et rebelle ; néanmoins c'est un médicament peu sûr encore, peu connu, que ses propriétés délétères peuvent rendre très-dangereux, et dont l'efficacité spéciale peut être contestée. En effet, lorsqu'on introduit en médecine un remède nouveau, pour établir sa prééminence sur les médicaments consacrés par l'usage, il faudrait l'employer uniquement dans les cas où les autres moyens auraient échoué, et en avoir obtenu des effets constants dans une multitude de cas analogues, ce qui n'a pas été fait.

On administre le cyanure de mercure de la même manière que le deuto-chlorure, et on en forme une pommade comme celle de l'iodure. On peut employer le cyanure extérieurement en limitant son action aux surfaces, avec lesquelles on le met en contact, comme je l'ai dit pour le mercure ioduré.

Du sulfate de mercure. — La combinaison du mercure avec l'acide sulfurique produit le sulfate mercuriel qu'on obtient à différents degrés d'intensité, en raison de sa mesure d'oyxgénation, d'où résultent le deuto-sulfate, le sur-deuto-sulfate et le sous-deuto-sulfate de mercure. Ce dernier, qui est connu sous le nom de précipité jaune et de turbith minéral, est le seul dont on fasse encore usage en médecine, et dont je dirai quelques mots.

Le sous-deuto-sulfate de mercure a été recommandé par Clowes, Loob et Boerhaave, et par beaucoup d'autres médecins, qui le jugeaient plus efficace contre les maladies invétérées de la peau que les autres préparations mercurielles ; on l'a aussi préconisé dans la guérison de la gonorrhée.

On l'emploie à la dose d'un quart de grain, réitéré deux ou trois fois par jour ; mais il est susceptible d'occasionner le vomissement et des coliques, ce qui en a fait en partie rejeter l'usage intérieurement. M. Alibert emploie dans les pustules vénériennes le précipité jaune en pommade préparée, à la dose d'un gros, mélangé avec une once d'axonge ; c'est à mon avis la seule manière de l'employer utilement.

Du nitrate de mercure. — L'acide nitrique et le mercure constituent le nitrate mercuriel, et selon que ce sel existe avec excès d'acide ou de mercure, il présente comme le sulfate divers degrés d'intensité. Le nitrate de mercure était connu autrefois sous le nom de nitre mercuriel ou mercure nitré. Ce sel, appelé aujourd'hui deuto-nitrate, existe à l'état de sur-deuto-nitrate et de sous-deuto-nitrate.

Le *sur-deuto-nitrate de mercure* a été recommandé par un assez grand nombre de médecins, principalement par Selle et Cruiksank, comme équivalant au sublimé ; il servait à composer l'eau mercurielle, connue sous les noms de remède du duc d'Antin et de remède du Capucin ; l'essence mercurielle de Charras et les gouttes blanches de Ward, qui ont joui d'une grande célébrité en Angleterre, et qui étaient composées d'une once de ce sel dissous dans trois onces d'eau distillée, dont on donnait deux ou trois gouttes chaque jour dans une décoction d'orge, de gruau ou de salsepareille. De même que le sublimé, le sur-deuto-nitrate de mercure occasionne des gastro-entérites, des phthisies et autres graves accidents, ce qui en a fait proscrire l'usage intérieurement.

Quelques médecins l'ont employé extérieurement. Delpech en faisait usage comme caustiques dans les ulcères fongueux. M. Manry emploie contre la gale l'eau mercurielle, préparée avec le nitrate de mercure, circonstance où elle peut produire de bons effets, mais où il faut l'administrer de manière qu'elle n'agisse que localement, parce que son absorption pourrait occasionner tous les accidents du mercure.

Le *sous-deuto-nitrate de mercure* est peu employé en médecine.

Le *proto-nitrate mercuriel* est moins actif que les nitrates précédents. Belet le faisait entrer dans le sirop qui a reçu son nom ; mais d'après la manière dont il le préparait, le nitrate de mercure se décomposait, et son sirop ne contenait aucune partie de mercure. M. Bouillon Lagrange, en en modifiant le mode de préparation, en a fait un sirop réellement mercuriel ; néanmoins, on l'emploie bien peu aujourd'hui.

Le proto-nitrate de mercure sert à composer les pilules de *Zeller*, formées de dix grains de ce sel triturés avec trente grains d'extrait de réglisse, qui sont encore employées par quelques médecins, et qu'on donne de une à six chaque jour, en procédant par degrés.

Le *sous-proto-nitrate de mercure* résulte du mélange du proto-nitrate avec l'ammoniaque, ce qui lui a fait donner le nom de sous-proto-nitrate ammoniacal. Ce sel est plus généralement connu sous les dénominations de *précipité gris* et de *mercure soluble de Hahnemann*. Il est très-accrédité parmi les médecins allemands, qui le donnent à la dose d'un demi-grain à cinq grains chaque jour, mélangé avec dix grains de poudre de réglisse ou de gomme adragante, à prendre en deux prises, l'une le matin, l'autre le soir.

On administre aussi le mercure soluble en pilules, composées de deux gros de ce sel, deux gros de poudre de réglisse et quantité suffisante de conserve de roses, dont on fait une masse, qu'on divise en quatre-vingt-six pilules, qu'on prescrit de une à dix, en augmentant successivement.

On est dans l'usage d'assujettir à un régime très-sévère les malades qu'on soumet à ce traitement ; on ne leur permet de manger que trois ou quatre heures après chaque dose, et on ne leur accorde pour boisson, lorsqu'ils ont soif, que de l'eau pure ou du lait de vache.

On l'emploie aussi extérieurement contre les pustules, les ulcères vénériens, sous la forme de pommade, que l'on compose avec deux gros de ce sel et quatre gros de cérat ou d'axonge.

On s'accorde à reconnaître l'efficacité de ce remède, lorsqu'il est administré avec toutes les précautions nécessaires.

Je dois faire remarquer que le sous-proto-nitrate de mercure et d'ammoniaque a subi plusieurs modes de combinaisons et de transformations qui ne laissent à ce sel aucun des caractères primitifs du mercure.

De l'hydro-chlorate mercuriel ammoniacé. — Ce sel, plus connu sous le nom de précipité blanc, n'est employé qu'à l'extérieur. Pinel en faisait usage dans les affections dartreuses, en pommade composée d'un gros de précipité trituré, avec une once d'onguent rosat, préparation qui a beaucoup d'analogie avec l'onguent de *Zeller*, qui est formé de la même proportion de précipité pour une once de cérat rosé, ainsi qu'avec l'onguent de *Werlhof*, dont l'axonge forme l'excipient. Ces diverses pommades ont été employées contre les végétations, les ulcères fongueux et contre la gale. J'en ai fait usage utilement dans les ulcérations pustuleuses, avec prurit.

Du proto-nitrate de mercure. — Les noms de mercure acété et de terre foliée mercurielle sont les dénominations anciennes du proto-nitrate de mercure. Ce sel, qui était connu depuis longtemps sans avoir joui d'aucun crédit, fut mis en usage dans les maladies vénériennes par *Keyser*, qui en fit longtemps un secret, et dut à ce moyen une fortune considérable; ensuite le gouvernement lui acheta chèrement sa recette, bien qu'il ne s'agit que d'une préparation déjà connue, et que tout le mérite de *Keyser* fût de l'avoir mise en vogue. Ce fut sous la forme de pilules qui reçurent le nom de *dragées de Keyser*, que l'acétate de mercure fut mis en si grande réputation. On est peu d'accord sur la formule de ces dragées ; Keyser lui-même n'a pas toujours observé le même procédé, de sorte que ses dragées ne devaient pas produire constamment les mêmes effets ; c'est ce qui arrive en général dans les préparations imaginées par les empiriques. Bell a proposé de préparer ces dragées avec un gros d'acétate de mercure, un gros de manne en larmes et un gros de gomme arabique et suffisante quantité d'eau de rose, dont on forme une masse qu'on divise en soixante pilules. Je dois faire observer ici que chaque pilule doit contenir un grain d'acétate mercuriel, de sorte que le gros français étant de soixante-douze grains, ce serait en soixante-douze pilules qu'il faudrait faire diviser la masse pilulaire préparée en France.

M. Guibourt a publié une formule qui consiste à mêler un grain de proto-acétate de mercure, amidon cinq grains, sirop de gomme quantité suffisante pour former quatre pilules, dont chacune contient un quart de grain d'acétate. Cette formule mérite la préférence sur celle de Bell, à cause de la facilité qu'elle donne de fractionner le mercure. Pour se rapprocher le plus de la manière dont Keyser les prescrivait, on pourrait les donner de une à six, matin et soir, en procédant par degré.

M. Virey emploie ce sel à la préparation d'un sirop destiné à remplacer celui de Bellet (voir le formulaire) ; on l'emploie aussi à l'extérieur en lotions dans quelques affections cutanées, à la dose de douze à quinze gouttes, dans six onces d'eau de rose ; on pourrait aussi le faire entrer à la dose d'un gros par once d'axonge pour en faire une pommade, qui pourrait servir pour panser les ulcères vénériens indolents et fongueux.

Le *proto-tartrate mercuriel* ou le mercure tartareux a été aussi conseillé par Diener et Wurz; on peut l'employer comme le précédent, dont il partage les propriétés.

Je termine ici le dénombrement des préparations mercurielles dont j'ai jugé à propos de parler, et qui renferment les formules qui ont été et qui sont encore le plus en usage. Il entrait dans mes vues de faire connaître les diverses manières dont on avait employé le mercure, et d'en faire ressortir les inconvénients tout en exposant l'opinion des médecins qui en ont prôné les avantages et qui en sont demeurés partisans, afin de prouver que l'antipathie qu'on pourrait me reprocher d'avoir contre le mercure est le résultat d'études et d'observations approfondies, qu'ayant à me créer une méthode, j'ai dû en raisonner l'action et les effets, et enfin que ma confiance dans celle que je mets en pratique repose uniquement sur les succès que j'en obtiens.

Je n'ai pas jugé à propos de m'occuper des modifications que le traitement mercuriel réclame selon le sexe, l'âge et la saison, ni des diverses théories émises sur la manière d'agir du mercure dans le traitement des maladies vénériennes, ni enfin d'indiquer le traitement qui convient pour combattre les accidents du mercure. Les médecins qui ont l'habitude de faire usage du mercure doivent avoir appris aux écoles ou dans les traités où ils ont puisé leur instruction les connaissances nécessaires à ce sujet. Ceux qui liront mon ouvrage et qui n'auraient pas une opinion arrêtée sur ce point ne devant pas y trouver des motifs de se déterminer en faveur du mercure, il serait superflu de discuter pour eux plus longuement sur le mode de ce médicament et sur les précautions que réclame son usage.

CHAPITRE XXII.

Du traitement des accidents immédiats causés par le mercure.

'il s'agissait d'indiquer les moyens de remédier à tous les accidents causés par le mercure, il faudrait prescrire le traitement qui convient aux nombreuses maladies qu'il peut occasionner; un volume n'y suffirait pas. Il ne doit être question dans ce chapitre que des effets actuels et graves que peut produire le mercure, tels que la salivation, les ulcères de la bouche et l'eczema mercuriel; tout médecin, partisan ou non du mercure, pouvant être demandé auprès d'un malade qui souffrirait des accidents que peut immédiatement occasionner ce métal.

Le régime préparatoire auquel on assujettit les malades destinés à subir un traitement mercuriel, et qui consiste en moyens anti-phlogistiques, les prédispose à moins ressentir les effets irritants et syalagogues du mercure. Ce régime est donc indispensable pour préserver, autant que cela est possible, de la salivation. On a proposé de combiner le mercure avec diverses substances, en vue d'en atténuer l'activité, telles que le camphre, le soufre, etc.; mais l'expérience a démontré que ces moyens étaient sans efficacité, et que les bains, les saignées, la diète, les boissons adoucissantes et diaphorétiques, mis en usage avant le traitement, sont les choses qui conviennent le mieux; et pendant le traitement, la précaution à prendre la plus importante est d'administrer le mercure à très-petites doses et d'en suspendre l'usage aussitôt que les gencives commencent à se phlogoser, ou que le malade se plaint d'avoir une mauvaise haleine, et soit qu'on se propose d'en reprendre l'usage ou de l'abandonner, il faut recommander de changer de linge, de vêtements et même de chambre, quand cela est possible.

Lorsque la salivation est établie, il est souvent très-difficile de l'arrêter. Les moyens les plus convenables pour y parvenir et surtout pour soulager les malades sont les gargarismes calmants, adoucissants ou astringents, et les révulsifs judicieusement employés.

Je négligerai de parler de tous les moyens proposés plus ou moins délaissés, et que je regarde comme inefficaces ou dangereux, pour ne proposer que ceux dont les bons effets sont généralement reconnus. Les gargarismes d'eau de guimauve et de lait ; d'eau d'orge avec dix à douze grains d'extrait gommeux d'opium pour quatre ou six onces de véhicule ; d'eau édulcorée avec le miel ; de têtes de pavot avec le miel rosat ; d'acétate de plomb à la dose d'un à deux gros dans quatre onces d'eau avec addition de dix à douze grains d'extrait d'opium ; l'eau à la glace ; la glace même promenée par petits morceaux dans la bouche ; l'eau acidulée avec le vinaigre ; les décoctions de roses des Provins, d'écorce de chêne, de noix de galle, auxquelles on ajoute vingt à trente grains d'alun ou dix à douze gouttes d'acide sulfurique par livre de liquide : tels sont les moyens qui, choisis avec discernement, conviennent le mieux pour se gargariser. Quand la salivation a cessé et qu'il reste des ulcères qui n'annoncent pas de disposition à se cautériser, il convient de les toucher avec le nitrate d'argent, avec l'acide nitrique ou le collyre de Lanfranc.

Lorsque l'inflammation est considérable et que les souffrances sont très-vives, on doit appliquer une rangée de
sangsues dans la région des deux parotides. La saignée générale peut aussi convenir chez les individus robustes et
pléthoriques.

Parmi les moyens révulsifs, les bains tièdes, les frictions
sèches, les boissons diaphorétiques prises chaudes et souvent réitérées, les lavements purgatifs, sont ceux dont on
obtiendra plus de succès.

L'eczema mercuriel, qui paraît n'être qu'une éruption
érysipélato-pustuleuse, dépendante de l'irritation des voies
digestives produite par le mercure, doit être traité par les
bains tièdes, les sangsues à l'épigastre, les boissons adoucissantes mucilagineuses ou diaphorétiques légèrement acidulées, la diète végétale, en un mot, le régime anti-phlogistique.

M. Pearson a proposé l'acétate d'ammoniaque, la poudre d'antimoiue, les purgatifs, la salsepareille et la squine.
M. Mullin, tout en rejetant les antimoniaux comme trop irritants, prescrit néanmoins les vomitifs, l'infusion de quinquina, les aromatiques, le vin, le porter, dont l'action
n'est pas moins irritante. Plusieurs des moyens proposés
par ces deux médecins, employés avec mesure, peuvent
très-bien convenir contre les éruptions essentiellement vénériennes ; mais elles me paraissent contre-indiquées dans
les maladies cutanées qui sont l'effet du mercure, à moins
qu'on ne se propose d'agir par contre-stimulation.

L'eau tiède dans laquelle on délaie des blancs d'œufs, et
que M. Orfila a indiquée comme antidote dans l'empoisonnement par le sublimé corrosif, semblerait convenir pour
dissiper les accidents qui viennent à la suite d'un traite-

ment mercuriel ; mais ce moyen, qu'on pourrait employer sans inconvénient comme boisson aqueuse, n'aurait aucune action directe sur le mercure, qui, après avoir produit les phénomènes inflammatoires qui accompagnent son usage, aurait perdu ses propriétés délétères.

CHAPITRE XXIII.

De l'usage de l'or et du platine.

'emploi de l'or dans le traitement des maladies vénériennes remonte à l'année 1540. On le préparait de beaucoup de manières, et presque toujours on le combinait avec le mercure, ce qui lui fit donner le nom d'or mercuriel par Lecoq, qui le premier en fit usage ; mais les préparations dans lesquelles entrait ce métal n'étant pas conformes aux règles bien entendues de la chimie, il en résultait des produits plus ou moins dangereux, où souvent même, par suite de leur décomposition, l'or reprenait son état métallique de manière à n'exercer aucune action sur l'économie animale.

Le danger des préparations dont l'or faisait partie, l'infidélité de leurs propriétés, et par conséquent la difficulté d'en régulariser l'action, en ont fait rejeter l'usage, malgré les tentatives faites successivement par Glauber, Planiscampy, Horst, Uçay, Hoffmann, pour en soutenir la réputation.

Depuis 1735 jusqu'en 1810, où M. Chrestien, de Montpellier, en a proposé de nouveau l'usage, l'or, ou plutôt les médicaments annoncés comme devant leurs propriétés à ce métal n'étaient exploités que par des charlatans, qui probablement n'empruntaient que son nom, en vue de satisfaire leur cupidité.

M. Chrestien a soumis à des règles précises la manière

de formuler et d'administrer les préparations d'or : il l'emploie sous diverses formes, qui sont l'or divisé ou à l'état moléculaire, l'oxyde d'or, le chlorure d'or et de soude, et l'oxyde d'or par l'étain, qu'on appelle aussi pourpre de Cassius.

On emploie l'or en substance et l'oxyde de ce métal à la dose d'un quart de grain à trois grains par jour, en augmentant graduellement.

Le chlorure d'or et de soude est la préparation la plus usitée, mais en raison de son extrême causticité, son administration exige la plus grande précaution ; on le prescrit en pilules, à la dose d'un quinzième jusqu'à un huitième de grain. Mélangé à la même dose avec une poudre inerte, on l'emploie en frictions sur la langue ou sur les gencives, ayant soin de l'éloigner des dents le plus qu'il est possible pour éviter de les noircir. La quantité ordinaire du chlorure, pour compléter un traitement, est de *cinq à six grains*.

MM. Chrestien, Percy et Lallemant ont beaucoup vanté les propriétés de l'or dans les maladies vénériennes. M. Cullerier en a fait rarement usage, parce que le mercure lui semblait mériter la préférence.

On a conseillé l'or en poudre et le chlorure sur des excroissances vénériennes et sur des ulcères rebelles. On fait usage, dans ce cas, d'une pommade composée d'un gros d'or en substance ou de dix grains de chlorure pour une once d'axonge. On a aussi proposé cette pommade en frictions sur une partie de la peau dépouillée d'épiderme, pour remplacer l'usage buccal des préparations d'or.

Ne les ayant jamais employées, je ne saurais dire, d'après mon expérience, quels sont les effets positifs des préparations aurifères ; mais il est probable, et cela me paraît certain, que c'est par ses propriétés irritantes, analogues à celles du mercure, que l'or produit le résultat qu'on lui attribue; toutefois, j'oserai dire qu'on doit en rejeter l'usage, comme pouvant occasionner même plus d'accidents que le mercure; il me suffira, pour le démontrer, de citer ce passage de M. Jourdan. « Le chlorure d'or étant très-déliquescent, M. Chrestien lui a substitué celui d'or et de sodium; mais sa préparation *diffère beaucoup* de celle du codex, en ce que ce dernier prescrit d'ajouter au chlorure d'or une très-faible quantité de chlorure de sodium ; tandis que M. Chrestien veut que ces deux substances y entrent à parties égales; différence dont on doit tenir compte dans la pratique, puisque la préparation du codex *est plus caustique* que celle de l'inventeur.......; sa causticité demande la plus grande réserve..... Il est très-rare qu'on puisse l'élever à plus d'un dixième de grain, quoique le formulaire de Cadet-Gassicourt, même dans la nouvelle édition de M. Bailly, indique à l'intérieur les doses de trois, six, douze et dix-huit grains par jour, *dont la moindre serait infailliblement mortelle.* » Ne doit-on pas s'effrayer des accidents qui peuvent résulter de préparations si délétères, si infidèles, et qui devraient à jamais en faire rejeter l'usage?

Le chlorure *de platine* a été employé de la même manière que l'or, et il paraît que l'un et l'autre, de même que le deuto-chlorure de mercure, agissent par l'irritation qu'ils déterminent; néanmoins, le chlorure de platine semblerait un peu moins actif que le chlorure d'or, puisque, d'après les essais faits par M. Cullerier oncle, il a en fallu de six à dix-neuf grains dans les divers traitements où il en fait usage.

CHAPITRE XXIV:

De l'iode.

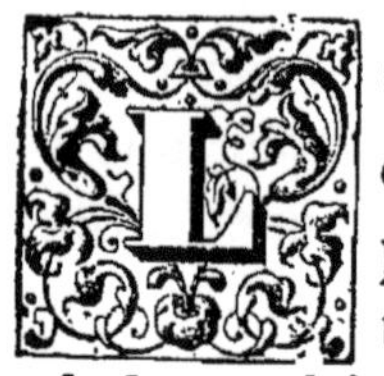'iode est un corps simple, indécomposé, qui a été peu employé sous cette forme ; cependant, son efficacité étant reconnue contre le goître, les affections scrofuleuses et la leucorrhée, quelques médecins ont essayé de l'administrer dans la gonorrhée et contre les bubons.

M. Bichat est un des premiers qui aient fait usage de la pommade iodurée contre les bubons indolents. Je l'ai employée également, avec succès, dans un cas où le bubon était très-volumineux, et existait sans douleur depuis plusieurs mois. Je fis pratiquer, soir et matin, des frictions sur la glande tuméfiée, avec un gros chaque fois d'une pommade composée de *deux onces* d'axonge, *dix-huit grains* d'iode et *deux gros* d'iodure de potassium. Le bubon commença à diminuer dès le quatorzième jour. A cette époque, le malade ressentit un prurit assez incommode dans l'intérieur de la tumeur, et qui continua jusqu'à sa disparition, qui eut lieu le dix-huitième jour. Le malade fut mis en même temps à l'usage d'une décoction de saponaire édulcorée, avec un sirop anti-syphilitique, dont il prenait cinq à six verres chaque jour. Je fis cesser l'emploi de la pommade le vingtième jour ; la tisane fut continuée jusqu'à six semaines, et pendant la durée du traitement, je fis prendre, tous les six jours, une demi-once de sel de Sedlitz, dans deux tasses de bouillon aux herbes, prises à une demi-heure d'intervalle l'une de l'autre, ce qui provoquait ordinairement deux ou trois selles. Ce traitement rétablit complétement le malade, dont l'infection vénérienne datait de plus de cinq mois, et dont la santé était affaiblie depuis plus d'un an. En faisant usage localement de la pommade iodurée, M. Bichat employait en même temps le traitement mercuriel; mais l'observation que je viens de citer, et qui constate l'action résolutive de l'iode, peut servir à démontrer l'inutilité du mercure.

M. Richond de Brus a employé la teinture d'iode à l'intérieur dans la phlogose de la membrane muqueuse génito-urinaire, comme agent dérivatif, c'est-à-dire comme moyen de déplacer l'irritation de la même manière que cela arrive par l'usage du baume de Copahu et du poivre cubèbe. Mais l'administration intérieure de cette teinture est presque toujours nuisible, ainsi que l'avait déjà observé le docteur Coindet, à qui on doit la découverte de l'iode et son administration contre le goître. La précipitation de l'iode s'opère par le mélange de sa teinture avec l'eau, et l'action cautique que les particules solides de ce corps exercent sur les parties du canal digestif où elles se fixent, peuvent déterminer des accidents qui doivent en faire rejeter l'usage; aussi, le docteur Coindet y a-t-il renoncé pour employer la solution d'*hydriodate de potasse iodurée*, qui est composée de trente-six grains d'iodure de potasse, de *six grains* d'iode et d'une once d'eau distillée, dont on donne de six à dix gouttes trois fois par jour, dans un verre d'eau sucrée.

M. Richond a également employé la teinture d'iode en frictions immédiates sur les bubons, à la dose d'un et même de deux gros, réitérées plusieurs fois dans la journée, se-

lon l'ancienneté et le volume de la tumeur ; chaque friction
devant durer cinq à six minutes.

M. Richond a également employé la teinture d'iode seule,
la jugeant plus efficace administrée de cette manière, que
lorsqu'on la mélange avec la graisse ou avec un véhicule
aqueux ; il conseille, avec raison, de n'en faire usage qu'a-
près avoir combattu l'inflammation, et lorsqu'on l'emploie
à la base d'un bubon qui est en suppuration, d'avoir recours, aussitôt après, à un cataplasme émollient, afin de
prévenir l'irritation et la douleur.

M. Eusèbe de Salle recommande l'iode dans les engorgements chroniques du testicule ; il en prescrit l'usage à l'extérieur et à l'intérieur en même temps : intérieurement, il
emploie la teinture, et extérieurement la pommade d'hydriodate de potasse.

Je crois que les préparations iodiques, sagement combi-
nées, peuvent convenir dans toutes les espèces d'engorgements indolents, et qu'on peut les employer avec beaucoup
de succès contre les bubons vénériens récents ou anciens ,
après avoir combattu, comme le prescrit M. Richond, les
accidents inflammatoires. Quant à leur usage intérieur, je
suis persuadé qu'on peut obtenir, des formules qui présentent l'eau pour excipient, les mêmes résultats que ceux de
la teinture alcoolique d'iode, et qu'on n'a pas à en redouter les mêmes accidents, ce qui justifie la détermination
prise par M. Coindet d'abandonner l'usage de la solution
alcoolique, et doit engager à l'imiter.

CHAPITRE XXV.

Du chlore.

Le chlore, connu autrefois sous le nom d'acide muriatique oxygéné, a été jugé, de même que l'acide nitrique, comme étant susceptible d'abandonner facilement son oxygène, et, par cette même raison, il a été employé comme anti-vénérien, particulièrement par Cruiksank, qui l'administrait à la dose de cinq gouttes dans une once d'eau, réitérée trois ou quatre fois par jour, en augmentant par degré jusqu'à quarante, cinquante gouttes et même un gros, quatre fois en vingt-quatre heures. Cruiksank l'employa principalement chez des malades atteints d'ulcères au gland et au prépuce, et tous furent parfaitement guéris, en occasionnant toutefois, chez quelques-uns, une excitation générale qu'on dut combattre par la saignée.

On sait aujourd'hui que le chlore est un corps simple, et que ce n'est plus la propriété oxygénante qu'on lui supposait qui pourrait disposer à le prescrire; c'est un excitant très-énergique, dont l'usage peut avoir de graves inconvénients, comme tous les médicaments dont la dose est portée jusqu'à produire l'excitation fébrile; car une telle réaction, quoique combattue immédiatement par la saignée, peut devenir le principe d'une maladie qui se développera plus ou moins promptement, selon la prédisposition de l'organe qui devra en être le siége.

Le *chlorate de potasse*, qui est un sel sur-oxygéné, a été employé par Cruiksank, Alyon et Swediaur, d'après la confiance qu'ils avaient dans les propriétés de l'oxygène pour neutraliser le virus vénérien. On administrait ce sel à la dose de trois ou quatre grains, réitérée quatre fois par jour, et on l'augmentait par degrés jusqu'à dix à douze grains. Swediaur le prescrivait à l'intérieur, à la dose de vingt à cinquante grains, dissous dans une pinte d'eau distillée, en procédant aussi par degrés; à l'extérieur, en dissolution saturée, contre les maladies cutanées et les ulcères invétérés, quoique ce fût plus particulièrement contre les ulcères primitifs que le chlorate de potasse eût été mis en usage par les deux autres médecins que j'ai cités. Ce sel, qui n'est pas moins excitant que le chlore, a, de même que ce dernier médicament, fait disparaître assez promptement les symptômes contre lesquels on l'a employé; mais chez la plupart des malades, il a produit une réaction fébrile caractérisée par la vitesse du pouls, l'état blanchâtre de la langue, la soif et l'inflammation du sang, démontrée par la couenne dont il se recouvrait. Ce n'est que comme agent d'excitation que le chlorate de potasse a produit les effets qui lui sont attribués, ce qui doit en faire rejeter l'usage par les motifs que j'ai énoncés en parlant du chlore.

Le *chlorure de sodium* a été employé par MM. Cullerier, Gorse et Mérat, dans les bubons ulcérés et dégénérés en pourriture d'hôpital, ce qui faisait promptement cesser leur fétidité, et les ramenait au degré de vitalité propre à en accélérer la guérison.

La propriété désinfectante du chlore, dont la découverte est due à M. Labarraque, existe aussi dans le deuto-chlorure de mercure, et je suis surpris qu'on n'y ait pas reconnu depuis longtemps cette propriété, dont l'existence m'a été

démontrée dans plusieurs circonstances : la première fois,
à l'occasion d'une malade qui avait une dartre pruriteuse
sur le côté du thorax, près de l'aisselle, et qui s'étendait
vers la mamelle, et à laquelle j'avais conseillé de se laver
avec une infusion de sureau, ce qu'elle fit, en se frottant
avec beaucoup de force, et en réitérant les lotions plusieurs
fois par jour ; elle s'était servie pendant deux jours, et c'é-
tait en été, de la même infusion, dans laquelle elle expri-
mait chaque fois le linge qui lui servait à faire les lotions,
ce qui avait donné à cette même infusion une odeur si infecte, qu'elle me frappa très-désagréablement l'odorat en
abordant la malade, à qui je demandai d'où pouvait venir
cette odeur, et qui me répondit qu'elle croyait que c'était
l'eau dont elle se servait pour se laver qui la répandait ;
m'étant rapproché du vase pour m'en assurer, j'en fus repoussé par l'infection qui s'en exhalait. La démangeaison
qui tourmentait la malade ne s'étant pas calmée, je recommandai des lotions faites avec une partie de liqueur de Vanswieten, à douze grains, mêlée avec trois parties d'eau.
Ayant revu la malade deux jours après, ses premières paroles furent de m'annoncer que l'eau dont elle se servait
n'avait pas de mauvaise odeur, quoiqu'elle eût employé la
même depuis quarante-huit heures, et que chaque fois elle
y eût exprimé les linges avec lesquels elle se frottait. Cette
eau était sale et bourbeuse, mais elle n'exhalait que l'o-
deur faible de l'alcool, qui avait servi à préparer la liqueur
de Vanswieten.

Les observations que j'ai faites sur la propriété désinfectante du deuto-chlorure de mercure constatent un fait
qu'on ne peut nier ; néanmoins, je n'entends pas le mettre
en parallèle avec le chlorure de sodium, qui sans doute

doit lui être préféré. Je n'ai signalé la vertu désinfectante du deuto-chlorure de mercure, que dans le but de présenter cette préparation comme pouvant être, dans bien des cas, le succédané du chlorure de soude.

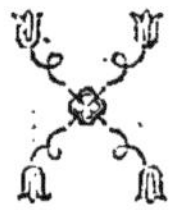

CHAPITRE XXVI.

De l'usage des acides nitrique et hydrochlorique.

'*acide nitrique* a été employé intérieurement, dans les maladies vénériennes, dès
l'année 1793, par Scott de Bombay, qui
l'annonça comme étant égal et même su-
périeur au mercure. Quelques années après, son usage se
propagea en Angleterre, en France et en Allemagne, où il
fut administré particulièrement par Beddoës, Cruiksank,
Alyon et Swediaur. Les médecins anglais le donnaient à la
dose d'un gros à trois gros, étendue dans une livre d'eau.
En France, on l'administrait à la dose d'un demi-gros à
deux gros, et parfois de quatre à six gros dans deux livres
d'eau, qu'on édulcorait avec du sucre ou un sirop agréable.

Alyon fit aussi préparer une pommade qu'il prescrivait
extérieurement contre les éruptions vénériennes, et qui
était composée de deux parties d'acide et de seize d'axonge.
Cet auteur, qui avait imaginé une théorie chimique pour
expliquer l'action du mercure, qu'il attribuait à l'oxygène,
sachant que l'acide nitrique abandonnait facilement celui
qui sert à le composer, jugea qu'il devait avoir toutes les
propriétés des préparations mercurielles, ce qui détermina
la préférence qu'il accorda à cet acide, et le porta à adopter
le mot *oxygénée* pour qualifier la limonade et la pommade
dans lesquelles ce même acide entrait comme agent principal ; mais au lieu d'agir par le dégagement de son oxygène,

comme le pensait Alyon', c'est tout simplement par son action irritante qu'il faut expliquer ses résultats.

L'expérience a constaté que l'acide nitrique peut guérir certaines maladies vénériennes récentes ou invétérées dans un espace de temps plus ou moins long ; que d'autres fois il a échoué, et que dans quelques cas il a produit de graves accidents, ce qui doit tenir nécessairement à la manière dont on l'a administré et aux circonstances dans lesquelles il a été prescrit ; cependant plusieurs médecins, parmi lesquels se trouvent Blair et Cullerier, le regardèrent comme dangereux, et soutinrent que les guérisons qu'on lui attribuait étaient indépendantes de son usage, et qu'il ne pouvait aucunement remplacer le mercure, ce qui contribua à le faire délaisser.

S'il ne s'agissait que de produire une dérivation sur le canal digestif, l'acide nitrique devrait être préféré incontestablement au mercure. M. Jourdan en a fait maintes fois une heureuse application. « J'ai très-souvent, dit ce médecin, employé cet acide avec succès dans une décoction émolliente, édulcorée avec le sirop de gomme : en ayant soin de graduer la dose d'après l'idiosyncrasie du malade, au lieu de prescrire automatiquement les formules indiquées dans les livres, on n'observe jamais aucun accident, et la limonade nitrique convient aussi bien qu'aucun autre remède dit anti-vénérien dans tous les cas où les circonstances permettent de recourir aux irritants, appliqués sur la membrane muqueuse des voies digestives. »

Ce que dit M. Jourdan de l'acide nitrique peut se dire avec autant de raison de toutes les substances irritantes ; pour en faire usage utilement, il faut qu'il n'existe préalablement aucune disposition à l'état fébrile, ni aucune espèce d'irritation des voies digestives. Dans le traitement des maladies vénériennes, on doit se proposer d'augmenter la vitalité du tube intestinal, et, par suite, de produire une réaction générale, dont l'effet doit être, lorsqu'elle est bien dirigée, de faire cesser graduellement l'action morbide, et d'amener la guérison par une sorte de mouvement d'ensemble.

Je prie de remarquer que l'excitation générale, qui résulte du traitement et qui ne doit pas dépasser la limite convenable au succès qu'on recherche, doit se distinguer de l'irritation, qui est portée loin pour produire un effet dérivatif. Dans le premier cas, tout l'organisme concourt à régulariser l'action vitale ; dans le second cas, au contraire, on déplace la maladie, on opère une dérivation morbide qui peut avoir des suites plus ou moins graves.

Cette digression, à propos des réflexions de M. Jourdan sur l'usage de l'acide nitrique, m'amène naturellement à conclure qu'on doit, autant que cela est possible, interdire l'usage intérieur des préparations corrosives.

L'*acide hydrochlorique*, appelé autrefois l'acide muriatique, esprit de sel, a été employé par Zeller, à l'intérieur et à l'extérieur, dans les maladies vénériennes, principalement lorsque l'affection semblait entretenue par la diathèse scorbutique ; il l'administrait ordinairement dans une décoction d'orge, à la dose de huit à dix gouttes, jusqu'à un demi-gros, en augmentant de trois ou quatre gouttes tous les trois jours. On le fait entrer dans les gargarismes dirigés contre les ulcères de la gorge, à la dose propre à leur donner une acidité supportable ; on l'emploie aussi pour exciter et cautériser les ulcères indolents. Charles Bell et Shaw l'ont employé avec succès chez des malades atteints d'ulcérations et d'exanthèmes secondaires, qui avaient été traités inutilement par les mercuriaux, ce qui dépend bien

moins de la propriété plus efficace de l'acide hydrochlorique que des circonstances dans lesquelles il a été administré, comme cela arrive pour la plupart des médicaments
qui, independamment de leur action positive, produisent,
en général, des effets différents, en raison de l'état actuel
de la maladie et des dispositions de l'organisme, d'où ont
été supposées comme positives, à un grand nombre de substances, des propriétés qui ne sont que relatives, ce qui n'a
fait que jeter beaucoup d'incertitude sur l'action des médicaments.

On a remarqué que les acides nitrique et hydrochlorique
déterminaient quelquefois l'inflammation des gencives et pro-
duisaient une salivation plus ou moins abondante; néanmoins
l'acide nitrique particulièrement a été préconisé par M. Ap-
pert comme un excellent moyen de remédier aux accidents
produits par le mercure, en l'employant tout à la fois à l'intérieur et à l'extérieur. Il fait usage d'une mixture composée d'un gros à un gros et demi d'acide nitrique, de six
onces d'eau de rose et d'un gros de laudanum liquide, dont
on imbibe de la charpie qu'on applique et qu'on entretient
humide sur l'ulcère; à l'intérieur, il le donne à la dose d'un
gros chaque jour, dans un sirop fort agréable.

Je ne suis aucunement surpris des bons effets de l'acide
nitrique dans les cas d'ulcérations occasionnées par le mercure, ni de ses résultats parfois salutaires dans la maladie
vénérienne. La plupart des accidents causés par la syphilis
et ceux produits par le mercure se distinguent par une irritation sub-active, qui les dispose à rester stationnaires et
réclame une médication excitante, ce qui peut justifier, jusqu'à un certain point, l'usage de l'acide nitrique, dont l'action est la même, soit qu'on l'administre contre la maladie
vénérienne, ou contre les accidents occasionnés par le mercure.

CHAPITRE XXVII.

De l'ammoniaque.

ylvius et Lemery furent les premiers qui recommandèrent l'ammoniaque pour combattre la vérole ; mais il a été plus particulièrement adopté par Peyrilhe, qui en fit la base d'une méthode de traitement dont il a indiqué le mode d'application, et préconisé les résultats dans un Tra té publié en 1774. Après avoir préparé le malade par les bains, les purgatifs et les délayants, Peyrilhe lui faisait prendre une mixture qu'il appelait *infusion sudorifique alcaline,* et qui était composée d'une demi-once de follicules de séné, de quatre onces de feuilles de mélisse, infusées à une douce chaleur pendant une heure dans un vase clos, et à laquelle on ajoutait quatre onces de sucre et un gros ou un gros et demi de *sous-carbonate d'ammoniaque*, ce qui devait former seize onces de mixture, que le malade prenait en deux parties, une le matin, à jeun, l'autre le soir, quatre ou cinq heures après le dîner ; dans l'intervalle, il devait boire abondamment d'une infusion faite avec deux onces de mélisse sur trois pintes d'eau, et s'interdire l'usage des acides et des spiritueux. Après avoir suivi ce traitement pendant huit jours consécutifs, le malade se reposait à peu près le même espace de temps, ne prenant pour tout médicament que l'infusion de mélisse, qu'on faisait graduellement plus forte ; après ce délai, on le purgeait légèrement, et on re-

commençait l'usage de la mixture, à la suite de laquelle le
malade se reposait, prenait son infusion et devait être purgé
comme la première fois ; régime que dans quelques circonstances on renouvelait une troisième fois, de manière à
faire prendre la mixture ammoniacée pendant seize ou vingt-
quatre jours, qui, suivant Peyrilhe, suffisent, dans le plus
grand nombre de cas, pour guérir tous les accidents sous
lesquels la maladie vénérienne peut se présenter, tels que
gonorrhée, chancres, bubons, dartres, périostoses, etc. ;
quelquefois, on prolongeait le traitement un mois, lorsque
la maladie se montrait rebelle.

Quoique la dose ordinaire du carbonate d'ammoniaque
fût de dix-huit à vingt grains par jour, Peyrilhe l'élevait
quelquefois à vingt-cinq ou trente, ou bien il l'abrégeait
à neuf ou dix, suivant les effets qu'il produisait, et qui dépendaient nécessairement de la susceptibilité des sujets ou
de l'état plus ou moins irrité des voies digestives. C'est ainsi
que, parfois, l'action de ce sel demeurait bornée à la membrane muqueuse gastro-intestinale, ce qui occasionnait la
constipation ou la diarrhée, et que, d'autres fois, il provoquait la sécrétion des urines ou déterminait des sueurs.

Le sous-carbonate d'ammoniaque et l'ammoniaque liquide entrent, le premier dans le sirop de *Velnos* ; le second dans le sirop dépuratif de *Majault*, comme on peut
le voir dans le formulaire qui termine cet ouvrage.

Après avoir été préconisé et mis en usage par beaucoup
de praticiens, soit contre les maladies vénériennes, soit contre les anciennes douleurs de goutte et de rhumatisme, ce
médicament a été rejeté d'une manière trop absolue, et j'o-
serai dire mal à propos ; il n'est guère employé aujourd'hui
que par quelques médecins anglais, qui le prescrivent encore contre les maladies arthritiques. M. Cullerier lui con-

teste toute propriété comme anti-vénérien, bien qu'il juge qu'on peut l'employer avec quelque succès dans les engorgements lymphatiques chroniques, ce qui me semble impliquer contradiction, car il y a des accidents vénériens qui ont tous les caractères des engorgements lymphatiques.

J'ai souvent employé utilement l'ammoniaque liquide, pour propager la transpiration, chez des individus affectés de douleurs arthritiques et rhumatismales. Je l'administre ordinairement à la dose d'un demi-gros, mêlé avec quatre onces de sirop de capillaire, dont on donne par cuillerée à café tous les trois quarts d'heure, faisant boire par-dessus une tasse d'infusion chaude de bourrache ou de tilleul, le malade étant couché et tenu chaudement. Employé de cette manière, il agit principalement sur le système cutané, et parfois sur l'appareil urinaire.

Avant d'employer les préparations ammoniacées, on doit préalablement s'assurer qu'il n'existe aucune irritation de la muqueuse intestinale, ni aucune espèce de réaction fébrile; il est même prudent de faire précéder leur usage de la saignée, et d'en seconder les effets par un régime adoucissant, lorsque le malade est d'une constitution pléthorique.

La méthode de Peyrilhe, qui consiste à joindre le séné à une grande quantité de feuilles de mélisse, ne me semble pas convenable; au lieu d'agir par sa propriété diffusible et de provoquer l'exhalation cutanée, qui est le principal mode d'action de l'ammoniaque, ce médicament agit plus particulièrement sur le tube intestinal, qu'il irrite de manière à ne produire ses effets que comme cela arrive à tous les remèdes irritants. Employés à propos et avec une sage réserve, les préparations ammoniacées peuvent être d'un grand secours, et je crois avec MM. Lagneau et Jourdan qu'on peut en ramener utilement l'usage.

Les médicaments dont j'ai parlé jusqu'ici appartiennent au règne minéral ; ils se distinguent par les nombreuses formes qu'ils sont susceptibles de subir et par l'intensité de leur action, qui est modifiée par chacune de leur transformation chimique, ce qui n'a pas lieu au même degré, ni d'une manière aussi générale pour les médicaments que produit le règne végétal, comme on le verra bientôt. Le règne animal ne fournit aucun médicament à la thérapeutique anti-vénérienne, quoique le lézard ait été proposé pour cet usage, ce qui m'oblige à en dire quelques mots.

CHAPITRE XXVIII.

Du lézard.

viédo parle d'une espèce de lézard dont la chair est très-bonne, analogue à celle du lapin, meilleure même, dont se nourrissent les habitants de Saint-Domingue, ce qui l'a fait nommer par les naturalistes *iguana delicatissima*, et qui aurait la propriété de faire reparaître les symptômes de la vérole chez ceux qui en avaient été atteints, quoiqu'ils en eussent été parfaitement guéris depuis longtemps. L'opinion invraisemblable d'Oviédo fit imaginer à Lister que la maladie vénérienne aurait eu sa source dans l'habitude que les Indiens avaient de manger beaucoup d'*igouanes*, système aussi peu fondé que l'assertion qui donne au lézard la faculté de faire renaître la syphilis, et qui n'a pas eu de partisans.

L'usage que les anciens faisaient de certains reptiles, tels, par exemple, que la vipère, qui entre dans la thériaque, et des lézards, qu'ils employaient contre le goître, la jaunisse, la gale, l'alopécie, etc., les avait fait recommander par un grand nombre d'auteurs jusqu'au milieu du dernier siècle, où ils tombèrent dans l'oubli, et d'où ils furent tirés, en 1782, par Flores, médecin américain, qui les préconisa contre la maladie vénérienne, à la suite d'un succès dont voici l'histoire, reproduite par M. Jourdan, à qui je l'ai empruntée.

« Un habitant de Guatimala était atteint depuis quelque temps, à la lèvre supérieure, d'un ulcère cancéreux, qui avait rongé une partie de la joue. Abandonné des médecins, il allait succomber, lorsqu'un ecclésiastique lui dit avoir vu autrefois les Indiens guérir une jeune femme couverte d'ulcères et de croûtes syphilitiques, depuis les pieds jusqu'à la tête, en lui faisant manger de la chair de lézard, moyen qu'ils employaient depuis longtemps pour se guérir de la maladie vénérienne, et de tous les maux qu'elle entraîne. Le malade résolut d'essayer ce remède, se fit apporter des lézards, et en avala trois. Dès le cinquième jour, il sentit une chaleur extrême se répandre dans tout son corps, et il eut des sueurs copieuses. Bientôt après survint un flux considérable de salive, pendant le cours duquel cinq autres lézards furent encore avalés : la salivation se tarit, la plaie prit un bon aspect, et bientôt elle se cicatrisa. »

Des informations prises chez les Indiens attestèrent que les lézards, avalés immédiatement après leur avoir enlevé la tête, la queue, les pattes, la peau et les intestins, les délivraient constamment de la syphilis et de tous les accidents qui en sont la suite : les uns disent qu'il fallait en avaler trois ; les autres affirment qu'un seul suffisait.

La cure du malade de Guatimala et le témoignage des Indiens ne tardèrent pas à éveiller l'attention des médecins européens sur les propriétés médicales du lézard. Des expériences furent répétées en Espagne, en Suisse, en Italie, en Allemagne, et on s'en autorisa pour proclamer la propriété curative de ce saurien contre la lèpre, le cancer, les ulcères rongeants, les éruptions dartreuses, la syphilis, etc. Au bout de quelques années, l'usage des lézards fut généralement délaissé, après avoir enfanté toutefois, comme le

fait remarquer M. Jourdan, « à un assez grand nombre d'é-
crits, dans lesquels on cherche en vain de la précision, des
détails, en un mot, toutes les qualités sans lesquelles il est
impossible d'ajouter foi à des observations médicales. »
Animé d'un beau zèle, et voulant s'assurer par lui-même
des effets du lézard sur l'économie animale, M. Jourdan
n'a pas craint d'en faire usage. « J'ai avalé, dit-il, à un
jour de distance l'un de l'autre, un certain nombre de lézards gris, préparés suivant la méthode indienne, et, comme
je m'y attendais bien, je n'ai éprouvé ni chaleur interne,
ni sueurs, ni salivation, ni selles extraordinaires, mais
bien à *chaque fois* les nausées inséparables de cette épreuve
désagréable..... Il faut donc reléguer parmi les fables tout
ce qui a été dit au sujet de l'efficacité de ces reptiles contre
les maladies vénériennes. »

L'expérience faite par M. Jourdan sur lui-même peut
bien servir à constater l'action positive des lézards sur l'organisme dans son état normal, mais elle ne décide rien quant
aux effets que ces reptiles peuvent produire chez des individus malades, M. Jourdan n'ayant pas annoncé qu'il eût
aucune affection morbide lorsqu'il en a fait usage. Tout en
niant la propriété spécifique et même constante des lézards
dans les maladies contre lesquelles on les a employés, je
crois pourtant qu'on doit tenir compte des effets que produit
la répugnance, qui doit être extrême chez beaucoup de
malades, lorsqu'il s'agit d'avaler une chose aussi dégoûtante. Si M. Jourdan, qui, avec une volonté bien affermie,
a éprouvé des nausées chaque fois qu'il a avalé un de ces
reptiles, qu'on se représente les angoisses d'un individu pusillanime, qui n'a pu prendre une pareille détermination
qu'après une longue et pénible hésitation, et on ne sera plus
étonné qu'il puisse survenir quelquefois de la fièvre, des

sueurs, des selles extraordinaires, le ptyalisme même, après l'ingestion des lézards ; et de cette manière se trouveront justifiées les observations attestées par des médecins dignes de foi, tels que Morgagni, Dehaën, Palletta et autres, dont le témoignage ne saurait être rigoureusement contesté. Il ne s'agirait alors que des effets produits par l'impression morale que peut occasionner l'usage d'une substance dégoûtante, effets qui ont de l'analogie avec ceux que la crainte et la frayeur peuvent déterminer, et dont il y a beaucoup d'exemples. On sait que le bruit du tonnerre produit la diarrhée chez certains individus, et que chez d'autres l'odeur seule d'une médecine suffit pour les purger ; on sait aussi qu'on a guéri des fièvres intermittentes rebelles, en faisant avaler des insectes les plus dégoûtants, tels que des poux, des punaises, etc. Phénomènes divers qui, j'en conviens, ne seraient réellement que les effets de l'impression dégoûtante et nauséabonde dont l'imagination peut se trouver frappée. Toutefois j'ai dû présenter ces dernières réflexions pour faire sentir combien il importe à la dignité médicale, lorsqu'un fait a été affirmé par un auteur estimable, de ne jamais le nier d'une manière absolue, et s'il a été mal jugé ou mal aperçu, de le présenter, au contraire, sous un point de vue qui, en le faisant mieux apprécier, permettrait de saisir les apparences qui ont pu induire en erreur le médecin qui s'en est rendu garant.

Du traitement végétal.

D e tous les moyens empruntés au règne végétal, ce sont les bois sudorifiques qui ont obtenu le plus de crédit ; on leur a longtemps accordé la propriété spéciale de guérir, ainsi que le mercure, toutes les maladies vénériennes, et même de remédier aux accidents que peut entraîner l'usage de ce métal. Le gayac, la squine, la salsepareille, le sassafras, sont les quatre médicaments désignés généralement sous le nom de bois sudorifiques, et dont je parlerai avec plus de détails.

CHAPITRE XXIX.

Du gayac

e gayac est un grand arbre qui croît dans les contrées méridionales de l'Amérique, et qui est appelé *guaiacum officinale* par les naturalistes; c'est le plus anciennement connu des bois sudorifiques. Les propriétés qu'on lui attribuait contre les maladies contagieuses de la peau furent jugées si efficaces, qu'on lui donna le nom de *saint bois*. Le gayac, introduit en Europe en 1508, fut immédiatement administré contre la maladie désignée sous le nom d'épidémie du quinzième siècle, qui, jugée d'une nature vénérienne, existait encore, et à laquelle on rapporte l'invasion de la syphilis en Europe. Cette épidémie, dont les exanthèmes formaient le principal caractère, avait une analogie avec les affections cutanées contre lesquelles le gayac était employé de temps immémorial en Amérique, et surtout à Saint-Domingue et à la Jamaïque, ce qui en détermina l'usage aussitôt qu'il fut connu des médecins européens.

Ce fut en Espagne que les premiers essais en furent faits par Oviédo, qui l'administrait en décoction, en recommandant à ses malades un régime très-sévère pendant la durée du traitement; mais l'usage ne s'en propagea que lentement dans le reste de l'Europe; ce ne fut que dix ans après qu'il obtint une grande réputation, principalement en Allemagne, où il fut employé avec beaucoup de succès.

La manière d'administrer le gayac consistait alors à en faire infuser une demi-livre râpé, pendant vingt-quatre heures, dans six livres d'eau, qu'on faisait bouillir ensuite légèrement jusqu'à réduction d'un tiers ou de moitié, et qu'on n'administrait qu'après avoir préparé les malades, comme pour le traitement mercuriel, par les purgations, la diète et la saignée. On était dans l'usage d'ajouter à la décoction soit du miel, des figues, des raisins secs ou un peu de vin pour en atténuer le mauvais goût; et ainsi préparée, on la donnait tiède, à la dose de six onces, le matin, à jeun, et de très-bonne heure; le malade restait couché deux ou trois heures, pendant lesquelles on l'entourait de briques et de boules d'eau chaude, afin de le faire suer légèrement; ensuite on l'essuyait avec soin, on le changeait de linge; et cette précaution prise, il restait encore au lit jusqu'à dix ou onze heures, où il se levait pour passer dans une pièce tenue dans une douce température; alors il prenait un repas très-léger et composé d'aliments délicats et faciles à digérer. Dans la journée, le malade prenait d'une seconde décoction faite avec le résidu de la première, dans la même quantité d'eau. A cinq heures, il faisait un second repas, moins copieux que le premier, et vers les neuf ou dix heures, au moment de se coucher, on lui faisait prendre une nouvelle dose de la première décoction, et on ne le couvrait qu'autant que cela était nécessaire pour entretenir une douce transpiration, sans produire de sueurs. Après ce régime, rigoureusement observé pendant dix à douze jours, on élevait la quantité des aliments; on permettait au malade de prendre l'air par degrés, jusqu'à revenir à son genre de vie habituel; mais il devait prendre chaque jour, sans interruption, jusqu'à la fin du traitement, les deux doses de la première décoction de gayac.

Cette méthode, qui fut presque généralement adoptée, et qui a été décrite avec soin par Ulric de Hutten, fut néanmoins modifiée dans ses doses, en raison de l'ancienneté et du caractère de la maladie, par Poll, médecin allemand, qui assure que plus de trois mille malades, qui étaient dans une position désespérée, ne durent leur guérison qu'au gayac.

Ce médecin fut moins sévère qu'Oviédo sur le régime que devait suivre chaque malade; et Brassavala, qui en introduisit l'usage en Italie, se montra encore moins exigeant; Manardi et Massaria, qui vivaient de son temps, employèrent même le gayac sans assujettir les malades à aucun régime, et de la même manière qu'on prescrit les eaux minérales, c'est-à-dire à la dose de cinq à six litres par jour, en leur recommandant de se promener dans les intervalles. Massa, au contraire, ne comptait pas moins, pour assurer le succès de ce médicament, sur la sévérité du régime que sur son action spéciale; car il dit expressément, en parlant du gayac : « *Multi qui ad pauca respiciunt aut sunt dicere, quod sanitas quæ sequitur per potionem dictam, non est ab ipsá virtute ligni, sed a tenuitate dictæ.* » DE MORBO GALLICO. Massa n'accordait à ses malades que trois onces de biscuit et deux onces de raisins secs chaque jour; il leur défendait rigoureusement le vin et toute espèce de viande, et il leur faisait prendre la décoction de gayac en plus grande quantité que ne le prescrivait la méthode espagnole; chaque malade devait prendre, pendant cinquante jours au moins, huit onces, soir et matin, d'une décoction faite avec deux livres de gayac pour seize livres d'eau, qu'on faisait bouillir jusqu'à réduction de moitié;

pendant la journée, il buvait de la seconde décoction le plus qu'il était possible, quelquefois jusqu'à cinq pintes dans l'intervalle des deux repas, et il gardait le lit ou la chambre pendant la durée du traitement.

On doit remarquer que Massa dirigeait l'emploi du gayac et le régime du malade de manière à favoriser la transpiration sans occasionner de fortes sueurs, précaution que j'ai jugé à propos d'observer, et dont je donnerai la raison plus loin.

La poudre de bois de gayac a été employée en substance par Schmauss, médecin de Strasbourg, qui en formait une sorte d'électuaire en la mélangeant avec un sirop quelconque, dont il faisait prendre une cuillerée, matin et soir, pendant trente jours. Cette manière d'administrer le gayac, qui remonte au seizième siècle, eut peu de partisans, et survécut à peine à celui qui l'avait imaginée.

Beaucoup d'auteurs, parmi lesquels se distinguent Ulric de Hutten, Fallope, Bethencourt, Fernel, Lepaulmier, jugent, avec Oviédo et Massa, que l'action du gayac est d'autant plus certaine, que pendant son usage on règle avec la plus grande sévérité le régime alimentaire que doit suivre le malade. M. Desruelles pense « que le temps n'est pas éloigné où l'on sera généralement convaincu que, quel que soit le moyen employé contre les maladies vénériennes, il ne saurait être efficace si un régime sévère n'est pas imposé au malade. » Cette opinion ne saurait être absolue, ce régime devant être modifié, en raison de l'état général des forces et suivant l'absence ou l'intensité des accidents inflammatoires; car une diète qui serait au-dessous des besoins thérapeutiques du malade serait plus contraire que propice à la guérison. Ces principes, qui sont d'une application générale, doivent servir à régler le régime alimentaire de tous les malades, quelle que soit la nature de leur affection.

L'usage du gayac rencontra peu de partisans en France, malgré la recommandation de Fernel et de Lepaulmier ; mais transporté en Hollande, il fut préconisé par Boerrhaave, qui le mit en grande répntation, et qui soumit ses malades à un régime encore plus sévère que celui qui avait été adopté par Massa. Boerrhaave, guidé par une fausse théorie, regardait la graisse comme le siége du virus vénérien, ce qui le portait à amaigrir le malade par une diète extrêmement rigoureuse et par l'addition des spiritueux à une forte décoction de gayac, dont il le saturait pendant huit à dix jours. Ainsi préparé, il lui faisait prendre soir et matin un bain de vapeurs alcooliques, de manière à provoquer une sueur abondante ; ensuite il le faisait coucher dans un lit bien chaud, afin de prolonger la sueur pendant une heure ; après quoi on l'essuyait avec soin et on lui permettait de se lever, sauf à garder la chambre, dont la température devait être au-dessus de celle du corps, et dont l'air ne devait pas être renouvelé. Après avoir ainsi fait suer le malade soir et matin pendant quinze jours, on ne provoquait plus la sueur que le matin.

On doit s'étonner que Boerrhaave ait conseillé des bains de vapeurs en vue d'obtenir des sueurs qui étaient si abondantes, que les personnes les plus robustes pouvaient à peine les supporter une demi-heure, lorsqu'il aurait dû être averti par les écrits des médecins du seizième siècle, et principalement par Ulric de Hutten et par Fallope, que les bains d'étuves trop prolongés qu'on imposait alors aux malades, en vue de les faire suer abondamment, leur étaient si incommodes, que souvent ils aimaient mieux garder leur maladie et en mourir que d'en obtenir la guérison par un moyen aussi pénible.

La méthode introduite par Oviédo, suivie par Poll et par Massa, et qui consistait à favoriser la transpiration sans avoir recours à des moyens violents, a dû avoir plus de partisans que celle de Boerrhaave; c'est aussi ce qui arriva, car celle-ci ne fut guère adoptée qu'en Allemagne, où la réputation de son auteur la fit accueillir favorablement.

Valsalva, Morgagni et Vanswieten ramenèrent l'habitude d'administrer le gayac comme Manardi et Massaria, c'est-à-dire sans imposer de régime aux malades qui en faisaient usage; seulement, au lieu d'employer la décoction de gayac à la dose de dix à douze livres dès les premiers jours, ils n'en faisaient prendre, en commençant, que deux ou trois livres, dont on suspendait l'usage, lorsqu'il survenait une sueur abondante ou la diarrhée. Cette précaution permettait de juger s'il existait une irritation intestinale ou une susceptibilité irritative qui prédisposât le malade à de tels accidents, ce qui la rendait fort rationnelle.

La régularité apportée dans l'usage des frictions et l'application des sels mercuriels, et principalement du sublimé corrosif au traitement des maladies vénériennes, firent délaisser peu à peu le gayac, dont on finit même par contester les propriétés, « d'autant plus, comme le dit M. Jourdan, que ce bois n'étant pas administré à aussi hautes doses que par le passé, ni avec les mêmes précautions, il cessa d'avoir autant d'efficacité et échoua fort souvent. » Cependant, le gayac retrouva des partisans et fut remis en faveur; mais alors on le considéra, et aujourd'hui encore, mais à tort suivant moi, on l'administre moins comme base principale du traitement, que pour servir d'auxiliaire aux préparations mercurielles, lorsque l'état du malade ne permet pas d'employer le mercure à la dose jugée nécessaire pour en obtenir la guérison ; c'est une sorte de traitement mitigé, qui, d'après les inconvénients reconnus du mercure, et la persuasion où je suis qu'on peut toujours guérir la vérole sans y avoir recours, ne saurait obtenir mon approbation ; cependant, je citerai parmi les médecins qui l'ont mis en usage et recommandé, Bell, Alibert et Cullerier. Les sudorifiques, en général, sont principalement dirigés contre la syphilis constitutionnelle ; mais le gayac est plus spécialement destiné à combattre les symptômes vénériens qui affectent les systèmes osseux, fibreux et dermoïde.

Le gayac eut un succès immense et incontestable dans l'épidémie du quinzième siècle. On sait qu'Ulric de Hutten, après onze traitements mercuriels, et Delgado, après avoir été malade pendant vingt ans, ne durent leur guérison qu'à ce médicament. Comment se fait-il, d'après de tels résultats, qu'on ne l'emploie aujourd'hui que comme un auxiliaire des préparations mercurielles ? On ne peut, suivant moi, attribuer l'espèce de défaveur dans laquelle est tombé le gayac, qu'au préjugé qui a fait admettre le mercure comme le spécifique de la syphilis.

Le gayac appartient à la classe des substances essentiellement excitantes, et c'est à la résine, appelée aujourd'hui gayacine, qui est une de ses parties constituantes, qu'il doit ses propriétés ; mais son mode d'action est non-seulement subordonné à la quantité du principe résineux qu'on administre au malade, mais encore à la manière dont on en prescrit l'usage.

J'ai dit comment on avait administré le bois de gayac jusqu'au temps de Boerrhaave et de Vanswieten ; aujourd'hui, on l'administre, selon l'usage, grossièrement râpé, à la dose de quatre ou six onces pour trois pintes d'eau, qu'on fait bouillir jusqu'à réduction d'un tiers, et qu'on prescrit par petits verres dans la journée, après l'avoir convenablement édulcoré. Cette dose me semble trop élevée; je ne pense pas qu'on doive employer le gayac ou les autres sudorifiques à trop fortes doses; tous les médicaments excitants accélèrent la circulation du sang et activent les sécrétions. Les sudorifiques agissent de la même manière, et ils n'ont reçu leurs dénominations que parce qu'ils paraissent porter spécialement leur action sur la perspiration cutanée, qu'ils augmentent effectivement lorsqu'on les administre en grand lavage, pris chaudement et à doses souvent réitérées; méthode que j'ai adoptée, et que j'emploie le plus souvent, comme je le dirai en en développant la raison dans le chapitre suivant. Scwilgué a remarqué que c'est à la portion de résine qui se dissout dans l'eau bouillante que le gayac doit principalement ses propriétés, et que celle qui n'est soluble que dans l'alcool est beaucoup moins énergique; de sorte que la teinture alcoolique de gayac sera d'autant plus active qu'on aura employé pour la préparer l'eau-de-vie plus faible.

La résine de gayac étant d'un usage plus facile, on l'administre fréquemment aujourd'hui tantôt en substance sous forme pilulaire, à la dose de dix à vingt grains, tantôt en poudre suspendue dans un véhicule convenable, au moyen d'un mucilage. La teinture se donne à la dose d'un demi-gros à un gros, deux ou trois fois par jour, dans une tasse de tisane sudorifique, ou bien le malade la prend pure, et boit par-dessus un verre de tisane. La résine et la teinture de gayac ont été principalement recommandées contre la goutte et le rhumatisme chroniques, tandis que le bois a été plus généralement employé contre la syphilis. Cette distinction me paraît fondée, à beaucoup d'égards, au moins quant à l'effet de la décoction de gayac, qui doit agir plus directement sur le système cutané et sur la partie mucoso-tactile des membranes muqueuses, qui sont le siége de la plupart des accidents vénériens, surtout lorsqu'elle est employée en grand lavage, comme je l'établirai dans le chapitre suivant. La gayacine, au contraire, agit plus généralement sur l'appareil urinaire ; elle purge quelquefois et porte rarement à la peau ; néanmoins, plusieurs auteurs l'ont conseillée contre la gonorrhée ; mais si elle opère de bons effets dans ce cas, c'est en agissant à la manière du baume de copahu. Murray et Bosquillon la recommandent dans la prostatite chronique, circonstance où elle peut, à mon avis, produire une irritation dérivative salutaire, en l'employant à petites doses, longtemps continuées, soit en pilules, soit en lavements, ou en potion dissoute dans un jaune d'œuf et délayée dans de l'eau, et convenablement édulcorée, selon la méthode de Pringle et de Murray.

CHAPITRE XXX.

De la salsepareille.

L a salsepareille, de la famille des smilacées ou asparaginées, *smilax sarsaparilla*, a été aussi nommée *smilax syphilitica*, *smilax officinalis*. Elle a été introduite en Europe en 1530, où Massa est le premier qui en ait parlé et qui ait décrit avec une certaine étendue la manière de s'en servir. La salsepareille vient, comme le gayac, des diverses contrées de l'Amérique méridionale; on en distingue plusieurs espèces : l'une, qui est la salsepareille grise ou de Hunduras; l'autre, qui est rouge, et qui vient de la Jamaïque. Celle-ci est jugée la meilleure et la plus active, à cause de sa saveur beaucoup plus prononcée; c'est celle que je recommande le plus souvent. La salsepareille s'administre le plus ordinairement comme le gayac, en décoction, à la dose d'une ou deux onces par chaque livre d'eau, qu'on fait bouillir jusqu'à réduction d'un tiers.

On a imaginé, pour remplacer la décoction de salsepareille, une infinité de préparations sous les noms de rob, sirop, essence, etc., qui sont des médicaments très-concentrés, et qui sont la plupart composées d'une manière si compliquée, que l'action de la salsepareille s'y trouve neutralisée, et que l'irritation qu'elles produisent sur le tube intestinal s'oppose à leur réaction vers la peau.

Ce fut d'après ces considérations, et fondé sur les nombreux succès qu'on a de tout temps obtenus du gayac et de la salsepareille, que je me déterminai à en faire la base du système thérapeutique que j'ai adopté.

M. Desruelles pense que les sudorifiques, en général, perdront de leur crédit à mesure que le traitement anti-phlogistique, qu'il désigne par la dénomination de traite-ment simple, inspirera plus de confiance, et qu'ils ne se-ront alors employés que contre les affections vénériennes modifiées par l'usage du mercure. « Il n'y a aucun doute, dit ce médecin, qu'ils sont d'un grand secours lorsqu'à la suite d'un traitement mercuriel il survient des affections vénériennes modifiées par l'influence syphilitique; des érup-tions cutanées très-étendues; des ulcères serpigineux; des tubercules faciles à ulcérer; des lésions profondes des os ou des membranes fibreuses qui les recouvrent; une cachexie syphilitico-hydrargyrique; des ulcérations de la gorge, des fosses nasales avec ou sans carie, réclament l'emploi des sudorifiques, tantôt associés à l'opium, lorsque la douleur est le caractère dominant de ces affections; à l'antimoine, à l'arséniate de potasse ou de soude, quand la constitution paraît profondément altérée; aux amers dépurateurs, quand l'asthénie se manifeste; à la jusquiame et au sel de zinc quand les spasmes ont lieu..... Mais il faut, avant d'ad-ministrer les sudorifiques purs ou associés à d'autres médi-caments, s'assurer de l'intégrité des viscères intérieurs, et principalement du canal digestif, afin que ce dernier or-gane qui doit les recevoir puisse en supporter l'action. »

M. Desruelles enseigne que dans les maladies vénérien-nes consécutives à un traitement simple, les sudorifiques sont moins efficaces que les mercuriaux.

Les précautions recommandées par ce médecin sont as-surément très-rationnelles; mais il subordonne l'usage des sudorifiques à des cas trop limités, ce qui vient sans doute de l'opinion où l'on est généralement, et qui, je le répète, est mal fondée, que les sudorifiques ne produiseut leurs effets que lorsqu'on les emploie à fortes doses.

Si on admet que les sudorifiques doivent agir du centre à la périphérie, ce ne peut être que par l'absorption de leur principe diffusible et susceptible de pénétrer dans les systèmes circulatoires, ce qui ne peut avoir lieu qu'autant qu'ils ne sont pas administrés à une dose assez forte pour irriter au point de fixer leur action sur le tube digestif.

La méthode d'après laquelle j'emploie les sudorifiques, combinée à propos avec le régime et les anti-phlogistiques, permet de les administrer, sans inconvénients, dans la plupart des accidents vénériens, et principalement dans les maladies négligées ou consécutives, à un traitement simple, pour lesquelles M. Desruelles propose les mercuriaux.

La salsepareille sert à composer une infinité de tisanes qui ont eu plus ou moins de célébrité, telles que, par exemple, celles de Vinache, de Feltz, de Pollini, de Vigaroux, de Zittemann, de Dupuytren, et autres, dont la composition se trouve dans mon formulaire.

On a associé à la plupart des tisanes dont je viens de parler le sulfure d'antimoine, comme moyen de les rendre plus efficaces contre les maladies de la peau ; celle de ces préparations qui a été la plus renommée, et qui est encore en crédit, est la tisane de Feltz, dont M. Boyer a donné la composition dans son *Traité pratique de la syphilis*, d'après la formule qui en avait été communiquée à son père par le fils de l'inventeur ; formule qui a été publiée également ment par M. Cullerier, et qui est moins compliquée que celle qui a été indiquée par Baumé, qui n'est plus employée aujourd'hui. La tisane de Feltz se prépare par dose de trois livres (voir le formulaire), que le malade doit prendre froide, en six doses égales, trois chaque jour; la première à sept heures du matin, la seconde à trois heures après midi, et la troisième à dix heures du soir.

Feltz recommandait une diète sévère, et pensait que le moindre oubli des précautions qu'il jugeait utiles pouvait compromettre le succès du traitement. Après la première dose, le malade devait se promener dans la chambre pendant un quart d'heure, et se coucher ensuite ou se tenir assis. A onze heures moins un quart, il prenait huit pruneaux cuits à l'eau, sans sucre; à onze heures, il faisait un dîner composé d'un potage, d'un peu de tranche de bœuf ou de poitrine de veau, et de quatre onces de vin coupé avec parties égales d'eau, et bu en deux verres. Les mêmes précautions étaient observées pour la dose prise à trois heures, et pour le second repas qui se faisait à sept heures.

Il y a dans un régime si compassé quelque chose qui rappelle malgré soi la question du *Malade imaginaire*, sur le point de savoir s'il devait se promener en long ou en large. Les médecins qui prescrivent aujourd'hui la tisane de Feltz rejettent ce qu'il y a d'insignifiant dans le régime imposé par l'auteur de ce remède. Je l'ai employé chez trois malades qui avaient déjà été traités par le mercure, et j'avoue que les effets que j'en ai obtenus ont été trop peu marqués pour que j'en conseille l'usage, d'après mes observations : cependant beaucoup de médecins, parmi lesquels se distinguent MM. Boyer, Cullerier et Léveillé, affirment en avoir obtenu de bons effets, ce qui permet de croire que ce médicament peut être utile dans quelques circonstances qui n'ont pas encore été déterminées d'une manière assez précise. On doit, selon M. Cullerier, continuer l'usage de cette tisane pendant quarante-cinq à cinquante jours au moins, et quelquefois pendant deux ou trois mois.

On fait usage dans quelques contrées de l'Allemagne, et surtout en Danemarck, d'un traitement dont la salsepareille fait ordinairement partie, et qu'on nomme *soult-cure* en langue danoise, ou *cura famis*, c'est-à-dire traitement par la faim, à cause de l'abstinence qui est imposée aux malades. Ce mode de traitement, décrit par Bang et Callisen, consiste à donner matin et soir six grains d'extrait de ciguë, et à faire prendre une décoction faite de deux onces de salsepareille ou de squine sur cinq livres d'eau, réduite à moitié, que le malade doit consommer dans les vingt-quatre heures; deux onces de viande maigre bouillie ou rôtie avec la même quantité de pain, deux fois par jour, composent toute la nourriture permise dans ce traitement, dont la durée doit être de cinq à six semaines.

La tisane de Vigaroux, qui est très-compliquée, et dont la salsepareille forme la principale partie, a été transformée en une espèce de sirop ou de rob, au moyen d'une quantité convenable de sucre, par M. Sainte-Marie, qui le vante beaucoup, et le prescrit d'abord à la dose de quatre cuillerées par jour, en faisant prendre après chaque cuillerée un grand verre d'une décoction concentrée de salsepareille; la dose en est augmentée peu à peu, jusqu'à ce que le malade en prenne chaque jour neuf à dix cuillerées.

La tisane de Vigaroux, telle que la prescrit son auteur, semblerait devoir agir tout aussi efficacement que le traitement recommandé par M. Sainte-Marie, et je suis porté à croire qu'il en est ainsi, malgré l'opinion de ce médecin, qui regarde le sucre comme un auxiliaire puissant des bois sudorifiques, et qui paraît se fonder sur l'exemple d'un malade qui fut guéri d'une affection vénérienne qui

avait résisté à divers traitements, en buvant chaque jour
deux pintes d'eau, auxquelles on ajoutait du sucre autant
qu'elles pouvaient en dissoudre.

La propriété excitante du sucre doit sans doute exercer
une action souvent favorable sur l'économie animale; mais
je ne pense pas que ce soit comme auxiliaire de la propriété
que les sudorifiques ont d'augmenter la sécrétion de la peau;
je crois, au contraire, que le sucre doit contrarier ce résultat, par suite de son action concentrée sur l'appareil digestif.

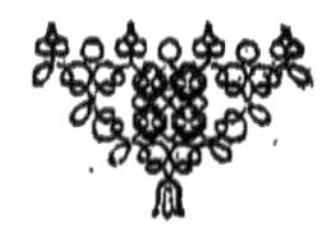

CHAPITRE XXXI.

Du sassafras.

Le sassafras est un arbre de l'espèce des lauriers nommés *laurus sassafras*, qui croît dans diverses parties de l'Amérique septentrionale. Wier est le premier qui en ait parlé, en 1580, époque probable de son importation en Europe. Ce bois est regardé, en général, comme étant bien inférieur au gayac et à la salsepareille; néanmoins, il ne doit pas être sans propriété, si on en juge par l'arôme qui s'en exhale, qui a beaucoup d'analogie avec l'odeur de l'estragon, et qui est même plus forte; cette odeur est due à une huile essentielle que contient le bois, huile qui réside principalement dans son écorce, et dont la quantité est telle, que six livres de racines de sassafras en fournissent d'une once à une once et demie. Ce bois est rangé parmi les médicaments excitants, que l'on administre pour exciter la perspiration cutanée. On n'emploie généralement le sassafras que comme un auxiliaire des autres bois sudorifiques auxquels on l'ajoute, à la dose de deux ou trois gros pour deux ou trois livres d'eau; mais il ne doit modifier en aucune manière leurs propriétés, lorsqu'on le soumet à l'ébullition qu'on leur fait subir, vu que son principe actif est très-volatil. Il est donc essentiel, lorsqu'on associe le sassafras au gayac ou à la salsepareille, de ne l'ajouter que lorsque la décoction est terminée.

Je crois qu'on pourrait employer le sassafras seul, avec quelques succès, dans le traitement des syphilides et des maladies chroniques de la peau en général. Il me semble qu'on n'a pas assez étudié ses propriétés ; la dose serait, dans ce cas, d'une once à une once et demie de cette racine, râpée et mise en infusion dans une livre d'eau, dont on ferait prendre au malade dans une proportion relative à ses effets ultérieurement observés.

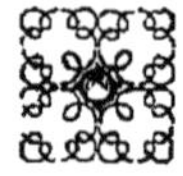

CHAPITRE XXXII.

De la squine.

La squine (*smilax squina*), de la famille des asparaginées, est du même genre que la salsepareille, dont on emploie également la racine; elles viennent l'une et l'autre de l'ancien et du nouveau monde; on en tire de la Chine, du Mexique et des contrées méridionales de l'Amérique. La squine a été importée de Goa en Europe, en 1535, par les Portugais; elle dut sa réputation à l'usage qu'en fit Charles-Quint, mais elle ne fut pas de longue durée : des quatre bois sudorifiques, la squine est celui qui a le moins d'énergie, ce qui peut s'expliquer par la nullité de son odeur et par son goût fade et presque insipide; néanmoins, quelques médecins, et particulièrement M. Desruelles, pensent que cette racine mérite plus de confiance que le sassafras, opinion que je ne partage pas de même que le plus grand nombre des praticiens. Selon Vésale, qui a décrit longuement la manière d'administrer cette plante, on doit l'employer à peu près de la même manière que le gayac, en observant le même régime et les mêmes précautions. La squine, de même que le sassafras, n'étant pas employée seule, mais associée parfois aux autres bois sudorifiques, je n'ai pas jugé à propos d'indiquer avec détail la manière d'en faire usage; elle est d'ailleurs presque généralement abandonnée, et mérite d'autant plus de l'être qu'elle est

souvent vermoulue, et qu'on emploie des moyens sophisti-
cateurs pour cacher l'altération que les vers lui ont fait subir. Un dernier et principal motif, qui doit en faire interdire l'usage, est la propriété qu'elle a d'occasionner souvent
la salivation, comme l'a observé Marsden chez les habitants
de Sumatra, qui emploient la décoction de cette racine pour
se guérir de la vérole.

CHAPITRE XXXIII.

Des végétaux moins usités et qui ont été conseillés par quelques médecins contre la syphilis.

La laiche des sables (*carex arenaria*), connue en Allemagne sous le nom de salsepareille des pauvres, a été regardée par Gleditsch, Reuss et Murray, comme supérieure à la salsepareille d'Amérique. M. Sainte-Marie lui attribue les mêmes propriétés, et M. Jourdan pense qu'elle peut lui être substituée en raison de son prix modique ; ce dernier motif, néanmoins, ne devrait être pris en considération qu'autant que son efficacité, comme succédanée de la salsepareille, serait bien établie.

L'astragale à gousses velues (*astragalus exscapus*) a été employée avec succès par Quarin, Eudter, Crichton et Wegerich ; d'autres médecins l'ont administré sans utilité.

Le buis (*buxus sempervirens*) a été recommandé pour remplacer le gayac par Amatus Lusitanus, Musitanus et Chomel, qui disent en avoir obtenu d'heureux effets. Je soupçonne que les produits chimiques extraits de cet arbuste seraient susceptibles d'être employés utilement en médecine, et qu'il peut être un sujet fertile d'expériences thérapeutiques.

Le bois de genévrier (*juniperus sabina*) a été préconisé par Léon l'Africain et Brassavola ; quelques médecins l'ont employé avec avantage dans ces derniers temps.

La saponaire (*saponaria officinalis*) a été employée et recommandée par Sennert, Bartholin, Wedel, Sthal, Peyrilhe et beaucoup d'autres; j'en ai quelquefois employé la décoction comme un auxiliaire utile dans les maladies vénériennes invétérées, qui affectent les systèmes osseux et lymphatique.

La gratiole (*gratiola officinalis*) a été recommandée dans les ulcères vénériens, les caries, les nécroses et les tuméfactions chroniques des testicules; c'est un médicament qui demande à être manié, comme le fait observer M. Jourdan, avec beaucoup de circonspection; l'irritation qu'il peut déterminer et la possibilité de le remplacer par des moyens tout aussi efficaces et moins suspects pourraient, ce me semble, le faire rejeter sans inconvénients, malgré les éloges qu'en a fait Kostrzewski.

Le bois gentil (*daphne mezereum*) entre dans la tisane de Lisbonne; il a été employé par Russel dans les maladies vénériennes consécutives, principalement dans les périostoses et les douleurs ostéocopes, que ce médecin assure avoir guéries par son usage. MM. Cullerier et Pearson l'ont également administré avec succès dans certaines maladies cutanées; c'est un médicament qui demande, comme la gratiole, à être employé avec beaucoup de réserve, et comme on ne le prescrit jamais seul, la certitude de son efficacité ne me semble pas assez démontrée. Le bois de dentelle (*lagetta lintearia*), qui est un arbrisseau de la même famille, doit lui être préféré, d'après Wright.

La douce-amère (*solanum dulcamara*) est souvent employée contre les maladies chroniques de la peau, soit qu'elles aient ou non une origine vénérienne; on l'emploie seule ou associée à la salsepareille; on est dans l'usage de la prescrire en commençant à la dose d'un gros à deux, qu'on fait bouillir dans deux ou trois verres d'eau, que le malade

prend dans la journée ; ensuite on augmente la dose d'un
demi-gros par jour, jusqu'à deux ou trois onces, pour trois
ou quatre verres de décoction. L'extrait aqueux de douce-
amère se donne à la dose de dix à douze grains, en augmentant par degré jusqu'à un gros et plus. Ces doses me paraissent trop fortes, à moins qu'on ne veuille irriter vivement le
tube digestif. J'ai souvent employé la douce amère à la dose de
deux gros à deux gros et demi, jetés dans l'eau bouillante et
tenus en infusion pendant vingt-quatre heures, que je faisais
prendre bien chaude en quatre verres, deux le soir, après
être couché, à une demi-heure d'intervalle, et deux le matin, également à une demi-heure l'une de l'autre, et deux
heures avant de quitter le lit. Ce moyen, combiné avec les
autres agents de médication que peut réclamer le traitement
des syphilides et des affections dartreuses, m'a toujours
paru produire d'excellents effets.

La cardinale bleue (*lobelia syphilitica*) est employée dans
l'Amérique septentrionale par les habitants du pays, qui,
d'après Kalm et Bertram, prétendent qu'elle est plus généralement efficace que le mercure. On fait bouillir une poi-
gnée de cette racine dans douze livres d'eau, jusqu'à réduction d'un tiers ; le malade en boit deux livres chaque
jour, ce qui le purge ordinairement, et il en augmente progressivement la dose jusqu'à ce qu'il fatigue par la purgation. Ce médicament porte aussi son action sur l'appareil
urinaire ou sur la peau, selon la disposition organique des
individus.

La bardane (*arctium lappa*), recommandée par Rivière, Montanus, Baglivi, Pitcarn et par d'autres auteurs,
a joui d'une grande réputation ; aujourd'hui encore elle
est conseillée par beaucoup de praticiens, quoiqu'elle
passe pour n'exercer qu'une faible action sur l'économie

animale par ceux qui n'expliquent les propriétés des médicaments que par l'impression qu'ils exercent sur l'estomac et par la réaction sympathique dont ce viscère est le point de départ, ce qui n'est pas toujours vrai; c'est-à-dire que les modifications que subit l'économie animale de la part des médicaments qui ne sont pas immédiatement irritants dépendent de leur mode d'administration, d'où suit la manière dont ils s'assimilent à nos humeurs, et les résultats qu'ils produisent. Partant de ce point de vue thérapeutique, je crois que la bardane ne doit pas être envisagée comme une plante à rejeter, et qu'on doit tenir compte des éloges qu'en ont fait tant de praticiens distingués.

Une infinité d'autres végétaux ont été proposés contre la maladie vénérienne, et placés sous la protection isolée du médecin qui s'en est avoué partisan, tels sont la ciguë (*conium maculatum*); l'aconit (*aconitum napellus*); l'anémone des prés (*anemone pratensis*); la clématite (*clematis recta*), recommandés par Stœrck; l'écorce du prunier (*padus*); le ledum palustre, conseillés par Biornlund; le brou de noix, qui entre dans la tisane de Polini, et que Swediaur recommande; le houblon (*humulus lupulus*), préconisé par Colle; l'écorce d'aune (*betula alnus*), proposée par Sinapius; le dictame blanc (*dictamus albus*), vanté par Plater. La *germandrée*, le *pouliot*, le *thym*, l'*hyssope*, le *serpolet* et presque toutes les plantes labiées, ont été mises en usage et conseillées par Ferrie (1).

(1) La digitale pourprée (*digitalis purpurea*) a été proposée par M. Desruelles contre la maladie vénérienne, parce que, selon ce médecin, « elle pourrait être employée toutes les fois qu'il est nécessaire de ralentir la circulation et de produire une sorte d'asthénie du système sanguin. Administrée avec méthode, cette plante serait utile après des traitements mercuriels abusifs, surtout lorsque le mercure a déterminé une excitation

Ces médicaments n'ayant pas obtenu de crédit, et ne devant pas figurer au rang des remèdes anti-vénériens, il pourrait paraître superflu d'en parler ; mais comme ils ont été proposés contre la syphilis, il est du moins nécessaire de les désigner et d'en fixer la valeur, afin qu'ils soient de moins en moins propagés par les auteurs qui les préconisent.

anormale du cœur et une irritation chronique des poumons ; *mais, dans ces cas, l'estomac et les intestins sont presque toujours malades, et alors, la digitale, à moins qu'on ne l'applique à l'extérieur, serait très-nuisible. Il en serait de même si le mercure avait déterminé une céphalalgie opiniâtre.* »

On peut s'étonner que M. Desruelles, auteur d'ailleurs fort-judicieux, propose la digitale comme devant avoir une place marquée parmi les remèdes anti-vénériens; et que, par une sorte d'antithèse, après avoir désigné les cas où elle pourrait convenir, il indique immédiatement les raisons qui doivent en faire proscrire l'usage. Les effets qu'il attend de cette plante peuvent être obtenus par une infinité d'autres moyens, dont l'action sédative n'aura pas les mêmes inconvénients : telles sont, par exemple, la diète et la saignée, et les anti-spasmodiques légers.

CHAPITRE XXXIV.

De l'opium.

L'opium fut employé dès les premiers temps où la maladie vénérienne fut connue en Europe. Les électuaires dont il est l'agent principal, tels que la thériaque et l'orviétan, furent employés dans l'épidémie du quinzième siècle; mais on n'en fit pas la base du traitement spécial de cette maladie, quoique Pauli eût fait connaître l'histoire d'un jeune homme, qui, épuisé par la vérole et par plusieurs traitements mercuriels qu'il avait subis sans succès, avait été complétement guéri par ce remède, et d'une manière fort inattendue. Le malade, voulant mettre un terme à ses souffrances, avala un demi-gros d'opium dissous dans du vin d'Alicante, dans l'intention de se donner la mort, ce qui ne fit que le jeter dans un profond sommeil, dont il se réveilla très-soulagé. Ce bon résultat le détermina à continuer l'usage de ce narcotique à des doses plus modérées, et peu à peu il vit cesser ses douleurs, qui étaient extrêmes, et ses cicatrices et les ulcères dont il était couvert, de manière à se trouver complétement guéri.

Une autre cure produite par l'opium, et dont Nooth fut témoin, détermina ce médecin à l'employer comme base du traitement anti-syphilitique. La guérison dont il s'agit ici eut lieu chez un étudiant, qui, tourmenté depuis long-temps d'une affection vénérienne très-grave, qui avait résisté au mercure, prit de l'opium, simplement en vue de soulager ses souffrances, et la dose, augmentée par degrés, produisit une guérison complète. Nooth, qui exerçait la médecine en Amérique, fit usage avec succès de l'opium chez des sujets qui n'avaient subi aucun traitement, et chez d'autres, auxquels on avait administré inutilement le mercure. Il commençait l'usage de ce médicament par un grain, dont il élevait graduellement la dose à huit ou dix grains par jour, et, sous l'influence de ce médicament, il vit l'inflammation et les souffrances s'apaiser, la suppuration s'améliorer, et, avec le temps, les ulcères se cicatriser complétement.

Le traitement par l'opium a été essayé en Angleterre, en France, en Italie, en Allemagne et en Danemarck. La dose en a été portée graduellement, par Bell, à quarante-cinq grains par jour, pris en trois fois; mais il résulte de l'ensemble des observations recueillies sur les effets de l'opium, que s'il a guéri quelquefois, d'autrefois il n'a produit aucun résultat sensible, et que maintes fois il a exaspéré la maladie; ce qui constate, d'une manière bien notoire, l'inconstance de ses propriétés anti-vénériennes, et doit en faire rejeter l'usage, au moins comme base essentielle du traitement. A petites doses, l'opium peut sans doute agir comme moyen sédatif, calmer les souffrances, et devenir ainsi un auxiliaire utile; mais à doses plus fortes, il irrite nécessairement, et, comme l'observe Bell cité par M. Jourdan, « si quelquefois il s'est montré utile, tout autre irritant, mis en rapport avec l'estomac, aurait produit le même effet, *sans exposer aux inconvénients d'une congestion cérébrale,* » selon la remarque judicieuse du médecin à qui je dois cette citation.

Lorsqu'un médicament agit d'une manière aussi incer-

taine que l'opium, envisagé comme remède anti-vénérien,
ne peut-on pas supposer que dans les cas où des malades,
non encore traités, seraient présumés avoir été guéris par
ce moyen, leur affection était de nature à se dissiper sans
y avoir recours, et lorsqu'il a produit d'heureux effets chez
des individus déjà traités par le mercure, c'est en modifiant
l'organisme de la même manière qu'aurait pu le faire, comme
l'a dit Bell, toute médication stimulante de l'estomac, ou,
pour mieux dire, du tube intestinal.

Dupuytren ne comptait pas sur l'opium comme moyen
immédiat de guérir la maladie vénérienne, mais il l'envi-
sageait comme un puissant auxiliaire. Voici comment il
s'explique à ce sujet : « Un point important dans les maladies vénériennes surtout, c'est de calmer les douleurs ;
l'opium produit ce résultat, mais il ne peut seul suffire pour
guérir le vice syphilitique, ainsi que quelques praticiens
l'ont cru, entre autres le célèbre Hallé. Lorsque ce médicament est seul employé, les douleurs, en effet, sont di-
minuées, mais les symptômes vénériens persistent, et font
toujours des progrès ; combiné avec le deuto-chlorure, l'o-
pium continue à jouir de la vertu calmante, tandis que le
sublimé détruit le principe du mal ; celui-ci d'ailleurs, combiné avec l'opium, présente beaucoup moins d'inconvénients que lorsqu'il est administré seul. » Dupuytren avait
renoncé à employer le sublimé en dissolution, ce qui le détermina à imaginer des pilules dont la formule fût d'accord
avec ses principes, comme on le verra dans le formulaire.

Peyrilhe racontait dans ses Cours publics, à l'école de
Paris, l'histoire d'une dame de qualité, qui, après avoir
subi plusieurs traitements mercuriels, était réduite au dernier degré de marasme, portait un large ulcère à la gorge,
avait perdu ses dents et ses cheveux, et qui, dans cet état,

avait consulté les plus célèbres médecins de la capitale, qui s'étaient bornés à prescrire quelques moyens locaux contre l'ulcère dont elle était atteinte, et à lui conseiller un régime composé d'aliments les plus légers et les plus délicats. La malade, dont la situation ne s'améliorait aucunement, quoiqu'elle eût suivi exactement les conseils qui lui avaient été donnés, éprouvait depuis quelque temps le désir de manger des pommes de terre cuites à l'eau simplement, aliment que ses médecins n'avaient pas jugé à propos de lui permettre, dans la crainte qu'elle en fût incommodée.

Peyrilhe, ayant été consulté à son tour par cette malade, et informé de son désir de manger des pommes de terre, dont elle ne s'abstenait que parce qu'on les lui avait défendues, se montra favorable au désir de cette dame, et lui conseilla d'en faire sa principale nourriture, en commençant par une petite quantité, sauf à en augmenter la dose peu à peu, si la digestion s'en faisait bien ; mais il exigea qu'elle allât les manger à la campagne, ce qu'elle exécuta. Après y avoir fait un séjour de quatre mois, et ne s'y être nourrie, en partie, que de pommes de terre et de laitage, elle en revint avec de l'embonpoint, et parfaitement rétablie.

J'ai rapporté cette observation pour servir à démontrer que, parfois, les maladies vénériennes, surtout lorsqu'elles ont été modifiées par le mercure, peuvent se guérir avec le temps, et par les seuls efforts de la nature, car on ne sera pas tenté, j'imagine, de reconnaître à la pomme de terre la propriété de guérir la vérole. Il en est de même de beaucoup de substances végétales, sous l'influence desquelles la syphilis a semblé se dissiper quelquefois, comme cela est arrivé par l'usage de l'opium, ce qui a contribué à les faire regarder comme anti-vénériennes, quoique réellement elles ne possèdent pas cette propriété, et qu'elles n'aient agi que dans des circonstances probablement exceptionnelles et mal définies; telles sont principalement les plantes qui sont désignées dans le chapitre précédent.

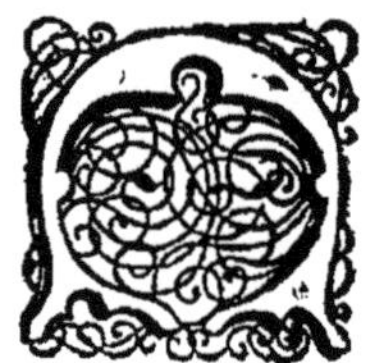

CHAPITRE XXXV.

Des règles qu'on est dans l'usage d'observer pour l'administration des sudorifiques.

Les bois sudorifiques étaient rarement réunis dans l'usage qu'en faisaient les anciens, ils les employaient séparément, de préférence. Les médecins modernes, au contraire, associent communément plusieurs de ces bois. L'union de la salsepareille avec le gayac forme le mélange le plus ordinaire; on y joint quelquefois le sassafras, et bien rarement la squine, qui est presque généralement abandonnée.

La décoction la plus ordinaire de ces bois se compose d'une once de racine de gayac et de deux onces de salsepareille, qu'on laisse macérer, pendant vingt-quatre heures, dans quatre livres d'eau, qu'on fait bouillir à un feu doux, jusqu'à réduction de moitié; ensuite on y ajoute, pour être infusés seulement, deux ou trois gros de sassafras et autant de réglisse. On peut aussi employer seuls le gayac ou la salsepareille, et, dans ce cas, on porte à trois onces la quantité de celui de ces bois dont on fait usage. Au lieu de la réglisse, pour en édulcorer la décoction, on peut employer du miel ou un sirop convenable.

Le malade doit être préparé à l'usage de cette tisane de la même manière que s'il devait subir un traitement mercuriel, c'est-à-dire par un régime doux, des boissons délayantes, des bains, de légers purgatifs, et la saignée chez les individus forts et d'une constitution sanguine. Ces dispositions prises, on lui fait prendre, dans la matinée, une pinte de la décoction préparée comme je viens de le dire, et, dans l'après-midi, il en boit une faite avec le résidu de la première ou avec une demi-once de salsepareille, et autant de gayac, pour trois litres d'eau, réduits d'un tiers par l'ébullition. Le malade doit habiter un appartement sec, bien aéré, et tenu à une douce température. Les aliments salés, les ragoûts, les boissons spiritueuses, le café lui sont rigoureusement interdits ; la diète doit être sévère, et le régime exactement surveillé, car, dit M. Cullerier, d'après Massa, il est aussi efficace que les remèdes eux-mêmes.

On voit que cette méthode diffère peu de celle qui fut suivie par Oviédo, Massa et Manardi dans l'administration du gayac, à l'époque de son introduction en Europe, et que l'autorité de ce dernier, dont l'ouvrage a longtemps servi de guide aux praticiens, semble encore aujourd'hui avoir une grande part dans l'application des règles qu'on observe à l'égard de ceux auxquels on prescrit les bois sudorifiques.

Les doses que je viens d'indiquer pour préparer la décoction composée des racines de salsepareille, de gayac et de sassafras, me paraissent beaucoup trop élevées, si on veut que la qualification de *tisane sudorifique* qui lui est donnée soit exacte ; telle qu'elle est composée, elle justifie parfaitement les précautions qui doivent précéder son usage, car sa propriété la plus directe est d'irriter le tube intestinal et de concentrer son action révulsive, de sorte que le régime préliminaire dont il est question est rendu nécessaire pour empêcher que l'irritation ne s'élève jusqu'au mouvement fébrile, et à la perturbation dont on veut préserver l'organisme.

On peut employer les sudorifiques d'une infinité de manières. M. Cullerier recommande l'usage de l'extrait de salsepareille délayé dans de l'eau pour tenir lieu de tisane aux malades qui désirent garder le secret ou se traiter en voyageant, mais ce mélange est fort désagréable à prendre et ce n'est pas son seul inconvénient. La méthode que j'ai adoptée et qui consiste à prescrire un sirop de salsepareille convenablement préparé, d'un goût agréable et qui pris dans de l'eau peut également dispenser de toute espèce de tisane paraîtra sans doute préférable.

Les bois sudorifiques, dès le seizième siècle, ont servi à préparer des sirops destinés à remplacer la décoction de ces mêmes bois. Le gayac était employé de préférence, tandis que, de nos jours, c'est la salsepareille qu'on emploie le plus communément ; déjà, on y faisait entrer diverses substances purgatives, de sorte que la plupart des sirops et des robs appelés sudorifiques, qui sont aujourd'hui le plus en crédit, diffèrent peu de ceux que les anciens employaient. L'association des purgatifs aux bois sudorifiques me paraît d'un grand avantage, afin d'agir en même temps sur le système cutané et sur le tube intestinal ; mais alors, on ne doit plus appeler cette composition sudorifique, mais bien plutôt la désigner sous le nom de sirop dépuratif.

Je dois faire remarquer, à l'occasion du mot dépuratif, qu'il ne peut avoir de sens qu'autant qu'on admet l'altération des humeurs, opinion que rejettent, contre l'autorité des médecins de tous les siècles, la plupart des partisans de la nouvelle école française, ce que je regarde comme une erreur de la part de ces derniers.

Les sudorifiques, tels que je suis dans l'usage de les administrer, combinés avec les bains et les frictions sèches sur tout le corps, déterminent tout à la fois la diaphorèse et l'augmentation des urines, la peau et l'appareil urinaire étant des émonctoires qui peuvent être mis simultanément en action, par les bains et par les sudorifiques donnés en grand lavage, sans le secours des remèdes spécialement diurétiques.

Je suis dans l'habitude, comme je l'ai dit précédemment, de provoquer par intervalles de légères évacuations alvines à l'aide des minoratifs convenables. C'est à l'ensemble de ces moyens, que je crois avoir suffisamment indiqués, que se rattache la méthode que j'ai adoptée, et sur laquelle j'appelle l'attention religieuse du monde médical, parce que l'expérience m'en a démontré les avantages, et que le raisonnement me semble établir qu'elle peut convenir dans le plus grand nombre des cas, principalement toutes les fois qu'on a à redouter l'irritation des voies digestives et des viscères abdominaux.

La coutume d'associer les sudorifiques et les mercuriaux, adoptée par les Arabes et introduite à Marseille par un Cophte, il y a près d'un siècle, constitue le traitement appelé *arabique*, méthode mixte, qui a donné lieu à toutes les préparations qui, imaginées depuis, contiennent tout à la fois du mercure, de la salsepareille ou du gayac, préparations parmi lesquelles on distingue principalement le sirop de salsepareille composé, dit de Cuisinier, et le sirop dépuratif de M. Larrey.

La méthode arabique, décrite par Forskael et par M. Jourdan, est aujourd'hui délaissée, à cause de son action trop irritante ; quant à la plupart des préparations qui ont été destinées à la remplacer, telles, par exemple, que les sirops dont je viens de parler, il importe de remarquer que le mercure s'y décompose de manière à ne devoir pas compter sur les propriétés que s'en promettaient leurs auteurs, en raison du sublimé corrosif qui en fait partie. On était dans l'usage d'ajouter autrefois au sirop de Cuisinier une quantité de deuto-chlorure de mercure, égale à celle qui sert à composer la liqueur de Vanswiten ; mais on a reconnu depuis longtemps que ce sel s'y décomposait, de sorte qu'on ne prescrivait de l'y ajouter qu'au moment d'en faire usage ; dans ce cas, on le donnait à doses égales, et de la même manière que la liqueur ; tandis qu'aujourd'hui, où on administre le sirop à la dose de quatre à huit onces chaque jour, on y fait dissoudre qu'un, deux ou trois grains de deuto-chlorure mercuriel, ce qui sert à le faire désigner par les noms de sirop de première, de seconde ou de troisième cuite.

Si on voulait administrer le sirop de Cuisinier à petites doses, comme par cuillerées, plusieurs fois par jour, et y faire ajouter du sublimé à une dose égale à celle qui entre dans la liqueur de Vanswiten, il faudrait alors n'en prescrire que la quantité que le malade doit prendre en deux jours, afin d'éviter la décomposition ; et même, dans ce cas, on devrait préférer au sirop de Cuisinier le sirop de salsepareille ou celui de gayac simple, parce que, d'après l'observation de M. Guibourt, « il existe une grande différence, quant à l'action réductive exercée sur le mercure, entre le sirop de Cuisinier et les autres composés analogues, et le sirop simple de salsepareille. » Les premiers contiennent du *miel*, de la *bourrache*, de la *bardane*, toutes substances qui exercent une action sur le sel mercuriel, et le réduisent très-promptement ; tandis que le sirop de salsepareille, qui est uniquement composé de cette racine et de sucre blanc, est un des sirops qui conservent le plus longtemps le deuto-chlorure de mercure en dissolution.

Ce que je viens de dire à l'égard du sirop de Cuisinier est également applicable au sirop dépuratif composé, de M. Larrey, auquel on ne doit faire ajouter le deuto-chlorure de mercure qu'au moment de le prescrire, et dans une quantité que le malade puisse prendre en deux jours ; ou, comme le recommande M. Jourdan, « on verse une cuillérée de la solution de Vanswiéten dans chacun des quatre premiers verres de tisane que le malade doit boire dans la matinée, ou bien on lui donne le matin, à jeun, une cuillerée de cette même dissolution, dans trois ou six onces de sirop sudorifique ; et le reste de la journée, il boit une tisane préparée avec une once de salsepareille et une once de gayac, qu'on fait bouillir dans deux livres d'eau, jusqu'à réduction de moitié ; au bout de quelques jours, il prend la dose entière de liqueur, c'est-à dire deux cuillerées, et continue ainsi jusqu'à parfaite guérison. »

Les sudorifiques ne sont communément conseillés que contre les maladies vénériennes anciennes, surtout contre les affections des systèmes cutanés, muqueux, lymphatiques, fibreux et osseux, et principalement lorsqu'elles ont été combattues sans succès par le mercure, telles sont, par exemple, les ulcères de la membrane muqueuse, ceux de la peau, les taches et les éruptions cutanées, les pustules, les excroissances, les tumeurs glanduleuses, les gommes, les douleurs ostéocopes, les névroses, les caries, le marasme, l'affaiblissement des facultés morales, etc. ; je les ai néanmoins employés souvent avec succès, selon ma méthode, c'est-à-dire en les associant aux dépuratifs et aux purgatifs contre les symptômes consécutifs récents, tels que les bubons, les chancres, les pustules des parties génitales, l'orchite, qui incline à l'état chronique, après avoir préalablement combattu les accidents inflammatoires par les adoucissants et les saignées locales ou générales.

J'ai indiqué et discuté dans ce chapitre les différentes manières d'administrer les robs et les sirops sudorifiques ; je désire que le lecteur judicieux et de bonne foi puisse reconnaître que je n'ai été guidé que par l'amour de la science et de la vérité.

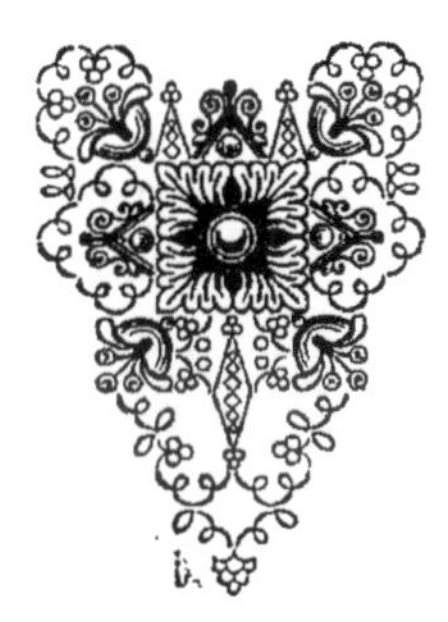

CHAPITRE XXXVI.

Du copahu et du poivre cubèbe.

Le copahu et le poivre cubèbe, étant presque généralement employés dans les mêmes cas, et pouvant, comme anti-gonorrhéiques, se remplacer l'un l'autre, j'ai réuni dans le même chapitre ce qu'il importe de savoir de chacune de ses substances.

En parlant de l'urétrite aiguë et chronique, j'ai indiqué, pag. 101 et suiv., les règles générales qui doivent être observées dans leur traitement respectif. J'ai dit, à l'égard des gonorrhées récentes, qu'on ne devait pas les arrêter subitement par des injections intempestives, ni même chercher à les faire avorter par une médication révulsive dirigée sur le tube intestinal; la diète, les boissons délayantes, les topiques émollients, les sangues, le repos, en un mot, le régime anti-phlogistique devant être préféré; néanmoins, le traitement abortif ne manque pas de partisans. L'usage des injections pratiquées dans cette vue, et qui a été en réputation en Angleterre, n'a été accueilli en France qu'avec réserve, il est vrai, et les praticiens judicieux ne l'y accréditeront pas, parce que c'est un moyen qui présente beaucoup de dangers, et qui est rarement suivi de succès; mais il n'en est pas de même du copahu et du poivre cubèbe, que beaucoup de médecins administrent aujourd'hui, dans l'intention de *couper* subitement la gonorrhée.

MM. Ribes et Larrey assurent avoir employé le copahu, en vue de cette médication ; presque toujours avec succès.

C'est ordinairement dans les premières vingt-quatre ou trente-six heures de l'invasion de l'écoulement, avant que la phlogose de l'urètre soit complétement développée, qu'on propose de faire usage des moyens propres à faire avorter cette affection ; dans ce but, on fait avaler ou on administre en lavements une ou deux onces de copahu ou de poivre cubèbe ; le lendemain, et même plusieurs jours de suite, on continue l'usage de ces moyens, à la dose de deux à quatre gros chaque fois ; mais il serait dangereux d'insister plus longtemps ; cette méthode ne doit être même employée que chez les personnes robustes, et lorsqu'il n'existe aucun signe d'irritation du tube intestinal. En parlant des térébenthines, dont le copahu fait partie, Schwilgué fait remarquer qu'elles déterminent quelquefois l'hématurie, une véritable phlegmasie de l'urètre, et d'autres fois la suppression subite du catarrhe urétral ; différence d'action qui tient nécessairement à la disposition organique ou à l'état morbide dans lesquels on les a administrées, ce qui doit imposer, à l'égard du copahu et des autres terébenthines, de ne jamais les employer dans le catarrhe aigu de la vessie, ni dans l'urétrite inflammatoire et douloureuse.

Le traitement révulsif de la gonorrhée se distingue du traitement abortif par l'époque où il convient d'en faire usage ; ce dernier tend à déplacer l'irritation de la muqueuse génitale, et à en obtenir la résolution par des moyens révulsifs dirigés sur le tube intestinal, et administrés dès les premiers moments de la maladie. Le traitement appelé spécialement révulsif, qui consiste dans l'emploi des mêmes moyens, mais à plus petites doses, ne doit s'appliquer qu'aux écoulements rebelles, c'est-à-dire à ceux qui existent

encore après avoir été traités pendant trente à quarante
jours par les moyens ordinaires, et lorsqu'ils ont cessé
d'être douloureux. Le baume de copahu manque alors rarement son effet lorsqu'il est employé convenablement; la
manière la plus usitée d'en faire usage est de le faire prendre dans du vin blanc, incorporé avec du sucre, en potions alcoolisées ou en mixtures diverses, que l'on peut
aromatiser, mais qui n'en conservent pas moins un goût
fort désagréable, qui produit une grande âcreté à la gorge
et à l'estomac, et qui en fait négliger ou rejeter l'usage lorsqu'on le donne en trop grande quantité; on le prescrit ordinairement à la dose d'une demi-once à une once par jour;
quelques médecins en ont même porté l'usage jusqu'à deux
ou trois onces en vingt-quatre heures; mais à cette dose il
purge fortement, il occasionne des coliques et détermine une
irritation des voies digestives, qui peut avoir des suites fâcheuses, ce qui doit s'opposer à ce qu'on le donne à une
dose si élevée.

La potion de Chopart, qui est un médicament composé,
n'agit, selon quelques médecins, que comme tous les purgatifs drastiques, ce qui pourrait faire présumer que toutes
les substances capables de produire une forte purgation devraient convenir également dans le traitement révulsif de la
blennorrhagie; mais il paraît que le copahu, ainsi que le
poivre cubèbe, agissent d'une manière spéciale sur les gros
intestins, surtout sur le rectum; de même qu'il y a des
médicaments, comme le pense M. Desruelles, « qui agissent
particulièrement sur la contractilité de telle ou telle partie
du canal alimentaire, plutôt que de telle autre. »

Si effectivement le copahu exerce une action spéciale sur
le rectum, il doit mériter la préférence sur les autres purgatifs, comme moyen de révulsion, dans la blennorrhagie,

en raison du voisinage de cet intestin avec les organes génitaux ; et cette considération a dû porter plusieurs médecins à administrer le copahu en lavements, ainsi que M. Desruelles assure l'avoir fait avec un succès égal à celui qu'on
peut attendre de son usage intérieur ; mais, dans ce cas, on
doit l'administrer à très-hautes doses, telles que trois à six
onces, injectées dans le rectum, plusieurs fois par jour.

On est dans l'usage de seconder les effets du copahu par
un régime léger et adoucissant ; mais si, malgré ces précautions, il occasionne des vomissements ou des spasmes de
l'estomac, il faut en cesser l'emploi. On pense assez généralement que ce médicament ne doit ses propriétés qu'à son
huile essentielle. Schwilgué et M. Dublanc jeune ont particulièrement exprimé cette opinion ; néanmoins, quelques
médecins pensent que la résine de copahu, seule, agit avec
autant d'efficacité que le copahu pourvu de son huile essentielle, ce qui est au moins contestable. M. Dublanc, partageant le sentiment de Schwilgué, a cherché à extraire
l'huile essentielle de copahu, et à le rendre moins désagréable à prendre. Par suite de ses expériences, ce chimiste reconnut qu'en ajoutant quelques gouttes d'acide sulfurique
à cette huile, elle prenait une couleur rosée, et perdait en
partie son odeur et sa saveur désagréables. L'expérience a
appris que cette huile ainsi modifiée, administrée à la dose
d'un gros à deux gros, produit le même effet que le copahu
donné à la dose d'une demi-once à une once.

On a remarqué que l'usage du copahu, donné à fortes
doses, occasionne quelquefois une éruption semblable à la
rougeole, ce qui arrive plus particulièrement chez les individus dont les organes digestifs sont irrités, et doit être une
raison de plus de ne faire usage de ce médicament que lorsque le tube intestinal est sain.

Le *poivre cubèbe* a aujourd'hui autant de partisans que le copahu, dont il n'a pas la saveur aussi désagréable, quoiqu'il soit d'une grande âcreté; on l'administre en poudre ou en électuaire, dont le miel ou un sirop agréable peuvent former la base; on le donne ordinairement à la dose d'un demi-gros à une once, en vingt-quatre heures; on ne doit l'employer, de même que le copahu, que chez les individus d'une bonne constitution, et dont le canal alimentaire n'est le siége d'aucune maladie préexistante; il produit à haute dose les principaux signes de l'irritation stomachale, tels que la soif, la chaleur à la peau, la sécheresse ou l'ardeur de la gorge; et, en raison de son action spéciale sur le rectum, il occasionne souvent le ténesme. Le poivre cubèbe est regardé comme l'un des révulsifs les plus efficaces qu'on puisse employer contre l'urétrite, et lorsqu'on l'associe au baume de copahu, à doses égales, il paraît agir plus promptement. Le mélange de ces deux substances se donne ordinairement sous forme d'opiat, de robs, de pilules, de dragées.

On a proposé comme révulsifs, dans le traitement de la gonorrhée, beaucoup d'autres moyens, tels que le baume de Tolu, les térébenthines, le cachou, la teinture d'iode, etc. mais ils ont peu d'efficacité, ce qui doit en faire rejeter l'usage.

CHAPITRE XXXVII.

Existe-t-il des moyens préservatifs contre la contagion
vénériennes.

Au titre de ce chapitre, présenté sous la forme d'une question, on doit répondre positivement : non, il n'existe aucun moyen certain de se préserver de la maladie vénérienne ; cependant, c'est une question qui doit être examinée dans un traité sur ce genre d'affections, afin de prémunir contre les promesses illusoires du charlatanisme et de la mauvaise foi ; d'ailleurs, à diverses époques, des médecins ont proposé avec confiance de nombreux procédés tendants à prévenir l'affection des organes génitaux à la suite d'un coït suspect. Des lotions avec l'urine, le vin tiède ou le vinaigre ont été conseillées, dès le quatorzième siècle, par Gadesden, et ensuite par Fallope et Lepaulmier ; Arnaud de Villeneuve, Massa et beaucoup d'autres, ont également proposé, comme un préservatif certain, les lotions avec le vinaigre, pratiquées non-seulement après, mais avant le coït. Bayfort, séduit par l'opinion qui reconnaissait la propriété préservative du vinaigre, s'étant imaginé qu'un acide plus actif devait être plus efficace, proposa le suc de citron, étendu dans un peu d'eau, moyen qui jouit encore de quelque crédit parmi les libertins et dans les lieux de débauches. L'alcali volatil, mêlé dans de l'eau, dont on fait usage dans le nord et dans quelques contrées de l'Italie, a été proposé en France par Peyrilhe. L'eau de chaux, l'eau de savon, la dissolution de potasse caustique, assez étendue pour ne produire sur la langue qu'un effet légèrement styptique; l'essence de térébenthine, à la dose de six à huit gouttes, mêlées dans un verre de vin; la dissolution d'alun, l'eau végéto-minérale, les corps gras employés en onctions sur les organes génitaux; des frictions pratiquées aux aines et sur le membre viril, avec de l'onguent mercuriel; des lotions et des injections avec la dissolution de sublimé corrosif, ou de mercure doux, ou du tartrate de mercure; le bol d'Arménie, le sang-dragon, et une infinité d'autres moyens, qui, après avoir été conseillés par beaucoup de médecins recommandables, n'en ont pas moins été délaissés, à cause de leur inefficacité.

L'usage des baudruches, inventées par un médecin anglais, dont ils portent le nom, est aujourd'hui le moyen sur lequel les libertins fondent leur sécurité avec le plus de confiance; mais ce n'est pas un préservatif certain; car, comme le fait observer M. Jourdan, en parlant de ces sachets, « à part même les solutions de continuité, les éraillements qu'ils peuvent offrir et leur perméabilité, ils ne garantissent que la verge, laissant le scrotum et la région pubienne exposée à la contagion (1). »

L'époque où fut conçue la première idée de recourir aux moyens de préserver de maladies les organes génitaux remonte aux temps les plus reculés. Les précautions recommandées par Moïse, après l'acte vénérien, en paraissent une preuve, et l'habitude que les peuples d'Orient ont de se

______

(1) Ces petits sacs sont préparés avec l'appendix cœcal des animaux, qu'on fait sécher après l'avoir bien lavé, et qu'on assouplit ensuite en le frottant entre les mains avec du son et un peu d'huile d'amandes douces.

mettre dans le bain après le coït, ainsi que l'impose leur religion, tire probablement sa source du Lévitique.

La contagion vénérienne étant plus rare chez les Orientaux que parmi les autres peuples, on croit que cet avantage est dû à l'habitude qu'ils ont de se baigner après avoir satisfait aux besoins de l'amour; mais tout en convenant que les bains, comme moyen de propreté, peuvent être utiles, je crois qu'il faut attribuer principalement la moindre susceptibilité des Orientaux à contracter la syphilis, à la forme de leurs vêtements, dont l'ampleur donne lieu à un frottement continuel des organes génitaux, ce qui en émousse la sensibilité, et les rend, par cette raison, moins sujets à la contagion vénérienne.

Prétendre qu'il n'y a aucun moyen certain de se préserver de la syphilis, ce n'est pas dire qu'on doit négliger toute précaution; les soins de propreté ne sauraient être négligés sans inconvénients; s'ils ne mettent pas toujours à l'abri de la contagion, ils en diminuent au moins les chances. L'eau pure a été regardée par beaucoup de médecins, entre autres par Brassavola et par Boerrhaave, comme le meilleur moyen qu'on puisse employer pour les ablutions précautionnelles que doivent s'imposer les deux sexes avant et après le coït.

Pour obtenir tout l'effet qu'on peut attendre des lotions pratiquées en vue de se préserver de la syphilis, elles doivent être multipliées, faites immédiatement, et particulièrement dirigées chez l'homme, autour du filet, qui est la partie du gland où se ramasse et séjourne le liquide onctueux qui s'exhale de la surface muqueuse de cet organe, et qui, irritant cette même partie, la prédispose à la contagion; c'est aussi dans cet endroit que se fixent, de préférence, les matières impures que l'homme puise dans le vagin, de sorte que c'est autour du filet que se manifestent le plus ordinairement les chancres qui affectent la verge.

Les soins de propreté que les femmes doivent s'imposer exigent aussi des précautions particulières ; c'est entre les grandes et les petites lèvres, et à la fosse naviculaire, que s'amassent les matières qui s'exhalent et s'écoulent du vagin, ce qui irrite ces parties, y produit souvent un prurit ou des cuissons très-incommodes, et les prédispose à la contagion ; toute la surface du vagin, et principalement sa partie supérieure, qui reçoit le contact de l'organe et des éjections de l'homme, y sont également exposées, ce qui rend insuffisantes les lotions extérieures chez la femme, et réclame l'usage des injections réitérées plusieurs fois; on peut sans inconvénient, et peut-être même avec quelque avantage, remplacer l'eau pure par l'eau légèrement chlorurée ou acidulée, ou par l'eau de savon ou la lessive de cendres.

Si les précautions dont je viens de parler sont nécessaires pour se garantir, autant que cela est possible, de la vérole, elles ne sont pas moins utiles à tous les individus comme soins hygiéniques, et pour se préserver de tous les inconvénients que peut entraîner le défaut de propreté.

CONCLUSIONS THÉRAPEUTIQUES.

I.

La blennorrhagie peut être guérie dans quelques cas, surtout lorsqu'elle est bénigne, par la diète, le repos, les bains, les boissons délayantes, et quelquefois les évacuations sanguines.

II.

Lorsque l'urétrite a été longtemps douloureuse, qu'elle a donné lieu à la cordée, à un écoulement de sang, à l'orchite, elle peut déterminer les accidents généraux de la syphilis, dont elle réclame le traitement.

Les moyens qui conviennent dans ce cas sont les mêmes que ceux indiqués pour la gonorrhée simple, et, en outre, les frictions faites avec la flanelle sur tout le corps, l'usage des sudorifiques unis aux calmants, et des purgations légères réitérées, lorsqu'il n'y a pas de contre-indication.

III

Les injections ne doivent jamais être employées pendant la période inflammatoire de l'urétrite.

IV.

Le traitement abortif de la gonorrhée par le copahu ou le poivre cubèbe ne doit être tenté que chez les individus robustes, peu irritables, et lorsqu'il n'existe aucun indice d'irritation intestinale.

V.

Lorsque, dans la gonorrhée simple, l'écoulement n'a pas cédé aux anti-phlogistiques, on peut avoir recours aux injections toniques, légèrement astringentes, ou agir par révulsion sur le tube intestinal au moyen des mixtures de copahu ou de poivre cubèbe; lorsqu'il y a des signes d'irritation des voies digestives, on doit, dans ce cas, donner de préférence le copahu en lavements, ou passer à l'emploi des dépuratifs.

VI.

Les chancres vénériens primitifs peuvent disparaître par un traitement local; mais alors on a à redouter les accidents consécutifs auxquels la syphilis peut donner lieu; il n'est pas prudent de les traiter de cette manière.

VII.

Lorsque les ulcères vénériens sont indolents et restent stationnaires, malgré le traitement rationnel intérieur, ils ont besoin d'être ranimés.

Les lotions alcooliques, l'eau de chaux, les savonules de potasse caustique, le nitrate d'argent, l'onguent styrax, sont les principaux moyens qui conviennent à leurs pansements.

VIII.

Lorsque les ulcères sont douloureux, rongeants, serpigineux, la saignée, les sangsues, les émollients, les lotions et les onguents opiacés, sont les moyens extérieurs les plus convenables.

La sévérité du régime, les sudorifiques concentrés, les purgations légères réitérées, tous les excitants propres à produire une révulsion sur le tube intestinal, peuvent convenir, étant employés à propos, sauf le mercure qu'on doit exclure rigoureusement.

IX.

Quand on présume que les ulcères sont l'effet du mercure, qu'ils soient douloureux ou indolents, on doit rejeter toute préparation mercurielle, insister sur le traitement local, qui doit varier selon le caractère de l'état morbide, et prescrire les sudorifiques, les sédatifs et les minoratifs.

X.

Aucune préparation mercurielle, soit à l'intérieur, soit à l'extérieur, ne convient lorsque la maladie vénérienne a déjà été traitée par le mercure.

XI.

Les principes que je viens d'établir, relativement aux ulcères vénériens en général, sont également applicables aux pustules et aux excroissances des organes génitaux.

XII.

Lorsque, après un traitement général de trente à quarante jours, les excroissances vénériennes ne se sont pas dissipées, on doit en faire l'excision.

XIII.

L'orchite et les bubons peuvent se dissiper par l'usage des saignées générales et locales, des cataplasmes, du régime et du repos, mais leur disparition peut donner lieu à d'autres symptômes consécutifs de la syphilis, si on se borne à les traiter localement, ce qu'on ne doit jamais faire.

XIV.

Tous les symptômes vénériens, moins peut-être la gonorrhée bénigne, réclament l'usage d'un traitement général.

XV.

J'appelle traitement général toute médication intérieure combinée, selon les circonstances, avec l'usage des remèdes externes, de manière à faire cesser l'état morbide.

XVI.

Toute médication générale doit tendre à combattre la sur-action vitale, qui est propre aux maladies fébriles ou inflammatoires, ou à déterminer une réaction générale, sagement graduée, dans les affections qui, comme la plupart des maladies vénériennes chroniques, exigent l'usage des remèdes excitants.

XVII.

L'excitation générale peut être diversement provoquée, soit au moyen des médicaments qu'on emploie, soit en raison du système organique sur lequel on veut diriger l'action thérapeutique.

XVIII.

On a remarqué que les remèdes anti-vénériens les plus efficaces sont excitants, ce qui est vrai, et peut s'expliquer par les modifications qu'ils impriment à l'organisme, sans avoir besoin d'admettre que la maladie tient à un état de faiblesse organique.

XIX.

L'excitation, concentrée sur le tube digestif par le traitement anti-vénérien, modifie graduellement et guérit l'état morbide local, par suite de la révulsion qui s'opère sur la membrane muqueuse intestinale, c'est ce qu'on peut appeler une médication dérivative ou contre-stimulante.

XX.

Lorsque l'action thérapeutique est dirigée plus spécialement vers le système cutané, au moyen des bains, des frictions, des sudorifiques étendus et pris en abondance, combinés avec des purgations légères, l'organisme subit un mouvement d'ensemble qui favorise la dépuration générale, ce qui constitue le meilleur système de traitement, qu'on peut appeler méthode dépurative.

XXI.

Le traitement général des affections vénériennes primitives et secondaires doit durer ordinairement de trente à cinquante jours; ce délai est nécessaire aux modifications

que doit subir l'état morbide pour parvenir à la guérison,
afin de coordonner l'action des médicaments de manière à
ne pas occasionner d'irritation intestinale.

XXII.

Lorsque la syphilis est invétérée, le traitement doit durer un temps indéterminé, et qui est toujours plus ou moins
long, en raison de la détérioration que la constitution du
malade a pu subir, parce que le retour à la santé ne peut
s'opérer que par une succession de mouvements organiques
conservateurs, provoqués par l'action des médicaments, et
dont le terme dépend nécessairement des dispositions de la
maladie et du malade à se modifier par le traitement.

XXIII.

Parmi les substances les plus propres à modifier les
divers états morbides qui constituent la vérole, le gayac,
la salsepareille, l'opium et les purgatifs, tiennent le premier rang, et ils conviennent également contre les accidents secondaires et consécutifs, sauf à déterminer convenablement les moyens auxiliaires qui peuvent en favoriser
l'efficacité.

XXIV.

L'action thérapeutique des médicaments anti-vénériens
doit être dirigée plus généralement vers le système cutané
et les voies urinaires ; néanmoins, lorsque les systèmes séreux, fibreux et osseux sont le siége des accidents vénériens, et qu'ils occasionnent ou non de vives souffrances,
la révulsion sur le tube intestinal me semble préférable. On

peut, dans cette vue, faire usage des décoctions et des sirops concentrés de salsepareille ou de gayac, dont on seconde les effets par les saignées, les calmants et les évacuations alvines, lorsque l'état du malade le permet.

XXV.

La cachexie et le marasme vénérien, qui caractérisent l'état le plus avancé de la syphilis constitutionnelle, et qui fort souvent sont le résultat des progrès de la maladie, agravée ou altérée par le mercure, ne présentent que des indications relatives, qui exigent toute la sagacité du médecin, et qui, pour être convenablement remplies, réclament moins l'usage d'une médication active que la direction sagement ménagée du régime diététique, combinée avec les autres ressources que peut offrir l'hygiène.

NOTICE HISTORIQUE

SUR

LA PROSTITUTION

ET

SUR SON ÉTAT ACTUEL DANS PARIS.

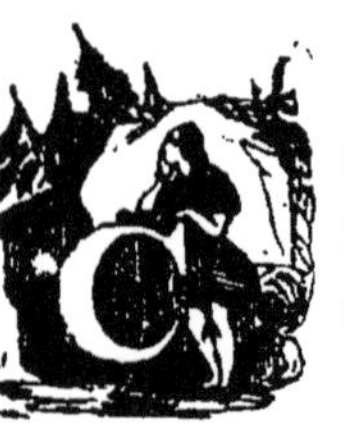

e Mémoire, ajouté à mon Traité sur les maladies vénériennes, en est en quelque sorte le complément. La syphilis est regardée généralement comme une maladie qu'on ne gagne que dans de mauvais lieux, et qui fait présumer que celui qui en est atteint est nécessairement un débauché ou un homme sans pudeur. Cependant il peut arriver que cette affection n'ait pas toujours une origine aussi impure. Une inclination d'abord honnête, qu'un entraînement passionné aura rendu aggressive, peut faire accepter ses propositions, ce qui arrivera d'autant plus facilement que celle qui en est l'objet n'en serait pas à son coup d'essai ; une maladie contagieuse peut en être la suite, et celui qui en sera atteint, soupçonnera d'autant moins la nature de son mal, qu'il sera persuadé qu'il n'a eu de relation qu'avec une femme dont la santé ne doit pas être suspectée ; ce qui lui fera regarder sa maladie comme un accident passager, auquel il n'opposera aucun remède; ou bien, s'il consulte un médecin qui reconnaisse et lui en dise la nature, il sera disposé à croire que ce médecin se trompe, et souvent il négligera les conseils qu'il en aura reçus.

La réalité présente souvent des cas analogues à celui que je viens de supposer, car on voit journellement des hommes qui, dans l'intérêt de leur santé, cherchent des aventures galantes parmi les femmes qui semblent leur présenter moins de dangers que les filles publiques, se trouver atteints de la contagion vénérienne bien plus fréquemment que cela n'arrive à ceux qui recherchent des prostituées; ce qui s'explique par les mesures sanitaires auxquelles les filles publiques sont assujetties, et qui les obligent à ne pas se livrer à la prostitution tant qu'elles sont malades; tandis que celles qui s'abandonnent à la débauche clandestine reçoivent souvent des hommes, sans savoir qu'elles sont infectées, et que rien ne les empêche de les accueillir, bien qu'elles sachent qu'elles peuvent leur donner du mal.

Beaucoup plus que la prostitution, la débauche clandestine transmet et propage la syphilis; mais elle est bien autrement dangereuse par les mille piéges qu'elle tend à la confiance et à la bonne foi, et où se laissent prendre si souvent ceux qui courent les aventures galantes et qui ignorent ses ruses et ses détours.

Indiquer un écueil, c'est donner les moyens de l'éviter. Ce Mémoire a le même objet : on y trouvera des avertissements sur les lieux où on est exposé à perdre sa santé, son repos et sa fortune, de manière à disposer à se tenir sur ses gardes celui qui serait tenté de les fréquenter.

J'ai consulté pour la partie historique de ce Mémoire, et

pour les mesures administratives qu'il fait connaître, le Tableau de Paris de Dulaure, le Pornographe de Retif de la Bretonne, le Dictionnaire de police de Desessarts et surtout l'ouvrage récemment publié par Parent-du-Chatelet, sur la prostitution dans la ville de Paris; mais on y trouvera quelques observations et des réflexions qui m'appartiennent, et qui me semblent mériter d'être connues.

CHAPITRE I.

De l'ancienneté de la Prostitution et des lieux consacrés à son exercice.

La prostitution a existé dans tous les temps et dans tous les pays. Chez tous les peuples des lieux particuliers ont été destinés à son usage. Les Romains les appelaient *Lupanaria*, mot dérivé de *Lupa*, louve, et qui sert à désigner la vie brutale qu'on mène dans ces lieux. Cette dénomination, conservée jusqu'au règne de saint Louis, fut remplacée alors par différents noms, tels que ceux de clapier, de bordeaux, etc. Le mot clapier fut adopté par allusion aux souterrains où se logent les lapins, à cause des lieux retirés et cachés où se réfugiaient les femmes publiques. Le mot bordeaux, d'où est venu celui de bordel, qui est encore en usage parmi le peuple, doit son origine aux lieux de débauche, dont la plupart étaient situés sur les bords de l'eau.

Après les croisades, on éleva en effet un grand nombre de maisons de bains sur le bord des rivières, et ces établissements, consacrés à la médecine et à l'hygiène, devinrent bientôt des lieux de rendez-vous et de débauche, d'où on ne revenait souvent qu'infecté de maladies qu'enfantent la corruption et le libertinage. Il est probable que le mot bordeaux, appliqué aux maisons de bains, date du treizième siècle.

L'auteur du Pornographe, Retif de la Bretonne, proposa, en 1770, de donner le nom de *Parthenon* aux maisons de prostitution ; mais l'usage de ce mot ne fut pas adopté. On les appelle aujourd'hui plus communément maisons publiques ou mauvais lieux. La police leur donne le nom de maisons tolérées, désignation qui indique que leur existence dépend de l'administration, et que les personnes qui les tiennent sont obligées de se conformer à des règlements réclamés par le bon ordre et le bien public, et dont je parlerai plus loin.

En vue de modérer les progrès de la prostitution et d'en atténuer les dangers, saint Louis voulut que les filles publiques fussent reléguées dans certains quartiers, et que des rues leur fussent assignées pour y fixer leur demeure et y faire leur métier. La distribution de ces localités sur les points les plus fréquentés de la capitale, semble faire croire qu'on s'était proposé de mettre les prostituées dans le cas de pouvoir vivre sans être obligées d'aller chercher meilleure fortune ailleurs.

La rue Fromenteau et celle du Champ-Fleury près du Louvre ; la rue de la Huchette et la rue Mâcon, près du pont Saint-Michel ; le carrefour du Puits-Certain, à l'est du collége de France ; les rues du Val-d'Amour, de la Juiverie, de Glatigny, dans la Cité ; la rue Brise-Miche et celle du Renard, dans le quartier Saint-Merry ; la rue Chapon, la rue Transnonain et plusieurs autres situées entre les rues Saint-Denis et Saint-Martin, sont les lieux particuliers où les prostituées furent tenues de se réfugier, et où elles se soumirent à résider pendant un certain temps ; mais peu à peu elles s'en éloignèrent, et cherchèrent à se loger dans les divers quartiers de Paris indistinctement, ce qui obligea Charles VI à renouveler, en 1367, l'ordonnance de saint Louis, afin de les ramener dans les lieux qu'elles avaient délaissés, en exceptant toutefois les rues parallèles ou transversales aux rues Saint-Martin et Saint-Denis.

La plupart des rues dont je viens de donner la nomenclature sont encore aujourd'hui, après six cents ans, habitées par des filles publiques, ce qui paraît tenir à la difficulté d'en louer les maisons à d'autres personnes, et surtout au même prix. Les propriétaires des maisons occupées par des filles publiques en tirent toujours un bon revenu, tandis que ceux qui ne veulent louer qu'à des personnes tranquilles trouvent difficilement des locataires, et ne louent qu'à bas prix.

Les rues habitées par les prostituées sont généralement peu passantes ; telles sont encore aujourd'hui, outre celles que je viens de nommer, la rue Maubuée, la rue des Étuves, la rue de La Reynie, qui aboutissent à la rue Saint-Denis ; les rues de la Vannerie et de La Mortellerie, dans le quartier de l'Hôtel-de-Ville ; les rues des Poulies, de la Bibliothèque, du Chantre, Pierre-Lescaut, du Pélican, Traversière-Saint-Honoré, dans le voisinage du Louvre et du Palais-Royal.

La révolution fut pour les filles publiques une époque d'émancipation ; elles eurent la liberté d'habiter tous les quartiers qu'elles voulurent. Au lieu de se tenir reléguées dans les lieux retirés qui leur étaient spécialement réservés, elles se répandirent partout où elles avaient espoir d'obtenir plus de succès. Celles qui avaient le plus de confiance dans leurs charmes, vinrent en grand nombre se loger au Palais-Royal, les unes dans les galeries de bois et dans la galerie noire, nommée aujourd'hui galerie du Théâtre-Français, où elles occupaient, au rez-de-chaussée, des espèces de cellules ou de petites boutiques obscures, sans meubles et sans marchandises ; celles-ci étaient libres et agissaient dans leur intérêt particulier.

Les autres occupaient, dans les galeries de pierre, des appartements somptueux, ordinairement situés au-dessus des maisons de jeu ; celles-là étaient sous la dépendance d'une matrone, qui se chargeait de les bien nourrir et de les entretenir richement, et au profit de laquelle elles disposaient de leur corps. Les prostituées qui avaient le moins d'avantage à se produire au grand jour demeurèrent dans les rues qu'elles habitaient, et devinrent naturellement le partage de la classe la moins exigente du peuple parisien.

Le jardin, les galeries du Palais-Royal, le foyer des théâtres du Vaudeville et des Variétés, étaient les lieux principaux où l'on rencontrait les filles publiques les plus élégantes et les plus recherchées; et il est vrai de dire qu'elles contribuèrent beaucoup au succès et à la valeur de ces établissements.

Le Palais-Royal était le rendez-vous des étrangers de tous les pays qui venaient à Paris, et les femmes publiques étant en quelque sorte le point de mire qui les attirait vers ce lieu, on pouvait dire avec quelque fondement que le Palais-Royal était alors le premier *lupanar* du monde.

Il y a plus de trente ans que la galerie noire n'est plus consacrée à la débauche. Les filles publiques qui occupaient des boutiques dans les galeries de bois ont successivement été remplacées par des marchandes de modes ; mais bien que celles qui étaient libres n'eussent plus leur domicile dans le palais, elles venaient s'y offrir en spectacle; et, lorsqu'elles étaient recherchées, elles conduisaient leur cavalier, quelques-unes dans des chambres qu'elles occupaient dans le voisinage du Palais-Royal, et, le plus grand nombre, dans des lieux connus sous le nom de maisons *de passe*, dont je parlerai ailleurs.

Après avoir été pendant plus de trente ans l'Éden des filles publiques, le Palais-Royal leur est aujourd'hui rigoureusement interdit. Nous verrons plus loin la direction qu'elles ont prise.

CHAPITRE II.

Ce qui constitue la Femme prostituée.

Le mot prostitution avait besoin d'une distinction précise, afin d'établir la différence qui existe entre une femme débauchée et une femme prostituée, celle-ci seulement devant être soumise à la surveillance de la police.

« Dans le sens et le langage administratif, dit Parent-Duchâtelet, les femmes ou les filles qui s'abandonnent au désordre, et qui se livrent au premier venu, ne sont pas pour cela des prostituées : il faut, pour leur donner cette qualification, une réunion de circonstances qui ont été indiquées dans un projet de loi sur la prostitution... » Voici ce qui devait, selon ce même projet, constituer la fille publique : *Récidive ou concours de plusieurs faits particuliers légalement constatés ; notoriété publique, arrestation en flagrant délit, prouvé par des témoins autres que le dénonciateur ou l'agent de police.*

Quoique ce projet de loi n'ait pas reçu la sanction législative, l'administration s'est conformée aux dispositions qu'il renferme.

Une femme débauchée n'est pas essentiellement une prostituée, et tant qu'elle n'a pas outragé publiquement les mœurs, et qu'elle se renferme dans les habitudes que prescrit la décence, elle n'est et ne doit être l'objet d'aucune surveillance.

On voit, par la distinction établie entre une femme débauchée et une femme publique, que la première conserve des droits à la protection qui est due à toutes les femmes, tandis que la dernière est soumise aux réglements et à la surveillance de la police. Cette distinction est d'autant plus sage, que la débauche clandestine ne pourrait pas être recherchée ni surveillée sans compromettre à beaucoup d'égards les intérêts et la tranquillité des familles, et sans nuire aux mœurs, en portant le scandale dans la société.

CHAPITRE III.

Quel est le nombre des Filles publiques dans Paris.

Le nom de prostituée n'étant donné qu'à celle qui est inscrite et reconnue en cette qualité par l'administration, le nombre en est beaucoup moins grand qu'on se l'imagine ordinairement. On l'a souvent évalué de vingt à trente mille. Le premier chiffre est celui auquel Retif de la Bretonne portait le nombre des filles de toutes les classes faisant, dit-il, « le métier sur le pavé de Paris. » Parent-Duchatelet, auquel on doit des recherches statistiques faites avec beaucoup de précision à ce sujet, estime que le nombre n'en dépasse pas cinq mille, évaluation qu'on peut regarder comme la plus exacte, en ne l'appliquant qu'aux filles qui se livrent publiquement à la prostitution, et qui sont inscrites sur les contrôles de la police ; mais si on comprend dans ce même calcul les filles ou les femmes entretenues, et toutes celles qui s'abandonnent clandestinement à la débauche, je crois qu'on peut admettre encore aujourd'hui l'évaluation établie par Retif de la Bretonne.

Au quinzième siècle, on estimait déjà à cinq ou six mille le nombre des filles vouées publiquement à la prostitution. Leur parure et leur maintien étaient si remarquables, que Astezan, poëte italien, qui vint à Paris à cette époque, dit en parlant d'elles : « J'y ai vu avec admiration une quantité innombrables de filles extrêmement belles ; leurs manières étaient si gracieuses, si lascives, qu'elles auraient enflammé le sage Nestor et le vieux Priam. » Parmi les femmes que le poëte désignait ainsi, ne s'en trouvait-il pas un certain nombre qui fussent épouses et mères ? La réponse à cette question ne peut être qu'affirmative, si on a égard à la démoralisation de ce siècle.

CHAPITRE IV.

Quelles sont les causes les plus ordinaires de la débauche ?

La débauche étant souvent le prélude de la prostitution, il importe de rechercher les causes qui peuvent la favoriser. Elle a toujours un caractère qui tient aux mœurs du temps, et lorsqu'on l'observe dans les premiers rangs de la société, elle ne tarde pas à descendre et à se manifester dans les rangs inférieurs. La corruption qui n'a pas cessé d'exister depuis le treizième jusqu'au dix-septième siècle, en est un témoignage. La cour, le clergé, la magistrature en donnaient alors de fréquents exemples.

A l'occasion du mariage d'Isabeau de Bavière, on donna des fêtes à l'abbaye Saint-Denis, où on se livra à mille scènes de débauche. Les principaux personnages de la cour s'y présentèrent masqués ; les lumières furent éteintes pendant qu'on se livrait à la danse. Les divertissements continuèrent dans l'ombre ; et, selon les historiens de l'époque, *desdites joustes étaient provenues des choses déshonnêtes en matière d'amourette, et dont depuis beaucoup de maux sont venus.*

L'exemple des grands devait entraîner la classe bourgeoise. Aussi, dès ce temps-là les femmes de procureurs, d'avocats, de marchands recherchaient-elles sans retenue toutes les occasions qui pouvaient satisfaire leur lubricité, ou entretenir leur luxe et leur orgueil.

Les pèlerinages furent adoptés à cette époque; et les femmes de Paris, qui, sous l'invocation de la Vierge, se rendaient à Saint-Maur, à Aubervilliers-les-Vertus, à Boulogne et autres saints lieux, y allaient bien moins par motif de dévotion que pour se trouver à des rendez-vous galants, et se livrer aux plaisirs et à la débauche.

Au dire de Guillaume Coquillard (1), official de l'église de Reims, les pèlerines parisiennes n'avaient de dévotion que pour les moines, qu'elles visitaient secrètement dans leur couvent :

> Mesdames, sans aucuns vacarmes,
> Vont en voyage bien matin

______
(1) Monologue des Perruques.

En la chambre de quelques carmes,
Pour apprendre à parler latin.

. . . .

Ont-ils bien Gaudy et Gallé,
Au lieu de dire leurs matines,
Le vin blanc, le jambon salé
Pour festoyer les pèlerines
Après on reclost les courtines.

. . . .

Mathieu Bigame, cité par Dulaure(1), dit que les femmes vont à l'église non par amour pour les reliques et le crucifix, mais par amour pour les prêtres. Il présente les temples consacrés au culte divin comme les endroits où se rencontrent galants et pourvoyeuses, et où se font tous les arrangements qui doivent favoriser le libertinage. Il désigne principalement Notre-Dame-des-Champs et Saint-Eustache, et finit par nommer toutes les églises de Paris comme des lieux où se tenaient ces infâmes marchés.

« Ne sont-elles pas ici, s'écrie du haut de la chaire le frère Maillard, ces mères qui prostituent leurs filles à des hommes du parlement, pour leur faire gagner leur mariage ?..... Vous, femmes qui portez des chaînes objets de luxe, et des queues à vos robes, et qui dites : « Mon père, nous voyons les autres qui en ont et qui ne sont ni plus riches ni plus nobles que nous, et, lorsque nous ne sommes pas riches, les évêques et les abbés nous en donnent à la peine de notre corps. » Cela est vrai, répliqua le prédicateur; mais il s'ensuit la damnation de votre âme.

Rien n'est peut-être plus propre à faire apprécier le degré de licence où les mœurs étaient tombées dans les derniers siècles, et principalement sous le règne de Louis XIII,

____

(1) Tableau de Paris.

que l'ordonnance de ce roi, qui donna la direction de l'abbaye de Saint-Germain-des-Prés , couvent de moines, à la veuve du duc de Lorraine.

Les exploits de la chevalerie , les trouvères , les troubadours contribuèrent à introduire les aventures d'amour comme un passe-temps, dont s'honoraient chevaliers courtois et nobles dames. Les romanciers, les poëtes se faisaient une bonne réputation par des écrits qui ne semblaient destinés qu'à inspirer des idées d'amour et à faire dominer ce sentiment dans l'esprit public , ce qui a sans doute donné lieu au reproche de légèreté dont on a longtemps accusé les Français.

Les contes de La Fontaine, de l'abbé de Voisenon, les poésies du cardinal de Bernis, de Chaulieu, de madame Deshoulières , de Dorat , de Parni et beaucoup d'autres ouvrages analogues, sont bien plus propres à disposer aux impressions de l'amour et à efféminer le caractère, qu'à élever la pensée et la réflexion vers de nobles sentiments.

Jusqu'au règne de Louis XV, où le roi se faisait encore gloire d'avoir une maîtresse en titre, d'en changer selon son bon plaisir, et d'adopter ses bâtards d'après l'usage consacré par ses aïeux et ses frères en couronne , l'exemple de la corruption avait toujours été donné par les grands seigneurs de la cour.

Aujourd'hui les mœurs sont entourées de plus de respect; il y a assez de pudeur dans l'opinion publique pour flétrir tout ce qui pourrait agir sur l'imagination et y faire naître des idées obscènes, de quelque part qu'en vint l'exemple. Mais une nouvelle cause de corruption qui s'est propagée dans tous les rangs de la société , et qui est d'autant plus dangereuse qu'elle a l'intérêt pour mobile , bien plus

que la passion et l'entraînement du cœur, c'est le luxe de
la toilette. Le désir de briller et de satisfaire leur vanité a
plus de part aujourd'hui dans la détermination des femmes à se livrer à la débauche, que des idées préconçues de
volupté.

Il y a de nos jours plus de décence dans l'immoralité ;
mais les aventures galantes , pour ne plus être un scandale
audacieusement affiché dans les classes élevées de la société,
n'en sont pas moins multipliées qu'autrefois. Tous les rangs
tendent à se confondre par la toilette ; la femme d'un commis à douze cents francs veut avoir des cachemires ; les
ouvrières, qui n'ont pour vivre que le travail de leurs
mains ; les cuisinières , même celles qui n'ont que de faibles gages, veulent porter des chapeaux, avoir des bagues
aux doigts, des chaînes, des montres en or, et l'ensemble de leur toilette à l'avenant. Eh bien ! cela ne peut
avoir lieu ni s'expliquer que par la corruption consentie à
prix d'argent.

On peut de ce point de vue envisager combien, en en-
courageant le libertinage, le luxe est propre à en étendre
les effets dans toutes les classes de la société, et, par suite,
à y développer des principes et des habitudes qui doivent
exercer une grande influence sur la morale publique, modifier le tempérament et la santé, et donner lieu à toutes
les maladies qui peuvent naître de la débauche.

CHAPITRE V.

Est-il utile d'assujettir les filles publiques à porter un signe particulier.

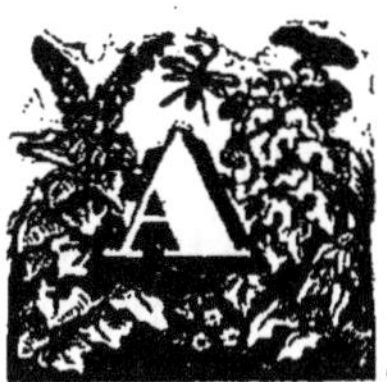

Rome, du temps des empereurs, les prostiuées portaient un costume qui était sévèement exigé, et qui avait beaucoup d'anaogie avec la toge romaine, qui était le vêtement ordinaire des hommes, ce qui leur fit donner le nom de *Togata*, comme épithète du mot *meretrix*.

Déjà, sous le règne de saint Louis, les filles publiques se faisaient distinguer par des ceintures où brillait l'éclat de l'or; d'où est venu le proverbe : *Bonne renommée vaut mieux que ceinture dorée.*

Saint Louis, en vue d'entraver la prostitution, et peutêtre plus encore pour ne pas permettre que les filles publiques fissent usage d'un ornement dont se paraient les femmes honnêtes, et surtout les dames nobles, ordonna que leur ceinture serait saisie au profit du prévôt. L'ordonnance fut rigoureusement exécutée; mais la prostitution n'en fut pas moins tolérée.

Depuis le douzième siècle jusqu'à Louis XIV, un grand nombre d'ordonnances défendait aux filles publiques de porter les vêtements et les bijoux que la mode faisait rechercher alors par les dames de qualité.

En 1347, la reine Jeanne fit ordonner aux filles publiques de porter une aiguillette.

Les prostituées de la ville de Toulouse étaient assujetties à porter un costume particulier; mais par suite d'une réclamation adressée à Charles VI, pour en être dispensées, ce roi, par une ordonnance, leur permit de porter telle robe et tel chaperon (1) qu'elles voudraient ; mais à condition qu'elles auraient autour de leur bras une jarretière ou lisière de drap, d'une couleur différente de la robe.

Du temps de Henri IV on les obligea à porter, comme signe distinctif, une plaque dorée à leur ceinture.

Certaines personnes pensent encore aujourd'hui qu'il serait avantageux pour les mœurs et pour l'ordre public, d'assujettir les prostituées à porter une marque distinctive ou un costume particulier, afin de les faire reconnaître et d'éviter aux femmes honnêtes des méprises qui sont offensantes pour elles.

Pour quelques avantages qu'il y aurait peut-être à soumettre les filles publiques à une marque ou à un costume déterminés, de nombreux et graves inconvénients en seraient le résultat certain. Voici comment Parent-Duchatelet s'exprime sur cette question : « Quant au costume qu'on voudrait imposer aux prostituées, je dirai que, dans tous les temps et dans tous les lieux, ce costume leur a été à charge ; qu'il a été pour elles le comble de l'humiliation ; qu'elles ont toujours cherché à s'en affranchir, et que l'autorité n'a jamais pu faire exécuter d'une manière constante les ordonnances publiées à cet égard...... A l'époque actuelle, et dans notre pays, une marque distinctive et uniforme, imposée aux prostituées, aurait pour résultat inévitable de mettre à leur poursuite tous les polissons des rues et de les faire honnir par toute une population. Ne pouvant plus sortir sans recevoir d'avanie, ces filles se réfugieraient dans toutes les maisons clandestines, ce qui ferait perdre

(1) Couverture de tête.

en un instant tout le fruit si péniblement obtenu par la surveillance sanitaire. Il est maintenant reconnu qu'en donnant aux prostituées une marque distinctive, ce serait infecter les lieux publics d'enseignes ambulantes du vice, et indiquer à l'adolescent timide les personnes auxquelles il peut hasarder des demandes qui ne seront pas refusées. On se contente donc d'exiger des femmes de cette classe une mise décente et en même temps salubre. Il faut qu'elles aient en tout temps les épaules ainsi que la tête couverte ; qu'elles ne se fassent pas remarquer du reste de la population ; et qu'elles attirent le moins possible les regards. On arrivera au terme de la perfection et du possible en ce genre, en obtenant que les hommes, et en particulier ceux qui les recherchent, puissent les distinguer des femmes honnêtes ; mais que celles-ci, et surtout leurs filles, ne puissent pas faire cette distinction, ou ne la fassent du moins qu'avec difficulté. »

La décence exigée par l'administration dans la toilette et le maintien extérieur des prostituées est un succès fort important, si on se représente la mise recherchée et voluptueuse dans laquelle il y a peu d'années les filles publiques se montraient encore dans les galeries et dans le jardin du Palais-Royal, sur les boulevards de la chaussée d'Antin et au spectacle.

Les épaules et la gorge nue, les cheveux ornés de fleurs, des vêtements d'étoffes les plus riches et les plus nouvelles, des ornements où brillait l'éclat de l'or et des pierres précieuses, une démarche affectée et lascive, tel est l'aspect sous lequel les prostituées se montraient effrontément aux regards de la jeunesse des écoles, et devant des femmes honnêtes, souvent accompagnées de leurs filles. Un tel spectacle n'est plus offert au public. Cependant la prostitution étant tolérée, il est essentiel que les femmes qui s'y abandonnent puissent vivre de ce triste métier, et pour cela il faut nécessairement qu'elles aient des moyens de se faire connaître, et sur lesquels la police doit souvent fermer les yeux.

CHAPITRE VI.

A quels signes peut-on reconnaître aujourd'hui les Maisons de Prostitution et les Femmes publiques?

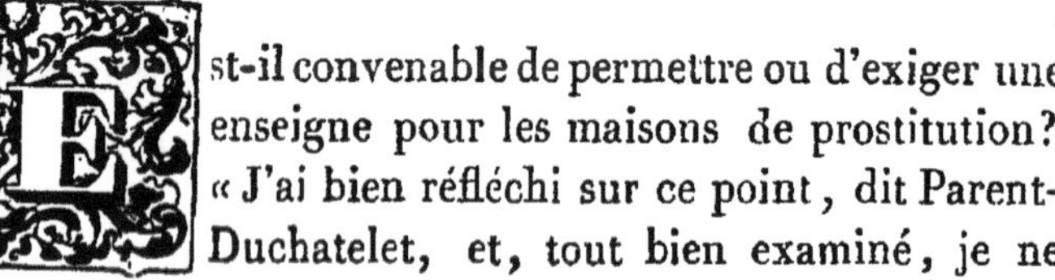

st-il convenable de permettre ou d'exiger une enseigne pour les maisons de prostitution? « J'ai bien réfléchi sur ce point, dit Parent-Duchatelet, et, tout bien examiné, je ne vois pas ce que la morale pourrait perdre à cette innovation; il faut nécessairement opter entre elle et le raccrochage; il faut voir qui des deux blesse le plus les mœurs et offusque davantage les regards. Suivant moi, il n'y a pas à hésiter; car je ne vois que des avantages dans ces signes distinctifs. » Par ce moyen, on éloignerait effectivement de ces lieux, surtout pendant le jour, les hommes qui, n'ayant pas perdu toute pudeur, craindraient d'être aperçus en y entrant; et, en les indiquant aux libertins, on leur ôterait tout prétexte de provoquer des femmes honnêtes dans la rue et en plein jour.

On ne permet plus aux prostituées de se tenir à leurs croisées ni de raccrocher sur la voie publique; il leur a été interdit de stationner à leur porte; mais on tolère qu'une femme d'un âge mûr, pourvu qu'elle ne raccroche pas, se tienne le soir devant leur demeure, comme pour leur servir d'enseigne. Lorsque le rez-de-chaussée d'une maison fait partie de la location de personnes qui tiennent chez elles des filles publiques, la devanture en est close par des rideaux ou par un vitrage opaque, et elle se distingue surtout par l'absence absolue de tout ce qui peut servir à désigner une boutique destinée à un commerce honnête.

L'éloignement des prostituées du Palais-Royal, des théâtres et des boulevards, où elles s'affichaient d'une manière si scandaleuse par leur parure et la hardiesse de leur maintien, a donné lieu à une infinité de boutiques de parfumerie et de petite mercerie qui, ouvertes dans beaucoup de passages, sont occupées par des femmes qui se livrent à la débauche, et dont le prétendu commerce n'est qu'un accessoire qui sert de voile au vrai métier qu'elles font.

Les prostituées ne peuvent sortir qu'avec une mise décente, et défense leur est faite de provoquer les passants; leur maintien dans la rue est d'autant plus réservé, qu'étant connues des agents de police, elles s'exposeraient à être arrêtées si elles y donnaient lieu par leur indécence, de sorte qu'il est assez difficile aujourd'hui de les distinguer des autres femmes débauchées. Cependant les unes et les autres ont intérêt à se faire remarquer, et elles en trouvent toujours les moyens.

Les femmes non prostituées qui ont des occupations journalières, et qui se livrent à la débauche, en recherchent les occasions, le matin, en allant à leur travail, à l'heure de leur dîner, et plus généralement le soir, lorsque leur journée est finie. Elles s'arrêtent ordinairement devant les boutiques des bijoutiers, des lingères et des marchandes de modes; elles se retournent et ralentissent leurs pas lorsqu'elles s'aperçoivent qu'elles sont remarquées; elles n'acceptent pas de propositions directes, dans la crainte d'avoir affaire à un agent de police; mais elles écoutent ce qu'on leur dit, se laissent suivre et finissent par entrer furtivement dans la maison où elles peuvent recevoir leur poursuivant.

Les filles qui sont en service ont à peu près la même allure; c'est aux heures du marché et le jour de leur sortie, où elles abusent de leur liberté : elles ont l'habitude, pour se distinguer, de tenir une clef à la main. Quelques autres personnes, de classes différentes, qui se livrent à la débauche, ont adopté le même usage. La clef indique qu'on a une chambre, qu'on est seule et qu'on est libre d'y recevoir qui l'on veut.

Les femmes à parties se montrent dans une mise toujours élégante dans les promenades et les lieux publics, où il serait difficile de les distinguer sans un sourire et des regards rendus aux hommes dont elles fixent l'attention.

Les jeunes filles qui sont chez leurs parents sortent aux différentes heures de la journée, avec un paquet ou un carton à la main, comme si elles faisaient une commission, et se rendent ainsi chez les personnes qui les attendent, ou cherchent dans la rue l'occasion d'une rencontre.

Les femmes à parties et les jeunes filles qui sont chez leurs parents conduisent ordinairement les hommes qui les recherchent dans le lieu qu'elles habitent, tandis que les ouvrières et les domestiques se rendent avec eux dans des maisons destinées à les recevoir, et dont je parlerai au chapitre des maisons de passe.

CHAPITRE VII.

De la Débauche clandestine.

C'est ici que la police doit poser ses limites. La débauche qui a lieu sans scandale appartient à la vie privée; on ne peut pas aller au-delà du soupçon. Néanmoins, il est permis d'établir des probabilités sur ce point, afin d'apprécier l'état moral de la société. La misère conduit ordinairement à la prostitution; mais dans le siècle où nous vivons, le luxe et l'amour de la toilette conduisent bien plus souvent à la débauche.

Parmi les femmes que l'éducation ou les exemples de leur famille ne retiennent pas dans la ligne de leurs devoirs, il en est bien peu qui ne s'abandonnent aux aventures galantes, et dans le nombre de celles-ci, il me semble vraisemblable que plus des trois quarts se livrent à la débauche par intérêt, bien qu'il leur fût possible de vivre modestement de leur travail.

La facilité que les femmes ont de gagner de l'argent de cette manière en détourne beaucoup de leur travail, et leur en fait souvent perdre l'habitude; ce qui est une chose fâcheuse pour l'ordre social, et qui amène inévitablement la misère et des regrets toujours trop tardifs chez le plus grand nombre des personnes que la débauche jette dans l'oisiveté. Celles qui ont une fois délaissé leur travail en trouvent ensuite difficilement; et quand la débauche clandestine ne suffit plus à leurs besoins, et qu'elles sont sans occupation, elles s'abaissent alors par nécessité à la prostitution avouée et soumise à la police.

La débauche peut être envisagée sous deux points de vue, selon qu'elle se borne à la cohabitation habituelle entre deux personnes, ou suivant que la femme se donne en toutes occasions à de nouveaux individus. Dans ce dernier cas, la débauche a beaucoup d'analogie avec la prostitution, dont néanmoins elle s'est toujours distinguée par la réserve et la prudence que mettent dans leur conduite celles qui s'y abandonnent; mais aujourd'hui que les prostituées elles-mêmes ont une mise et des manières plus décentes qu'elles n'avaient autrefois, il est fort difficile de les distinguer.

Les prostituées mènent une vie oisive, elles sont connues de la police et soumises à sa surveillance. Beaucoup de femmes débauchées sont également soupçonnées ou connues des agents qui surveillent la prostitution; mais ils doivent fermer les yeux sur leur conduite tant qu'elles ne donnent lieu à aucun scandale.

Il existe une classe de filles qui vivent uniquement de la débauche, et qui ne se rendent utiles par aucune espèce d'occupation lucrative; ce sont les femmes entretenues, les femmes à parties et les jeunes personnes qui sont chez leurs parents, et dont presque toutes ont été initiées par eux à la débauche dès leur adolescence; et il est malheureusement trop vrai que cela arrive souvent de la part de parents qui, au lieu d'y être poussés par l'extrême misère, en font un objet de spéculation pour satisfaire leur cupidité et briller dans le monde.

La facilité qu'on a de trouver dans Paris des lieux propices aux rendez-vous galants est très-propre à favoriser la débauche clandestine, et principalement l'amour adultère qu'on a tant d'intérêt à dissimuler. L'évidence sur ce point ressortira des renseignements que je donnerai bientôt sur les maisons de passe et les personnes qui se prêtent à cet usage.

CHAPITRE VIII.

Des Maisons de Passe et des Cabinets particuliers.

On donne le nom de maisons de passe aux lieux où sont reçus les individus de l'un et l'autre sexe pour quelques instants seulement. Les femmes publiques appellent faire une passe leur réunion avec un homme dans un local autre que celui qu'elles habitent ordinairement. La plupart des femmes qui tiennent des filles à demeure chez elles en reçoivent aussi qui y viennent momentanément faire des passes. Il a existé longtemps beaucoup de maisons consacrées d'une manière exclusive à ce genre de métier, et qui n'étaient pas soumises à la surveillance de la police. Ayant reconnu des inconvénients graves dans l'existence libre de ces maisons, vu qu'on y recevait des jeunes filles de douze, treize et quatorze ans, des femmes mariées, des hommes qui y conduisaient de jeunes personnes séduites par eux, l'administration afin d'avoir le droit d'y exercer la surveillance à laquelle sont soumis tous les lieux publics, a exigé que les personnes qui les tiennent aient chez elles à demeure et en permanence au moins deux prostituées enregistrées sur les contrôles de la police.

Il y a des maisons de passe spécialement destinées aux actrices du second ordre et à toutes les femmes de théâtre en général.

Il y a beaucoup d'hôtels garnis, principalement ceux

qui avoisinent le Palais-Royal, et qui logent à la nuit, qui se prêtent à cet usage.

Il y a des maisons de passe fort bien tenues et somptueu-sement meublées; celles-ci sont en grande partie situées dans les rues qui avoisinent les boulevards les mieux fré-quentés. Le prix le plus ordinaire est d'un franc pour le temps qu'on passe dans ces maisons, et ce prix varie peu, malgré la différence qui existe dans la manière dont elles sont tenues. A Londres, le prix diffère d'un à cinq schel-lings, en raison du luxe de l'appartement où on est reçu. Quoique le prix d'une station dans une maison de passe soit peu élevé à Paris, le produit s'en élève dans quelques-unes à plus de 100 francs par jour. On cite la directrice d'une de ces maisons qui, par la réserve et les précautions qu'elle mit en usage pour qu'on ne sût pas ce qui se pas-sait chez elle, resta inconnue de ses plus proches voisins, et put amasser une telle fortune qu'elle donna en mariage 50,000 francs à chacune de ses filles, à qui elle laissa après elle une somme égale; et que ses deux gendres, hommes honorables, n'apprirent qu'après sa mort la source impure d'où sortait la dot et la succession de leurs femmes.

On voit qu'il s'agit dans ce dernier cas d'une maison des-tinée à la débauche clandestine, et que, sans doute, les complaisances qu'on y trouvait se payaient à un prix beau-coup plus élevé que celui des maisons de passe ordinaires; comme il y a plus de profit à favoriser l'amour qui veut se cacher que la débauche impudique, on trouvera tou-jours des personnes qui s'y prêteront et qui échapperont à la surveillance de la police.

Indépendamment des maisons et des hôtels garnis où on est reçu à faire des passes, il existe dans tous les quartiers de Paris, surtout dans le voisinage du Palais-Royal et des petits théâtres, des marchands de vin, des estaminets, des rogomistes, où sont reçus dans un cabinet particulier les femmes qui s'y présentent avec un homme, et qui n'ont, en général, pour tout ameublement, qu'une table et deux chaises. Dans quelques-unes de ces maisons, les personnes qui les tiennent cèdent même leur propre chambre, lors-qu'on leur demande un local plus commode et qu'elles y trouvent leur intérêt. Ces sortes de maisons ne sont ordi-nairement fréquentées que par la classe la plus infime des prostituées. On sait que la plupart des restaurateurs ont des cabinets particuliers, et qu'on peut demander à y être servi, même en tête-à-tête, sans se compromettre; mais il y a de ces maisons qui sont connues par la bonne cuisine qu'on y fait, où on peut demander à être servi dans une pièce qui ait tout l'ameublement d'une chambre à coucher, et où l'on parvient ordinairement par l'escalier commun de la maison, sans être obligé d'entrer chez le restaura-teur. Ces sortes de rendez-vous ont un but en quelque sorte avoué, ce qui autorise le complaisant restaurateur à élever le prix de la carte à payer.

Il y a donc des maisons où la débauche est favorisée, sans que la police ait les moyens de les surveiller; mais cela fût-il possible, la prudence lui commande souvent de fermer les yeux, et de souffrir ce qu'elle voit, afin que le public s'en aperçoive moins. Voici, sur les maisons de passe, l'opinion de l'auteur pudique de l'ouvrage *sur la Prostitution dans la ville de Paris :* « Il est évident que l'administration ne peut pas assimiler à des prostituées toutes les femmes qui viennent ainsi passagèrement dans les maisons consacrées à la débauche; elle n'a d'autorité ni sur elles, ni sur les personnes qui les accompagnent; elle n'a pas à leur reprocher de scandale public, elle ne peut pas les empêcher de faire ce qui leur convient; et elle se compromettrait gravement en se conduisant autrement. Ici, comme dans tout ce qui regarde la prostitution, il faut savoir tolérer ce qu'on ne peut pas empêcher... Un pareil état de choses paraîtra surprenant à bien des personnes respectables, et ne manquera pas de les scandaliser; mais que ces personnes ne se hâtent pas pour cela d'accuser leur siècle et la société au milieu de laquelle elles se trouvent placées; qu'elles apprennent plutôt que les tristes détails que je viens de leur faire connaître, et que je déplore aussi bien qu'elles, ont existé dans tous les temps et dans tous les pays; que les établissements dont je viens de parler, et souvent de plus abominables encore, sont inhérents à toutes ces agglomérations d'hommes où viennent se cacher les mauvais sujets d'un royaume tout entier, et que l'ignorance où ces personnes sont restées, pendant toute leur vie, de l'existence de ces repaires du vice, leur fasse apprécier autant qu'ils le méritent les soins éclairés de l'administration. »

CHAPITRE IX.

Des Maisons à Parties et des Femmes qui les fréquentent.

Les maisons à parties forment un genre particulier de spéculation, où la débauche ne se borne pas à réunir deux personnes seulement, mais où elle rassemble des femmes à intrigues généralement aimables et distinguées, des libertins vieux et jeunes qui servent de compères, et dse dupes, qui paient toujours fort cher les plaisirs qu'ils viennent y chercher.

On organise souvent aussi des parties de débauche dans les maisons de prostitution tenues sur le meilleur pied, et où on trouve les femmes les plus jolies et les plus agréables. Ces parties se font ordinairement, de la part des hommes, entre jeunes gens qui se connaissent, qui ont de l'argent à dépenser, et qui s'entraînent les uns les autres; elles consistent en dîners, qui se font à la ville ou à la campagne, et qui se terminent en général par une orgie, où chacun des convives lutte à qui sera le plus vaillant et le plus obscène. Les acteurs de ces sortes de parties savent qu'ils sont avec des prostituées, et qu'ils compromettent leur santé; mais ils ne sont pas dupes.

Il en est autrement des hommes qui se laissent entraîner, souvent même à leur insu, dans des maisons uniquement à parties. Il y a de ces maisons qui sont dirigées par des dames qui ont de l'usage, de l'esprit, qui ont tenu un rang honorable dans le monde, et qui passent encore pour des personnes honnêtes et respectables aux yeux de la plupart de ceux qui les fréquentent; elles donnent des soirées brillantes, où sont invités et où se rendent des fonctionnaires de toutes les classes et des rangs les plus élevés. Les femmes qui font partie de ces soirées sont toutes d'un excellent ton, et souvent la fille y est conduite par sa mère. On y joue ordinairement gros jeu, et parmi les joueurs il y en a qui sont dévoués aux intérêts de la maison ou intéressés à ses succès; de sorte que, par leur manière de bien jouer ou par des signes convenus avec des compères qui voient le jeu de leurs adversaires, celui qui joue de bonne foi est inévitablement dupe et trompé. Les liaisons que la galanterie permet d'y faire sont toujours amenées avec beaucoup de réserve et de décence ; le triomphe coûte toujours fort cher à celui qui l'obtient, et il est rare que les intérêts de la dame qui les favorise ne soient pas d'une manière ou d'autre compris dans le traité.

Le plus grand nombre des maisons à parties sont tenues plus bourgeoisement, et pour en cacher le but, les personnes qui les dirigent tiennent ordinairement une table d'hôte, et donnent souvent des soirées dansantes. Les femmes qu'on y rencontre ont d'excellentes manières, et sont généralement d'une société fort aimable ; ce sont des veuves, des épouses délaissées, ou dont les maris sont absents. Des femmes entretenues y viennent parfois à l'insu de celui qui veut être aimé tout seul, et qui se trouve ainsi trompé. L'espoir de rencontrer dans ces lieux des hommes qui mettent un prix élevé à leurs charmes y amène la plupart des femmes qui les fréquentent ; toutefois, il y en a que leur fortune met au-dessus de l'intérêt qui fait agir les premières, et qui n'y sont conduites que par le désir d'y rencontrer un homme qui leur plaise, et de satisfaire leurs penchants libertins. On y voit aussi quelques dames âgées, dénuées, de fortune qui ont un air fort respectable, qui ne sont là que pour le *décorum*, et qui n'ont ordinairement que le dîner pour dédommagement.

Les hommes qu'on est intéressé à réunir dans ces maisons sont de préférence les étrangers, les célibataires, les hommes veufs ou ceux qui sont séparés de leurs femmes. Parmi les dames qui se livrent à ce genre de spéculation, il y en a qui, par les *Petites-Affiches*, se tiennent au courant des décès et des demandes en séparation, de manière à connaître les individus qui se trouvent isolés par la perte ou l'éloignement des personnes auxquelles ils étaient unis, et à qui, au bout d'un certain temps, et après avoir fait prendre des renseignements à leur égard, elles adressent des invitations à leurs soirées.

Le jeu et les intrigues galantes sont l'objet principal de la spéculation de ces établissements. La table d'hôte qu'on y tient, les dîners priés ou les soirées qu'on y donne, sont les moyens mis en usage pour réunir les personnes aux dépens desquelles on a l'espoir de prospérer. Au rang des joueurs qui servent de compères, il se trouve des hommes âgés, à l'air grave et distingué : les uns décorés, en uniforme, et portant de grosses épaulettes; les autres qu'on qualifie, sous l'habit bourgeois, de général, colonel, conseiller, président, etc. Personne n'est admis sans être présenté à la maîtresse de la maison, qui impose ordinairement le respect, et dispose à la bienveillance, par la dignité et la manière gracieuse avec lesquelles elle sait faire les honneurs de sa table et de ses salons.

CHAPITRE X.

De la Prostitution et de la Débauche clandestine à l'égard des Filles Mineures.

La différence que j'ai fait remarquer entre la prostitution et la débauche retrouve ici son application ; c'est-à-dire qu'il y a des mineures qui se livrent à la prostitution sous la surveillance de la police, et d'autres qui sont perverties par des femmes qui choisissent les plus jeunes filles pour sujet de leur infâme spéculation, et qui échappent généralement aux recherches de l'administration.

La minorité légale étant fixée à vingt-un ans, il serait impossible, et même contraire au bien public, dans l'état actuel de l'ordre social, de n'admettre avant cet âge aucune fille à se faire inscrire comme prostituée sur les registres destinées à cet usage. Plus de la moitié des filles publiques qui sont connues pour se livrer à la prostitution n'ont pas atteint leur majorité, et comme ce sont les plus jeunes qu'on recherche ordinairement, c'est parmi elles que se trouvent le plus grand nombre de celles qui sont infectées de la maladie vénérienne, et dont la surveillance importe le plus à la santé publique.

Lorsqu'on croit devoir reprocher à l'administration d'admettre des mineures parmi les prostituées, il ne peut être question que des jeunes filles non pubères ou qui ont à peine atteint l'âge de puberté ; et pourtant, comme on le verra bientôt, il se présente des cas où cela est indispensable.

Depuis vingt ans, chaque préfet de police a cherché à mettre un frein à la prostitution, en limitant l'âge auquel il convenait de la tolérer. M. Delaveau ayant d'abord voulu que l'inscription des prostituées n'eût lieu qu'à la majorité, fut conduit par l'expérience et la nécessité à en fixer l'époque à dix-huit ans, et même il se vit obligé à faire inscrire d'office beaucoup de jeunes filles qui n'avaient pas cet âge. M. Debelleyme, après un examen approfondi et de mûres réflexions, abaissa à dix-sept ans l'âge où l'inscription fut permise. M. Mangin, qui succéda à M. Debelleyme, reporta à vingt-un ans l'âge de l'enregistrement ; mais il reconnut bientôt la nécessité de l'abaisser à dix-huit ans, et d'autoriser lui-même, comme l'avait fait M. Delaveau, l'inscription de jeunes filles qui étaient loin d'avoir cet âge. Aujourd'hui, c'est à seize ans que l'administration a fixé le terme où une fille peut solliciter son inscription au rang des prostituées ; mais on n'en admet aucune sans lui faire de sages remontrances, afin de la faire renoncer à son projet, et sans chercher à la réconcilier avec sa famille. Ce n'est que lorsque sa paresse et sa mauvaise conduite sont bien reconnues, et qu'elle est délaissée par ses parents, qu'on se détermine à l'inscrire; et cette mesure est d'autant plus nécessaire, que si on la refusait à celle qui la réclame, elle n'en suivrait pas moins ses mauvais penchants, et que, livrée à la débauche clandestine, et soustraite à la surveillance de la police, elle ne serait pas sujette aux réglements sanitaires qui obligent chaque prostituée à se faire visiter et à interrompre son métier lorsqu'elle est malade.

La débauche clandestine est, comme on le voit, d'autant plus dangereuse, qu'elle favorise bien plus que la prostitution la propagation de la syphilis, et que celle qui s'y abandonne est exposée à garder fort longtemps, et souvent à son insu, une maladie qui ruine la santé, et dont la contagion est toujours plus redoutable, en raison de son ancienneté et de la négligence qu'on a mis à la faire traiter.

La débauche clandestine n'a pas à son service des mineures seulement; une foule de femmes majeures, je l'ai déjà dit, qui la plupart revêtent les apparences les plus honnêtes, se livrent à ce genre de prostitution ou spéculent sur les bénéfices qu'elle peut produire; et comme la débauche qui se cache se met à plus haut prix que celle qui s'affiche, et qu'elle n'emporte pas la flétrissure qui s'attache à la prostitution ordinaire, ces motifs disposeront toujours le plus grand nombre des femmes débauchées à prendre les mesures les plus propres à dissimuler leur conduite.

Parent-Duchâtelet a avancé que le prix élevé de la débauche clandestine ne lui permet de s'exercer qu'en faveur

de cette partie de la population que la fortune favorise de
ses dons, et qui forme, dit-il, un nombre d'individus nécessairement peu considérable relativement à la masse dont
se compose la population tout entière; mais l'auteur que
je viens de citer me paraît être dans l'erreur, quant au
nombre des individus qui, fuyant les femmes publiques,
cherchent l'amour clandestin.

La pudeur qui invite à cacher les actes de la galanterie,
l'idée qu'on est moins exposé à la contagion de la maladie
vénérienne, l'amour-propre qui aime à se flatter de la préférence dont souvent on croit être l'objet, sont les principaux motifs qui font rechercher la débauche qui se produit sous le voile du mystère, quoique les caresses de la
femme de qui on est accueilli se mesurent ordinairement
d'après le prix auquel on les a estimées, et qu'on ait avec
elle plus de danger à courir pour sa santé.

Parmi les femmes qui s'abandonnent aujourd'hui à la
débauche, la plupart sont accessibles, par le prix qu'elles
mettent à leurs faveurs, à plus de la moitié des hommes
qui courent les aventures galantes; ce qui fait que, sous
le rapport des mœurs et de la santé, la débauche clandestine, comme je l'ai déjà dit, est infiniment plus dangereuse
que la prostitution publique.

Lorsque la débauche cladestine cherche ses victimes
parmi les jeunes filles à peine sorties de l'enfance, on fait
ordinairement payer fort cher leur immolation à l'opu-
lence pervertie qui les demande. Il s'agit, dans ce cas,
de petites filles qui, la plupart, n'ont pas l'âge de discernement, et qui sont sacrifiées à la cupidité des personnes
qui trafiquent de leur innocence; de sorte que celles qui
les prostituent, sachant qu'elles ont à craindre pour ce fait
la sévérité des lois, prennent toutes les précautions propres

à les soustraire aux recherches de la police. Voici sur ce point comment s'exprime l'auteur de l'ouvrage *sur la Prostitution dans la ville de Paris* : « Il est curieux de voir les ruses de toute espèce employées par les femmes qui exploitent à leur profit la prostitution clandestine, et les moyens qu'elles mettent en usage pour tromper la surveillance de l'administration. » Je vais citer à ce sujet quelques-uns des faits qu'on a eu occasion d'observer :

« Deux d'entre elles prirent le titre de sage-femme ayant des pensionnaires, et s'établirent l'une aux Batignolles et l'autre dans un riche quartier ; le prix des jeunes victimes fournies par cette dernière était de 500 francs.

» Une autre prit celui d'arracheuse de dents et vantait ses connaissances dans l'art de faire disparaître comme par enchantement les douleurs les plus cruelles ; on ne la demandait jamais qu'à ce titre, et les jeunes victimes, ainsi que les amateurs, ne montaient jamais chez elles sans avoir la mâchoire entourée de linge, et sans donner tous les signes de la souffrance.

» Une vieille, affectant le costume et le langage d'une dame de charité, conduisait par la main deux ou trois petites filles habillées modestement, et qui, par leurs manières aisées, leur grâce et leur gentillesse, intéressaient tous ceux qui les voyaient. Sous prétexte de leur faire avoir des secours, cette misérable les menait dans les hôtels garnis, particulièrement auprès de riches Anglais dont elle connaissait les goûts et les adresses : elle cachait si bien son jeu, qu'elle était respectée de tous ceux qui la voyaient.

» Deux de ces misérables affichaient à leur porte qu'elles plaçaient des domestiques des deux sexes ; on arrivait chez elles, et les jeunes filles qu'on y rencontrait n'étaient censées que des femmes de chambre qui, ne pouvant entrer en condition que sous quelques jours, passaient, en attendant, la journée chez elles...

» Quelques-unes, affichant un grand ton, louent toujours dans des maisons distinguées; et, sous le prétexte que l'appartement est trop grand, elles tâchent d'obtenir par écrit l'autorisation de prendre une ou deux pensionnaires, ou de sous-louer à quelqu'un; elles donnent de fréquents dîners; elles se disent mères des jeunes personnes qu'elles élèvent. Souvent les femmes de chambre ou les bonnes sont aussi agréables que les prétendus enfants. Ce sont surtout les actrices et les figurantes de théâtre qui se trouvent dans ces lieux ou qui y sont appelées par une mission spéciale. Il est de ces femmes qui, pendant la belle saison, vont s'établir dans quelques-unes des campagnes qui avoisinent Paris, et particulièrement à Passy : elles y mènent le même genre de vie et y reçoivent leurs habitués.

» On en a vu prendre le titre de peintre, ouvrir des ateliers, et, sous ce prétexte, avoir chez elles des pensionnaires...

» Mais c'est surtout en prenant des patentes de divers états, ou simplement le titre de lingère, de couturière, de blanchisseuse, de modiste, etc., que la plupart des femmes qui favorisent la prostitution clandestine échappent à la surveillance de la police et parviennent à se justifier. Beaucoup ne reçoivent pas d'hommes chez elles, mais envoient à domicile, sous un prétexte quelconque, les jeunes filles qu'on leur demande. . . . .

. . . .

» Il suffit d'exposer un pareil ordre de choses pour faire comprendre la gravité des conséquences qu'il doit avoir, tant sous le rapport moral que sous le rapport sanitaire.

» Sous le rapport moral, n'est-il pas évident qu'il propage le vice et la corruption, sans qu'on ait moyen d'en réprimer les excès? Ne livre-t-il pas à la prostitution une foule de jeunes filles, qui sans cela seraient restées vertueuses et innocentes? Peut-on penser sans frémir au temps présent et à venir de ces malheureuses enfants livrées, sans connaissance de ce qu'elles font, à la brutalité de tout ce que la société renferme de plus vicieux, quelquefois battues et maltraitées lorsqu'il leur arrive de faire quelque résistance, et cela par celles mêmes qui les livrent à ces êtres dépravés, dignes de notre mépris et de notre indignation? On ne saurait trop le répéter : à l'époque actuelle, ce n'est pas dans les maisons tolérées que les jeunes filles se perdent, mais bien dans les maisons clandestines, où on les attire par la ruse et la violence; c'est là qu'on les séduit, qu'on les prépare, qu'on les façonne au libertinage et qu'on les prostitue.

» Sous le rapport sanitaire, les conséquences ne sont pas moins importantes : c'est par le moyen de la prostitution clandestine que la syphilis perpétue et propage ses ravages. Par elle encore sont rendus inefficaces beaucoup des mesures les plus sages de l'administration...

» On entrevoit, par ce qui précède, que les maisons publiques de prostitution peuvent avoir quelqu'utilité, et que ce n'est pas avancer un paradoxe que de prétendre que, *dans l'intérêt des mœurs et de l'ordre général*, il faut les protéger et les multiplier. »

Il résulte des faits précédents que la prostitution surveillée est beaucoup moins à redouter que la débauche clandestine, et qu'on doit tolérer, encourager même la première, pour atténuer les funestes effets de la seconde, ce qui est une chose fort triste à penser; mais ce qui est bien plus affligeant encore, c'est l'usage et la nécessité d'autoriser la prostitution des jeunes filles dès l'âge de seize ans, et quelquefois avant cette époque.

Dans l'état actuel de l'ordre social, l'administration fait sans doute tout ce qui est possible; mais est-ce à dire qu'il n'y ait rien à faire pour améliorer la morale publique sur ce point? S'il est reconnu que la misère, la paresse, les mauvais exemples, la privation du travail, le défaut d'instruction, sont les causes principales de la prostitution, n'est-ce pas au législateur à chercher les moyens d'en affaiblir immédiatement l'influence, s'il est impossible de les anéantir complétement et tout à coup?

Ne pourrait-on pas aussi, par des associations philanthropiques, créer de vastes maisons de refuge, ouvertes particulièrement aux femmes depuis l'âge de dix ans jusqu'à quarante, où toutes celles qui auraient l'habitude et le goût du travail ou les inclinations qui y disposent trouveraient un asile et les moyens de s'occuper, et par-là de défrayer l'établissement de la dépense qu'elles occasionneraient, tant pour leur nourriture que pour leur entretien? Je me borne ici à poser simplement ces questions, dans l'espoir qu'elles seront un jour examinées et qu'elles recevront le développement et l'application dont elles sont susceptibles?

CHAPITRE XI.

De la nécessité des Filles publiques.

Ce que j'ai dit jusqu'ici a dû faire pressentir que je poserais en principe que les filles publiques sont une chose indispensable. En effet, l'impuissance des lois prohibitives de la prostitution et son existence dans les grandes villes, observées dans tous les temps, semblent attester qu'elle est inhérente à la vie sociale, et qu'elle est nécessaire à la tranquillité des familles, surtout dans les cités populeuses.

Saint Louis fit prohiber la prostitution; mais il se vit bientôt réduit à la tolérer. Ayant ordonné que les femmes fussent chassées des maisons qu'elles habitaient, et que le propriétaire qui leur louerait une maison fût condamné à payer pour amende le montant annuel de cette maison, elles se retirèrent dans les villages aux environs de Paris, dont elles corrompirent les habitants, et où elles recevaient la visite des libertins de la ville.

Contraint de tolérer la prostitution, saint Louis, je l'ai déjà dit, se borna, pour en atténuer les effets, à désigner des rues où les femmes publiques devaient fixer leur demeure; et si le saint roi ne put pas mener à meilleure fin le projet qu'il s'était proposé d'accomplir, que peut-on dire de certains moralistes qui, de nos jours, accusent l'administration de tolérer la prostitution, et de ceux qui voudraient qu'on se refusât à traiter les femmes publiques lorsqu'elles sont affectées de la syphilis, afin d'en éloigner les hommes qui craindraient de gagner cette maladie? N'est-ce pas au rigorisme d'une dévotion mal entendue, plutôt qu'à l'intelligence éclairée du cœur humain et de l'état actuel de la société, qu'il faut attribuer leurs reproches et leurs vœux?

L'homme jeune, ardent, d'une imagination impétueuse, est rarement susceptible de faire taire ses désirs; pour lui, les leçons de la morale sont ordinairement inutiles. S'il ne peut pas s'adresser à des courtisanes, « il pervertira, dit Parent, vos femmes, vos filles et vos domestiques; les plus innocentes, les plus vertueuses, seront celles qu'il obsédera de préférence et contre lesquelles il emploiera tous les moyens imaginables de séduction ; il mettra le trouble dans les ménages, il causera le malheur d'une foule de pères et d'enfants, et par suite celui de la société tout entière..... Si la jeune fille séduite par le libertin est sans éducation, et si elle appartient aux classes inférieures de la société, la prostitution sera probablement son partage. Ainsi, en éloignant cet homme des prostituées, on multiplie le nombre de ces malheureuses, on précipite dans le plus effroyable gouffre des êtres qui probablement seraient restés innocents, et, sous le prétexte de favoriser la morale, on lui porte sans le savoir les plus rudes atteintes.

» Mais si l'éducation et la position sociale de la personne séduite l'éloignent de la prostitution et la mettent à même de se cacher, n'aura-t-elle pas recours aux moyens avortifs et à l'infanticide, si toutefois le désespoir ne la porte au suicide, la dernière des extrémités. »

Si on négligeait de soigner les femmes publiques lorsqu'elles sont malades, quelques individus iraient sans doute chercher ailleurs, comme je viens de le dire, les occasions de satisfaire leurs désirs ; mais le plus grand nombre se risqueraient pour un moment de volupté à puiser près d'elles toutes les souffrances qui peuvent naître d'une source infecte ; et comme il est reconnu que des hommes mariés et d'un âge mûr se trouvent parmi les individus qui fréquentent les filles publiques, et que lorsqu'ils sont infectés des maladies contractées avec elles, ils peuvent les communiquer à leurs femmes et les transmettre à leurs enfants, il ne serait pas moins inhumain que contraire à la morale, de laisser, sans les traiter, les femmes publiques infectées de la syphilis, et d'encourir tous les dangers qui pourraient en résulter.

Il y aura toujours des hommes entraînés par la fougue de leurs passions, et quels que soient pour eux les préceptes de la morale et de l'éducation, qui ne sauraient vivre dans la continence, ni même s'assujettir à la fidélité conjugale, et pour lesquels les femmes publiques sont nécessaires.

« La prostitution, dit Parent Duchatelet, existe et existera toujours dans les grandes villes, parce que, comme la mendicité, comme le jeu, c'est une industrie et une ressource contre la faim, on pourrait même dire contre le déshonneur, car à quel excès ne peut pas se livrer un individu privé de toute ressource et qui voit son existence compromise? Cette ressource est, il est vrai, celle de la bassesse; mais elle n'en existe pas moins. . . . . .

. . . .

» . . . . . . La prostitution est comme ces maladies de naissance contre lesquelles les expériences et les systèmes ont échoué, et dont on se borne à limiter les ravages. »

C'est aux soins éclairés de la police qu'il est réservé de prendre sur ce point toutes les mesures qui sont recommandées dans l'intérêt des mœurs et de la santé publique; et il est juste de dire qu'on doit des éloges à l'administration pour les réglements d'après lesquels la prostitution est aujourd'hui régie et surveillée.

CHAPITRE XII.

De la Police sanitaire des Femmes publiques.

Les funestes effets de la maladie vénérienne ont déterminé, dès le douzième siècle, les peuples civilisés à prendre des mesures de police en vue de réprimer la prostitution ou d'en atténuer les résultats ; mais on ne s'est nullement occupé des moyens de guérir les prostituées lorsqu'elles étaient malades, ce qui est une faute d'autant plus reprochable, que la syphilis n'interrompt pas ses ravages, et qu'elle fait plus de victimes que la peste et les autres maladies contagieuses qui ne sont que passagères.

Si on se représente que c'est la partie de la population la plus jeune et la plus vigoureuse que la contagion vénérienne atteint de préférence, qu'elle énerve le tempérament, et qu'elle peut affaiblir toutes les facultés de l'homme, on reconnaîtra que son influence a dû s'étendre sur la race humaine tout entière, l'abâtardir et en altérer la force et le génie.

La première époque où on s'est occupé en France à donner quelques soins aux prostituées malades remonte au règne de Louis XIV, qui, par une ordonnance de 1684, fit ouvrir un établissement qui, désigné sous le nom d'Hôpital, était destiné à la punition et au traitement des filles débauchées, mais dont le résultat fut presque nul sous le rapport sanitaire.

En 1762, un nommé Aulas, étranger à l'administration publique et à l'art de guérir, conçut à l'égard des prostituées un projet d'organisation, dans lequel il proposait des précautions sanitaires qui depuis ont été adoptées et mises en usage ; mais on le rejeta à l'époque où il fut présenté, dans la crainte, dit le rapport qui en fut fait au lieutenant de police, que de pareilles mesures fissent croire que les prostituées sont protégées par le gouvernement, et de fournir au public matière à des risées.

Depuis cette époque, l'esprit de l'autorité a fait assez de progrès, fort heureusement, pour qu'elle ait pu faire justice de tels préjugés ; l'incurie dont on peut accuser nos aïeux sur une question d'intérêt général aussi importante ne saurait être reprochée sans injustice à l'administration actuelle.

Depuis longtemps les intérêts de la science et de l'humanité réclamaient l'isolement des malades infectés de la syphilis, afin d'apporter plus de soins à leur traitement et d'observer avec plus d'exactitude la marche de cette affection et le résultat des méthodes curatives destinées à la combattre.

C'est fort souvent à l'absence d'un local convenable que la création de beaucoup d'institutions se trouve différée ou perdue de vue.

Vers la fin du dernier siècle, un hôpital fut consacré au traitement exclusif des maladies vénériennes ; et c'est probablement à la révolution qu'on est redevable de cette institution.

La suppression des moines ayant mis les couvents à la disposition du gouvernement, on en destina un grand nombre à des établissements publics. La maison des Capucins a été transformée en un hôpital, où on ne reçoit que des vénériens ; de sorte que depuis cette époque, on a cessé d'en admettre dans les autres hôpitaux de la ville, où ils étaient un sujet de scandale pour les autres malades, et où leur traitement était généralement mal dirigé et sans uniformité de méthode.

Parmi les vénériens qui, avant la révolution, se présentaient pour entrer dans un hôpital, on voyait fort peu de prostituées, ce qu'il faut plutôt attribuer au mauvais accueil qu'on leur faisait, qu'à leur résolution de ne se soumettre ordinairement à aucun traitement, à moins que ce ne soit à la dernière extrémité et lorsque leurs souffrances sont devenues insupportables.

L'institution du nouvel hôpital des vénériens permettait d'y admettre indistinctement les malades qui s'y présenteraient, mais le nombre des lits contenus dans les salles destinées aux femmes ne permettant pas d'y recevoir toutes celles qui se présentaient, on y admettait de préférence les femmes mariées et les nourrices qui se trouvaient infectées, sans qu'on pût accuser leurs mauvaises mœurs ; de sorte que les prostituées n'y étaient reçues qu'en bien petit nombre, et à ce point que, terme moyen, on en refusait chaque jour de huit à dix. Cet état de choses maintenait sur le pavé de Paris une quantité de femmes malades qui, se livrant publiquement à la débauche, devaient propager la syphilis d'une manière effrayante. Cela devint si évident, que des commissaires de police, et même de simples particuliers, adressèrent plusieurs mémoires à M. Dubois, alors préfet, pour lui faire envisager l'état hideux de la prostitution à cette époque, et lui démontrer la nécessité de mesures répressives et sanitaires.

M. Dubois conçut l'idée de faire faire des visites périodiques, par des chirurgiens désignés par lui, dans les maisons publiques et chez les prostituées qui avaient un domicile connu. Pour subvenir aux frais que devaient occasionner l'inscription, la surveillance et les mesures sanitaires auxquelles elles furent assujetties, on établit, comme autrefois à Athènes et à Rome, une taxe d'après laquelle chacune de celles qui étaient libres devait payer 3 francs par mois, et qui fixait à 12 francs la somme imposée aux dames de maison, quel que fût le nombre des filles qu'elles avaient à demeure chez elles.

L'impôt établi à Rome sur les lieux publics de prostitution s'appelait *aureum lustrale*, or qui purifie; comme si c'eût été un moyen d'atténuer ce que la débauche a de vil et de honteux. Alexandre-Sévère conserva cet impôt; mais, pour ne pas souiller le trésor public, il ordonna que l'argent qui en provenait serait mis à part et employé à l'entretien des égouts et des cloaques de la ville.

Après quelques mois d'essais, les chirurgiens les mieux famés parmi ceux qui avaient été chargés du service sanitaire furent éliminés sans cause connue. Un seul fut conservé; mais ne pouvant faire par lui-même toutes les visites nécessaires, il se fit adjoindre un collaborateur, et, comme on ne cherche pas toujours le plus digne et le plus capable pour occuper un emploi, et qu'on y pourvoit quelque fois par un acte de gracieuse déférence, ce fut l'accoucheur de Mme Dubois qui fut choisi pour partager ce service.

En conférant à ces deux chirurgiens la visite des prostituées, on ne leur en donna pas la liste exacte; on leur dit en quelque sorte, d'après Parent-Duchatelet : « Recherchez ces femmes et faites-leur payer les visites que vous leur ferez. Fidèles à ce mandat, ils ne recherchèrent que celles qui, par leur aisance, leur offraient la chance d'être régulièrement payés; ils négligèrent entièrement les maisons de débauche tout-à-fait infimes; en un mot, ils abandonnèrent entièrement la classe la plus nombreuse, la plus dangereuse et la plus insalubre, celle enfin par laquelle ils auraient dû commencer. »

Ce service, qui était devenu un moyen de spéculation, et qui rapportait plus de 30,000 francs par année à chacun des chirurgiens qui en étaient chargés, devait tôt ou tard justifier le but de son institution; ce qui eut lieu en effet, à mesure que le personnel médical se trouva mieux composé, et que l'expérience eut fait connaître les modifications dont le dispensaire était susceptible.

En 1802, on ouvrit un local dans la rue Croix-des-Petits-Champs, sous le nom de Dispensaire de Salubrité, où toutes les filles qui n'étaient pas assez malades pour être envoyées à l'hôpital recevaient gratuitement les médicaments qui leur étaient nécessaires, de manière à être traitées chez elles.

Cette mesure était une amélioration; mais comme les chirurgiens continuaient à être chargés de recevoir eux-mêmes la taxe mensuelle imposée à ces filles, et sans être tenus d'en rendre compte, ils étaient plus occupés d'en recevoir le montant que des soins qu'ils devaient aux malades; de sorte que la négligence de leurs devoirs s'opposait aux avantages qu'on devait attendre du service sanitaire qui leur était confié, ce qui détermina M. Pasquier, devenu préfet de police, à réorganiser le personnel médical et le service du dispensaire; il créa en 1810 une commission permanente pour l'examen de tout ce qui regarde la surveillance, la conduite et la santé des prostituées. Le nouveau réglement assujettissait toutes les filles à être visitées deux fois par mois, et on devait tenir une note de ces visites pour être envoyée régulièrement à la préfecture. La taxe mensuelle, au lieu d'être perçue par les médecins, fut confiée à un employé de l'administration, et dès ce moment les médecins du dispensaires furent rétribués par des appointements limités. La surveillance active et constante de M. Pasquier pour tout ce qui a rapport à la prostitution eut pour résultat de diminuer d'une manière remarquable le nombre des maladies, et d'en atténuer la gravité.

Sous l'administration de M. Anglès, la surveillance sanitaire et le régime des prostituées furent également l'objet particulier de la sollicitude de ce magistrat. Les heureux changements introduits par M. Pasquier dans le service du dispensaire permirent les améliorations qui ont eu lieu successivement, et qui placent aujourd'hui cet établissement au rang des institutions les plus utiles; ce qui est démontré par la diminution des prostituées malades, dont le nombre se trouve abaissé des trois quarts depuis que le service sanitaire se fait avec plus de zèle et de régularité.

MM. Delaveau et Mangin donnèrent aussi les plus grands soins à la surveillance des prostituées; ils s'attachèrent principalement à faire cesser le scandale qui résultait du raccrochage sur la voie publique, et de la mise indécente sous laquelle les filles publiques se présentaient dans la rue.

On doit à M. Debelleyme les modifications les plus importantes qui aient été faites depuis 1828 sur le régime des prostituées. Ce magistrat fit transférer le dispensaire, situé rue Croix-des-Petits-Champs, dans un local attenant à la préfecture de police; ce qui en rendit le service plus facile. Ce fut sous son administration que les filles publiques furent exclues du Palais-Royal, et que la taxe prélevée sur la prostitution fut abolie, comme impôt illégal, immoral et réprouvé par l'opinion publique.

Les femmes galantes dont j'ai parlé dans les cha-

pitres VIII et X, et qui se livrent à la débauche clandestine, étant, sous le rapport sanitaire, aussi dangereuses que
les prostituées inscrites, l'administration a cherché à diverses époques à les assujettir aux visites et à la surveillance de la police; mais la nature des recherches qu'il fallait faire pour les découvrir, la difficulté et les inconvénients qui en résultaient, ne permirent pas de les soumettre
à la règle commune. On adopta à leur égard des mesures
particulières : c'était chez elles ou dans un endroit réservé
que l'administration les fit d'abord visiter; mais en 1820,
on forma, sous le nom de Petit Dispensaire, un établissement
qui leur fut spécialement destiné. Il était situé rue de Louvois, dans une maison bien tenue, et dirigé par un seul
médecin. La recherche qu'on avait mise dans l'ameublement du local destiné à cet usage pouvait faire croire que
c'était la demeure du médecin, et que l'administration
n'exerçait aucune surveillance sur cet établissement.

Pour tenir plus secrète l'existence du Petit Dispensaire ,
un seul inspecteur fut chargé d'aller prévenir les femmes
qui devaient s'y réunir, et de percevoir la taxe; mais les
autres inspecteurs, ses collègues, poussés par la jalousie,
firent de vives réclamations sur la préférence accordée exclusivement à l'un d'eux. On jugea à propos de les charger
alternativement de ce service, ce qui amena de fâcheux
résultats. Les nouveaux inspecteurs, ne connaissant pas les
femmes qu'ils avaient à rechercher, durent commettre des
erreurs et compromettre des femmes tranquilles par la dureté de leur forme et l'absence de tout ménagement; ils
firent connaître pour ce qu'elles étaient celles qui voulaient
demeurer inconnues, ce qui amenait leur expulsion des
maisons qu'elles habitaient; ils les compromirent aussi auprès de leurs enteneurs ou de ceux avec lesquels elles

vivaient maritalement, de manière à leur faire prendre en haine la surveillance dont elles étaient l'objet, et à les disposer à s'y soustraire, ce qui ne manqua pas d'arriver. Ces désagréments, joints à la dépense qu'entraînait le Petit Dispensaire, et le peu d'avantage qu'on en retirait, déterminèrent à le supprimer.

On chercha à diriger sur le dispensaire de la rue Croix-des-Petits-Champs celles pour lesquelles on avait créé le dispensaire de la rue de Louvois, en assignant un jour particulier où elles seraient reçues, sans être confondues avec les prostituées de bas étage.

L'autorité n'ayant aucune action coërcitive sur ce genre de femmes, on vit diminuer chaque jour le nombre de celles qui se présentaient à la visite, et parmi celles qui continuèrent à s'y assujettir, la plupart venaient à la visite générale, ce qui, joint à la perturbation occasionée par la révolution de juillet dans l'action de la police sur le régime des prostituées, fit délaisser la distinction établie en leur faveur; de sorte que, depuis cette époque, les femmes soumises à la visite se réunissent toutes, plusieurs fois par mois, au dispensaire, où elles se trouvent confondues, au grand mécontentement de celles qui, par leur bon ton et leur mise élégante, se distinguent des filles que leurs guenilles et leurs mauvaises manières rangent dans la classe la plus abjecte des prostituées.

Le principal inconvénient de ce pêle-mêle dut être d'éloigner du dispensaire toutes celles à qui cela est possible, et parmi lesquelles se trouvent particulièremeut les femmes qui ne sont pas inscrites, et qui ont toujours la facilité de se dérober aux recherches de la police. Il y a sur ce point une lacune à remplir, que l'administration a sans doute aperçue, mais qu'on ne saurait trop lui signaler.

Les prostituées inscrites sont tenues dans une dépendance rigoureuse de la police ; une foule d'inspecteurs sont chargés de les surveiller et de les contraindre à se rendre au dispensaire pour y être visitées , et lorsqu'elles sont infectées de la maladie vénérienne, on les transfère dans un hôpital, d'où elles ne sortent que parfaitement guéries ; de sorte que la syphilis est aujourd'hui beaucoup moins propagée par les filles publiques que par celles qui se livrent à la débauche clandestine.

CHAPITRE XIII.

De l'état particulier des organes sexuels chez les Femmes.

Il semble que les organes sexuels d'une femme qui se livre journellement à la débauche, et qui est dans l'usage de se prêter à tous les caprices des hommes qu'elle accueille, dussent présenter des altérations remarquables et des différences, de manière à ne pas permettre de comparaison avec les organes sexuels d'une femme honnête. Il n'en est rien cependant ; il n'existe aucune différence entre les parties génitales des prostituées et celles des femmes dont la conduite est la plus irréprochable.

Beaucoup de médecins légistes indiquent avec trop de confiance les signes auxquels, suivant eux, on peut reconnaître les traces du viol. Il est souvent très-difficile de constater la défloraison dans les accusations de viol. En voici un exemple fort remarquable cité par Parent-Duchatelet, et qui ne saurait acquérir trop de publicité.

« Il y a plusieurs années que deux jeunes filles en apparence fort décentes, furent attaquées en plein jour par quelques jeunes gens qui les apostrophèrent en termes plus que grivois ; ils disaient à tous ceux qui passaient qu'elles n'étaient que des filles publiques et de véritables p.... —Quelques personnes prirent fait et cause pour ces deux jeunes filles ; une plainte fut portée en leur nom contre ceux qui les avaient insultées, et ceux-ci cités devant le magistrat. Dans les débats, les jeunes filles soutinrent qu'elles étaient vierges ; mais craignant de succomber à la force des arguments allégués par les aggresseurs, elles offrirent de fournir la preuve de ce qu'elles avançaient, et demandèrent à être visitées par un médecin assermenté, connu par le magistrat. Suivant ces jeunes filles, il devait être très-facile au médecin de reconnaître la vérité, opinion que partagèrent les jeunes gens d'une manière unanime. L'épreuve ayant eu lieu, il résulta du rapport du médecin, homme habile et consciencieux, qu'il lui était impossible de rien décider à l'égard de l'une de ces jeunes filles ; que pour l'autre, il pensait qu'elle pouvait avoir eu quelques rapports avec des hommes, mais qu'il se gardait bien de l'affirmer. J'ignore ce que devint cette affaire ; mais ce que je sais, c'est qu'il fut plus tard reconnu que ces deux jeunes filles étaient depuis fort longtemps inscrites sur les registres de la police ; et la preuve qu'elles n'étaient rien moins que vierges, c'est qu'elles avaient l'une et l'autre contracté plusieurs fois des affections vénériennes.... Le viol, dit le même auteur, est un crime beaucoup plus commun qu'on ne pourrait le croire : la plupart de ces affaires sont étouffées par les parents qui, pour sauver la réputation de leurs filles, laissent presque toujours échapper les coupables. La confiance que j'ai su inspirer à beaucoup de pères et de mères, les a souvent engagés à m'apporter leurs malheureux enfants ; j'en ai vu un bon nombre pendant tout le temps que j'ai été attaché au bureau d'admission des hôpitaux, et je dois avouer ici que, dans bien des circonstances, les détails fournis par les jeunes filles m'ont plus servi à connaître ce qui leur était arrivé, que l'inspection de leurs parties génitales.

L'examen que l'on fait à l'aide du *speculum* (1), des parties génitales chez les prostituées, pour reconnaître leurs maladies lorsqu'elles viennent au dispensaire, et pour constater leur guérison lorsqu'elles sortent de l'hôpital, a prouvé que l'amplitude ou l'étroitesse du vagin était un état naturel et particulier, que la prostitution ne modifiait pas.

On voit souvent de jeunes filles qui débutent dans la débauche, dont l'organe sexuel est plus dilaté que celui d'une femme qui aurait eu beaucoup d'enfants ; de même qu'on rencontre des femmes qui ont eu de nombreux accouchements, ou qui vivent depuis longtemps dans la prostitution, dont les parties génitales n'offrent aucune altération, et pourraient être confondues avec celles d'une vierge à l'âge de puberté.

La différence que l'état normal des parties sexuelles de la femme peut présenter, et l'infidélité des traces qui tendent à constater le viol, la défloraison volontaire ou l'habitude de la débauche sont des motifs qui imposent au médecin la plus grande réserve toutes les fois qu'il sera appelé à donner son avis en justice, et qu'il n'aura pour former les éléments de sa conviction que la simple inspection des organes. On fait souvent preuve d'un savoir éclairé en médecine, en avouant l'insuffisance de son art.

(1) Le spéculum est un instrument cylindrique en étain ou en argent, qui, introduit dans le vagin, permet d'en observer toutes les altérations.

Dire combien il est difficile au médecin le plus instruit de se prononcer affirmativement sur de telles questions, c'est faire sentir tout le danger qu'il y aurait à consulter en pareil cas des sages-femmes; dont les moins instruites ne manqueraient pas de donner leur avis d'une manière toujours absolue, dans la crainte qu'on puisse soupçonner leur ignorance.

Le clitoris étant chez la femme le principal organe de la volupté, on a pu croire que les prostituées, naturellement inclinées à la débauche, en raison des occasions fréquentes qu'elles ont de satisfaire leur salacité, devaient avoir cet organe plus développé que les autres femmes; mais s'il est vrai que quelques filles se livrent à la débauche par inclination, et pour satisfaire leurs désirs toujours renaissants, le plus grand nombre y est conduit, comme je l'ai dit précédemment, par une infinité de causes étrangères à ce penchant.

D'après les observations faites chez les filles publiques, par les médecins du dispensaire, des hôpitaux et des prisons, il est reconnu que le clitoris n'offre rien de remarquable. Il y a sans doute quelques prostituées dont cet organe présente un développement considérable; mais à l'époque où Parent-Duchatelet, occupé de son travail sur la prostitution, faisait des recherches à ce sujet, il n'existait à Paris que trois prostituées dont le clitoris avait une étendue démesurée, et dont le plus développé avait trois pouces de longueur, et égalait en grosseur la verge d'un enfant de douze à quatorze ans, à laquelle il ressemblait à s'y méprendre.

On croit généralement que parmi les femmes qui se recherchent entre elles, et qu'on nomme tribades, celles qui sont pourvues d'un clitoris volumineux sont les plus agaçantes et les plus recherchées. Il n'en est pourtant rien. Ces trois prostituées dont je viens de parler étaient d'une grande indifférence pour les personnes de leur sexe et même pour les hommes ; de sorte que la disposition organique qui leur était propre, loin de prédisposer à la lascivité, semblerait, au contraire, contribuer à l'affaiblir, et en contradiction avec l'opinion généralement accréditée que les femmes qui ont le clitoris développé, tiennent de l'homme par les formes extérieures ; les manières, les gestes et la voix, les trois filles dont il est question ne différaient, sous ces divers rapports, en aucune manière des autres femmes. On a observé d'ailleurs que les filles qui se recherchent, et chez lesquelles cette inclination perverse a le plus d'empire, se distinguent par leur grâce, leur douceur, leur jeunesse, en un mot, par tous les attraits qui les font rechercher des hommes.

La barbe, qui est le principal attribut de la virilité, n'existait pas chez les trois filles que j'ai citées, tandis qu'il n'est pas rare de voir des femmes qui en sont pourvues, et qui sont velues sur tout le corps, manière d'être qui les fait rechercher des hommes, et chez lesquelles le clitoris est dans l'état le plus naturel.

On doit conclure de tout ce qui a été dit dans ce chapitre, que l'ampliation ou l'étroitesse des organes sexuels de la femme, de même que le développement notable du clitoris et la présence de la barbe, ne dépendent nullement de la prostitution, et n'ont aucun rapport avec les penchants lascifs ni les goûts dépravés qu'on remarque chez quelques filles publiques, et que l'état organique des parties génitales examiné chez ces dernières ne permet de tirer aucune induction qui ne soit applicable à la femme la plus honnête ; de sorte que, dans toutes les questions de méde-

cine légale qui se rattachent à l'inspection des organes
génitaux de la femme, le médecin ne doit jamais se prononcer qu'avec la plus grande circonspection, en raison de
la difficulté de se former sur ce point une opinion positive.

CHAPITRE XIV.

Des mœurs et des habitudes des prostituées.

Les filles qui s'abandonnent à la prostitution
ne tardent pas à avoir le sentiment de la réprobation qui s'attache à ce vil métier ; elles
connaissent leur abjection, et l'idée du mépris qu'on fait d'elles leur est souvent pénible. On peut
dire avec quelque justice que leur conscience vaut mieux
que leur conduite, et que les habitudes qu'elles contractent
tendent toutes à pallier leurs peines, et à les dédommager
de l'isolement où elles se trouvent. Lorsqu'on les voit s'é-
gayer, se livrer à des gestes indécents, tenir des propos
libertins et se vanter de leurs prouesses devant ceux qui les
fréquentent, on doit les regarder comme l'acteur qui joue
son rôle, et qui, rentré dans la coulisse, se sent d'autant
plus fatigué que, pour le bien remplir, il a eu davantage
à lutter contre les dispositions de son caractère.

C'est lorsqu'elles sont livrées à elles-mêmes, ou lorsqu'une personne honnête, qui leur a inspiré de la confiance,
leur fait quelques observations sur les tribulations auxquelles elles sont journellement exposées, et sur la certitude d'un avenir malheureux et sans consolation, qu'elles
laissent échapper les exclamations qui attestent leur regret
et le désir de trouver les moyens de revenir à une conduite

qui leur rende, avec le repentir, le sentiment de leur propre estime, et les délivre du poids que l'ignominie fait peser sur elles. C'est principalement lorsqu'elles sont en prison, et que les dames de charité qui les visitent parviennent à les toucher par leurs sages exhortations, qu'elles laissent apercevoir que chez elles le cœur n'est pas fermé à tout sentiment honnête.

Condamnées à fuir les personnes qui les méprisent, principalement les femmes qui mènent une vie régulière, elles ne sont à leur aise qu'entre elles ou avec les libertins qui les fréquentent, ce qui s'explique par la honte qu'elles éprouvent lorsqu'elles sont avec des personnes honnêtes. Rien ne leur est plus pénible, en général, que la rencontre de ceux qui les ont connues étant sages, et surtout celle d'un compatriote. « Il m'a vue, on saura dans mon pays la vie méprisable que je mène ! » Ce monologue est si déchirant pour quelques-unes de ces femmes, qu'il en est qui deviennent malades lorsqu'elles ont été dans le cas de le faire. Pense-t-on qu'il fût si difficile de soustraire celles-là à l'opprobre dont elles gémissent ? Non, assurément ; il suffirait de leur en offrir les moyens, et cela est si vrai, qu'il en est un grand nombre qui cherchent sans cesse à sortir de leur état, et dont les efforts sont souvent infructueux. Je le dis ici avec conviction, on n'a pas fait tout ce qu'il est possible de faire pour les seconder dans leurs bonnes intentions. Il faut espérer que l'administration avisera sur ce point.

On pourrait objecter que puisqu'il est reconnu que les filles publiques sont nécessaires, tant que le nombre n'en est pas trop considérable, on ne doit pas les détourner de leur métier. Je réponds à cela que les prostituées forment un corps dont le recrutement ne se fait jamais attendre, et qu'il importe d'autant plus d'en limiter le service au nombre d'années le plus bas , que moins elles auront vieilli dans la prostitution, plus il sera facile de les ramener à l'habitude du travail , et à les retenir pour toujours dans le bon chemin.

Les prostituées n'ont pas perdu tout sentiment de pudeur. La plupart cherchent , par leur mise et leur maintien , à laisser ignorer ce qu'elles sont lorsqu'elles sortent avec leurs amants. En général , quand elles interrompent leur rôle[1], elles en déposent le costume. On a remarqué que si elles sont surprises par un étranger au moment où elles s'habillent, elles se couvrent à l'instant ou croisent les bras pour cacher leur nudité. La pudeur est un sentiment si naturel chez la femme, que, parmi les prostituées de la classe la plus dégradée, celles qui dans un état d'ivresse se trouvent dépouillées de leurs vêtements, sont tenues de comparaître devant le commissaire, s'y opposent et résistent jusqu'à ce qu'on leur ait procuré les moyens de se couvrir.

Le sentiment religieux se conserve aussi parmi les prostituées. Celles qui, entre elles et dans la société des libertins, tournent en dérision la religion et les objets du culte, livrées à elles-mêmes, se reprochent souvent les propos qu'elles ont tenus. Elles ne manquent jamais de faire le signe de la croix devant les morts qu'on porte en terre ; elles font dire des messes ; elles font brûler des cierges en l'honneur de la sainte Vierge ; elles font des neuvaines lorsqu'elles ont une grâce à demander au ciel. Il y en a qui, dans leurs maladies, réclament l'assistance d'un prêtre. En un mot, les prostituées croient généralement à une vie future et à la miséricorde divine, ce qui les prédispose au repentir et les rend dignes de l'indulgence et des prières de l'Église.

Un des inconvénients les plus graves pour l'avenir des prostituées, est l'habitude de l'oisiveté et de la paresse dans laquelle elles vivent. Boire, manger, gambader ou se tenir nonchalamment couchées, tel est l'emploi le plus ordinaire qu'elles font de leur temps dans les intervalles où elles ne s'occupent pas de leur métier, à moins qu'elles ne sortent pour leurs plaisirs. Les prostituées de la dernière classe passent en général une partie de leur journée dans les cabarets, où elles se réunissent aux mauvais sujets qui s'y rendent, et qui vivent d'escroquerie, et ou chacun, hommes et femmes, boivent ensemble et se racontent les exploits du matin, et les projets du soir.

Parmi celles qui tiennent un rang élevé, quelques-unes s'occupent à broder, à faire des fleurs, à lire ou à faire de la musique; mais le nombre en est fort limité.

Les prostituées aiment généralement beaucoup la danse, et toutes ont, selon leur rang, des bals attitrés dans Paris, aux environs des barrières et dans les villages voisins, où elles vont fréquemment, et où elles rencontrent des personnes qui, par leurs habitudes et leurs mœurs, assortissent avec elles et leurs conviennent parfaitement.

L'heure à laquelle les filles publiques se livrent à leur métier est indéterminée. Sans distinction de classe, les unes le font toute la journée; d'autres une partie de la journée seulement, et le plus grand nombre dans la soirée. Quelques-unes le font sans sortir de chez elles, lorsqu'elles sont parvenues à se faire une clientelle constante et dévouée; il en est parmi celles-ci qui ne reçoivent que depuis dix heures du matin jusqu'à quatre heures du soir, afin d'avoir leur liberté le reste du temps. Au sujet de cette espèce de clientelle`, Parent-Duchâtelet cite une fille qui ne recevait que des hommes mariés, qui tous se connaissaient, et dont elle garantissait la santé. On n'était admis chez elle que sur la présentation de quelque habitué, et avec l'assentiment de tous les autres, au nombre de quarante à cinquante. Tout homme qui devenait veuf rentrait dans la classe des célibataires, et, d'après les règlements de l'association, ne pouvait plus prétendre aux faveurs de la fille ; aussi les mettait-elle à un prix fort élevé. Parent-Duchâtelet pense qu'il fallait avoir de l'esprit et un grand savoir-faire pour avoir creé un établissement de ce genre. Cela peut être ; mais il y avait certainement de la part de ses clients une abnégation de toute dignité, dont il est affligeant d'avoir à parler.

CHAPITRE XV.

Des défauts et des bonnes qualités des prostituées.

A la paresse et l'oisiveté qui sont dans les habitudes des prostituées, il faut joindre la gourmandise, le goût des liqueurs fortes, le mensonge et le penchant au vol : ce dernier défaut étant plus spécialement le partage des filles de la dernière classe.

On a remarqué que les prostituées en général étaient d'une grande voracité, et on a avancé que cela tenait à l'habitude qu'elles ont de faire de fréquentes parties avec les hommes qui les conduisent dans des gargotes ou dans des lieux plus élevés, suivant la classe à laquelle elles appartiennent. Je ne nie pas l'influence de cette habitude ; mais je crois qu'il faut aussi l'attribuer, et même en grande partie, au métier qu'elles font, et qui produit une sorte de fatigue et de besoin, dont la réparation ne peut s'obtenir que par la quantité des aliments.

Beaucoup de filles publiques, lorsqu'elles sont à leur début, et qu'elles s'attristent sur leur position, commencent à boire pour se distraire; mais l'occasion de provoquer cette habitude et de l'entretenir se présente d'autant plus souvent que celles qui se connaissent et qui fréquentent le même quartier, sont dans l'usage de s'entraîner réciproquement chez un marchand de vin ou chez un rogomiste, chaque fois que l'une d'elles vient de gagner de l'argent.

Les prostituées d'une classe plus relevée s'enivrent rarement, quoiqu'elles fassent un fréquent usage de vin de Champagne et de punch. Elles sont d'autant plus intéressées à s'observer sur ce point, qu'elles verraient s'éloigner d'elles ceux qui sont dans l'habitude de les rechercher. On a attribué à l'usage abusif des liqueurs fortes le timbre de voix qui est propre à beaucoup de prostituées. Je crois qu'il faut aussi en accuser l'habitude qu'elles ont de parler et de crier beaucoup, surtout lorsqu'elles se disputent, et que c'est plus particulièrement parmi les babillardes et les querelleuses que se rencontrent celles dont la voix a perdu son harmonie.

Le mensonge est une sorte de besoin pour les prostituées; elles mentent pour se relever de leur abaissement; elles imaginent on exagèrent tout ce qui flatte leur amour-propre; elles trompent ou dissimulent lorsqu'elles ont à se justifier des accusations élevées contre elles par la police; elles acquièrent, par l'habitude de mentir, un sang-froid et un aplomb qui leur permet de donner une apparence de vérité aux choses les plus fausses, ce qui, en toutes circonstances, doit tenir en garde contre leur témoignage.

La colère n'est pas une passion dominante chez les prostituées ; mais elles s'y abandonnent pour des causes très-futiles, et sont alors d'une violence extrême. C'est la jalousie, une simple préférence, un reproche de laideur, ou quelque désordre occasionné dans leur toilette, qui amènent le plus ordinairement leur querelle, et comme c'est un point d'honneur entre elles de ne pas passer pour lâches, elles se battent pour le plus léger motif.

C'est à coups de pied, à coup de poing, avec une clef ou avec le peigne qui leur sert à relever leurs cheveux, quelquefois avec des ciseaux ou un couteau, qu'elles vident leurs querelles; mais, quelque violente que soit leur colère, elles se réconcilient promptement, excepté lorsqu'on leur enlève la personne qu'elles aiment, que ce soit un homme ou une femme. Les tribades sont généralement très-rancuneuses sur ce point.

Les bonnes qualités des prostituées prennent leur source dans le besoin de s'entr'aider, et dans la satisfaction que donne le plaisir d'obliger. Elles mettent toujours beaucoup d'empressement à se porter des consolations et des secours dans leurs peines et dans leur malheur. C'est principalement lorsqu'elles sont malades chez elles ou à l'hôpital, et lorsqu'elles sont en prison, qu'elles deviennent l'objet des prévenances les plus recherchées de la part de celles de leurs compagnes qui les entourent, comme de celles qui sont libres, et qu'on peut observer combien elles sont généreuses et désintéressées.

Ce n'est pas seulement entre elles que les prostituées exercent leur générosité ; elles sont également obligeantes pour les étrangers. Il y en a qui secourent des infirmes, des vieillards, des familles indigentes.

Le besoin de faire du bien, chez les filles publiques, n'a-t-il pas son principe dans le sentiment secret qui leur fait pressentir la misère qui les attend , et qui leur fait désirer d'être à leur tour l'objet de la compassion d'autrui?

Les prostituées sont généralement très-discrètes sur ce qui les concerne ; elles gardent réciproquement le secret sur tout ce qui pourrait les compromettre , et les querelles qu'elles ont ensemble n'influent jamais sur leur discrétion.

Les prostituées qui deviennent enceintes élèvent ordinairement leurs enfants ; il est très-rare que celles qui vont accoucher à l'hospice de la Maternité les y délaissent. Beaucoup les allaitent elles-mêmes et en prennent les plus tendres soins. On peut dire qu'elles sont en général bonnes mères et bonnes nourrices. On a remarqué qu'elles étaient bien plus disposées à élever leurs enfants que les filles-mères qui n'étaient pas livrées à la prostitution , ce qui s'explique naturellement par l'opinion, assurément très-fondée, qui persuade à la fille publique qu'elle s'honore en élevant son enfant , tandis qu'en agissant de même , la fille-mère afficherait sa honte et sacrifierait son avenir.

Les prostituées qui élèvent leurs enfants mettent en général beaucoup de retenue devant eux , afin de ne pas leur donner de mauvais exemples , et de leur laisser ignorer le métier qu'elles font. Elles les élèvent convenablement, et font tout ce qui dépend d'elles pour leur donner un état qui fasse oublier l'abjection de leur naissance. « D'après les preuves que j'ai acquises , dit Parent-Duchâtelet, les mères qui se conduisent ainsi forment la masse de celles qui conservent leurs enfants.

CHAPITRE XVI.

Des amants, des souteneurs, et des maris des prostituées.

Il est reconnu que les filles publiques que la passion des hommes a jetées dans la débauche, ne tardent pas à rester froides et indifférentes pour ceux qui les approchent, et quelquefois même elles ont pour eux un dégoût qu'elles ont beaucoup de peine à dissimuler. C'est alors qu'elles apprécient davantage le malheur de leur position, et que, pour ne pas vivre sans compensation dans la haine et le mépris, elles éprouvent le besoin de s'attacher à quelqu'un, et cela est si général, qu'il n'existe peut-être pas une prostituée qui n'ait un amant particulier.

Le rang des individus qui s'attachent à une fille publique varie selon la classe à laquelle elle appartient. Il n'est pas rare que les prostituées de bon ton fassent accepter leur attachement à des hommes qui, par leur réputation de mérite, leur fortune et leurs fonctions, ont une position élevée dans le monde; mais c'est principalement parmi les étudiants en médecine, les étudiants en droit et les jeunes avocats, qu'elles choisissent leurs amants. Comparé à la masse des filles publiques, le nombre de celles qui composent la classe dont je viens de parler est peu considérable. Les prostituées des rangs inférieurs cherchent et trouvent leurs amants dans la classe de la société qui correspond à la leur. C'est parmi les commis marchands, les tailleurs d'habits, les bijoutiers, les orfèvres, les coiffeurs et les musiciens de guinguettes que les filles publiques de la classe moyenne rencontrent les jeunes gens qui s'attachent à elles. Les prostituées de la dernière classe se donnent à des ouvriers de toute espèce et aux vagabonds qui les recherchent pour vivre à leurs dépens.

Les filles publiques s'attachent rarement à ceux qui les paient. Les hommes qui les entretiennent doivent peu compter sur leur fidélité. Elles ne sont jamais à charge à ceux qu'elles aiment. Souvent, au contraire, elles pourvoient à leurs besoins. Beaucoup de jeunes gens dans Paris leur doivent leurs moyens d'existence, et, en s'abaissant à vivre d'une manière aussi vile, ils se ferment volontairement toute carrière où ils auraient pu se créer une existence honorable et indépendante.

L'attachement des prostituées pour leurs amants est une chose remarquable. Les mauvais traitements qu'elles en éprouvent, quelquefois même jusqu'à mettre leurs jours en danger, ne sauraient l'affaiblir; il semble qu'elles s'attachent davantage, à mesure qu'elles sont humiliées et battues, ce qui se voit principalement chez les filles qui vivent avec des voleurs; comme si le sentiment que chacun éprouve sur la réprobation qu'il mérite, devenait un lien qui les attache l'un à l'autre, et que rien ne peut briser! Il est probable aussi que la crainte de ne pas retrouver un individu qui l'adopte pour sa maîtresse, est la cause principale de l'attachement que chaque fille publique consacre à celui qu'elle aime.

Les mauvais sujets qui vivent avec les prostituées de la dernière classe les surveillent de manière à savoir quand elles ont gagné de l'argent, et souvent, au même instant, ils les obligent à le dépenser avec eux dans un cabaret; ce qu'elles ne sauraient refuser, tant est grande la tyrannie que ces hommes exercent sur elles. Cet état de choses résulte de la nécessité où elles se trouvent d'avoir quelqu'un pour prendre leur parti lorsqu'elles sont insultées; de sorte que souvent elles cherchent en lui moins un amant qu'un souteneur, et que leur choix tombe ordinairement sur le plus scélérat, comme étant le plus capable d'inspirer la terreur et de les faire respecter. Lorsqu'elles sont sous la dépendance d'un tel homme, elles ne peuvent plus s'en débarrasser, à moins qu'elles n'en trouvent un autre plus redoutable; mais en se mettant par ce moyen dans le cas d'échapper à la vengeance de celui qu'elles délaissent, elles tombent dans la dépendance d'un nouveau tyran dont le joug n'est pas moins pesant, et qu'elles doivent payer, comme le premier, pour ne rien faire, s'enivrer, jouer, les battre, et avoir d'autres filles au service de ses désirs.

Les individus qui fréquentent cette classe de prostituées et qui se laissent entraîner dans les cabarets où se trouvent leurs souteneurs, sont exposés à être dupes, surtout si ce sont des étrangers ou des novices, soit qu'on trouve les moyens de leur faire payer la dépense à laquelle ont participé plusieurs mauvais sujets qui fréquentent ces lieux, soit qu'on leur enlève leur montre ou leur argent.

Lorsque parmi les prostituées d'une classe plus élevée, il s'en trouve, ce qui est fort ordinaire, qui sont maltraitées par leurs amants, elles cherchent à s'étourdir par l'usage des liqueurs fortes, dont elles contractent l'habitude; et si leur éducation ou la disposition de leur esprit leur fait sentir trop vivement les humiliations qu'elles subissent et le sort qui leur est réservé, elles en tombent malades ou en deviennent folles.

Toutes les prostituées ne choisissent pas leurs amants parmi les hommes; il y en a qui sont perverties au point de ne goûter de volupté qu'en échangeant des caresses avec une personne de leur sexe, et auxquelles, je l'ai déjà dit, on a donné le nom de tribades. Ce goût peut naître dans les maisons de prostitution où plusieurs filles se trouvent réunies ensemble, et où quelquefois même elles sont provoquées à ce penchant par la dame de la maison qui en a l'habitude. Ce sont les prostituées qui ont vieilli dans le métier, et surtout celles qui ont séjourné longtemps dans les prisons, chez lesquelles cette passion a ordinairement le plus d'énergie, et qui, lorsqu'elles ne sont pas pourvues, savent mettre en œuvre tous les moyens que leur funeste expérience peut leur suggérer pour pervertir celles qu'elles veulent séduire.

Une chose digne de remarque, c'est la disproportion d'âge et d'agrément qui existe ordinairement entre les deux femmes qui s'unissent de cette manière, et l'attachement toujours passionné que témoigne la plus jeune et la plus aimable à celle qui est parvenue à s'en faire aimer. Ces liaisons étant une fois établies, elles se fortifient avec le temps au lieu de s'affaiblir ; et lorsque par une cause quelconque une rupture les sépare, celle qui est délaissée s'abandonne au désespoir et se console difficilement. La crainte d'une préférence qui priverait l'une de l'autre, et de se voir ainsi supplantée, fait qu'elles s'observent sans cesse, et ne se quittent jamais ; aussi la jalousie est-elle pour les tribades la passion qui les tourmente le plus.

La plupart des vieilles prostituées doivent être rangées parmi les tribades, et, en raison de leur penchant et peut-être aussi par suite du dépit qu'elles éprouvent de ne plus être recherchées, elles prennent les hommes en horreur et finissent par s'associer aux voleurs qu'elles favorisent ou qu'elles aident dans leurs expéditions.

Les prostituées se marient rarement pendant qu'elles exercent leur métier, à moins que ce ne soit en vue de s'en retirer prochainement. Parmi celles qui parviennent à se mettre à la tête d'une maison de filles, il y en a un quart à peu près qui se marient, et dont la plupart, tout en gardant une certaine réserve, continuent à se livrer aux hommes qui les désirent, et auxquels elles font payer plus chèrement leurs faveurs, en raison de la préférence qu'elles semblent leur accorder.

ARTICLE XVII.

De la fécondité des prostituées.

L'OPINION le plus généralement reçue, même parmi les médecins, est que la plupart des prostituées sont stériles. Je ne suis pas de cet avis. Les observations de Parent-Duchâtelet démontrent que sur mille prostituées, il y en a environ une vingtaine qui deviennent mères, proportion qui est très-inférieure à celle que présente le même nombre de femmes mariées qui ont des enfants et qui vivent selon la foi conjugale ; ce qui semblerait établir que la prostitution nuit à la fécondité. Je crois avec les médecins qui ayant à s'expliquer sur cette question, l'ont jugée par la négative, que la prostitution n'est pas un obstacle à la fécondation, et que les prostituées sont susceptibles de concevoir comme les autres femmes ; mais ce qui est évident, c'est que les filles publiques n'arrivent que rarement au terme d'une grossesse heureuse, et qu'elles sont sujettes à de nombreuses fausses couches ; ce qui paraît démontré par les retards fréquents qu'elles éprouvent dans le cours de leurs règles, et dont le retard s'annonce le plus ordinairement par l'expulsion d'un corps étranger qu'elles appellent un *bondon*, et qui n'est que le produit d'une conception avortée ; de sorte qu'il est plus exact de dire que la prostitution ne nuit pas à la fécondité, mais qu'elle est contraire à la gestation, c'est-à-dire qu'elle occasione beaucoup d'avortements, ce qui justifie les conseils que les médecins donnent aux femmes qui désirent avoir des enfants, et qui repose sur cet adage : « Ce qu'amour fait, amour peut le détruire ! » Il est probable, en effet, et cela semble démontré par l'observation, que la secousse journalière et réitérée qne reçoit l'appareil générateur chez les prostituées, est la cause directe et inévitable des nombreux avortements auxquels elles sont sujettes.

Une prostituée qui a un enfant, et qui est passionnée pour son amant, aime à croire et à lui persuader que c'est lui qui en est le père. Elle se fonde sur la volupté qu'elle goûte dans ses embrassements, et qu'elle n'éprouve pas au même degré avec les individus qui paient ses faveurs ; mais il est impossible d'établir sur un pareil raisonnement la paternité des enfants d'une fille publique, car la fécondation n'exige pas indispensablement un coït voluptueux. On sait qu'une femme qui succombe à la violence d'un agresseur qui lui est odieux, devient quelquefois enceinte, et, ce qui n'est pas moins digne de remarque, c'est la disposition plus prononcée chez les tribades à être fécondées que chez les prostituées qui n'ont pas le même goût.

S'il est vrai que les grossesses soient plus fréquentes chez les tribades que chez les autres prostituées, ne peut-on pas supposer que cela tient à ce qu'elles prennent moins de part aux plaisirs de l'amour que les autres femmes, en raison du dégoût très-prononcé qu'elles ont pour les hommes, que, comme je l'ai dit plus haut, les impressions du coït, plus vivement ressenties et trop fréquemment renouvelées chez celles-ci, occasionnent les nombreux avortements auxquels elles sont sujettes avant que la grossesse soit devenue apparente.

On peut établir, ce me semble, que la prostitution n'est pas un obstacle à la conception, mais qu'elle occasionne de nombreux avortements, et qu'elle est essentiellement contraire à la gestation par suite des excitations et des secousses fréquentes des organes générateurs auxquelles les filles publiques sont journellement exposées. Je trouve pour cette opinion un bien fort appui dans la fécondité qui a été remarquée, et dont parle Parent-Duchâtelet, chez quelques prostituées qui ont eu jusqu'à dix enfants lorsque, quittant leur métier, elles se marient ou s'attachent à un seul homme, et chez lesquelles les grossesses sont toujours heureuses, et les enfants qui en proviennent ordinairement très-vivaces, tandis que les filles publiques qui, devenues enceintes, continuent leur métier, ont très-rarement une grossesse qui vienne à terme, et que les enfants dont elles accouchent sont peu viables et meurent presque tous quelques jours ou quelques mois après leur naissance. Ceux qu'on parvient à élever appartiennent principalement à des filles qui ont de l'ordre, quelques moyens d'existence et une sorte de réserve, ce qui les met dans une position exceptionnelle.

ARTICLE XVIII.

Des chances de fortune que présente la prostitution.

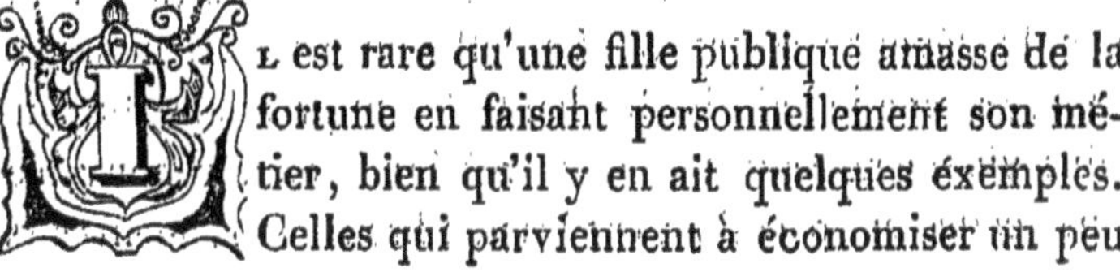

Il est rare qu'une fille publique amasse de la fortune en faisant personnellement son métier, bien qu'il y en ait quelques exemples. Celles qui parviennent à économiser un peu d'argent, cherchent ordinairement à diriger une maison de prostitution ; soit qu'elles obtiennent de la police l'autorisation d'en créer une ou qu'elles en achètent une toute formée. Lorsqu'elles ont de l'ordre et le savoir-faire du métier, elles font de bonnes affaires, quel que soit le quartier qu'elles habitent et la classe de leur établissement.

Le bénéfice que donne ce genre d'industrie varie beaucoup. Parent-Duchâtelet assure qu'il y a quelques maisons qui font de 5 à 600 francs par jour. Dans les établissements ordinaires, le produit journalier de chaque prostituée doit être communément de 12 à 15 francs.

Les bénéfices que procure la prostitution varient nécessairement en raison de l'état plus ou moins prospère des affaires commerciales et des événements publics. La cherté des vivres, la suspension des travaux, les temps d'épidémie, l'inquiétude qui se manifeste sur les affaires de l'état, sont des causes qui nuisent infiniment à la prospérité des filles publiques. Au contraire, lorsque le commerce est florissant, que les manufactures sont en activité, les récoltes abondantes, et que l'esprit public est rassuré et tranquille, les prostituées font de bonnes affaires.

Chez les prostituées libres, qui amassent quelque fortune de leur fait personnel, le montant dépasse rarement de vingt à trente mille francs, ou mille à quinze cents francs de rentes. Les dames de maisons qui obtiennent du succès se retirent souvent avec dix mille francs de rente, et quelquefois avec beaucoup plus. On en cite quelques-unes qui ont amassé de cinq à six cent mille francs de fortune, et ce qui doit étonner, c'est que ces brillantes affaires ne se font pas seulement dans les maisons tenues avec le plus de luxe et situées dans les plus beaux quartiers : c'est souvent dans celles que fréquentent les filles de la dernière classe,

où on débite, avec la permission de la police, de la bière,
du vin et des liqueurs, et qui se trouvent dans des rues
malpropres et mal habitées, telles que les rues de la Tannerie, de la Mortellerie, de la Bucherie, qu'on peut faire
une si grande fortune. On cite une de ces maisons, située
rue de la Mortellerie, près de la caserne de l'Ave Maria,
où celle qui la tenait fit d'assez bonnes affaires pour acheter
quatre maisons dans Paris, et donner soixante mille francs
de dot à sa fille. Un fonds de maison de prostitution se
vend quelquefois très-cher. L'une de ces maisons, située
rue de la Tannerie, derrière l'Hôtel-de-Ville, a été vendue,
il n'y a pas longtemps, soixante mille francs.

Lorsque les dames de maisons se retirent, elles adoptent
une manière de vivre qui varie selon le degré de fortune
qu'elles ont amassée. Quelques-unes placent leur fortune
en rentes sur l'état, et vivent tranquilles et sans éclat dans
Paris ; d'autres se retirent à la campagne, où elles achètent
une propriété rurale qu'elles font valoir. Celles qui n'ont
pas assez de fortune pour rester sans travailler, forment
d'autres établissements plus honorables, fondent des ca-
fés, des restaurants, des maisons de modes et de nouveau-
tés, etc., et rentrent ainsi dans la société, où elles parviennent souvent à laisser ignorer ce qu'elles ont été.

Parmi les plus opulentes et qui ont le moyen de briller,
on en voit qui se retirent dans de jolies maisons de campagne, aux environs de Paris, où elles affectent les manières
et les habitudes des femmes les plus honnêtes. Parent-Duchâtelet, en parlant d'une de ces dames, dit : « Je pourrais nommer un joli village où se trouve une de ces enri-
chies ; celle-ci ne reçoit en apparence que de la bonne compagnie ; elle assiste régulièrement aux offices de la paroisse
avec sa maison, et tous ceux qui viennent la voir ; elle

s'empresse de rendre elle-même le pain bénit; elle donne largement aux pauvres et se charge de toutes les quêtes qu'il faut faire pour eux; elle a épousé dernièrement en secondes noces un homme décoré, de bon ton et de bonnes manières, et s'est présentée à l'autel en habits blancs, avec tout l'extérieur de la vierge la plus chaste. »

Par un contraste remarquable, il y a un grand nombre de dames de maisons qui sont condamnées à vieillir dans leur métier, et parmi celles qui, faute d'ordre ou pour avoir monté leur établissement sans être assez avancées, on en voit qui, après les avoir vendus, sont réduites à reprendre le métier de prostituées, et quelquefois même à servir comme domestiques dans les maisons où elles étaient maîtresses.

FORMULAIRE SPÉCIAL.

Il n'existe pas une maladie contre laquelle on ne possède un grand nombre de formules, et cependant chaque jour on en propose de nouvelles, comme pour attester l'insuffisance de celles que l'on possède. Toutefois, il en est des formulaires comme des matériaux qu'on réunit en attendant la main habile qui doit les mettre en œuvre; c'est-à-dire que les formules toutes faites peuvent trouver place dans des circonstances déterminées, mais que le médecin ne doit jamais en faire usage qu'après avoir bien pesé les indications qui les rendent nécessaires.

S'il est souvent difficile à l'homme de l'art de faire une application judicieuse d'un médicament quelconque, combien les personnes étrangères à la médecine n'ont-elles pas à redouter d'en faire usage. Cette crainte doit s'appliquer plus particulièrement aux formules dirigées contre les maladies vénériennes, parce qu'il n'en est aucune qui, administrée isolément, produise des effets toujours salutaires, et qu'il n'appartient qu'au médecin d'en modifier l'application et de faire concourir à leur succès tous les moyens auxiliaires qui peuvent y contribuer.

On ferait un gros volume de toutes les formules qui ont été proposées contre la syphilis; mais depuis longtemps on voit chaque jour leur nombre reproduit en moindre quantité dans les ouvrages nouveaux à mesure que leur inefficacité se trouve constatée.

Je me suis borné à reproduire celles qui ont obtenu le plus de célébrité, et dont la plupart trouvent encore aujourd'hui des partisans.

DES BAINS.

1. Bain d'eau de son.

Prenez : Eau, huit voies ; son recoupé, quatre livres. Faites bouillir dans quinze litres d'eau ; passez avec expression et versez dans le bain.

2. Bain émollient.

Prenez : Espèces émollientes, quatres livres ; graine de lin, une livre, enfermée dans un nouet assez large. Faites bouillir pendant une demi-heure dans vingt litres d'eau, passez avec expression et jetez dans le bain.

3. Bain gélatineux.

Prenez : Gélatine purifiée, une livre. Faites dissoudre dans cinq litres d'eau bouillante et versez dans le bain.

Usage : Ces trois espèces de bain conviennent dans les affections douloureuses de la peau et dans celles qui paraissent entretenues par un état habituel de rigidité ou de sécheresse du système dermoïde.

4. Bain alcalin.

Prenez : Eau, huit voies ; sous-carbonate de potasse, quatre onces.

5. Bain savoneux.

Prenez : Eau, huit voies ; savon, une livre.

6. Bain sulfureux.

Prenez : Eau, huit voies; sulfure de potasse, quatre onces, en y ajoutant une livre de gélatine, on forme le bain de soufre gélatineux.

Usage : Les trois espèces de bain qui précèdent conviennent principalement dans les affections pustulleuses de la peau, dans celles qui sont anciennes, d'une nature furfuracée croûteuse, dans les syphilides pustuleuses et dans toutes les affections qui dépendent d'un état habituel de débilité des systèmes dermoïde et lymphatique.

7. Bain ioduré.

Prenez : Eau, huit voies, auxquelles on ajoute pour des bains graduellement plus actifs les quantités désignées par M. Lugol de la manière suivante :

Iode.	*Iodure de potassium.*
N° 1. Deux gros.	Quatre gros.
N° 2. Deux gros et demi.	Cinq gros.
N° 3. Trois gros.	Six gros.
N° 4. Quatre gros.	Huit gros.

Usage : Les mêmes que les trois espèces de bains précédents, mais plus spécialement lorsque le système glanduleux est affecté et que la maladie a un caractère plus essentiellement scrophuleux.

8. Bain mercuriel.

Prenez : Deuto-chlorure de mercure, de deux gros à une once pour huit voies d'eau.

Usage : Contre la syphilis invétérée, il peut dans quelques cas produire tous les accidents du mercure administré sous une autre forme.

Nota. L'eau de rivière doit être préférée pour les bains :

on ne doit pas employer celle qui ne dissout pas le savon. La quantité d'eau pour un bain est de huit voies, représentant quatre cent soixante litres.

La température ordinaire du bain doit être de 28 degrés Réaumur, mais on peut l'abaisser ou l'élever selon les indications.

La durée ordinaire du bain est d'une heure. On peut l'abréger ou la prolonger suivant les cas.

On doit se servir d'une baignoire de bois pour les bains dans lesquels il entre du mercure ou du soufre.

DES CATAPLASMES.

9. CATAPLASME ÉMOLLIENT.

Prenez : Farine de graine de lin, quatre onces ; mettez sur le feu, remuez jusqu'à ébullition, appliquez entre deux linges ou à nu. Ce dernier procédé est préférable pour provoquer la saignée des sangsues.

Usage : Les tumeurs et les plaies enflammées.

10. CATAPLASME NARCOTIQUE.

Prenez : Farine de graine de lin, quatre onces ; délayez dans une décoction bouillante de têtes de pavot, de morelle, de jusquiame ou de pomme-épineuse. On peut y ajouter, pour le rendre plus sédatif, un gros d'extrait de l'une de ces mêmes plantes.

Usage : Les douleurs articulaires, les périostoses, les ulcères carcinomateux et toutes les affections douloureuses qui n'ont pas un caractère essentiellement inflammatoire.

11. CATAPLASME RÉSOLUTIF ET MATURATIF.

Prenez : Mie de pain, quatre onces ; ognon de lys, deux onces ; oseille cuite, deux cuillerées. Faites cuire jusqu'à consistance convenable. On peut y ajouter une once de farine de moutarde pour le rendre plus actif.

Usage : Les engorgements stationnaires, les tumeurs glanduleuses et les bubons indolents.

12. CATAPLASME RUBÉFIANT.

Prenez : Farine de graine de lin et de moutarde, parties égales.

Usage : Dans la faiblesse des membres, dans le voisinage des articulations douloureuses, dans les maladies glanduleuses stationnaires et dans tous les cas où il convient d'exciter et d'obtenir un effet dérivatif.

DES CAUSTIQUES.

13. ACIDES.

Les acides concentrés, tels que les acides nitrique, sulfurique, muriatique, s'emploient et agissent tous de la même manière; ils produisent des escarres profondes, ce qui impose de grandes précautions lorsqu'on en fait usage. Ils ne méritent aucune préférence sur les autres cautiques, si ce n'est peut-être lorsqu'on veut opérer la fonte d'une glande engorgée, cautériser la morsure d'un animal enragé et les pustules malignes.

14. BEURRE D'ANTIMOINE.

Ce caustique a, comme les acides, à cause de sa fluidité, l'avantage de pouvoir être introduit dans les ulcères profonds et sinueux, et il n'a pas l'inconvénient des premiers, parce qu'il ne produit ordinairement qu'une escarre sèche et bornée. On doit néanmoins ne l'employer qu'avec prudence.

15. Pierre a cautère.

Ce caustique est ainsi appelé parce qu'il sert à ouvrir les cautères. Il peut être employé comme moyen d'ouvrir les abcès indolents et de provoquer la suppuration des engorgements scrophuleux. On peut apprécier l'étendue de son action en raison de la quantité qu'on emploie, par l'effet qu'on en obtient lorsqu'on s'en sert pour l'ouverture d'un cautère. Un grain de potasse caustique d'une ligne et demie d'épaisseur suffit pour produire, en trois ou quatre heures, une escarre d'environ six lignes de diamètre, et désorganisant toute l'épaisseur de la peau.

16. Pierre infernale.

Ce caustique est connu aujourd'hui plus généralement sous la dénomination de *nitrate d'argent fondu*, il est d'un usage journalier. On s'en sert pour détruire les chairs fongueuses qui dépassent le niveau de la peau, et pour aviver les plaies stationnaires dont les bourgeons sont ternes et mollasses. C'est aussi le moyen qu'on emploie pour cautériser les chancres vénériens et toucher la petite plaie à laquelle donne lieu la section des poireaux. On s'en sert également contre les dartres qui existent dans les endroits où il y a du poil. On doit la tremper dans de l'eau lorsqu'on l'applique sur des surfaces couvertes d'épiderme.

17. Nitrate acide de mercure.

Cette préparation se compose d'une once d'acide nitrique et d'un gros de proto-nitrate de mercure. On l'emploie pour cautériser les ulcères vénériens, en se servant d'un pinceau de charpie qui en soit imbibé, et dont on prolonge plus ou moins longtemps l'application, selon l'effet qu'on veut obtenir. On fait une ou plusieurs cautérisations, selon l'épaisseur de la partie que l'on veut cautériser.

18. Alun calciné.

On l'emploie en poudre pour détruire les chairs fongueuses des plaies et des ulcères, et celles qui entourent les cautères chez certains individus.

DES CÉRATS COMPOSÉS.

19. Cérat de sous-acétate de plomb.

Prenez : Cérat simple, une livre ; sous-acétate de plomb un gros. Mêlez exactement dans un mortier de marbre. Le sous-acétate de plomb peut être porté jusqu'à une once.

Usage : Dans les plaies accompagnées d'une vive irritation.

20. Cérat soufré.

Prenez : Cérat préparé sans eau, deux onces; soufre quatre gros.

Usage : Pour penser les ulcères dépendants de la gale ou du vice dartreux.

21. Cérat mercuriel.

Prenez : Cérat simple, une once ; onguent napolitain deux gros.

Usage : Contre les ulcères vénériens.

22. Cérat calmant.

Prenez : Cérat simple, une once ; acétate de morphine, quatre grains ; on doit dissoudre l'acétate de morphine avec un peu d'alcool avant de l'ajouter au cérat.

Usage : Pour le pansement des ulcères cancéreux et carcinomateux, accompagnés d'une vive douleur.

DES DÉCOCTIONS.

23. DÉCOCTION DE SALSEPAREILLE ET DE GAROU.

Prenez : Salsepareille, trois onces ; garou, deux gros , faites bouillir dans trois livres d'eau, jusqu'à réduction d'un tiers, ajoutez une once de réglisse.

Dose à prendre dans la journée.

24. DÉCOCTION DE GAROU.

Prenez : Écorce de racine de garou, deux gros à une once ; eau commune, six livres ; faites bouillir jusqu'à réduction de moitié, et ajoutez racine de réglisse une once.

Dose à prendre en deux jours.

Usage : L'une et l'autre de ces décoctions, convient dans les maladies vénériennes, dégénérées, par suite du mercure, et dans les maladies chroniques de la peau et des membranes muqueuses.

On doit en surveiller les effets, à cause de leur propriété très-excitante.

25. DÉCOCTION DE GAYAC ET SALSEPAREILLE.

Prenez : Salsepareille, deux onces ; gayac, une once ; faites macérer pendant vingt-quatre heures dans quatre livres d'eau, puis bouillir légèrement jusqu'à réduction de moitié. Ajoutez à la fin une demi-once de réglisse.

Doses à prendre par demi-verre trois ou quatre fois par jour.

Usage : Dans les maladies vénériennes invétérées.

26. DÉCOCTION DE SALSEPAREILLE DE CESTONI.

Prenez : Salsepareille, quatre onces. Faites macérer pendant douze heures dans quatre livres d'eau commune, broyez ensuite, et faites bouillir le tout jusqu'à réduction de moitié. Le résidu sert à faire la tisane ordinaire.

Usage : Dans les mêmes cas que la précédente.

DE L'ESSENCE DE SALSEPAREILLE.

27. SALSEPAREILLE FENDUE.

Prenez : Salsepareille fendue, coupée et contuse, six onces ; alcool à 22 degrés, une livre. Faites une teinture selon l'art.

D'autre part : Salsepareille contuse, six onces. Faites macérer dans une suffisante quantité d'eau, afin d'avoir une livre de colature ; sucre, six onces. Mêlez la teinture et le macéré ; laissez déposer et filtrer.

Cette préparation, dont la dénomination n'est pas exacte, et qui par cette raison n'aurait pas dû être admise, a obtenu un crédit qui ne lui est pas dû et qui ne peut que s'affaiblir.

DES EMPLATRES.

28. EMPLATRE MERCURIEL TRIPLE.

Prenez : Emplâtres de diachylon gommé, *de vigo cum mercurio*, de ciguë, de chaque partie égale, dont on fait une masse.

29. EMPLATRE AMMONIACO-MERCURIEL.

Prenez : Mercure, trois onces ; baume de soufre simple, un gros. Mêlez exactement et ajoutez : gomme arabique liquéfiée, deux livres.

Usage : Ces deux sortes d'emplâtre conviennent dans les engorgements glanduleux indolents, d'une nature vénérienne ou scrophuleuse; ils peuvent remplacer avec avantage l'emplâtre de Vigo.

DES FOMENTATIONS.

50.

Les fomentations ne sont en quelque sorte que des bains locaux qui consistent dans l'application de compresses imbibées d'un liquide déterminé. L'eau froide ou chaude, les décoctions émollientes, résolutives calmantes, l'eau végéto-minérale, l'eau de Baréges, le lait, le vin, le vinaigre, l'alcool, sont les moyens qu'on emploie le plus ordinairement, et dont chacun peut servir à remplir une indication différente. Les fomentations convenables continuées longtemps produisent d'excellents effets contre les affections rebelles de la peau.

DES FUMIGATIONS.

51. FUMIGATION DE PROTO-CHLORURE DE MERCURE (calomel).

Prenez : Calomel, deux gros pour une fumigation.

52. FUMIGATION DE MERCURE SULFURÉ (cinabre).

Prenez : Mercure sulfuré rouge, un gros et demi à trois gros, que l'on vaporise en le jetant sur des charbons ardents ou dans un appareil convenable, et dont on dirige la vapeur sur la partie malade au moyen d'un entonnoir ou d'un tube de carton.

Usage : Contre les douleurs vénériennes, et principalement dans les ulcères des fosses nasales et de l'arrière-bouche.

53. Fumigation sulfureuse.

Prenez : Soufre, une demi-once, qu'on emploie de la même manière.

Usage : Contre les affections dartreuses.

Les fumigations se distinguent du bain fumigatoire en ce qu'elles sont employées localement et que le bain de vapeur agit sur la surface cutanée tout entière.

DES GARGARISMES.

54. Gargarisme astringent.

Prenez : Décoction d'orge, une livre ; alun calciné, un gros ; miel blanc et sirop diacode, de chaque une once.

Usage : Pour modérer la salivation, et vers la fin des maux de gorge inflammatoires.

55. Autre.

Prenez : Acétate de plomb, une once, qu'on fait dissoudre dans un litre d'eau ; laudanum de Rousseau, un gros.

Usage : Plus spécialement contre la salivation.

56. Gargarisme mercuriel.

Prenez : Décoction d'orge ou de guimauve, une livre ; miel, deux onces ; deuto-chlorure de mercure, quatre grains.

Usage : Dans les ulcères jugés vénériens de la bouche et de la gorge chez les malades qui n'ont pas été traités par le mercure.

57. Gargarisme désinfectant.

Prenez : Eau distillée de laitue, sept onces ; acide hydrochlorique pur, vingt gouttes ; miel rosat, une once.

M. Ricord a proposé de remplacer ce gargarisme par

l'acide hydrochlorique fumant portée sur les gencives et sur la langue, quand celle-ci est ulcérée; mais de graves accidents peuvent survenir par l'emploi de ce remède héroïque quand on ne s'en sert pas avec les plus grands ménagements.

DES INJECTIONS.

58. INJECTION ADOUCISSANTE.

Prenez : Lait ou décoction de plantes émollientes tièdes.
Usage : L'urétrite et la vaginite aiguës et douloureuses.

59. INJECTION DE NITRATE D'ARGENT.

Prenez : Nitrate d'argent, quatre à huit grains; eau bouillante, une livre; recommandée contre l'urétrite chronique, par les docteurs Johnston et Barlett. On peut augmenter la dose de nitrate, s'il n'y a pas d'irritation.

40. INJECTION DE SULFATE DE ZINC.

Prenez : Sulfate de zinc un scrupule, eau distillée, douze onces.

41. AUTRE.

Prenez : Sulfate de zinc, deux gros; eau commune deux livres; vin d'opium une demi-once.

42. INJECTION DE M. LISFRANC.

Prenez : Sulfate de zinc, deux gros et demi à trois gros, laudanum liquide, un gros; décoction vineuse de roses rouges, deux livres.

43. INJECTION DE M. ROTERDAN.

Prenez : Sulfate de zinc, deux gros; eau distillée, une pinte; miel, une once; eau de vie camphrée, une demi-once.

44. INJECTION RÉSOLUTIVE.

Prenez : Eau végéto-minérale. *Usage* : Dans les deux cas précédents, après la cessation des accidents inflammatoires.

45. INJECTION TONIQUE.

Prenez : Du gros vin, où l'on ajoute une demi-once de sucre candi par verrée.

46. INJECTION ASTRINGENTE.

Prenez : Baume de Tolu, deux gros ; un jaune d'œuf; eau de rose, huit onces.

AUTRE.

Prenez : Un gros de roses de Provins; pour seize onces d'infusion ; alun calciné, deux gros.

47. AUTRE.

Prenez : Baume de copahu, une demi-once, délayé dans un jaune d'œuf; infusion de roses de Provins, une livre.

48. AUTRE.

Prenez : Baume de copahu, une once ; sucre, une once; alcool, six gros; eau distillée une livre ; extrait gommeux d'opium, quatre grains.

Ces diverses formules d'injections conviennent principalement dans les écoulements vénériens et leucorrhéiques chroniques qui ont résisté à l'action des autres médicaments.

49. INJECTION CALMANTE.

Prenez : Décoction de jusquiame, de morelle, ou de têtes de pavot.

Usage : Dans les écoulements de l'urètre douloureux et entretenus par l'altération organique de la membrane urétrale, et dans les écoulements qui dépendent d'une affection cancéreuse de l'utérus.

50. LAVEMENT ASTRINGENT.

Prenez : Copahu, une once; deux jaunes d'œufs; un grain d'extrait gommeux d'opium et six onces d'eau. Cette préparation s'emploie quand l'estomac du malade ne peut supporter le copahu.

DES LINIMENTS.

51. LINIMENT MERCURIEL.

Prenez : Huile d'olive ou d'amandes douces, une once; ammoniaque liquide, onguent mercuriel double, de chaque, un gros.

Usage : Dans le traitement des syphilides.

52. LINIMENT CHLORURÉ.

Prenez : Solution aqueuse de chlore, un gros; huile d'amandes douces, une once.

Usage : On s'en sert pour faire disparaître les taches violacées qui succèdent aux pustules et aux tubercules syphilitiques.

DES LOTIONS.

Les lotions peuvent se faire avec tous les liquides destinés aux fomentations, dont elles diffèrent en ce qu'elles ne sont que momentanées, tandis que les fomentations prolongent l'action du liquide au moyen de compresses qu'on tient appliquées sur la partie malade.

55 LOTION MERCURIELLE ALCOOLIQUE.

Prenez : Eau de roses, une livre ; eau de Cologne une once ; sublimé huit grains, jusqu'à un demi-gros.

Usage : Dans les couperoses anciennes, dans les dartres qui viennent où il existe du poil et pour détruire les insectes du pubis.

54. LOTION DE SULFATE DE CUIVRE.

Prenez : Eau distillée une livre de sulfate de cuivre d'un demi gros à deux gros.

Usage : Pour favoriser la cicatrisation des ulcères.

55. LOTION HYDRO-CYANIQUE.

Prenez : Eau distillée de laitue, deux livres ; acide prussique médicinal, deux gros à quatre gros.

Usage : Dans les affections chroniques et pruriteuses de la peau et dans le cancer ulcéré.

DES MIXTURES.

La plupart des formules anti-vénériennes, désignées sous le nom de mixtures et de potions, ont beaucoup d'analogie entre elles. Cependant, à l'exemple de beaucoup d'autres, j'ai conservé l'une et l'autre dénomination, en attachant au mot mixtures l'idée d'une préparation, dont on doit faire usage en l'étendant dans un véhicule convenable, tandis que la potion représente un médicament qu'on doit prendre seulement par cuillerées.

56. MIXTURE DE COPAHU.

Prenez : Baume de copahu, une demi-once ; alcool sulfurique, un gros ; sucre blanc en poudre, un scrupule et demi.

Doses : De dix à vingt gouttes plusieurs fois par jour dans un verre d'eau ou de tisane de chiendent.

57. AUTRE.

Prenez : Baume de copahu, trois onces ; alcool et sucre, de chaque, une once ; mucilage de gomme arabique, quantité suffisante ; huile essentielle de menthe ou de genièvre, trente gouttes.

Doses : Une cuillerée à bouche trois ou quatre fois par jour dans un verre de tisane.

58. AUTRE.

Prenez : Baume de copahu, une once ; mucilage de gomme arabique, deux onces ; sirop de Tolu, une demi-once ; alcide sulfurique, un gros.

Doses : Une cuillerée à bouche deux ou trois fois par jour.

Usage : Ces mixtures conviennent dans les écoulements vénériens de l'un et de l'autre sexe lorsque les accidents inflammatoires sont dissipés, et qu'ils sont passés à l'état chronique.

59. MIXTURE CAMPHRÉE.

Prenez : Sirop de gomme ou de guimauve, huit onces ; camphre, huit grains.

Doses : Par cuillerée, cinq à six fois par jour dans une tasse d'infusion de mauve.

Usage : Contre la dysurie inflammatoire et dans la chaudepisse cordée.

DES ONGUENTS MERCURIELS.

60. ONGUENT MERCURIEL.

Prenez : Parties égales de mercure coulant et de graisse

de porc, triturez jusqu'à extinction parfaite du mercure.

Usage : On l'emploie en friction contre les maladies syphilitiques à la dose d'un demi-gros à deux gros progressivement.

61. ONGUENT MERCURIEL DE PIHOREL.

Prenez : Trois parties d'onguent mercuriel ordinaire et une partie de sulfate de chaux ammoniacé réduit en poudre fine, et mélangez par la trituration.

Usage : Contre les maladies vénériennes, en frictions sur les mains et sur les pieds, à la dose d'un à deux gros, employés en deux fois, soir et matin.

DES OPIATS.

Le nom d'opiat ne devrait être donné qu'aux préparations qui contiennent de l'opium, mais on est convenu d'appeler ainsi tous les médicaments formulés d'une consistance molle analogue à celle de la thériaque.

62. OPIAT DE COPAHU DE M. LARREY.

Prenez : Baume de copahu et sucre, de chaque, six onces ; gomme arabique, une once et demie ; laque carminée, un gros ; eau de menthe poivrée, quantité suffisante.

Dose : Un ou deux gros par jour, et graduellement jusqu'à une once et même deux onces.

63. OPIAT DE COPAHU DU VAL-DE-GRACE.

Prenez : Baume de copahu, une demi-once, ou huile essentielle de copahu, deux gros ; magnésie anglaise, quantité suffisante. Faites un opiat, en y ajoutant un scrupule de savon médicinal ; aromatisez avec quelques gouttes d'essence de menthe. A prendre en trois ou quatre prises dans la journée ou en deux jours.

Usage : Les deux opiats qui précèdent, principalement celui de M. Larrey, sont employés avec succès contre les écoulements gonorrhéiques aigus et chroniques.

DES PASTILLES.

64. DES PASTILLES.

Il existe très-peu de préparations anti-vénériennes sous forme de pastille. Celles dont la formule appartient à M. Lagneau sont les seules qui soient en usage. En voici la composition :

Prenez : Mercure, deux onces; gomme arabique, une once; vanille, un gros, ou essence de bergamotte, huit gouttes; sucre en poudre, dix onces. Triturez et faites cinq cent soixante-dix-huit pastilles, dont chacune con_tient deux grains de mercure.

Dose : D'une jusqu'à trois ou quatre par jour progressivement, deux au plus pour les enfants. Pour un traitement ordinaire la dose est de cent cinquante.

DES PILULES.

C'est sous la forme de pilules que se sont le plus multipliées les médications anti-vénériennes; cependant le mercure qui entre dans la composition du plus grand nombre s'y décompose avec le temps, et l'état de dureté qu'elles peuvent acquérir les dispose à être évacuées sans produire d'effet.

65. PILULES D'ANTOINE DUBOIS.

Prenez : Mercure et conserve de cynorrhodon à parties égales pour en former des pilules contenant deux grains de mercure, dont on prescrit de deux à six chaque jour.

66. Pilules de Dupuytren.

Prenez : Deuto-chlorure de mercure, deux grains ; opium gommeux, huit grains ; extrait de gayac, trente-deux grains. Divisez en seize pilules, dont chacune contient un huitième de grain de sublimé.

Dose : D'une à quatre par jour.

67. Pilules de deuto-chlorure du Val-de-Grace.

Prenez : Sublimé, un quart de grain ; opium gommeux, excipient inerte pour obtenir la consistance pilulaire à dose d'une à deux.

La formule de Dupuytren me paraît préférable.

68. Piulles æthiopiques.

Prenez : Mercure, six gros ; soufre doré d'antimoine, résine de gayac et miel, de chaque demi-onee.

Dose : Deux ou trois matin et soir.

69. Pilules de miel mercuriel.

Prenez : Miel et mercure, de chaque deux gros ; poudre de réglisse, quatre gros, dont on fait des pilules de quatre grains.

Dose : D'une à trois matin et soir.

70. Pilulfs bleues du codex anglais.

Prenez : Manne et mercure à parties égales ; poudre de réglisse, quantité suffisante pour faire une masse pilulaire, dont on forme des pilules contenant chacune un grain de mercure.

Dose : De six à huit par jour. Elles sont très-usitées en Angleterre.

71. Pilules de mercure glicyrrhysées.

Prenez : Extrait mou de réglisse et mercure, à parties égales ; poudre de réglisse, un huitième. Faites des pilules de cinq grains chaque.

Dose : Deux avant de se coucher ou une matin et soir

72. Pilules mercurielles de plench.

Prenez : Mercure, un gros ; gomme arabique, trois gros. Triturez et réduisez en masse mucilagineuse avec suffisante quantité de sirop de rhubarbe ; une once de mie de pain frais ou d'amidon, pour en former une masse pilulaire dont on fait des pilules de trois grains.

Dose : Trois matin et soir, en augmentant jusqu'à douze en vingt-quatre heures.

73. Pilules de sédillot.

Prenez : Onguent mercuriel, un gros ; savon médicinal, deux scrupules ; pâte de guimauve, un gros. Faites trente-six pilules de quatre grains.

Dose : De deux à trois par jour.

74. Pilules d'onguent mercuriel opiacées de m. Rayer.

Prenez : Onguent mercuriel, deux scrupules ; extrait d'opium, un demi-gros ; poudre de guimauve, trois gros, pour soixante-douze pilules contenant chacune un grain de mercure et un demi-grain d'extrait gommeux d'opium.

Même dose que celles de Sédillot, auxquelles M. Rayer les a substituées avec avantage dans des éruptions vénériennes accompagnées de douleurs ostéocopes.

75. Pilules de Beloste d'après le codex.

Prenez : Mercure, une once ; miel, sept onces ; macis,

deux gros; cannelle, deux gros. La masse doit être divisée en pilules de quatre grains, dont quatre contiennent un peu moins d'un grain de mercure, un peu plus de quatre grains de substance purgative, et un demi-gros d'aromates.

Dose : D'une à deux chaque jour comme altérantes et dépuratives; de quinze à dix-huit lorsqu'on s'en sert pour purger fortement,

76. PILULES DE M. JOURDAN.

Prenez : calomélas, deux gros; savon blanc, deux gros; extrait gommeux d'opium, un gros, pour cent quarante-quatre pilules.

Doses : D'une à trois par jour.

77. PILULES D'ALIBERT.

Prenez : Calomélas, deux gros; résine de gayac, deux gros; poudre de guimauve, quatre onces; sirop de coings, quantité suffisante. Faites des pilules de quatre grains.

Doses : De cinq à six par jour.

78. PILULES DE CIGUE ET DE CALOMÉLAS DU VAL-DE-GRACE.

Prenez : Extrait de ciguë et de calomel, de chaque, un gros; poudre de réglisse et mucilage, quantité suffisante, pour faire des pilules de quatre grains.

Doses : Une soir et matin, et progressivement de quatre à six par jour.

79. PILULES DE COOPER.

Prenez : Extrait de ciguë, trois gros; calomélas et soufre doré d'antimoine, de chaque, un gros. Faites des pilules de cinq grains.

Doses : Une matin et soir.

80. **Pilules nitrées et camphrées du Val-de-Grace.**

Prenez : Nitrate de potasse, deux gros ; extrait de jusquiame, un demi-gros ; camphre, un quart de gros. Faites des pilules de quatre grains.

Dose : De quatre à douze, en procédant par degrés.

81. **Pilules d'acétate de plomb.**

Prenez : Acétate de plomb, un scrupule ; baume de copahu, un gros ; poudre de réglisse, quantité suffisante pour faire vingt-quatre pilules.

82. **Pilules de Rittmann.**

Prenez : résine de jalap, un gros et demi ; calomélas, vingt-quatre grains, dont on fait soixante-douze pilules.

Doses : De six à douze par jour.

85. **Pilules de cachou.**

Prenez : Cachou, limaille de fer et cascarille, de chaque, deux gros ; racine de valériane, une once ; sirop de quinquina, quantité suffisante. Faites des pilules de trois grains.

Doses : De huit à dix, trois fois par jour.

84. **Pilules de térébenthine.**

Prenez : Térébenthine cuite et sang-dragon, de chaque, deux gros ; térébenthine liquide, quantité suffisante pour des pilules de quatre grains, dont on prend de deux à quatre par jour.

85. **Pilules de copahu et de cachou.**

Prenez : Cachou, sang-dragon pulvérisé, de chaque, une demi-once ; baume de copahu, trois gros ; colophane pulvérisée, une once. Faites des pilules de quatre grains.

Doses : De six à soixante par jour progressivement prises en trois fois.

86. PILULES DE CUBÈBE ET DE COPAHU.

Prenez : Cubèbe en poudre récente, deux parties ; baume de copahu, une partie ; jaune d'œuf, quantité suffisante.

Dose : De douze à soixante par jour.

Usage : Les deux formules précédentes sont recommandées contre la gonorrhée.

J'aurais pu reproduire un bien plus grand nombre de formules de pilules, mais ce n'aurait été en partie que la reproduétion de celles que je viens de présenter avec le désavantage d'une composition souvent moins rationnelle et d'une efficacité moins démontrée.

DES POMMADES.

87. POMMADE DE NITRATE D'ARGENT.

Prenez : Axonge, une once ; nitrate d'argent, quatre grains.

Usage : Contre les écoulements et les ulcérations chroniques de la partie de l'urètre qui correspond au gland. On l'introduit dans l'urètre avec une bougie.

88. POMMADE ANTI-HERPÉTIQUE ANGLAISE.

Prenez : Proto-chlorure de mercure, un gros ; axonge ou onguent populeum, un gros.

Usage : Dans les inflammations pustuleuses et squammeuses de la peau.

89. POMMADE DE PROTO-CHLORURE DE MERCURE AMMONIACÉ.

Prenez : Proto-chlorure de mercure ammoniacal, un gros ; axonge, deux onces.

Usage : Dans la couperose et le sycosis, lorsque l'inflammation a cessé d'être active.

90. Pommade de proto-chlorure de mercure soufré.

Prenez : Axonge, une once ; proto-chlorure de mercure,
un gros ; fleur de soufre, un gros et demi ; essence aroma-
tique, dix gouttes.

Usage : Contre les dartres vénériennes.

91. Pommade alcaline.

Prenez : Chaux éteinte en poudre impalpable ; proto-
carbonate de soude, de chaque, un gros ; extrait d'opium,
quinze grains ; axonge, deux onces ; essence de citron, dix
gouttes.

Usage : Contre la gale et le prurigo.

92. Pommade de cyanure de mercure.

Prenez : Cyanure de mercure, un demi-gros ; axonge,
une once. Aromatisez.

Usage : Dans les eczema et les lichens chroniques.

93. Pommade de proto-iodure de mercure.

Prenez : Proto-iodure mercuriel, vingt grains ; axonge,
une once. Aromatisez.

Usage : Contre les ulcères syphilitiques de la peau, dont
elle favorise la cautérisation.

94. Pommade de deuto-iodure de mercure.

Prenez : Deuto-iodure de mercure, de six à douze grains ;
axonge, une once.

Usage : Contre les tubercules et les ulcères syphilitiques.

95. Pommade de deuto-chlorure de mercure.

Prenez : Axonge, une once ; deuto-chlorure de mercure, un gros. Triturez dans un mortier de verre pendant six heures ; ajoutez à la dernière heure : hydrochlorate d'ammoniaque en poudre, dix grains.

Usage : Contre les maladies vénériennes, employée en frictions à la plante des pieds, à la dose d'un gros.

96. Pommade soufrée d'Helmerich.

Prenez : Axonge, une once ; soufre lavé, deux gros ; sous-carbonate de potasse, un gros.

Usage : Contre la gale ; employée à la dose d'une once en frictions, chaque jour.

DES POTIONS.

97. Potion de Chopart.

Prenez : Eau distillée de menthe, esprit de vin, baume de copahu, sirop de capillaire, de chaque, deux onces ; eau de fleur d'oranger, un gros ; esprit de nitre dulcifié, un gros.

Usage : Contre la gonorrhée. *Dose :* Deux cuillerées à bouche le matin, une à midi, une le soir. Continuer de la même manière pendant dix jours, ayant soin de remuer la bouteille chaque fois.

98. Potion de Cullerier.

Prenez : Copahu, une à deux onces ; eau, quatre onces ; un jaune d'œuf ; laudanum liquide, six gouttes.

Dose : Le quart ou la moitié dans les vingt-quatre heures, selon qu'on a employé une ou deux onces de baume de copahu.

99. AUTRE.

Prenez : Copahu, une once; un jaune d'œuf; eau de menthe ou d'anis, trois onces. Triturez le tout; ajoutez une once de sirop diacode.

Dose : Trois ou quatre cuillerées à soupe dans les vingt-quatre heures.

100. AUTRE.

Prenez : Baume de copahu, sirop de Tolu et gomme arabique, de chaque, une once; eau de roses, six onces; esprit de nitre dulcifié, un gros.

Dose : En deux fois, matin et soir. Continuer pendant cinq à six jours.

101. POTION DE CUBÈBE ET DE COPAHU DU VAL-DE-GRACE.

Prenez : Baume de copahu, deux gros; poivre cubèbe pulvérisé, un gros; infusion de mélisse ou de menthe gommée, une once; vin blanc, trois onces.

Dose : A prendre en une fois ou par moitié, soir et matin.

DES POUDRES.

102. POUDRE MERCURIELLE DE M. TROUSSEAU.

Prenez : Proto-chlorure de mercure, vingt-quatre grains; oxide rouge de mercure, douze grains; sucre candi en poudre, une demi-once. Mêlez exactement.

Usage : Contre le coryza chronique, l'ozène et l'ulcération des fosses nasales. On l'emploie en l'aspirant par le nez, par prises répétées six à huit fois par jour, ayant soin chaque fois de débarrasser les narines en faisant moucher le malade.

103. Poudre de sucre mercuriel.

Prenez : sucre candi, une partie; mercure doux, deux parties. Mêlez et triturez.

Dose : De quatre à huit grains progressivement; quatre grains au plus pour les enfants. Cette poudre convient pour les personnes qui répugnent à prendre des remèdes, parce qu'on peut la donner sans que le malade s'en aperçoive dans de l'eau sucrée, du café, du bouillon, du chocolat, etc.

104. Poudre d'or impalpable.

On administre cette poudre en frictions sur la langue.

Dose : D'un quart de grain à deux ou trois grains par jour, en augmentant progressivement.

L'oxide d'or par l'étain et la potasse s'emploie de la même manière.

Usage : Contre la syphilis, d'après la méthode du docteur Chrétien.

105. Poudre arsénicale de Dubois.

Prenez : Oxide blanc d'arsenic, un demi-gros; vermillon de Hollande, un gros; sang-dragon, quatre gros.

Cette poudre est une modification de la poudre de Rousselot et de celle du frère Côme, qu'elle peut remplacer avec avantage, ce qui me dispense de donner la formule des deux autres.

Cette poudre doit être employée sous forme de pâte obtenue à l'aide de la salive ou d'un peu de mucilage gommeux.

Usage : Elle est fréquemment employée pour détruire les ulcères superficiels de la peau. On doit préalablement enlever les croûtes qui recouvrent les ulcères, afin de n'appliquer le caustique que sur la surface dénudée.

106. Poudre caustique du docteur Canquoin.

Prenez : Chlorure de zinc, une partie; farine, trois parties : on délaie cette poudre dans un peu d'eau, de manière à en former une pâte épaisse qu'on laisse ensuite exposée à l'air pour attirer l'humidité de l'atmosphère. Cette poudre s'emploie de la même manière et dans les mêmes cas que la poudre arsenicale.

107. Poudre de Pihorel.

Sulfure de chaux, deux gros.

On emploie cette poudre en y ajoutant une petite quantité d'huile, et on s'en frictionne les mains et les poignets.

On peut employer de la même manière les sulfures de potasse et de soude réduits en poudre.

Usage : Contre la gale qu'elle guérit en dix-huit ou vingt jours.

DES SIROPS.

C'est sous la forme de sirops que les sels mercuriels et les sudorifiques ont été le plus généralement employés. Cependant je ne reproduirai que la formule de ceux qui ont été le plus en réputation, et qui sont encore en usage.

108. Sirop de Cuisinier.

Prenez : Salsepareille coupée et pilée, deux livres ; feuilles de séné, deux onces; fleurs de bourrache et de roses pâles, de chaque, deux onces; semences d'anis, deux onces; sucre et miel, de chaque, deux livres.

Ce sirop doit contenir un tiers de salsepareille et un quarante-huitième de séné par once.

Doses : De deux à huit onces par jour, données en quatre fois dans une décoction de salsepareille.

On ajoute souvent à ce sirop de six à douze grains de deuto-chlorure de mercure, mais cette addition, qu'on ne doit pas faire d'avance doit être toujours prescrite par le médecin.

109. Sirop suporifique de salsepareille et de gayac.

Prenez : Salsepareille et gayac, de chaque, six onces, qu'on fait bouillir dans quatre livres d'eau, jusqu'à réduction de moitié ; ajoutez quatre livres de sucre, et faites cuire.

Doses : Les mêmes que celles du sirop de Cuisinier, auquel il doit être préféré.

110. Sirop dépuratif de Kéraudren.

Prenez : Sirop de salsepareille, douze livres ; sirop de séné, huit onces ; rob de sureau, trois onces, mêlés ensemble.

Doses : De deux à six onces par jour, dans une tisane convenable.

Usage : Dans les maladies rebelles du système cutané.

111. Sirop dépuratif de Majault.

Prenez : Ményanthe, fumetère, arnica, genièvre, feuilles de saponaire, fleurs de sureau, de chaque, deux gros ; squine, gayac, de chaque, une demi-once ; la moitié d'un pied de veau ; eau, deux livres.

Faites bouillir le tout jusqu'à réduction d'une livre ; ajoutez deux livres de sucre, et lorsque le sirop est refroidi, ajoutez un demi-gros d'ammoniaque liquide.

Doses : Depuis deux gros jusqu'à deux onces.

Usage : Contre les maladies chroniques de la peau.

112. Sirop de Peyrilhe.

Prenez : Feuilles de mélisse, quatre onces; follicules de séné, une demi-once; eau, une livre. Faites infuser, à une douce chaleur, dans un vase clos, pendant une heure. Sucre blanc, quantité suffisante pour former un sirop, que vous mettez dans une bouteille, et auquel on ajoute ensuite un gros ou un gros et demi d'alcali volatil concret, purifié.

Doses : De une à trois onces dans la journée.

Usage : Contre les maladies vénériennes chroniques, et principalement les syphilides.

113. Sirop de Velnos.

Prenez : Salsepareille, deux livres; squine, une livre, coupées menues, et qu'on submerge de vin rouge, ajoutez vingt-huit onces de sucre par livre, et faites fondre au bain-marie.

Prenez d'autre part : Laitue, bourrache, de chaque, deux livres; eau, quantité suffisante pour une décoction; miel, deux livres; pilez le tout et faites un sirop. Ajoutez en même temps deux gros d'acétate d'ammoniaque.

Doses et *Usage :* Les mêmes que les deux sirops précédents.

114. Sirop de Larrey.

Prenez : Salsepareille, une livre; baies sèches de sureau, une livre; gayac, quatre onces; squine et sassafras, de chaque, deux onces; follicules de séné, bourrache, de chaque, une once et demie; sucre, six livres; eau, quantité suffisante pour faire un sirop.

Ajoutez par livre de sirop : extrait gommeux d'opium, deuto-chlorure de mercure, hydrochlorate d'ammoniaque, de chaque, cinq grains.

115. Sirop de Larrey, selon le formulaire des hopitaux de Paris.

Prenez : Deuto-chlorure de mercure, hydrochlorate d'ammoniaque, extrait gommeux d'opium, de chaque, vingt grains; liqueur d'Hoffmann, deux gros; sirop de salsepareille, quatre livres.

Doses : Pour les deux sirops, d'une à trois cuillerées par jour, dans une tisane convenable.

Usage : contre la syphilis.

116. Sirop de Plench, modifié par Cullerier.

Prenez : Mercure, un gros; gomme arabique réduite en mucilage, six gros; sirop de capillaire, sept onces; eau, quantité suffisante pour former un sirop.

Doses : une demi-cuillerée deux ou trois fois par jour, ensuite une cuillerée dans de l'eau ou dans du lait.

Usage : Contre les maladies vénériennes, principalement chez les femmes délicates et enceintes.

117. Sirop de Lefèvre.

Prenez : Deuto-chlorure de mercure, quinze grains, qu'on fait dissoudre dans deux onces d'alcool, et qu'on mélange avec vingt-quatre onces de sirop de capillaire.

Doses : De une à trois cuillerées progressivement, dans une pinte de décoction de guimauve, à prendre en cinq à six fois dans la journée.

Lefèvre ne donnait que du lait pour toute nourriture, pendant la durée du traitement.

118. Sirop de Bellet modifié par Bouillon Lagrange.

Prenez : Nitrate de mercure, cristallisé et dissous, à

froid dans une once et demie d'eau ; sirop de sucre, une livre et demie; éther nitrique rectifié, un demi-gros.

119. Sirop de Virey.

Prenez : Acétate de mercure, un gros, dissous dans très-peu d'eau, qu'on mêle ensuite avec deux gros d'éther nitrique , dans une livre de sirop de gomme.

Les deux sirops précédents peuvent se suppléer l'un l'autre, leur propriété étant à peu près la même.

Doses : De deux à quatre cuillerées par jour progressivement; une cuillerée chaque fois, dans une tasse de tisane appropriée.

DES SOLUTIONS.

120. Solution de deuto-chlorure de mercure (liqueur de van swieten).

Prenez : Deuto-chlorure de mercure, douze grains, qu'on fait dissoudre dans un peu d'alcool , et qu'on mélange avec deux livres d'eau distillée.

La dose du deuto-chlorure, réduite à huit grains pour deux livres d'eau, forme la liqueur de deuto-chlorure de mercure officinale, généralement employée aujourd'hui.

Dose : D'une cuillerée à café à deux cuillerées à soupe, en procédant par degrés.

121. Solution mercurielle de Larrey.

Prenez : Deuto-chlorure de mercure, huit grains ; hydro-chlorate d'ammoniaque, huit grains ; opium gommeux, huit grains pour deux livres d'eau.

On l'emploie dans les mêmes cas et aux mêmes doses que la solution officinale. La solution mercurielle du Val-de-Grâce diffère peu de celle-ci.

122. SOLUTION MERCURIELLE DU DOCTEUR TROUSSEAU.

Prenez : Deuto-chlorure de mercure, deux gros ; alcool, quantité suffisante pour en opérer la dissolution ; eau distillée, douze onces.

Usage : En injection dans les fosses nasales, dans l'ozène, le coryza chronique , l'ulcération de la membrane pituitaire, à la dose d'une ou deux cuillerées à café dans un verre d'eau chaude.

123. SOLUTION DE PEARSON.

Prenez : Arséniate de soude, quatre grains ; eau distillée, quatre onces.

Dose : D'un scrupule à un demi-gros , pris en une ou deux fois dans un verre d'eau de gomme ou d'une décoction de guimauve.

124. SOLUTION D'ARSÉNIATE D'AMMONIAQUE.

Prenez : Arséniate d'ammoniaque, six grains ; eau distillée, huit onces.

Usage : Elle s'emploie de la même manière que la précédente, et toutes deux dans l'eczéma chronique ou peu enflammé, et dans le lichen.

125. SOLUTION DE CYANURE DE MERCURE.

Prenez : Cyanure de mercure, six grains , qu'on fait dissoudre dans une livre d'eau distillée. Chaque once de cette solution contient trois huitièmes de grain.

Dose : D'une demi-once à deux onces progressivement dans une boisson mucilagineuse.

Usage : Elle peut remplacer la solution de deuto-chlorure.

126. Solution de Peyrile.

Prenez : Feuilles de mélisse, quatre onces ; follicules de séné, une demi-once. Faites infuser à chaud dans une livre d'eau; ajoutez quatre onces de sucre blanc et un gros ou un gros et demi de sous-carbonate d'ammoniaque.

Dose : Le quart dans la journée en trois ou quatre fois.

Usage : Dans les maladies vénériennes chroniques.

127. Solution de nitrate d'argent.

Prenez : Nitrate d'argent, de dix à vingt grains, qu'on fait dissoudre dans une once d'eau distillée.

Usage : Pour toucher la gorge dans les angines chroniques. La solution doit contenir vingt grains de nitrate, lorsqu'il s'agit de cautériser les ulcérations des fosses nasales, de la bouche et de la gorge.

128. Solution de sulfate de cuivre.

Prenez : Sulfate de cuivre, d'un gros à deux gros, dissous dans deux livres d'eau.

Usage : Cette solution est employée en lotion pour favoriser la cicatrisation des ulcères.

129. Solution d'opium.

Prenez : Eau commune, une once; opium brut, deux gros.

130. Solution étendue d'opium.

Prenez : Eau commune, une livre ; opium brut, un gros.

Usage : Pansement des végétations des plaies et des ulcères.

Ces deux formules sont en usage au Val-de-Grâce.

Les diverses préparations de l'opium, étudiées comme moyen de modifier l'état morbide dans les affections extérieures, sont, à mon avis, un sujet d'obervations thérapeutiques, digne de fixer l'attention, et dont on peut attendre les meilleurs résultats.

DES TISANES.

131. Tisane de daphné mezereum.

Prenez : Ecorce de racine de garou, de deux gros à une once progressivement. Faites bouillir dans trois pintes d'eau, jusqu'à réduction de moitié ; on édulcore avec une once de racine de réglisse effilée.

Dose : La moitié dans un jour, en deux ou trois fois.

Usage : Dans les maladies vénériennes, dites mercurielles, ou dégénérées par l'effet du mercure, et contre les maladies rebelles de la peau.

132. Tisane de garou et de salsepareille.

Prenez : Racine de salsepareille, deux onces ; écorce de racine de mezereum, d'un à deux gros. Faites bouillir dans trois pintes d'eau jusqu'à réduction d'un tiers. Ajoutez à la fin racine de réglisse, deux gros.

Dose : A prendre en trois ou quatre fois dans un jour.

Usage : Le même que la tisane précédente.

133. tisane sudorifique de Dupuytren.

Prenez : Salsepareille, gayac et squine, de chaque, deux onces. Faites bouillir dans une pinte d'eau jusqu'à réduction d'un tiers ; ajoutez quatre onces de sirop sudorifique.

Dose : Cette quantité doit être prise en trois ou quatre fois dans la journée.

Usage : Contre la syphilis et les affections chroniques de la peau.

154. TISANE DE SALSEPAREILLE.

Prenez : Racine de salsepareille, deux onces ; faites macérer pendant douze heures dans une pinte et demie d'eau qu'on réduit à une pinte par l'ébullition ; racine de réglisse, deux gros.

Dose : A prendre dans la journée en trois ou quatre fois.

Usage : Dans les syphilides et les affections dartreuses.

155. TISANE DE FELTZ.

Prenez : Salsepareille, trois onces ; sulfure d'antimoine renfermé dans un nouet, quatre onces ; colle de poisson, une demi-once. Faites bouillir à petit feu dans trois pintes d'eau jusqu'à réduction de moitié.

156. AUTRE SELON LA FORMULE DU VAL-DE-GRACE.

Prenez : Salsepareille, deux onces ; squine, une once ; écorce de buis et de lierre, colle de poisson, de chaque, six gros ; sulfure d'antimoine, quatre onces ; eau, six litres. Réduisez à moitié par l'ébullition.

157. AUTRE SELON LA FORMULE DE M. RAYER.

Prenez : Salsepareille, une once ; sulfure d'antimoine renfermé dans un nouet, deux gros ; colle de poisson, quatre gros, dissoute dans une quantité d'eau suffisante. Mêlez le tout dans une pinte et demie d'eau, et faites bouillir jusqu'à réduction d'une pinte.

Dose : D'un demi-litre à un litre par jour.

Usage : Contre la syphilis dégénérée.

138. TISANE DE SALSEPAREILLE ARSENIÉE.

Prenez : Acide arsénieux, un seizième de grain ; tisane de salsepareille simple, une pinte.

Usage : Elle s'emploie, comme la tisane de Feltz, contre les maladies vénériennes dégénérées.

139. TISANE DE POLLINI.

Prenez : Brou de noix vertes, dix onces ; salsepareille, squine, pierre-ponce pulvérisée mise dans un nouet, sulfure d'antimoine, de chaque, une demi-once. Faites bouillir dans deux litres d'eau jusqu'à réduction de moitié.

Dose : Une cuillerée d'heure en heure.

Usage : Contre la syphilis.

140. TISANE DE VINACHE.

Prenez : Salsepareille, squine et gayac, de chaque, deux onces et demie ; sassafras et séné, de chaque, une demi-once ; sulfure d'antimoine pulvérisé, enfermé dans un nouet, deux onces. Faites bouillir dans trois pintes d'eau réduites à deux, et vers la fin, ajoutez le sassafras et le sucre.

Dose : De huit à seize onces dans les vingt-quatre heures.

Usage : Contre les affections vénériennes anciennes.

141. TISANE DE GAYAC DE POL.

Prenez : Gayac râpé, une demi-livre ; eau, six livres réduites à moitié par l'ébullition.

Dose : Une livre chaque matin. Avec le résidu, on fait une tisane que le malade prend dans la journée.

Usage : Sudorifique.

142. TISANE DE ZITTEMANN.

Deux sortes de tisane, l'une désignée sous le nom de décoction forte, l'autre sous celui de décoction faible, ont été recommandées par Zittemann. Elles ont été modifiées en France de la manière suivante.

DÉCOCTION FORTE.

Prenez : Salsepareille, douze onces; séné, trois onces; réglisse et sulfate d'alumine, de chaque, une once et demie; anis une once; mercure doux, une demi-once, pour seize bouteilles.

DÉCOCTION FAIBLE.

Prenez : Résidu ci-dessus; salsepareille, six onces; réglisse, six gros; écorce de cannelle, écorce de citron, semence de cardamome, de chaque, trois gros, pour seize bouteilles.

Dose et manière d'en faire usage : On commence par purger le malade; deux jours après, il boit le matin, à jeun, un demi-litre de la décoction forte chaude, et doit garder le lit. A midi, un demi-litre de la décoction faible, et le soir un demi-litre de la décoction forte : ces deux dernières doses doivent être prises froides. On continue de la même manière pendant quatre jours, le cinquième on purge de nouveau. Si le malade n'est pas guéri, on recommence le traitement après huit jours de repos.

145. VIN DE COPAHU.

Prenez : Copahu, une once; gomme arabique, deux gros; vin blanc, quatre onces.

Usage : Contre la gonorrhée.

Cette préparation, mise en usage au Val-de-Grâce, où

ne se rencontrent que des militaires, gens ordinairement forts et robustes, ne doit être employée dans les écoulements vénériens, comme tous les contre-stimulants, que lorsque les accidents inflammatoires de l'urètre sont dissipés.

FIN DU FORMULAIRE.

TABLE DES MATIÈRES.

TRAITEMENT VÉGÉTAL.

Pages.

TABLE DU FORMULAIRE.

FIN DE LA TABLE.

ERRATA.

P. 226, lig. 24, au lieu de : *la phthisie,* lisez : *la phlogose.*
P. 228, lig. 2, au lieu de : *syphilis,* lisez : *syphilides.*
P. 242, lig. 52, au lieu de : *qui,* lisez : *que.*